Beiträge zur
Gesundheitsberichterstattung
des Bundes

Gesundheit und Krankheit im Alter

Herausgeber

Karin Böhm, Statistisches Bundesamt
Clemens Tesch-Römer, Deutsches Zentrum für Altersfragen
Thomas Ziese, Robert Koch-Institut

Robert Koch-Institut, Berlin 2009

Inhaltsverzeichnis

Vorwort		5
1	**Wer sind die Alten? Theoretische Positionen zum Alter und Altern**	**7**
1.1	Theoretische Positionen zu Gesundheit und Alter	7
	Clemens Tesch-Römer, Susanne Wurm	
1.2	Demografische Perspektiven zum Altern und zum Alter	21
	Elke Hoffmann, Sonja Menning, Torsten Schelhase	
2	**Alter = Krankheit? Gesundheitszustand und Gesundheitsentwicklung**	**31**
2.1	Somatische und psychische Gesundheit	31
	Anke-Christine Saß, Susanne Wurm, Thomas Ziese	
2.2	Funktionale Gesundheit und Pflegebedürftigkeit	62
	Sonja Menning, Elke Hoffmann	
2.3	Subjektive Gesundheit	79
	Susanne Wurm, Thomas Lampert, Sonja Menning	
2.4	Lebenserwartung und Sterbegeschehen	92
	Elke Hoffmann, Torsten Schelhase, Sonja Menning	
2.5	Kompression oder Expansion der Morbidität?	105
	Lars Eric Kroll, Thomas Ziese	
3	**Gesundheit im Alter bedingt durch Schicksal, Schichtzugehörigkeit oder Verhalten? Gesundheitsrelevante Lebenslagen und Lebensstile**	**113**
3.1	Lebenssituationen älter werdender und alter Menschen in Deutschland	113
	Clemens Tesch-Römer, Susanne Wurm	
3.2	Soziale Ungleichheit und Gesundheit im höheren Lebensalter	121
	Thomas Lampert	
3.3	Inanspruchnahmeverhalten	134
	Anke-Christine Saß, Susanne Wurm, Thomas Ziese	
3.4	Wie wichtig ist Prävention?	160
	Benjamin Schüz, Susanne Wurm	
4	**Systeme mit Altersschwäche? Angebote gesundheitlicher und pflegerischer Versorgung für alte Menschen**	**167**
4.1	Angebote der ambulanten und stationären Versorgung	167
	Sabine Maria List, Livia Ryl, Torsten Schelhase	
4.2	Familiale und ehrenamtliche pflegerische Versorgung	194
	Clemens Tesch-Römer, Silke Mardorf	
4.3	Vernetzung in der gesundheitlichen und pflegerischen Versorgung: Wem nützt sie?	207
	Anna Hokema, Daniela Sulmann	

5	**Wie teuer wird das Altern? Ökonomische Chancen und Herausforderungen einer alternden Gesellschaft** 216	
5.1	Finanzierung der Gesundheitsversorgung 216	
	Karin Böhm, Silke Mardorf	
5.2	Krankheitskosten in Deutschland: Welchen Preis hat die Gesundheit im Alter? 228	
	Manuela Nöthen, Karin Böhm	
5.3	Bedeutung der demografischen Alterung für das Ausgabengeschehen im Gesundheitswesen 247	
	Silke Mardorf, Karin Böhm	
5.4	Ältere Menschen als Kundinnen und Kunden der Gesundheitswirtschaft und als Anbietende von Gesundheitsleistungen.................. 267	
	Silke Mardorf, Karin Böhm	
5.5	Demografie und Fortschritt: Bleibt Gesundheit bezahlbar? 289	
	Karin Böhm, Silke Mardorf	

Verwendete Datengrundlagen 297

Glossar 305

Tabellenverzeichnis 310

Abbildungsverzeichnis 313

Vorwort

Gesundheit und Krankheit im Alter, der kompakte Titel des vorliegenden Buches, spannt einen Bogen über eine facettenreiche Thematik, von der Junge wie Alte und Gesunde wie Kranke betroffen sind. Die alten und hochaltrigen Menschen stehen dabei im Mittelpunkt der Betrachtung. Auch wenn wir betonen können, dass alt an Jahren nicht gleichbedeutend mit Kranksein ist, nimmt die Wahrscheinlichkeit, an Krankheiten zu leiden, mit dem Alter doch zu. Da aber das Altern bekanntlich auch die Jungen nicht ausnimmt, hoffen die Autorinnen und Autoren mit ihren Beiträgen auf das Interesse einer großen Leserschaft zu stoßen.

Gemessen an der Anzahl der Veröffentlichungen ist die Aufmerksamkeit für Gesundheit und Alter in den vergangenen Jahren gestiegen. Die Herausforderungen einer alternden Gesellschaft nehmen dabei häufig eine herausgehobene Stellung gegenüber den damit verbundenen Chancen und Potentialen ein. Im vorliegenden Buch werden gerade auch die positiven Gesundheitsaspekte in Bezug auf alte und hochaltrige Menschen angemessen heraus gearbeitet. Gelingen konnte dies aber nur in den Fällen, in denen die verfügbaren gesundheitsbezogenen Angaben entsprechende Aussagen und Schlussfolgerungen ermöglichen.

Das Buch ist arbeitsteilig entstanden. Am Anfang stand die Idee dreier Institutionen – des Statistischen Bundesamts, des Deutschen Zentrums für Altersfragen und des Robert Koch-Instituts – im Bereich Gesundheit und Alter enger zu kooperieren und das entsprechende interdisziplinäre Fachwissen der Kolleginnen und Kollegen in geeigneter Weise zusammenzuführen. Das Kondensat der themenbezogenen Analysen und inspirierenden Diskussionen im Autorinnen- und Autorenteam steht der interessierten Öffentlichkeit nun in Form dieses Buches zur Verfügung.

Inhaltlicher Ausgangspunkt des Buches sind theoretische Positionen zum Alter und Altern, auf die im ersten Teil eingegangen wird. Die Ausführungen des zweiten Teils »Gesundheitszustand und Gesundheitsentwicklung« münden in der Frage, ob der demografische Wandel zu einer Kompression oder Expansion der Morbidität führen wird. Die Beiträge zu den gesundheitsrelevanten Lebenslagen und Lebensstilen im dritten Teil schließen mit einer Erörterung der Frage »Wie wichtig ist Prävention?«. Die Vernetzung als Option rundet den vierten Teil zu den Angeboten gesundheitlicher und pflegerischer Versorgung für alte Menschen ab. Die Beiträge zu den ökonomischen Chancen und Herausforderungen einer alternden Gesellschaft im fünften Teil des Buches führen zu der Frage, ob Gesundheit unter den Bedingungen von Demografie und Fortschritt bezahlbar bleibt.

Die umfangreiche Palette möglicher Themen zu Gesundheit und Krankheit im Alter bietet Anknüpfungspunkte für weitere Analysen. Aus der Resonanz auf dieses Buch werden wir Motivation für die Fortsetzung unserer Arbeiten schöpfen.

Redaktionsschluss für das Buch war der 30. Juni 2008. Veröffentlichungen von statistischen Ergebnissen und Ereignisse mit thematischem Bezug zum Buch nach dem Redaktionsschluss sind daher nicht berücksichtigt.

Karin Böhm, Clemens Tesch-Römer,
Thomas Ziese

1 Wer sind die Alten?
Theoretische Positionen zum Alter und Altern

1.1 Theoretische Positionen zu Gesundheit und Alter

Clemens Tesch-Römer, Susanne Wurm

Kernaussagen

1. Altern als Prozess wird vom Lebensabschnitt Alter unterschieden. Altern bezieht sich auf individuelle Veränderungsprozesse über die Lebensspanne, während Alter einen Abschnitt im Lebenslauf meint.
2. Der Prozess des Alterns wird innerhalb verschiedener wissenschaftlicher Fächer, etwa Biologie, Psychologie und Soziologie, unterschiedlich konzipiert. Allerdings erfordert Alternsforschung (Gerontologie) eine multidisziplinäre – und im Idealfall interdisziplinäre – Perspektive auf das Altern.
3. Im vorliegenden Buch geht es um die Gesundheit von Menschen, die 65 Jahre und älter sind. Dabei werden zwei Altersgruppen unterschieden, nämlich die Gruppe der »jungen Alten« (65 Jahre bis unter 85 Jahre) und die Gruppe der »alten Alten« (85 Jahre und älter).
4. Drei Aspekte von Gesundheit werden in diesem Buch behandelt: Somatische und psychische Gesundheit, funktionale Gesundheit und subjektive Gesundheit.
5. Verschiedene Faktoren beeinflussen Gesundheit im Verlauf des Alterns: Lebensstil und Gesundheitsverhalten, Lebenssituation und soziale Ungleichheit, medizinische und pflegerische Versorgung sowie gesellschaftliche Rahmenbedingungen.

Ein hohes Alter in guter Gesundheit zu erreichen ist ein hohes individuelles und gesellschaftliches Ziel. In Gesundheit lassen sich die Alltagskompetenzen aufrechterhalten, die ein selbstständiges und selbstverantwortliches Leben mit eigenen Zielen ermöglichen. Entsprechend steigt die individuelle Wertschätzung wie die gesellschaftliche Bedeutung guter Gesundheit mit dem Alter an.

Die Grundlagen für ein gesundes Altern werden früh im Lebensverlauf gelegt, dennoch kann jeder Einzelne in allen Phasen des Lebens zu seiner Gesunderhaltung beitragen. Körperliche Aktivität, ausgewogene Ernährung und weitgehender Verzicht auf Nikotin und Alkohol spielen dabei eine entscheidende Rolle. Der Erhalt guter Gesundheit im Alter hat darüber hinaus Konsequenzen für die individuellen und gesellschaftlichen Ausgaben: Eine bessere Gesundheit älter werdender Menschen könnte auch eine geringere Inanspruchnahme von (kostenträchtigen) Krankenbehandlungen mit sich bringen. Für Deutschland, das im Vergleich mit anderen Ländern nicht nur viel Geld für Gesundheit ausgibt, sondern auch von der demografischen Alterung besonders betroffen ist, sollte die Gesundheit im Alter daher ein Schwerpunktthema werden. Welche Bedingungen ermöglichen nun aber ein Älterwerden in guter Gesundheit? Welche Rolle spielen gesundheitliche, medizinische und pflegerische Angebote für die Gesundheit älter werdender und alter Menschen, und wird die Gesundheit immer teurer, wenn die Gesellschaft insgesamt immer älter wird? Verstärkt sich die Bedeutung sozialer Ungleichheit für die Gesundheit im Alter – oder schwächt sich ihre Bedeutung ab?

Das vorliegende Buch versucht Antworten auf diese Fragen zu geben. Die Analysen stützen sich dabei auf Daten der deutschen und europäischen Statistik sowie der Gesundheits- und Altersberichterstattung. In diesem Einführungskapitel geht es zunächst um die Begriffe »Alter« und »Altern«. Im Anschluss daran werden die verschiedenen Dimensionen von Gesundheit dargestellt, um im Hauptteil des Einführungskapitels verschiedene Faktoren zu diskutieren, die für Gesundheit und Krankheit im Alter von Bedeutung sind.

1.1.1 Altern und Alter

Der Prozess des Alterns muss zunächst vom Lebensabschnitt Alter unterschieden werden. Altern bezieht sich auf individuelle Veränderungsprozesse über die Lebensspanne, während Alter einen Abschnitt im Lebenslauf meint [1]. »Wenn der Begriff Alter verwendet wird, stehen die älteren Menschen und das Resultat des Altwerdens im Vordergrund, das Alter als Lebensperiode und die Alten als Bestandteil der Gesellschaft. Wenn dagegen von Altern gesprochen wird, liegt der Schwerpunkt auf der Untersuchung von Prozessen und Mechanismen, die zum Alter führen und die dem Altwerden zugrunde liegen« [2].

Altern als Prozess

Der Begriff des Alterns oder Altwerdens verweist auf Veränderungen, die sich im Laufe der Zeit innerhalb der Biografie eines Menschen vollziehen. Dabei gibt es innerhalb verschiedener Wissenschaftsdisziplinen unterschiedliche Auffassungen über den Charakter altersbezogener Prozesse. Biologie, Psychologie und Soziologie unterscheiden sich sehr deutlich darin, was unter Altern verstanden wird.

In der Biologie werden als Alternsprozesse jene Veränderungen definiert, die mit der Reproduktionsphase einsetzen und eine Abnahme der Anpassungsfähigkeit des Organismus nach sich ziehen. »Biologisches Altern kann definiert werden als ein Prozess intrinsischen, fortschreitenden und generellen körperlichen Abbaus, der ungefähr mit dem Alter der Geschlechtsreife beginnt« [3]. Obwohl nicht alle Organismen altern (eine Ausnahme sind etwa Prokaryoten, also Organismen ohne Zellkern, wie beispielsweise Bakterien und Blaualgen), kann man bei den allermeisten Tierarten Alternsprozesse beobachten. Trotz dieser Universalität stellt sich der Prozess des Alterns individuell früher oder später und in seinen Auswirkungen unterschiedlich ein: Manche Individuen altern biologisch schneller als andere. Einige Vertreter der biologischen Alternsforschung machen deutlich, dass Altern zwar eine erhöhte »Vulnerabilität« (Anfälligkeit, Verletzlichkeit) des Organismus mit sich bringt, dass aber Altern nicht mit Krankheit gleichzusetzen ist. Andere Vertreter der Alternsbiologie konstatieren dagegen, dass mit zunehmendem Alter die Wahrscheinlichkeit zu erkranken (Morbidität) und zu sterben (Mortalität) exponentiell zunimmt. Aus biologischer Sicht sind Beeinträchtigungen der Gesundheit im Alternsprozess zwar wahrscheinlich, hängen aber nicht allein von biologischen Faktoren ab.

Im Gegensatz zu der verlustbetonten biologischen Definition des Alterns zeichnet die Psychologie ein multidimensionales Bild der Veränderungsprozesse im höheren Erwachsenenalter. Altern ist aus Sicht der Entwicklungspsychologie nicht allein durch Verluste, sondern auch durch Gewinne gekennzeichnet. Ein Beispiel hierfür ist die Intelligenzentwicklung über die Lebensspanne [4], bei der zwischen »Mechanik der Intelligenz« und »Pragmatik der Intelligenz« unterschieden wird (siehe Abbildung 1.1.1.1).

Die Mechanik der Intelligenz umfasst Prozesse der Wahrnehmung und Denkfähigkeit, die stark von neuronalen Prozessen abhängen und mit zunehmendem Alter einem biologischen Abbau unterliegen. Dagegen werden unter der Pragmatik der Intelligenz Erfahrungs- und Wissensbestände verstanden, die im Verlauf des Alterns weitgehend stabil bleiben und möglicherweise sogar zunehmen (»Weisheit«). Auch wenn die empirischen Belege dieses Modells insbesondere für das hohe Erwachsenenalter gemischt sind [5], zeigt sich doch eine gegenüber »Defizitdefinitionen« des Alterns differenzierte Auffassung von Alternsprozessen. Zudem werden Alternsprozesse als möglicherweise beeinflussbar und reversibel aufgefasst. Abbauprozesse, die im Alter häufig auftreten, werden also nicht als zwangsläufige Veränderungen gesehen, sondern es wird angenommen, dass Alternsprozesse beeinflussbar sind, im Bereich der Gesundheit etwa durch Gesundheitsförderung und Prävention. Aus der Sicht der Psychologie reicht es aber nicht aus, Entwicklungsprozesse im Erwachsenenalter allein aus individueller Perspektive zu betrachten. Vielmehr ist lebenslange Entwicklung eingebettet in soziale, gesellschaftliche und historische Kontexte. Dies bedeutet etwa, dass darauf geachtet werden muss, ob und inwiefern Rahmenbedingungen für Alternsveränderungen (mit-)verantwortlich sind. Schließlich richtet die Psychologie den Blick auf Unterschiede zwischen Personen. Denn auch wenn viele Alternsprozesse durch allgemeine Fak-

Abbildung 1.1.1.1
Zwei-Prozess-Modell der Intelligenzentwicklung über die Lebensspanne
Quelle: Eigene Darstellung nach [4]

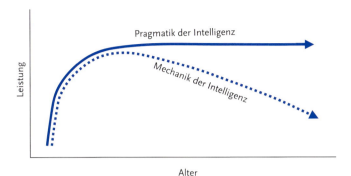

toren und Mechanismen beeinflusst werden (die für alle Menschen gelten), gibt es zugleich große Unterschiede zwischen Personen im Verlauf und in der Regulation des Alterungsprozesses.

In der Soziologie wird das Altwerden als Teil von Lebensläufen betrachtet. »Lebensläufe zu verstehen, bedeutet, individuelle und kollektive Erfahrungen, Zustände und Übergänge über lange Zeiträume zu beschreiben und die Ursachen sowie Konsequenzen von Entwicklungsmustern zu analysieren« [6]. Aus soziologischer Sicht sind individuelle Altersveränderungen somit eingebettet in lebenslange Sozialisationsprozesse. Mit dieser biografischen Betrachtung des Alterns stellt sich die Frage, ob und wie Alternsprozesse durch frühere Lebenserfahrungen beeinflusst werden. Eine wichtige Annahme bezieht sich auf die Kumulation (Anhäufung, Sammlung) sozialer Ungleichheit im Lebenslauf. Alternsverläufe werden dabei vor den gesamten Erfahrungen des Lebenslaufs betrachtet. Insbesondere die Bedeutung kumulierter Risiken (beginnend mit geringer Bildung und fortgesetzt durch belastende Arbeitsbedingungen) ist für die Gesundheit im Alter hoch. Der Übergang in den Ruhestand stellt den soziologischen Marker des »Alters« dar. Die damit beginnende Lebensphase »Alter« ist damit durch geringere Vergesellschaftungsprozesse, also Einbindungen in gesellschaftliche Gruppen und Institutionen, charakterisiert als frühere Lebensabschnitte – und es verändert sich auch die gesellschaftliche Stellung des älter werdenden Individuums. Die soziologischen Interpretationen dieser gesellschaftlichen Position älter werdender Menschen reichen vom Ausrufen der »späten Freiheit« [7] bis hin zu Warnungen vor der »sozialen Schwäche des Alters« [8]. Bei der Analyse von Lebensläufen geht es schließlich auch um die Frage, wie historische Ereignisse und sozialer Wandel die Lebenslagen und Biografien älter werdender Menschen beeinflussen und inwieweit sich – als Folge davon – variierende Alternsprozesse in unterschiedlichen Geburtskohorten beobachten lassen.

Alternsforschung (Gerontologie) erfordert multidisziplinäres – und im Idealfall interdisziplinäres – Arbeiten. Um die Prozesse des Alterns richtig zu verstehen, ist es notwendig, dass mehrere Disziplinen miteinander arbeiten und ihre Ergebnisse austauschen (Multidisziplinarität). Neben den hier genannten Fächern Biologie, Psychologie und Soziologie sind dies unter anderem Medizin (Geriatrie, Gerontopsychiatrie), Pflegewissenschaft, Gesundheitswissenschaft und Politikwissenschaft. Allerdings erfordern alternswissenschaftliche Fragestellungen häufig eine interdisziplinäre Kooperation, die sich dadurch auszeichnet, dass verschiedene Disziplinen gemeinsame Fragestellungen formulieren und ihre disziplinspezifischen Methoden aufeinander beziehen (Interdisziplinarität). In den folgenden Kapiteln dieses Buches wird in der Regel eine multidisziplinäre Perspektive eingenommen.

Alter als Lebensabschnitt

Wann beginnt nun die Phase des Alters? Die nur auf den ersten Blick einfache Definition der Biologie – Alter als postreproduktive Phase – ist als Grundlage individueller und gesellschaftlicher Altersdefinitionen wenig brauchbar. In der Lebenslaufsoziologie wird der Lebenslauf häufig in drei Lebensabschnitte eingeteilt, die sich an der Beteiligung am Arbeitsleben orientieren: Bildungsphase, Erwerbstätigkeits- und Familienphase sowie Ruhestand. Der Übergang zwischen Lebensaltern wird durch Statuspassagen markiert, z. B. durch den Übergang von der Erwerbsarbeit in den Ruhestand. In den vergangenen 50 Jahren hat sich in den modernen Industriegesellschaften ein Trend zum frühen Ruhestand gezeigt, der mit der gleichzeitigen Verlängerung der durchschnittlichen Lebensdauer das Alter zu einer eigenständigen, längeren Lebensphase werden ließ. Angesichts der hohen Variabilität beim Übertritt in den Ruhestand ist eine feste chronologische Altersangabe für den Beginn der Lebensphase »Alter« eigentlich gar nicht möglich. Dennoch wird in der Gerontologie der Beginn des Alters nicht selten mit einer chronologischen Altersgrenze von 60 oder 65 Jahren angesetzt.

Diese Festlegung der Altersphase ist aber zu differenzieren. So muss darauf hingewiesen werden, dass bestimmte Alternsprozesse bereits vor Beginn jener Phase wirksam werden, die im Lebenslauf mit dem Übergang in den Ruhestand beginnt. Physiologische Alternserscheinungen, etwa im Bereich der Sinneswahrnehmung oder der gesundheitlichen Belastungen, lassen sich schon früher im Leben nachweisen. Und auch die soziale Etikettierung als »alt« oder »älter werdend« wird bereits im späten Erwerbsleben bedeutsam. Mit Blick auf das hohe Alter erscheint es zudem aus verschiedenen Gründen sinnvoll, die Phase des Alters weiter zu unterteilen. Ein wesentlicher Ausgangspunkt dieser Differenzierung ist die Tatsache, dass in den vergangenen Jahrzehnten die Lebenserwartung kontinuierlich angestiegen ist. Die gestiegene Lebenserwartung führt dazu, dass die Lebensphase Alter mittlerweile oftmals mehrere Jahrzehnte umfasst.

In der Gerontologie wird nicht selten innerhalb der Lebensphase Alter ein »drittes Lebensalter« und ein »viertes Lebensalter« unterschieden. In einer disziplinenübergreifenden Sicht sind hier vor allem die Ergebnisse der Berliner Altersstudie anzuführen, die unterstreichen, dass in jenen Subgruppen von Älteren, in denen massive Verluste in körperlichen, kognitiven und psychischen Bereichen auftreten, Hochaltrige (85+) überrepräsentiert sind [9]. Aus medizinischer Sicht wird häufig betont, dass sowohl im physischen als auch, wenngleich weniger ausgeprägt, im psychischen Bereich (z. B. dementielle Erkrankungen) die Prävalenzraten von vielen Krankheiten, welche die Lebensqualität beeinträchtigen, jenseits von etwa 80 bis 85 Jahren einen deutlichen Anstieg zeigen. In der Praxis von Forschung und Sozialberichterstattung wird der Beginn des vierten Lebensabschnitts mit 80 bis 85 Jahren angegeben [10].

Die Demografie bezieht sich auf Mortalitätsprozesse, um eine Unterscheidung von Altersgruppen zu definieren (vgl. Kapitel 1.2). Der Beginn der Hochaltrigkeit wird als das Lebensalter definiert, zu dem 50 % der Angehörigen eines Geburtsjahrgangs verstorben sind. Der Sterbetafel 2005/2007 des Statistischen Bundesamtes zufolge kann statistisch jeder zweite Mann in Deutschland wenigstens 79 Jahre alt werden, jede zweite Frau kann sogar mindestens ihren 85. Geburtstag erleben [11]. Sollte sich auch in Zukunft die Lebenserwartung dynamisch verändern, würde sich auch eine demografisch verankerte Differenzierung von Altersgruppen wandeln müssen: In Zukunft könnte ein höheres Lebensalter den Übergang vom dritten in das vierte Lebensalter angeben. Gegen eine Unterscheidung zwischen »drittem« und »viertem« Lebensalter ist aus soziologischer Perspektive geltend gemacht worden, dass es keine eindeutig definierbare Statuspassage gibt, die den Übergang zwischen diesen Altersphasen markiert. Zugleich sollte auch berücksichtigt werden, dass die großen Unterschiede zwischen älter werdenden Menschen chronologische Altersgrenzen fragwürdig machen: Es handelt sich hierbei keineswegs um eine Altersgrenze, ab der bestimmte Entwicklungen mit Gewissheit stattfinden. Dennoch ist derzeit festzustellen, dass die Wahrscheinlichkeit für Gesundheitsprobleme – wie etwa Multimorbidität, Pflegebedürftigkeit und Demenz – jenseits des 80. bis 85. Lebensjahrs deutlich ansteigt.

Drittes und Viertes Lebensalter

Altern als Prozess und Alter als Lebensabschnitt sind unterschiedliche Konzepte. Wenngleich Prozesse des Älterwerdens schon früher im Lebenslauf von Bedeutung sind, sollen in dem vorliegenden Buch gesundheitsrelevante Alternsprozesse in der Phase des Alters betrachtet werden. Dabei sollen biologische, psychosoziale und gesellschaftliche Dimensionen des Alterns Berücksichtigung finden. Angesichts der Dauer der Lebensphase Alter erscheint es sinnvoll, zwei Abschnitte dieser Lebensphase Alter zu differenzieren: Das »dritte Lebensalter« und das »vierte Lebensalter«. Im vorliegenden Buch werden innerhalb der Gruppe der alten Menschen (65 Jahre und älter) zwei Untergruppen unterschieden, nämlich die Gruppe der »jungen Alten« (65 Jahre bis unter 85 Jahre) und die Gruppe der »alten Alten« (85 Jahre und älter). Dabei werden die Begriffe »sehr alte Menschen«, »alte Alte«, »Hochaltrige« und »Hochbetagte« synonym verwendet (siehe Tabelle 1.1.1.1).

Tabelle 1.1.1.1
Drittes und Viertes Lebensalter
Quelle: Eigene Darstellung

Altersabschnitt	Alter	Bezeichnung (synonyme Verwendung)
Alter	65 Jahre und älter	alte Menschen, ältere Menschen
drittes Lebensalter	65 bis unter 85 Jahre	junge Alte
viertes Lebensalter	85 Jahre und älter	sehr alte Menschen, alte Alte, Hochaltrige, Hochbetagte

1.1.2 Gesundheit und Krankheit im Alter

Alter(n) und Krankheit

Ein schwieriges konzeptuelles Problem besteht in der Unterscheidung zwischen alternsbezogenen Veränderungen und pathologischen Prozessen, oder einfacher gesagt, zwischen Altern und Krankheit. Diese Unterscheidung hat erhebliche theoretische, aber auch praktische Bedeutung. Ob der Gesundheitsstatus im Alter bedingt ist durch Krankheitsprozesse oder eine mit dem Älterwerden sich verschlechternde Gesundheit eine Folge von Alternsprozessen ist, berührt die wissenschaftliche Erklärung von Gesundheitsveränderungen im Alter ebenso wie die Legitimation von Interventionen. Sind alterskorrelierte Krankheitsprozesse beeinflussbar, sollten entsprechende Interventionen besonders auf Prävention ausgerichtet sein (etwa auf die Veränderung eines ungünstigen Gesundheitsverhaltens). Sind hingegen alterskorrelierte Gesundheitseinbußen unvermeidlich und unveränderbar, sollten Interventionen stärker auf den alltagspraktischen Umgang mit diesen Einbußen sowie ihre psychische Bewältigung ausgerichtet sein, auch um mögliche Krankheitsfolgen und Ko-Morbidität zu vermeiden.

Warum ist es so schwierig, zwischen Krankheit und Alter zu unterscheiden? Ein wesentlicher Grund hierfür ist, dass der altersabhängige Anstieg von Erkrankungen und Funktionsverlusten nicht allein bedingt ist durch altersphysiologische Veränderungen von Organen und Organsystemen [12]. Hinzu kommt die lange Latenzzeit mancher Krankheiten, die dazu führt, dass diese Krankheiten erst im mittleren und höheren Erwachsenenalter gehäuft auftreten. Hierzu zählen beispielsweise verschiedene Formen von Krebserkrankungen, bei denen zugleich die mit dem Alter abnehmende Immunresponsivität (Fähigkeit des Organismus, auf Krankheitserreger zu reagieren) eine Rolle spielt. Ein weiterer Faktor für den alterskorrelierten Anstieg von Erkrankungen ist oftmals auch die jahre- oder jahrzehntelange Exposition verschiedener Risikofaktoren (Umfeldfaktoren, z. B. Lärm, Gifte; Gesundheitsverhalten, z. B. Rauchen). Diese führt zur sukzessiven Schädigung von Organen bis hin zu chronischen Erkrankungen (z. B. chronische Bronchitis) oder dauerhaften Funktionsverlusten (z. B. Verluste der Hörfähigkeit). Schließlich ist zu berücksichtigen, dass nicht alle Krankheiten erst im mittleren und höheren Erwachsenenalter auftreten, sondern lediglich »mitaltern«, d. h. seit dem Auftreten in jüngeren Lebensjahren fortbestehen [13]. Einige dieser Erkrankungen können durch die lange Dauer ihres Bestehens zu Folgekrankheiten führen. Dies ist beispielsweise für Diabetes bekannt, der Arteriosklerose begünstigt und dadurch unter anderem die Wahrscheinlichkeit für Herzinfarkt, Nierenversagen und Erblindung erhöht.

Vor diesem Hintergrund lässt sich nachvollziehen, dass ältere Menschen oftmals Schwierigkeiten haben, zwischen alter(n)sbedingten Beschwerden und behandlungsbedürftigen Erkrankungen zu unterscheiden. Diese Unterscheidung ist jedoch keineswegs trivial, denn verschiedene Studien haben darauf hingewiesen, dass ältere Menschen, die gesundheitliche Beschwerden ihrem Alter zuschreiben, ein schlechteres Gesundheitsverhalten haben und seltener zum Arzt gehen als jene, die ihre Beschwerden als krankheitsbedingt erachten [14, 15]. Auch in der medizinischen Versorgung ist festzustellen, dass Erkrankungen und Risikofaktoren (z. B. Bluthochdruck) bei Älteren häufiger übersehen werden. Körperliche wie psychische Beschwerden werden als normale Begleiterscheinung des Alterns angesehen. Dies birgt nicht nur die Gefahr, dass behandlungsbedürftige Krankheiten nicht erkannt werden, sondern auch, dass einer (z. B. medikamentösen) Dauerversorgung, die auf den Umgang mit Beschwerden ausgerichtet ist, der Vorrang gegeben wird gegenüber therapeutischen Maßnahmen.

Dimensionen von Gesundheit und Krankheit

Gesundheit ist nicht allein die Abwesenheit (oder Nicht-Diagnose) von Krankheiten. Dies spiegelt sich in der Gründungspräambel der Weltgesundheitsorganisation (WHO) von 1946 wider, die Gesundheit definiert als »einen Zustand vollkommenen körperlichen, geistigen und sozialen Wohlbefindens und nicht allein das Fehlen von Krankheit und Gebrechen«. Diese Definition legt Wert auf die Subjektivität von Gesundheit als einem individuellen Erleben. Entsprechend enthalten neuere Gesundheitsmodelle neben krankheitsbezogenen Kriterien auch die Aspekte subjektives Gesundheitserleben, Lebenszufriedenheit, Gesundheitsverhalten und soziale Aktivität. Das vorliegende Buch greift klassisch-medizinische wie subjektive Gesundheitsaspekte auf. Auch wenn mit steigendem Alter die Gesundheit zunehmend fragiler wird, muss dies nicht für alle Dimensionen der Gesundheit gelten. Im Folgenden werden drei Dimensionen von Gesundheit vorgestellt in Hinblick auf ihre spezifische Bedeutung im Alter: somatische und psychische Gesundheit, funktionale Gesundheit und subjektive Gesundheit.

Somatische und psychische Gesundheit

Die Begriffe »Gesundheit« und »Krankheit« werden oftmals in erster Linie mit medizinischen Klassifikationssystemen (wie der International Classification of Diseases and Related Health Problems) in Verbindung gebracht. Stellt ein Arzt oder eine Ärztin eine medizinische Diagnose, so gilt eine Person als krank, andernfalls gilt sie als gesund. Diese Auffassung spiegelt sich auch in der sozialrechtlichen Definition von Krankheit. Diese beschreibt Krankheit als ein »von einem Experten festgestellter Zustand, der es einem Menschen ermöglicht, Ansprüche gegenüber der Gemeinschaft der Versicherten geltend zu machen und sich vorübergehend aus dem Erwerbsleben zu lösen« [16], wobei sich der letzte Teil dieser Definition auf Menschen im mittleren Erwachsenenalter (»zweites Lebensalter«) bezieht, die einer Erwerbstätigkeit nachgehen. Im vorangegangenen Abschnitt wurde bereits dargestellt, dass körperliche Erkrankungen mit dem Alter zunehmen und die Ursachen hierfür nicht allein in altersphysiologischen Veränderungen begründet sind, sondern auch im gesamten Lebenslauf liegen. Damit gehen zwei Entwicklungen einher, die besonders häufig bei älteren Personen anzutreffen sind: chronische Erkrankungen und Mehrfacherkrankungen (Multimorbidität).

Chronischen Erkrankungen, wie beispielsweise kardiovaskuläre Erkrankungen, Krebs oder Diabetes kann zwar in gewissem Ausmaß über den Lebensstil vorgebeugt werden; treten sie jedoch auf, sind sie oftmals unheilbar. Auf längere Sicht konzentrieren sich die Behandlungen deshalb stärker auf den Umgang mit der jeweiligen Krankheit und der Verhinderung von Folgeproblemen wie funktionalen Einschränkungen. Die oftmals mit dem Altern einhergehende Zunahme chronischer Erkrankungen ist sowohl auf die Kumulation (sukzessive Summierung) von Risiken über den Lebensverlauf als auch auf altersphysiologische Veränderungen zurückzuführen. Ein Beispiel hierfür ist Osteoporose: Der normale Alterungsprozess geht mit einer Abnahme der Mineralstoffe im Knochen einher, die Knochen werden dadurch »poröser« und die Gefahr von Knochenbrüchen steigt. Zugleich ist die Erkrankung an einer Osteoporose oftmals mitbedingt durch Rauchen, ungünstiges Ernährungsverhalten sowie mangelnde körperliche Aktivität.

Da chronische Erkrankungen in der Regel persistent (nachhaltig, dauerhaft) sind und teilweise zu Folgeerkrankungen führen, wie dies bereits beispielhaft für Diabetes dargestellt wurde, steigt mit dem Alter die Wahrscheinlichkeit, dass eine Person von mehreren chronischen Erkrankungen gleichzeitig betroffen ist. In diesem Fall wird auch von Multimorbidität gesprochen. Multimorbid erkrankte Personen benötigen oftmals nicht nur ein besonderes Maß an ambulanter (und teilweise stationärer) Versorgung. Ist eine Person von mehreren Erkrankungen betroffen, besteht auch die Gefahr einer zusätzlichen psychischen Komorbidität sowie der Einschränkung körperlicher Funktionsfähigkeit und Selbstständigkeit. Neben chronischen Erkrankungen und Multimorbidität treten auch manche psychischen Erkrankungen mit steigendem Alter häufiger auf. Eine der bedeutsamsten psychischen Erkrankungen des hohen Erwachsenenalters ist die Alzheimer-Demenz.

Funktionale Gesundheit
Chronische Erkrankungen und Multimorbidität können besonders im höheren Alter die Alltagskompetenz und Selbstständigkeit gefährden. Dabei bezieht sich funktionale Gesundheit auf die Fähigkeit, selbstständig eigenen Grundbedürfnissen wie Essen, Körperpflege oder Anziehen nachzukommen sowie weitere alltägliche Aufgaben wie Einkaufen, Mahlzeiten zubereiten oder Wohnungsreinigung ausführen zu können. Es zeichnet sich die Tendenz ab, dass medizinische Versorgung, die sich auf Diagnostik und Behandlung von Krankheitssymptomen beschränkt, ohne deren Auswirkungen im Alltag des Erkrankten mit einzubeziehen abgelöst wird von einer Medizin, die diese in die Behandlung integriert. In diesem neuen Rahmen wird heute nicht mehr nur von Krankheit und Krankheitsprozessen gesprochen, sondern auch von Behinderung und Behinderungsprozessen [17]. Dies wird auch als »Paradigmenwechsel in der Medizin« bezeichnet – weg von einem biomedizinischen Krankheitsbild hin zu einem biopsychosozialen Krankheitsbild.

Die Notwendigkeit des Managements von Behinderungen und der Akzentuierung chronischer Krankheiten (auch unter dem Aspekt der Lebensqualität der Betroffenen in einer adäquaten medizinischen Versorgung) spiegelt sich ebenfalls in dem seit den 1970er-Jahren von der WHO entwickelten Klassifikationssystem von Krankheitsauswirkungen wider. Dieses Klassifikationssystem, die International Classification of Impairments, Disabilities and Handicaps (ICIDH) betrachtet den Gesundheitszustand als interaktiven, multiperspektivischen Prozess, der sich auf drei Ebenen von Erkrankung und Erkrankungsfolgen bewegt (siehe Abbildung 1.1.2.1): Strukturelle und funktionelle Schädigung (Impairment), Fähigkeitsstörung (Einschränkung im Alltag, Disability) und Partizipationsstörung (soziale/ökonomische Krankheitsfolgen, Handicap).

Aus einer Schädigung resultieren individuelle Einschränkungen von Fähigkeiten, die wiederum zu einer Beeinträchtigung der Erfüllung sozialer Rollen führen können: Die Schlaganfallpatientin mit Hemiparese (Halbseitenlähmung), Fazialisparese (Gesichtslähmung) und Dysarthrie (Sprechstörung) braucht durch diese krankheitsbedingten Schädigungen (Impairment) seither Unterstützung beim Waschen, Anziehen und Essen und kann nur mit einem Rollator als Hilfsmittel laufen (Disability). Weil sie durch ihre Dysarthrie in ihrer Sprechverständlichkeit eingeschränkt ist und sich ihres hängenden Mundwinkels schämt, besucht sie nicht mehr wie früher die regelmäßigen Treffen mit ihren Freundinnen und singt nicht mehr im Kirchenchor, was ihre Kontakte stark einschränkt (Handicap). Mit dem Ansatz der ICIDH werden nicht allein Diagnosen erstellt, sondern deren Folgen unter dem Aspekt ihrer körperlichen, individuellen und gesellschaftlichen Dimension beurteilt. Im Jahr 2001 verabschiedete die WHO die zweite behinderungsspezifische Klassifikation, die International Classification of Functioning, Disability and Health (ICF), die im Gegensatz zur ICIDH nicht den Entstehungsprozess von Behinderung, sondern die dynamische und komplexe Wechselwirkung zwischen verschiedenen Gesundheitskomponenten und Kontextfaktoren beschreibt.

Subjektive Gesundheit
Eine dritte Dimension der Gesundheit, die mit steigendem Alter an Stellenwert gewinnt, ist die subjektive Gesundheit. Subjektive Gesundheit bezieht sich auf die Bewertung des eigenen Ge-

Abbildung 1.1.2.1
Ebenen von Gesundheit und Folgen von Gesundheitseinbußen
Quelle: Eigene Darstellung nach ICIDH

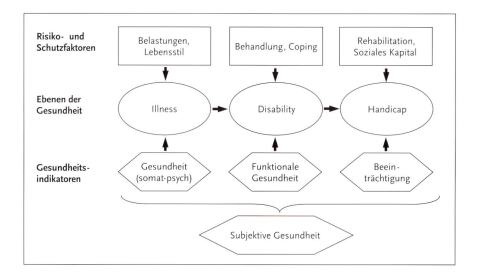

sundheitszustandes durch die ältere Person selbst. Die subjektive Gesundheit ist aus zwei Gründen besonders bedeutsam im Alter: Zum einen haben verschiedene Studien gezeigt, dass zwischen dem objektiven, medizinisch messbaren Gesundheitszustand und einer subjektiven Gesundheitseinschätzung lediglich ein moderater Zusammenhang besteht, d. h., die subjektive Gesundheit reflektiert nicht einfach den objektiven Zustand. Zudem hat sich die subjektive Gesundheit im höheren Lebensalter als ein sensitiverer Indikator für das Mortalitätsrisiko erwiesen als der objektive Gesundheitszustand. Zum Zweiten stimmen subjektive Gesundheitseinschätzung und objektiver Gesundheitsstatus im höheren und hohen Alter im Vergleich zu jüngeren Altersgruppen am geringsten überein. Während sich der medizinisch diagnostizierte Zustand mit steigendem Alter oftmals deutlich verschlechtert, gilt dies nicht in gleichem Ausmaß für subjektive Gesundheit, ein Befund, der teilweise auch als »Altersinvarianz-Paradox« bezeichnet wird.

Welche möglichen Erklärungen gibt es für diese beiden Befunde? Eine Erklärung ist, dass die subjektive Gesundheit über die Lebensspanne einen Bedeutungswandel vollzieht. Es gibt Hinweise darauf, dass sich die Vorstellung von Gesundheit verändert und im höheren Erwachsenenalter weniger als Abwesenheit von Krankheit, sondern als Abwesenheit von quälenden Beschwerden und funktionellen Einschränkungen angesehen wird. Hinzu kommt, dass ältere Personen leichte, dauerhafte Symptome eher dem Alterungsprozess als einer Krankheit zuschreiben, wodurch die Gesundheitseinschätzung trotz objektiver Symptome positiv ausfallen kann. Die positiven Wirkungen eines gesundheitsbezogenen Optimismus können sich allerdings dann umkehren, wenn im Fall von behandlungsbedürftigen Erkrankungen kein Arzt aufgesucht wird. Schließlich kann auch der soziale Vergleich mit anderen Gleichaltrigen (insbesondere jenen, denen es vergleichsweise schlechter geht) statt eines selbstbezogenen, temporalen Vergleiches zu einer positiven Gesundheitseinschätzung beitragen. Für die vergleichsweise gute Mortalitätsprognose spielt wahrscheinlich noch ein weiterer Faktor eine Rolle. In der subjektiven Gesundheitseinschätzung spiegeln sich auch verschiedene Personen- und Umweltmerkmale wider, wie Lebenszufriedenheit sowie psychische und soziale Ressourcen. So kann beispielsweise eine positive Sicht auf das eigene, vergangene wie zukünftige, Leben einen günstigen Einfluss auf Gesundheit und Langlebigkeit haben.

1.1.3 Determinanten für Gesundheit und Krankheit im Alter

Führt man sich die verschiedenen Ebenen von Gesundheit vor Augen – somatische, funktionale und subjektive Aspekte –, so stellt sich die Frage, welche Faktoren Gesundheit im Verlauf des Alterns beeinflussen. Bisherige Schätzungen gehen davon aus, dass genetische Faktoren weniger als die Hälfte der Varianz in Krankheiten und Mortalität erklären können [18]. Es stellt sich deshalb die Frage, welche weiteren Faktoren dazu beitragen, mit welch guter oder schlechter Gesundheit Personen ins höhere Lebensalter kommen. Welche Rolle spielen die objektiven Lebensumstände und die soziale Ungleichheit? Wie bedeutsam sind schließlich die individuellen Entscheidungen einer Person und ihr Lebensstil für Gesundheit im Alter? Das Ziel dieses Abschnitts ist, eine Reihe von Einflussfaktoren auf Gesundheit im Alter zu diskutieren, wobei verschiedene Disziplinen Berücksichtigung finden.

Lebensstil und Gesundheitsverhalten

Das Verhalten einer Person hat hohe Bedeutung für ihre Gesundheit – und dies gilt auch für die Lebensphasen des höheren und sehr hohen Alters [19]. Individueller Lebensstil und Gesundheitsverhalten haben einen großen Einfluss auf die Beschleunigung oder Verlangsamung von Alterungsprozessen sowie die Entstehung und Bewältigung von Krankheiten. Lebensstil und Gesundheitsverhalten tragen entscheidend zur Länge und Qualität des Lebens bei. Eine zentrale Rolle nehmen hierbei Rauchen, Übergewicht und Ernährung sowie körperliche Aktivität ein und damit Verhaltensweisen und verhaltensbezogene Risikofaktoren, die eine Vielzahl von Organfunktionen und -systemen beeinflussen.

Der lebenslange, gesundheitsschädigende Einfluss des Rauchens ist gut belegt. Rauchen beschleunigt eine Vielzahl von biologischen Alterungsprozessen, unter anderem die Abnahme der Lungenkapazität sowie Knochenverlust und stellt den wichtigsten, modifizierbaren Risikofaktor für kardiovaskuläre Erkrankungen und Krebserkrankungen, insbesondere Lungenkrebs, dar. Während der Risikofaktor »Rauchen« im höheren Alter vergleichsweise weniger verbreitet ist als im jungen und mittleren Erwachsenenalter, ist in älteren Altersgruppen der Anteil von Personen mit Übergewicht oder sogar schwerem Übergewicht (Adipositas) größer. Auch Übergewicht trägt wesentlich zu Entstehung sowie Art des Verlaufes von Erkrankungen bei; hierzu zählen z. B. Diabetes mellitus Typ 2 oder Osteoarthrose.

Im Gegensatz zu diesen Risikofaktoren trägt körperliche Aktivität wesentlich zu gesundem Altern bei. Körperliche Aktivität hat eine zentrale präventive Funktion, die über den gesamten Lebensverlauf wichtig ist und im Alter zudem im Kontext der Krankheitsbehandlung und Rehabilitation an Bedeutung gewinnt. Ausreichende Bewegung schützt vor chronischen Krankheiten wie Osteoporose, Diabetes, Bluthochdruck und kardiovaskulären Erkrankungen und trägt zur Vermeidung von funktionellen Einschränkungen bei. Körperliche Aktivität wirkt außerdem biologischen Alterungsprozessen entgegen, indem altersabhängige Verluste an Muskelkraft, Knochenmasse und Lungenkapazität ausgeglichen werden. Positive Effekte zeigen sich schließlich auch für das Immunsystem und die seelische Gesundheit, insbesondere bei Depressivität. Dennoch ist festzustellen, dass ältere Menschen, obwohl ihr Gesundheitszustand meist eine zumindest gemäßigte Bewegungsform zulassen würde, deutlich häufiger körperlich inaktiv sind als jüngere Menschen.

Schließlich ist ein weiterer wichtiger Aspekt des Gesundheitsverhaltens die Inanspruchnahme von Gesundheitsdienstleistungen. Hierzu zählt die Gesundheitsvorsorge zur Früherkennung von Krankheiten, regelmäßige Kontrolluntersuchungen im Fall von bestehenden Erkrankungen (z. B. bei medikamentösen Therapien) sowie schließlich die Nutzung von Heilhilfsbehandlungen wie Krankengymnastik oder Rehabilitation. Auch hier ist festzustellen, dass ältere Menschen die präventiven Potenziale der Gesundheitsversorgung oftmals nicht ausreichend nutzen. Dies ist teilweise darauf zurückzuführen, dass ältere Menschen selbst, aber auch ihre behandelnden Ärzte, Schwierigkeiten haben, zwischen altersbedingten, irreversiblen Verlusten sowie behandelbaren und behandlungsbedürftigen Erkrankungen oder körperlichen Einschränkungen zu unterscheiden.

Psychosoziale Faktoren

Auch psychische und soziale Faktoren spielen eine bedeutsame Rolle für die Gesundheit im Alter. Negative Emotionen wie Feindseligkeit, Angst und Stress tragen zur Entstehung von Krankheiten wie beispielsweise kardiovaskulären Erkrankungen und Krebserkrankungen bei – teilweise indirekt durch ein erhöhtes Risikoverhalten, teilweise direkt über eine Immunsuppression (Unterdrückung des Immunsystems).

Zu psychischen Ressourcen, die bis ins Alter einen protektiven Einfluss auf die Gesundheit ausüben, zählen unter anderem Optimismus, Selbstwirksamkeit sowie eine positive Sicht auf das Älterwerden. Unter Optimismus wird meist ein zuversichtlicher Blick in die Zukunft verstanden. Diese Zuversicht erweist sich als günstig für die gesundheitliche Entwicklung; so konnte bei Patienten, die trotz ihrer Erkrankung (z. B. Krebserkrankung) optimistisch in die Zukunft sehen, eine schnellere und umfassende Rekonvaleszenz festgestellt werden als bei vergleichsweise pessimistischen Patienten. Von einer optimistischen Sicht auf die Zukunft wird der so genannte »optimistische Interpretationsstil« unterschieden, der sich darauf bezieht, wie Menschen vergangene Ereignisse interpretieren. Personen mit einem optimistischen Interpretationsstil schreiben negative Ereignisse konkreten, äußeren und zeitlich begrenzten Ursachen zu. Analog zum Optimismus hat auch ein optimistischer Interpretationsstil einen günstigen Einfluss auf die objektive Gesundheit und geht mit einem widerstandsfähigeren Immunsystem einher. Ältere Menschen neigen allerdings eher dazu, negative Ereignisse gemäß eines pessimistischen Interpretationsstils zu erklären, indem sie die Ursachen solcher Ereignisse häufiger sich selbst, das heißt z. B. ihrem eigenen Älterwerden, zuschreiben.

Ähnlich wie Optimismus hat sich auch eine positive Sicht auf das Älterwerden für die Gesundheit und Langlebigkeit von älteren Personen als günstig erwiesen [20, 21]. Dabei zeigte sich, dass Personen, die ihr Älterwerden positiv bewerten, länger leben, unabhängig von ihrer subjektiven Gesundheitseinschätzung. Noch ist wenig über die Gründe dieser Wirkung bekannt, aber wie beim Optimismus wird auch bei einer positiven Sicht auf das Älterwerden angenommen, dass sie sowohl das Gesundheitsverhalten als auch ein geringes Stresserleben begünstigt.

Selbstwirksamkeitserwartungen stellen schließlich eine dritte, bis ins hohe Alter bedeutsame psychische Ressource dar. Diese Erwartungen umfassen die Überzeugung, neue oder schwierige Anforderungen aufgrund eigener Kompetenz bewältigen zu können. Eine solche Anforderung kann beispielsweise die Veränderung eines ungünstigen Lebensstils darstellen, indem eine ältere Person das Rauchen aufgibt oder beginnt, körperlich aktiv zu werden. Es kann sich bei einer solchen Anforderung jedoch auch um die Bewältigung einer Krankheit oder den Umgang mit chronischen Schmerzen handeln. Zahlreichen empirischen Studien zufolge können Personen, die eine hohe Selbstwirksamkeitserwartung haben, mit beiden Formen von Herausforderungen besser umgehen. Sie haben ein besseres Gesundheitsverhalten und sie haben auch in Interventionsprogrammen zur Veränderung des Gesundheitsverhaltens größere Erfolge; ebenso können sie mit krankheitsbedingtem Stress und chronischen Schmerzen besser umgehen als Personen mit geringen Selbstwirksamkeitserwartungen.

Neben psychischen Ressourcen hat auch die Einbindung in ein soziales Netzwerk, die Möglichkeit, in sozialen Rollen aktiv zu sein sowie die soziale Unterstützung durch andere Menschen in der Regel einen positiven Einfluss auf den Gesundheitsstatus älter werdender Menschen [22]. Positive Wirkungen sozialer Beziehungen sind sowohl hinsichtlich Mortalität als auch hinsichtlich Morbidität nachgewiesen worden [23]. Zudem konnte gezeigt werden, dass soziale Integration mit geringerer Inanspruchnahme medizinischer Dienste sowie geringeren Gesundheitskosten einhergeht [24]. Zwei mögliche Wirkweisen der sozialen Integration auf Gesundheit sind zu unterscheiden: direkte und indirekte Effekte. Postuliert man direkte Beziehungen, so kann man annehmen, dass das Vorhandensein von Personen im sozialen Netzwerk sowie soziale Unterstützung zu erhöhtem Wohlbefinden und geringer Einsamkeit führt und dadurch in direkter Weise die Gesundheit beeinflusst. Indirekte Effekte können darin bestehen, dass Angehörige des sozialen Netzes dafür sorgen, dass ältere Menschen ein besseres Gesundheitsverhalten sowie präventive Inanspruchnahme medizinischer Dienste zeigen, was sich auf den Gesundheitsstatus älterer Menschen positiv auswirkt.

Soziale Ungleichheit

Gesundheit im Alter wird auch durch die soziale Lage einer Person mitbestimmt. Mittlerweile ist in vielen Studien nachgewiesen worden, dass sich Unterschiede in der Lebenslage in der Morbidität und Mortalität im Erwachsenenalter widerspiegeln [25, 26]. Bedeutsame Merkmale des sozialen Status sind Bildung, beruflicher Status sowie Einkommen und Vermögen. Aber auch Geschlecht, Herkunftsregion und Migrationshintergrund sind Kategorien sozialer Ungleichheit. Empirisch konnte gezeigt werden, dass Personen mit geringer Bildung, geringem beruflichem Status oder geringem Einkommen durchschnittlich eine niedrigere Lebenserwartung haben als Personen mit hoher Bildung, hohem Berufsstatus oder hohem Einkommen. Die Unterschiede in der Lebenserwartung zwischen Angehörigen der höchsten und niedrigsten sozialen Schicht ist beträchtlich (für Männer beträgt der Unterschied etwa 3 Jahre, für Frauen etwa 4 Jahre) [25]. Für die Morbidität konnte beispielsweise gezeigt werden, dass Erwachsene aus niedrigen sozialen Schichten häufiger einen Herzinfarkt erleiden, häufiger unter psychischen Störungen leiden und eine geringere subjektive Einschätzung der eigenen Gesundheit angeben als Erwachsene aus höheren sozialen Schichten (vgl. Kapitel 3.1).

Der Zusammenhang zwischen sozialen Faktoren und Gesundheit kann über die Wirkung gesundheitlicher Risiko- und Schutzfaktoren erklärt werden, die mit spezifischen Lebenslagen verknüpft sind. In Bezug auf den Vermittlungsmechanismus zwischen sozialer Lage und Gesundheit wird angenommen, dass Ressourcen (etwa Wissen, Macht, Geld, Prestige) in verschiedenen sozialen Schichten unterschiedlich verfügbar sind. Diese Unterschiede in der Verfügbarkeit von Ressourcen korrelieren nicht allein mit einem anderen Ausmaß gesundheitlicher Belastungen (z. B. sind Arbeitsplatz, Wohnung und Wohnumfeld von Personen aus niedrigen sozialen Schichten häufiger mit Belastungen verbunden als dies bei Personen aus höheren sozialen Schichten der Fall ist), sondern auch mit der Verfügbarkeit von personalen wie sozialen Bewältigungsressourcen. Neben diesen Differenzen in den Lebensverhältnissen sind aber auch Unterschiede im gesundheitsrelevanten Verhalten zu beachten: So zeigen Personen mit niedrigem sozialen Status beispielsweise im Hinblick auf Essgewohnheiten, Alkohol- und Nikotinkonsum sowie der Befolgung ärztlicher Empfehlungen häufiger ein weniger gesundheitszuträgliches Verhalten als Personen mit höherem sozialen Status. Schließlich muss auch auf Unterschiede in der Inanspruchnahme der gesundheitlichen Versorgung hingewiesen werden: Personen aus niedrigen sozialen Schichten sind etwa in der Kommunikation mit Ärzten im Vergleich zu Personen aus höheren sozialen Schichten benachteiligt.

Von besonderer Bedeutung in diesem Zusammenhang ist die Frage, ob sich der Zusammenhang zwischen sozialer Ungleichheit und Gesundheit im Alter verändert. Betrachtet man die Entwicklung des Zusammenhangs zwischen sozialer Lage und Gesundheit im hohen Erwachsenenalter, so sind verschiedene Annahmen möglich [27]. Zum einen könnte es sein, dass sich soziale Unterschiede in Bezug auf den Gesundheitsstatus im Alter vergrößern, da der Prozess des Alterns mit vielen Belastungen einhergeht, die Personen mit geringer Ressourcenausstattung in besonderem Maß beeinträchtigen (»age as double jeopardy«). Außerdem dürfte die Kumulation von gesundheitlichen Belastungen und Risiken im Lebenslauf bei ihnen besonders zum Tragen kommen. Zum anderen ist es aber auch möglich, dass sich soziale Unterschiede in der Gesundheit mit dem Alter abschwächen, da biologische Prozesse für Angehörige aller sozialer Schichten mit fortschreitendem Alter an Bedeutung zunehmen (»age as leveler«). Die wenigen Studien zu dieser Frage kommen allerdings nicht zu einheitlichen Ergebnissen [22, 28]. Dabei ist zu bedenken, dass sozial benachteiligte Gruppen ein höheres Risiko vorzeitiger Sterblichkeit haben, was zu Selektivitätseffekten bei Vergleichen zwischen alten und sehr alten Menschen unterschiedlicher Schichten führt.

Medizinische und pflegerische Faktoren

Mit zunehmendem Alter gewinnen medizinische und pflegerische Interventionen an Bedeutung für die Gesundheit einer Person. Im Verlauf des Lebens verändern sich allerdings die Bedingungen und Auswirkungen von medizinischer und pflegerischer Intervention erheblich.

Im Unterschied zur Medizin früherer Lebensabschnitte ist in der Geriatrie (Altersmedizin) nicht immer die Heilung das Ziel des therapeutischen Bemühens (»restitutio ad integrum«). Vielmehr geht es häufig darum, Funktionen wieder herzustellen mit dem Ziel, Selbstständigkeit und Lebensqualität der betagten Patienten möglichst sicherzustellen (»restitutio ad optimum«). Zudem verändern sich die Möglichkeiten für Diagnostik erheblich. Erkrankungen, die im mittleren Lebensalter typische Beschwerden hervorrufen, verlaufen im Alter oft atypisch. So kann bei einem Herzinfarkt der im mittleren Lebensalter häufig geschilderte Brustschmerz fehlen; stattdessen findet sich aufgrund der verminderten Gehirndurchblutung eine neu auftretende Verwirrtheit. Mit dem Alter nehmen auch die Krankheitsdauer und die Länge der Rekonvaleszenz zu. Darüber hinaus leiden älter werdende und alte Menschen in der Regel an mehreren, häufig chronisch progredienten Krankheiten (Multimorbidität). Dies bedeutet, dass bei medizinischen Interventionen die Auswirkungen auf andere Erkrankungen sowie die Wechselwirkungen mit anderen Maßnahmen (etwa Medikamenten) zu prüfen sind. Insbesondere die Arzneimitteltherapie im Alter hat veränderte Bedingungen zu berücksichtigen, vornehmlich mit Blick auf unerwünschte Arzneimittelwirkungen. Zudem sind viele Medikamente an jüngeren Populationen getestet worden, sodass die Wirkungen bei älteren Personen möglicherweise nicht ausreichend bekannt sind. Schließlich ist auch zu berücksichtigen, dass medizinisches Personal, etwa niedergelassene Haus- und Fachärzte, nicht immer spezifisch geriatrische Kenntnisse besitzt.

Neben medizinischen Interventionen gewinnen Pflegeprofessionen und -institutionen für Gesundheit und Lebensqualität im Alter zunehmend an Gewicht. Insbesondere für Bewohnerinnen und Bewohner von stationären Pflegeeinrichtungen sind die ökologischen und professionellen Bedingungen der Heime, in denen sie leben, von hoher Bedeutung. Moderne Pflegekonzepte, die auf Prävention und Aktivierung ausgerichtet sind, haben für die Aufrechterhaltung und Steigerung der funktionalen Gesundheit alter Menschen eine hohe Bedeutung. Demgegenüber kann Pflege, die ausschließliche »Grundpflege- und Bewahrfunktionen« ausübt, die Selbstständigkeit und Kompetenz alter Menschen beeinträchtigen.

Altern und Gesundheit im gesellschaftlichen Kontext

Der Blick auf die gesundheitliche Versorgung alter Menschen macht deutlich, dass Gesundheit im Alter durch verschiedene soziale Sicherungssysteme (Renten-, Kranken- und Pflegeversicherung) entscheidend beeinflusst wird. Allerdings ist es keineswegs einfach, diesen Einfluss empirisch nachzuweisen. Grundsätzlich sind dabei zwei Wege denkbar: die Analyse von Gesellschaften mit unterschiedlicher Struktur (komparative, kultur- und gesellschaftsvergleichende Forschung) und die Analyse der historischen Entwicklung von Gesellschaften, insbesondere nach sozial- und gesundheitspolitischen Veränderungen.

Um den Einfluss dieser gesellschafts- und sozialpolitischen Strukturen deutlich zu machen, kann ein Vergleich zwischen Gesellschaften mit unterschiedlichen Sicherungssystemen sinnvoll sein [29]. So könnte man zeigen, ob verschiedene Typen von Gesundheitssystemen mit unterschiedlichen Prävalenzen von Gesundheitsindikatoren verknüpft sind. Da sich Gesellschaften allerdings in der Regel nicht allein im Hinblick auf sozialpolitische Strukturen und Systeme unterscheiden, sondern in einer Vielzahl weiterer Aspekte (z. B. gesellschaftlicher Wohlstand, Kultur), sind vergleichende Analysen in der Regel aufwändig (und nicht immer eindeutig interpretierbar).

Gesellschaften wandeln sich im Verlauf der historischen Zeit [30]. Es verändern sich gesellschaftliche Institutionen und gesellschaftlicher Wohlstand, aber auch individuelle Erwartungen und Verhaltensweisen. Sozialer Wandel wird aber auch durch den Wechsel von Kohorten vorangetrieben. Mit dem sozialen Wandel ist insofern eine Veränderung individueller Altersverläufe verbunden. Individuelle Lebensläufe sind in den gesellschaftlichen Wandel eingebettet und werden von diesem beeinflusst (beispielsweise wirken sich gesellschaftlich-historische Ereignisse je nach Lebensalter einer Person unterschiedlich aus). In den letzten Jahrzehnten des 20. Jahrhunderts hat sich unter anderem die Gesundheit nachfolgender Generationen alter Menschen verändert. In der Regel war diese Veränderung positiv (bessere Gesundheit in nachfolgenden Geburtskohorten), aber es gab auch eine – nur auf den ersten Blick – paradoxe Entwicklung im vierten Lebensalter. Die Zahl dementiell veränderter und erkrankter Menschen ist in den letzten Jahrzehnten absolut gewachsen – Grund hierfür ist die gestiegene durchschnittliche Lebenserwartung.

Mit Blick auf die Gesundheit im Alter wird diskutiert, ob es zu einer Kompression oder einer Expansion der Morbidität im Alter kommt. Morbiditätskompression entsteht, wenn die Lebenserwartung insgesamt langsamer wächst als die Lebenserwartung in Gesundheit [31], Morbiditätsexpansion entsteht dann, wenn die Lebenserwartung insgesamt schneller wächst als die Lebenserwartung in Gesundheit (vgl. Kapitel 2.5). Zunächst ist die Frage zu beantworten, ob die gesellschaftliche Entwicklung der letzten Jahrzehnte eher durch Morbiditätskompression oder durch Morbiditätsexpansion gekennzeichnet ist. In einem weiteren Schritt ist schließlich zu fragen, welche gesellschaftlichen Faktoren für die gesundheitliche Entwicklung im Alter verantwortlich sind, damit dieses Wissen für gezielte Interventionen nutzbar gemacht werden kann.

1.1.4 Gliederung des vorliegenden Buches

Im vorangegangenen Abschnitt wurde deutlich, dass Gesundheit im Alter von einer Vielzahl von Faktoren beeinflusst wird. Biologische, verhaltensbezogene, psychische, soziale, medizinische, pflegerische und gesamtgesellschaftliche Faktoren müssen dabei berücksichtigt werden. Angesichts dieser Vielzahl möglicher Determinanten sind Fragen zur Gesundheit im Alter auf verschiedenen Ebenen zu behandeln. Hierzu zählt eine deskriptive Betrachtung des Gesundheitszustandes älterer und sehr alter Menschen. Ebenso sind bedeutsame Einflussfaktoren für Gesundheit im Alter zu berücksichtigen, in Form von Lebensstil (Einflüsse durch individuelles Verhalten und Ressourcen) und Lebenslagen (Einflüsse sozialer Ungleichheit). Schließlich geht es auch darum, den Einfluss gesellschaftlicher Systeme auf die Gesundheit im Alter und ökonomische Aspekte der Gesundheit im Alter zu untersuchen.

Diesen Überlegungen folgt die Gliederung des vorliegenden Buches. Im ersten Teil führen zwei Kapitel in die Thematik dieses Buches ein. Im zweiten Teil des Buches geht es um die Beschreibung des Gesundheitszustandes und der Gesundheitsentwicklung älterer Menschen in Deutschland. Dabei werden die Ergebnisse, soweit es die Datenlage zulässt, nach den Kategorien Alter (65- bis unter 85-Jährige, 85-Jährige und Ältere), Geschlecht (Frauen und Männer), Region (West- und Ostdeutschland, Nord- und Süddeutschland), Bildung (geringe, mittlere und hohe Bildung) sowie Migrationshintergrund (Herkunft, Nationalität) dargestellt.

Im dritten Teil des Buches werden Einflussfaktoren auf die Gesundheit im Alter genauer analysiert. Dabei stehen Lebenslagen und soziale Ungleichheit, Lebensstile und Gesundheitsverhalten sowie die Inanspruchnahme gesundheitlicher und medizinischer Angebote im Mittelpunkt. Im vierten Teil des Buches wechselt die Perspektive vom Individuum zum Gesundheitssystem: Hier geht es um Angebote der Gesundheitsförderung und Prävention, um ambulante und stationäre Versorgung sowie um die Rolle der Familie bei der Versorgung alter hilfe- und pflegebedürftiger Menschen.

Im fünften Teil des Buches werden schließlich gesundheitsökonomische Chancen und Herausforderungen einer alternden Gesellschaft vorgestellt. Dabei geht es u. a. um die Analyse der Kosten nach altersrelevanten Krankheitsgruppen, um den Einfluss gesellschaftlichen Alterns auf das Ausgabengeschehen und die Frage, ob Gesundheit in Zukunft bezahlbar bleiben wird.

Literatur

1. Wahl HW, Heyl V (2004) Gerontologie – Einführung und Geschichte. Kohlhammer, Stuttgart
2. Baltes PB, Baltes MM (1994) Gerontologie: Begriff, Herausforderung und Brennpunkte. In: Baltes PB, Mittelstrass J, Staudinger UM (Hrsg) Alter und Altern. de Gruyter, Berlin, S 1–34

3. Austad SN (2001) Concepts and theories of aging. In: Masoro EJ, Austad SN (Hrsg) Handbook of the biology of aging. Academic Press, San Diego, CA, S 3–22
4. Baltes PB (1997) On the incomplete architecture of human ontogenesis: Selection, optimization, and compensation as foundation of developmental theory. American Psychologist 52: 366–381
5. Birren JE, Schaie KW (2006) Handbook of the psychology of aging. Academic Press, San Diego, CA
6. Settersten RAJ (2006) Aging and the life course. In: Binstock RH, Gerorge LK (Hrsg) Handbook of aging and the social sciences. Elsevier Academic Press, Amsterdam, S 3–19
7. Rosenmayr L (1983) Die späte Freiheit. Das Alter. Ein Stück bewußt gelebten Lebens. Severin und Siedler, Berlin
8. Dieck M, Naegele G (1993) »Neue Alte« und alte soziale Ungleichheiten – vernachlässigte Dimensionen in der Diskussion des Altersstrukturwandels. In: Naegele G, Tews HP (Hrsg) Lebenslauf im Strukturwandel des Alters, Westdeutscher Verlag, Opladen, S 43–60
9. Baltes PB, Smith J (1999) Multilevel and systemic analyses of old age: Theoretical and empirical evidence for a Fourth Age. In: Bengtson VL, Schaie KW (Hrsg) Handbook of theories of aging. Springer, New York, S 153–173
10. Wahl HW, Rott C (2002) Konzepte und Definitionen der Hochaltrigkeit. In: Deutsches Zentrum für Altersfragen (Hrsg) Das hohe Alter: Konzepte, Forschungsfelder, Lebensqualität Expertisen zum Vierten Altenbericht der Bundesregierung: Band I. Vincentz, Hannover, S 5–95
11. Statistisches Bundesamt. Sterbetafel Deutschland 2005/2007
12. Walter U, Schwartz FW (2001) Gesundheit der Älteren und Potenziale der Prävention und Gesundheitsförderung. In: Deutsches Zentrum für Altersfragen (Hrsg) Expertisen zum Dritten Altenbericht der Bundesregierung: Band 1. Leske + Budrich, Opladen, S 145–252
13. Schwartz FW, Bandura B, Leidl R et al. (1998) Das Public Health Buch. Gesundheit und Gesundheitswesen. Urban & Schwarzenberg, München
14. Goodwin JS, Black SA, Satish S (1999) Aging versus disease: The opinions of older black Hispanic, and non-Hispanic white Americans about the causes and treatment of common medical conditions. Journal of the American Geriatrics Society 47 (8): 973–979
15. Leventhal EA, Prohaska TR (1986) Age, symptom interpretation and health behavior. Journal of the American Geriatrics Society 34: 185–191
16. Hurrelmann K, Laaser U (1998) Entwicklung und Perspektiven der Gesundheitswissenschaften. In: Hurrelmann K, Laaser U (Hrsg) Handbuch Gesundheitswissenschaften. Juventa, Weinheim, S 17–45
17. Leistner K (2001) Ist die ICIDH für die geriatrische Rehabilitation geeignet. Zeitschrift für Gerontologie und Geriatrie 34 (1): I/30–I/35
18. McClearn G, Heller D (2000) Genetics and aging. In: Manuck SB, Jennings R, Rabin BS et al. (Hrsg) Behavior, health, and aging. Lawrence Erlbaum Mahwah, NJ, S 1–14
19. Wurm S, Tesch-Römer C (2005) Alter und Gesundheit. In: Schwarzer R (Hrsg) Gesundheitspsychologie. Enzyklopädie der Psychologie. Hogrefe, Göttingen, S 71–90
20. Levy BR, Slade MD, Kasl SV (2002) Longitudinal benefit of positive self-perceptions of aging on functional health. Journal of Gerontology: Psychological Sciences 57B: P409–P417
21. Levy BR, Slade MD, Kasl SV et al. (2002) Longevity increased by positive self-perceptions of aging. Journal of Personality and Social Psychology 83: 261–270
22. George LK (1996) Social factors and illness. In: Ninstock RH, George LK (Hrsg) Handbook of aging and the social sciences. Academic Press, San Diego, S 229–252
23. Klein T, Löwel H, Schneider S et al. (2002) Soziale Beziehungen, Stress und Mortalität. Zeitschrift für Gerontologie und Geriatrie 35 (5): 441–449
24. Bosworth HB, Schaie KW (1997) The relationship of social environment, social networks, and health outcomes in the Seattle Longitudinal Study: Two analytical perspectives. Journal of Gerontology: Psychological Sciences 52B: P197–P205
25. Mielck A (2000) Soziale Ungleichheit und Gesundheit. Huber, Bern
26. Mielck A (2003) Sozial bedingte Ungleichheit von Gesundheitschancen. Zeitschrift für Sozialreform 49 (3): 370–375
27. Dowd JJ, Bengtson VL (1978) Aging in minority populations. An examination of the double jeopardy hypothesis. Journal of Gerontology 33: 427–436
28. George L (2001) The social psychology of health. In: Binstock RH, George LK (Hrsg) Handbook of aging and the social sciences. Academic Press, San Diego, S 217–237
29. Tesch-Römer C, Kondratowitz HJv (2006) Entwicklung über die Lebensspanne im kulturellen und gesellschaftlichen Kontext. In: Brandtstädter J, Lindenberger U (Hrsg) Entwicklungspsychologie des Erwachsenenalters – Ein Lehrbuch. Hogrefe, Göttingen (im Druck)
30. Daatland SO, Motel-Klingebiel A (2006) Separating the local and the general in cross-cultural aging research. In: Wahl HW, Tesch-Römer C, Hoff A (Hrsg) New dynamics in old age: individual, environmental and societal perspectives. Baywood Amityville, New York
31. Fries JF (1980) Aging, natural death, and the compression of morbidity. The New England Journal of Medicine 329: 110–116

1.2 Demografische Perspektiven zum Altern und zum Alter

Elke Hoffmann, Sonja Menning, Torsten Schelhase

Kernaussagen

1. Anhaltend niedrige Geburtenraten und ein weiterer Anstieg der Lebenserwartung, der heute und zukünftig überwiegend auf der verringerten Sterblichkeit im Alter gründet, sorgen auch in den nächsten Jahrzehnten für eine Verschiebung der Altersstruktur zugunsten des Anteils der älteren Bevölkerung. Dieser Prozess der Alterung von Bevölkerungen ist ein mit regionalen Variationen versehenes globales Ereignis des 20. und 21. Jahrhunderts.
2. Geringe Geburtenraten unterhalb des demografischen Ersatzniveaus, eine höhere Zahl an Sterbefällen als an Geborenen sowie räumlich sehr differenzierte Wanderungsströme kennzeichnen die Bevölkerungsdynamik in Deutschland und werden den Bevölkerungsbestand mit seiner Altersstruktur in den nächsten Jahrzehnten nachhaltig verändern.
3. Durch das Nachrücken relativ gut besetzter Geburtsjahrgänge in das Dritte und Vierte Lebensalter und durch die kontinuierlich sinkende Alterssterblichkeit wird der Anteil der Älteren in den nächsten 35 Jahren auf ein Drittel der Gesamtbevölkerung anwachsen.
4. Der momentan noch in den Altersgruppen ab 65 Jahren vorhandene hohe Frauenüberschuss wird sich weiter abschwächen und in den nächsten 30 Jahren allmählich normalisieren. Zukünftig wird es insbesondere durch das sinkende Sterberisiko ab dem mittleren Lebensalter einen ausgeglicheneren Proporz zwischen Frauen und Männern geben. Allerdings werden die Frauen in den obersten Altersgruppen bedingt durch ihre höhere Lebenserwartung nach wie vor in der Überzahl sein.
5. Der Anteil der Bevölkerung mit Migrationshintergrund im Seniorenalter wird steigen. Aus der Besonderheit ihrer Lebenssituation werden spezifische Ansprüche an die gesundheitliche und pflegerische Versorgung im Alter erwachsen.
6. Die Ehe ist für die Männer im Dritten und Vierten Lebensalter die zentrale Lebensform. Auch ein großer Teil der gleichaltrigen Frauen lebt in einer Ehe. Mit zunehmendem Alter überwiegt bei ihnen jedoch das Alleinleben aufgrund von Verwitwung.

Um die Frage des 1. Kapitels »Wer sind die Alten?« zu beantworten, wurde bisher einleitend der Begriff des Alterns unter Bezug auf die Biografie der Menschen als ein Prozess beschrieben und das Alter als ein spezifischer Lebensabschnitt umrissen. Dieser begrifflichen Unterscheidung folgt die demografische Analyse. Sie betrachtet das Phänomen des Alterns von Bevölkerungen als einen Prozess der Verschiebung der Altersstruktur einer Gesellschaft zugunsten des Anteils der älteren Menschen. Darüber hinaus charakterisiert sie die Bevölkerungsgruppe in der dritten und vierten Lebensphase anhand spezifisch demografischer Merkmale wie räumliche Verteilungen, weitere Altersdifferenzierungen, Geschlecht sowie familiale Lebensformen.

1.2.1 Das Altern der Bevölkerung

Schaut man etwa fünfzig Jahre zurück, hatte in Deutschland jede zehnte Bürgerin und jeder zehnte Bürger das 65. Lebensjahr erreicht oder überschritten. Heutzutage trifft das bereits auf jede vierte bis fünfte Bürgerin und auf jeden sechsten Bürger zu. Damit nimmt Deutschland im heutigen Europa zusammen mit Italien und Griechenland einen Spitzenplatz ein. In weiteren fünfzig Jahren sollen nach aktuellen Prognosen fast jede dritte Bürgerin und jeder vierte Bürger zur Bevölkerungsgruppe der Älteren zählen. Die Zahl der hochaltrigen Menschen (85 Jahre und älter) ist zwar momentan mit einem Anteil von 3 % bei der weiblichen und 1 % bei der männlichen Gesamtbevölkerung noch relativ gering, jedoch ist mit einer überproportionalen Zunahme dieser Bevölkerungsgruppe zu rechnen, wozu insbesondere die Frauen beitragen. Für die Frauen prognostiziert das Statistische Bundesamt einen Anstieg auf 10 % und für die Männer auf 7 % im Jahr 2050 [1]. Das heißt auch, dass in Deutschland zunehmend mehr 100-Jährige leben. Aus diesem Grund versendet der Bundespräsident beispielsweise seit 1996 seine jährlichen Gratulationsschreiben nicht mehr ab dem 100., sondern erst ab dem 105. Geburtstag [2]. Zählte man in Westdeutschland Anfang der 1960er-Jahre noch weniger als zwei Hundertjährige je einer Millionen Einwohner, waren es im Deutschland des Jahres 2000 bereits über 82 Personen [3].

Diese Anteilsverschiebungen zwischen Jung und Alt charakterisieren den demografischen Wandel in Gesellschaften des 20. und 21. Jahrhunderts. Es ist ein globaler, langfristig verlaufender Prozess, wie Abbildung 1.2.1.1 zeigt. Das Durchschnittsalter für Deutschland liegt zu den gezeigten Eckzeitpunkten bei 35 – 41 – 50 Jahren [4].

Auch wenn die Alterung von Bevölkerungen ein globaler Prozess ist, sind es regionale Besonderheiten, die sein Tempo und seine Intensität prägen. Da die meisten Länder der Welt einen Geburtenrückgang verzeichnen, altert die Weltbevölkerung insgesamt. Am intensivsten geschieht das derzeit in China, wo seit Ende der 1970er-Jahre eine rigorose Ein-Kind-Politik praktiziert wird [5]. Offensive bevölkerungs- und gesundheitspolitische Maßnahmen beeinflussen im Kontext mit wirtschaftlichen und gesellschaftlichen Rahmenbedingungen die regionale Bevölkerungsdynamik. Da die Geburtenrückgänge in weniger entwickelten Ländern nicht den historischen Vorlauf wie in den industrialisierten Regionen haben, werden sie die Alterungsprozesse vergleichsweise intensiver und zeitlich geraffter durchlaufen. Alterungsprozesse setzten später ein, so dass nachholende Effekte zu verzeichnen sind [6]. Forciert werden diese durch massive Maßnahmen zur Geburtenkontrolle sowie durch den Rückgriff auf moderne medizin-technische Möglichkeiten mit lebensverlängernden Effekten. Nach neuesten UN-Prognosen wird das heutige Medianalter bis 2050 in Industrieländern um etwa 15 %, in Entwicklungsländern um etwa 42 % und in den am wenigsten entwickelten Ländern der Welt um etwa 50 % ansteigen [5].

Eine sensible Kennziffer zur Messung von Alterung ist das Billetermaß. Es bezieht alle Altersgruppen einer Bevölkerung wie folgt in die

Abbildung 1.2.1.1
Durchschnittliches Alter der Bevölkerung in Weltregionen (in Jahren)
Quelle: Vereinte Nationen (nach Globus Infografik, 17.04.2003)

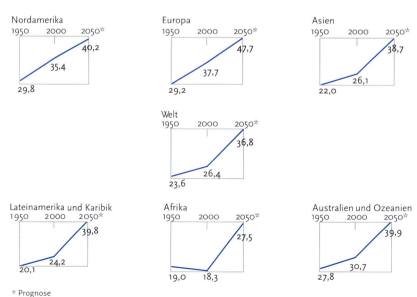

* Prognose

Berechnung ein: Vom Umfang der Kindergeneration (noch nicht reproduktiv) wird der Umfang der Großelterngeneration (nicht mehr reproduktiv) abgezogen. Die Differenz wird ins Verhältnis gesetzt zur Größe der Elterngeneration als dem reproduktiven Teil der Bevölkerung. Es ist ein Indikator dafür, wie jung oder alt eine Bevölkerung im Zeitverlauf, in regionalen oder anderen vergleichenden Betrachtungen ist. Je kleiner das Billetermaß, desto älter ist im demografischen Sinne die Bevölkerung, weil sich das zahlenmäßige Verhältnis der drei Generationen zueinander zuungunsten der jüngeren verschiebt. Negative Werte entstehen, wenn der Anteil der älteren größer ist als der Anteil der jungen Bevölkerung [7].

Abbildung 1.2.1.2 zeichnet den kontinuierlichen Alterungsprozess in Europa anhand dieses Maßes in einigen ausgewählten Ländern. Irland und Frankreich sind Beispiele für Länder mit einer in Europa vergleichsweise jüngeren Bevölkerung, Deutschland und Italien stehen für die ältesten Bevölkerungen.

Dem Alterungstrend folgen nahezu alle europäischen Länder. Am stärksten war er in einem Betrachtungszeitraum seit 1990 in Griechenland, Bulgarien, Spanien, in den baltischen Staaten und in Ostdeutschland. Norwegen, die Südschweiz und die Niederlande bilden mit einer sich verjüngenden Bevölkerung die Ausnahme. Die ältesten Bevölkerungen leben gegenwärtig in Nordspanien, Norditalien, Ostdeutschland und in Nordgriechenland. Unter Bezug auf siedlungsstrukturelle Merkmale weisen städtische Regionen im Kontext mit ihrem verdichteten Umland günstigere Altersstrukturen auf, während Regionen mit sehr intensiver Alterung zumeist im ländlichen Raum verortet sind [9]. Insgesamt ist zu konstatieren, dass die Bevölkerungsdynamik unter dem regionalen Aspekt zunehmend heterogener wird und dadurch regionale Disparitäten von Bevölkerungsstrukturen anwachsen.

Exkurs: Räumliche Muster der demografischen Alterung in Deutschland

Unter Rückgriff auf die Raumordnungsprognose des Bundesamtes für Bauwesen und Raumordnung (BBR) sind folgende ausgewählte regionale Muster und Verläufe hier von Interesse:

Der demografische Alterungsprozess findet in allen Regionen Deutschlands statt. Auffallend ist der Ost-West-Unterschied. Mit Ausnahme großer Teile von Mecklenburg-Vorpommern

Abbildung 1.2.1.2
Billetermaß in ausgewählten Ländern Europas 1956 bis 2025*
Quelle: [8], EUROSTAT – Databases NewCronos, eigene Berechnungen

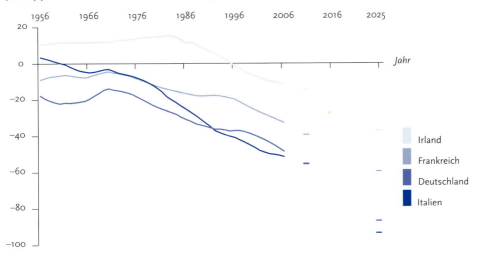

*Ab 2006 nationale Prognosen. Im Jahr 2010 haben Deutschland und Italien die gleichen Prognosewerte.

sind die östlichen Bundesländer bis hin zum östlichen Niedersachsen überdurchschnittlich alt (siehe Abbildung 1.2.1.3). Das betrifft auch die alten Industrieregionen des Westens sowie viele Kernstädte mit Wanderungsverlusten durch junge Familien und landschaftlich attraktive Regionen an der Küste und am Alpenrand mit Wanderungsgewinnen durch ältere Menschen. Jünger sind städtische Umlandregionen, in die vor allem junge Familien ziehen sowie einige Regionen mit vergleichsweise höheren Geburtenraten. Obwohl Mecklenburg-Vorpommern zu den Regionen mit überdurchschnittlich hoher Alterung zählt, ist die Bevölkerung dort noch immer jünger als im Süden [10].

Hinsichtlich des Tempos der Alterung ist der Osten schneller, insbesondere in Regionen mit geringer Siedlungsdichte (siehe Abbildung 1.2.1.4). Dieser Zusammenhang gilt auf einem deutlich niedrigeren Niveau auch für einige westliche Regionen, für kreisfreie Städte und für Umlandregionen großer Städte, deren Besiedlung durch eine relativ homogene Bevölkerung (junge Familien mit Kindern) im Wesentlichen abgeschlossen ist.

Die Zahl der Regionen mit rückläufigen Bevölkerungsbeständen wird immer größer. Am

Abbildung 1.2.1.3
Regionale Altersstrukturen, Deutschland 2002
Quelle: Raumordnungsprognose der BBR [10]

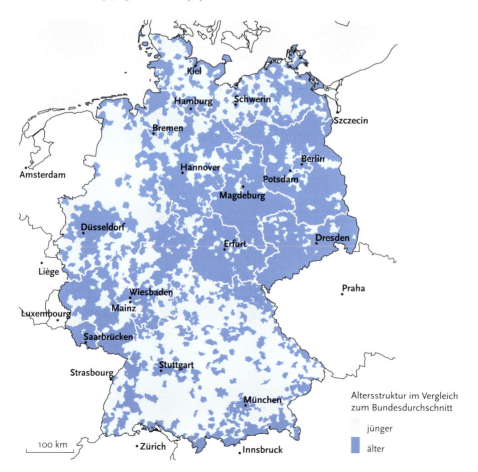

Abbildung 1.2.1.4
Tempo der regionalen Alterung, Deutschland 2002 bis 2020
Quelle: Raumordnungsprognose der BBR [10]

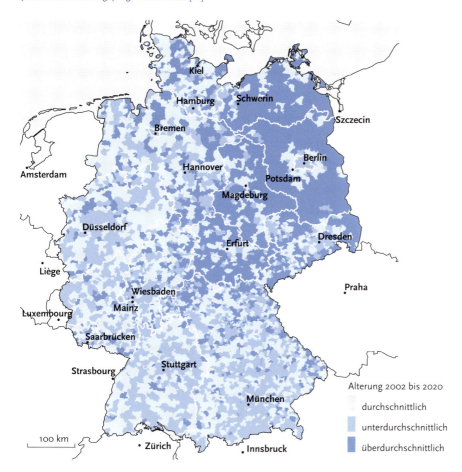

intensivsten ist der Bevölkerungsrückgang im Norden und Süden der neuen Bundesländer sowie im mitteldeutschen Raum, mit Ausnahme des Brandenburger Umlandes von Berlin. Suburbane Räume werden noch bis zum Jahr 2020 über eine positive Bevölkerungsbilanz verfügen.

Tendenziell steht einer größer werdenden Gruppe zumeist ländlich oder kleinstädtisch geprägter Regionen (zunehmend auch Randlagen von Verdichtungsräumen) mit Schrumpfungs- und überdurchschnittlichen Alterungsprozessen eine kleiner werdende Gruppe wachsender und weniger alternder Regionen gegenüber [11].

Die Alterung von Bevölkerungen ist im Zusammenspiel der demografischen Prozesse Fertilität (Geburtengeschehen), Mortalität (Sterbegeschehen) und Migration (Wanderungsgeschehen) begründet. Gegenwärtig prägen rückläufige Geburtenzahlen in Kombination mit sinkender Alterssterblichkeit und selektiven Wanderungsströmen (Abwanderung aus wirtschaftlich unattraktiven Gebieten) das Bild Europas [9].

Sinkende Geburtenraten seit Beginn des 20. Jahrhunderts und das heutige Einpegeln auf niedrigem Niveau um 130 Geburten je 100 Frauen führen dazu, dass die bestehende Bevölkerung nur noch zu etwa 70 % ersetzt wird (europäischer Durchschnitt). Für die nächsten Jahrzehnte wird dieses Niveau – zumindest für Deutschland – als relativ stabil bewertet. Dieser Trend wird häufig – mit Blick auf die »Alterspyramide« – als »Alterung von unten« bzw. als fertilitätsgeleitete Alterung bezeichnet, da er den Anteil der Kinder- und Jugendgeneration an der Bevölkerung reduziert.

Das Sterbegeschehen ist seit Mitte des 20. Jahrhunderts geprägt von einer anhaltenden Verschiebung des Sterberisikos in immer höhere Lebensalter. Die Menschen leben länger, was – isoliert betrachtet – eine Zunahme des Anteiles der Älteren an der Bevölkerung bewirkt. Dieser Effekt wird entsprechend als »Alterung von oben« bzw. als mortalitätsgeleitete Alterung bezeichnet. Experten sprechen bei diesem Phänomen von sinkender Alterssterblichkeit. Sie dominiert das jetzige Sterbegeschehen und ist in der historischen Perspektive das Ergebnis einer langfristigen Transformation [12]. Diese ist zunächst gezeichnet von dem rapiden Rückgang der Sterbeziffern zwischen 1870 und 1950 von etwa 30 auf 12 Gestorbene je 1.000 der Bevölkerung, der zu großen Teilen auf dem Zurückdrängen der Säuglingssterblichkeit basierte. So stieg die Lebenserwartung für Säuglinge in dieser Zeit um 80 %, was für Neugeborene einen Zugewinn an 30 Lebensjahren bedeutete. Für Personen ab dem 65. Lebensjahr stieg sie um vergleichsweise geringe 27 %, das waren etwa 3,5 Lebensjahre mehr (Werte für Deutschland). Seit Ende des 20. Jahrhunderts, vor allem nach 1970, ist der Anstieg der Lebenserwartung zunehmend auf verbesserte Überlebensraten älterer und sehr alter Menschen zurückzuführen. 1950 hatten 15 % der Frauen und 11 % der Männer eine Chance, das 85. Lebensjahr zu erleben, heute sind es 48 % der Frauen und 30 % der Männer. Neuere demografische Forschungen führen zu der Annahme, dass im 21. Jahrhundert Geborene zu über 50 % die Chance haben, ihren 100. Geburtstag zu feiern [13]. Vaupel prognostiziert für Länder mit hoher Lebenserwartung einen weiteren, fast linearen Anstieg von mehr als zwei zusätzlichen Jahren pro Jahrzehnt [14] (vgl. Kapitel 2.4).

Hinsichtlich des Zusammenspiels der demografischen Ursachen der Alterung von Bevölkerungen ist die Mortalität momentan der dynamischere Aspekt und relativiert immer aufs Neue die Antwort auf die Frage »Wer sind die Alten?«. Ein heute 70-Jähriger wird in einiger Zeit vergleichsweise jünger erscheinen als gegenwärtig. Damit wird das Alter als jene spezifische, mit dem Tod endende Lebensphase, auch aus demografischer Perspektive ständig neu zu definieren sein.

1.2.2 Die Gruppe der Alten im Dritten und Vierten Lebensalter

Die im vorangehenden Abschnitt beschriebene Alterung wird in Deutschland seit Anfang dieses Jahrhunderts begleitet von einer Abnahme der Bevölkerungszahl. In Deutschland leben derzeit 82,3 Millionen Menschen. Für den Zeitraum bis 2050 prognostiziert das Statistische Bundesamt eine weitere Abnahme um 10 % bis 17 % auf einen Bestand von ca. 69 bis 74 Millionen [1]. Die anhaltend geringe Geburtenrate unterhalb des Ersatzniveaus und die momentan starke Besetzung der Generation im mittleren Lebensalter bewirken, dass dieser Trend die Altersgruppen in recht unterschiedlichem Maße trifft.

Bevölkerung nach Altersgruppen

Gegenwärtig sind die Bevölkerungsanteile der jüngsten (unter 20 Jahre) und der ältesten Generation (65 Jahre und älter) mit 20 % noch gleich groß. Im Jahr 2050 wird der Anteil der Älteren doppelt so groß sein wie jener der Jüngsten. Der Anteil der Kinder- und Jugendgeneration (unter 20-Jährige) wird um etwa fünf Prozentpunkte auf 15 % sinken. Der Anteil der Generation im Erwerbsalter wird sich um ca. zehn Prozentpunkte auf etwa 52 % verringern, wobei die Bevölkerung zwischen dem 20. und dem 49. Lebensjahr rasch abnehmen wird, während der Anteil der 50- bis 64-Jährigen deutlich ansteigt. Dieser wird dann reichlich ein Drittel der Bevölkerung im Erwerbsalter ausmachen. Durch das Nachrücken relativ gut besetzter Geburtsjahrgänge in das Seniorenalter und durch die steigende Lebenserwartung wird der Anteil der Älteren kontinuierlich auf ein Drittel der Gesamtbevölkerung anwachsen.

Die Alterung ist ein dynamischer Prozess, der keinesfalls linear abläuft. Er ist untersetzt von wellenförmigen Veränderungen und temporären Schwankungen. Die Ursache dafür liegt in der

Nachhaltigkeit demografischer Prozesse, einem Phänomen, das auch gern als »demografisches Gedächtnis« bezeichnet wird. Die jährlich nachwachsenden Geburtsjahrgänge schaffen die Basis für die Bevölkerungsentwicklung der folgenden Jahrzehnte und Jahrhunderte.

Heute relativ stark besetzte Altersgruppen um das 65. Lebensjahr erhöhen in den nächsten Jahren temporär den Anteil der Bevölkerung im Vierten Lebensalter. Da dieser Trend ergänzt wird von der voranschreitenden Lebensverlängerung insbesondere für sehr alte Menschen, wird sich der temporäre Effekt als ein recht langfristiger konstituieren. Abbildung 1.2.2.1 zeigt, wie sich der Anteil der Generation ab dem 65. Lebensjahr an der Bevölkerung insgesamt im Zeitraum von 100 Jahren von zehn auf prognostizierte 33 % kontinuierlich erhöht (mittlere Linie). Die untere Linie weist nach, dass diese Entwicklung vor allem auf die Zunahme der Bevölkerung im Vierten Lebensalter zurückzuführen ist. Sie bildet den wachsenden Anteil dieser Gruppe an der Bevölkerung ab dem 65. Lebensjahr ab, während die obere Linie ein anhaltendes Absinken des Anteils der Generation im Dritten Lebensalter (65 bis 84 Jahre) prognostiziert.

Bevölkerung nach Geschlecht

Die Geschlechterproportion im Altersverlauf wird sowohl durch biologische wie auch durch soziale Faktoren geprägt. Zunächst werden auf Grund der genetischen Konstitution der Menschen mehr Jungen gezeugt und auf 100 Mädchen etwa 106 Jungen geboren. Da das höhere Sterberisiko männlicher Neugeborener heutzutage weitestgehend zurückgedrängt ist, bleibt dieser Proporz solange erhalten, bis lebensphasenspezifische soziale Risiken für Männer ein höheres Sterberisiko verursachen. Das ist zu beobachten in der Lebensphase der Motorisierung zwischen dem 20. und 25. Lebensjahr sowie ab dem 50. Lebensjahr durch die Akkumulation spezifischer Lebens- und Arbeitsrisiken. Der ursprüngliche Männerüberschuss verkehrt sich etwa in der Lebensmitte in einen leichten Frauenüberschuss, der sich mit zunehmendem Lebensalter vergrößert. Hierfür sind vor

Abbildung 1.2.2.1
Entwicklung des Anteils der älteren Bevölkerung in Deutschland 1952 bis 2050
Quelle: Bevölkerungsfortschreibung des Statistischen Bundesamtes und Statistische Jahrbücher der DDR 1952 bis 1990, ab 2006 Daten der 11. Koordinierten Bevölkerungsvorausberechnung, Var. 1-W1 [1], eigene Berechnungen

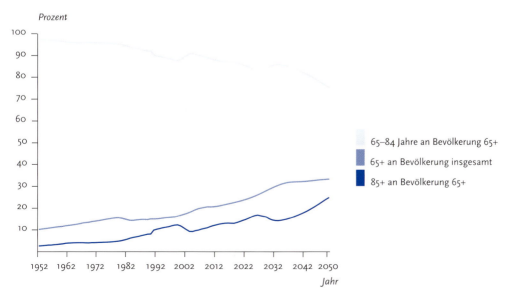

Tabelle 1.2.2.1
Geschlechterverteilung der Bevölkerung Deutschlands 1950, 2006 und 2050
Quelle: Bevölkerungsfortschreibung des Statistischen Bundesamtes, Daten der 11. Koordinierten Bevölkerungsvorausberechnung, Var. 1-W1 [1], eigene Berechnungen

im Jahr	im Alter von ... entfallen auf 100 Männer ... Frauen			
	65 Jahren	75 Jahren	85 Jahren	89 Jahren
1950	129	123	153	160
2006	106	131	**262**	**314**
2050	103	113	136	157

allem die längere Lebenserwartung der Frauen wie auch Dezimierungen männlicher Geburtsjahrgänge durch Kriege und Kriegsfolgen verantwortlich.

Gegenwärtig beträgt das Verhältnis der männlichen zur weiblichen Bevölkerung im Alter von 65 Jahren noch etwa 1:1, im Alter von 80 Jahren etwa 1:2, ab 86 Jahren bereits 1:3 (siehe Tabelle 1.2.2.1). Die Daten für das Jahr 2006 zeigen den sehr hohen Frauenüberschuss bei den sehr Alten, also hier bei den kriegsbedingt dezimierten Geburtsjahrgängen 1920 und 1916. Dieser wird sich weiter abschwächen und in den nächsten 30 Jahren allmählich normalisieren. Auch das sinkende Sterberisiko für Männer ab dem mittleren Lebensalter wird infolge medizintechnischer Fortschritte wie auch durch Angleichungen von männlichen und weiblichen Lebensstilen künftig zu einem ausgeglicheneren Proporz beitragen. Allerdings werden die Frauen in den obersten Altersgruppen bedingt durch ihre höhere Lebenserwartung nach wie vor in der Überzahl sein.

Der Aspekt des Migrationshintergrundes

In Deutschland leben im Jahr 2005 rund 15,3 Millionen Menschen mit einem Migrationshintergrund, das sind 18,5 %, also fast ein Fünftel der Bevölkerung [15]. Da diese Bevölkerungsgruppe mit 34 Jahren im Durchschnitt zehn Jahre jünger ist als die Bevölkerung ohne Migrationshintergrund, ist der Anteil der Älteren (65 Jahre und älter) mit 8 % noch entsprechend klein. Bei der übrigen Bevölkerung beträgt dieser Anteil 22,5 %.

Auch wenn nicht wirklich abzusehen ist, wie groß die Rückwanderungsrate bei älteren Personen mit Migrationshintergrund sein wird, kann angenommen werden, dass ihr Anteil an der Bevölkerung im Seniorenalter steigt. Bei den heutigen älteren Menschen mit Migrationshintergrund handelt es sich insbesondere um Arbeitsmigrantinnen und -migranten der ersten Generation (Zuwanderung in den 1970er-Jahren). Aus den Besonderheiten ihrer Lebenssituation erwachsen bereits heute spezifische Ansprüche an die gesundheitliche und pflegerische Versorgung im Alter. Diese Situation wird jedoch nicht nur wegen des wachsenden Anteils migrationserfahrener Älterer zu einer gesundheits- und altenpolitischen Herausforderung, sondern auch auf Grund ihrer spezifischen sozialen und kulturellen Merkmale. So verweisen neuere Daten des Mikrozensus darauf, dass diese Bevölkerung geringer qualifiziert ist, häufiger erwerbslos und sozialhilfeabhängig ist, Erwerbstätige zumeist als Arbeiter oder Arbeiterin beschäftigt sind [15]. Auffallend ist der hohe Anteil nichterwerbstätiger Frauen, der sich Familienaufgaben widmet und dem Arbeitsmarkt gar nicht zur Verfügung steht.

Familiale Lebensformen

Nicht nur die Alters- und die Geschlechtsstruktur der Bevölkerung sind im Wandel. Der folgende Abschnitt beschreibt, welche Spuren die demografische Alterung in den Lebensformen der Älteren hinterlässt.

Einen ersten Indikator für familiale Lebensformen stellt der Familienstand dar. Mit zunehmendem Alter nimmt der Anteil der Verheirateten ab und der Anteil der Verwitweten steigt. Die Familienstände von Männern und Frauen unterscheiden sich. Männer sind bis ins hohe Alter hinein überwiegend verheiratet. Selbst die über 80-jährigen Männer sind zu knapp 60 % verheiratet und nur zu etwa zu einem Drittel verwitwet (Angaben für 2006). Ganz anders bei den Frauen: Mehr als die Hälfte (52 %) der Frauen über 70 war im Jahr 2006 verwitwet. Die Familienstandsstruktur älterer Frauen ist in den letzten Jahren ausgewogener geworden, da ein großer Teil der Kriegswitwen seit den 1990er-Jahren verstorben ist. 1991 waren immerhin noch fast zwei Drittel (65 %) der über 70-jährigen Frauen verwitwet. Die rückläufige Alterssterblichkeit der Männer verstärkt diesen

Trend, so dass auch ältere Frauen zunehmend länger in Partnerschaften leben können.

Daten zum Familienstand sind für die gesamte Bevölkerung verfügbar. Der Familienstand ist für die konkreten Lebensformen der Älteren aber nur ein sehr grober Indikator. Der Mikrozensus liefert auch Daten zu den konkreten Lebensformen im Haushaltskontext, das heißt, beschränkt auf den Personenkreis, der in Privathaushalten lebt. Informationen zu Heimbewohnerinnen und Heimbewohnern fehlen diesbezüglich. Mit dieser Einschränkung lässt sich folgendes Bild für das Zusammenleben der älteren Menschen zeichnen (siehe Abbildung 1.2.2.2): Sofern ältere Menschen in Partnerschaften leben, tun sie dies nach wie vor in der Regel in einer ehelichen Gemeinschaft. Alternative Lebensformen wie nichteheliche Lebensgemeinschaften haben sich bei den Älteren bisher nicht als verbreitete Lebensform etabliert. Daraus kann geschlossen werden, dass die Ehe vor allem bei den Männern noch immer die zentrale Lebensform des Alters ist. Von den Frauen ab dem 65. Lebensjahr lebt und wirtschaftet dagegen die Hälfte allein in einem Haushalt, weitere 43 % mit ihrem Ehepartner.

Familiale Lebensformen können jedoch im reinen Haushaltskontext nur unzureichend beschrieben werden. Familialer Zusammenhalt, Unterstützung und Solidarität finden über die Grenzen der Wohn- und Wirtschaftseinheit »Haushalt« statt. Im Begriff der »Familie« sind mehrere Generationen miteinander verbunden, anders als im Haushalt, in dem in der Regel heutzutage nur eine oder zwei Generationen zusammenleben. Die Verwandtschaftsbeziehungen von nicht im gemeinsamen Haushalt lebenden Angehörigen werden auch mit dem Begriff der »Mehrgenerationenfamilie« bezeichnet. Das Bild der Familie in diesem erweiterten Sinn hat sich gewandelt. Es vollzieht sich ein Wechsel von eher horizontalen zu eher vertikalen Familienstrukturen. Das heißt einerseits, es gibt heute mehr Generationen, die gemeinsam zu einem Familienverband gehören. Andererseits sind diese Generationen aber mit weniger Personen besetzt. Es existieren weniger horizontale Verzweigungen in der Familie, es gibt also z. B. weniger Geschwister und entsprechend weniger Seitenverwandte wie Onkel, Tanten usw. Diese Form der vorrangig vertikalen Familienstruktur hat den anschaulichen Begriff der »Bohnenstangenfamilie« erhalten. Bedingt ist diese Entwicklung durch die zunehmende Langlebigkeit der älteren Generationen und die abnehmende durchschnittliche Kinderzahl in den jüngeren Generationen. Die Generationen, die eine lange Lebenszeit miteinander verbringen, übernehmen die Funktion eines generationenübergreifenden Unterstützungsnetzwerkes und können dadurch Lücken ausfüllen, die durch die abnehmende innergenerationale Breite der Familie unter Umständen entstehen.

Empirische Daten zu diesen Familienbeziehungen sind im Deutschen Alterssurvey 2002 zu finden. Demzufolge verweisen die Deutschen in der zweiten Lebenshälfte (im Alter von 40 bis 85 Jahren) mehrheitlich auf Familienkonstellationen mit drei Generationen. Bei den 40- bis 54-Jährigen traf das auf 61 %, bei den 55- bis 69-Jährigen auf 50 % und bei den 70- bis 85-Jährigen auf 53 % zu. Ein erheblicher Teil der älteren Erwachsenen erlebt aber auch den Kontext einer 4-Generationen-Familie, also die gleichzeitige Existenz von Urgroßeltern, Großeltern, Eltern und (Ur-) Enkeln.

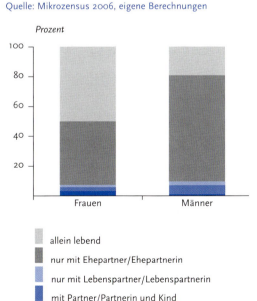

Abbildung 1.2.2.2
Lebensformen der 65-Jährigen und Älteren in Privathaushalten nach Geschlecht 2006
Quelle: Mikrozensus 2006, eigene Berechnungen

- allein lebend
- nur mit Ehepartner/Ehepartnerin
- nur mit Lebenspartner/Lebenspartnerin
- mit Partner/Partnerin und Kind
- nur mit Kind

In einer solchen Generationenkonstellation lebte 2002 knapp ein Viertel (23 %) all jener Befragten, die das 55. Lebensjahr überschritten hatten. Mit zunehmendem Alter steigt aber auch der Anteil derjenigen, die nur noch Verwandte der eigenen Generation im Familienverbund haben; bei den 70- bis 85-Jährigen betraf das 13 % [16].

Mit dieser Auswahl demografischer Perspektiven soll das einleitende Kapitel beendet werden. Es wurden theoretische Grundpositionen zum Altern und zum Alter erörtert, die das Altern als Prozess und das Alter als Lebensabschnitt beschreiben. Dimensionen von Gesundheit wurden im Hinblick auf ihre spezifische Bedeutung für das Alter vorgestellt und es wurde eine Reihe von Einflussfaktoren auf Gesundheit mit einem interdisziplinären Blick diskutiert. Es folgte die demografische Analyse, die das Phänomen des Alterns von Bevölkerungen als einen Prozess der Verschiebung der Altersstruktur einer Gesellschaft zugunsten des Anteils der älteren Menschen betrachtete und demografische Merkmale des Alters als einem spezifischen Lebensabschnitt spiegelte.

Literatur

1. Statistisches Bundesamt (Hrsg) (2006) Bevölkerung Deutschlands bis 2050. Übersicht der Ergebnisse der 11. koordinierten Bevölkerungsvorausberechnung – Varianten und zusätzliche Modellrechnungen, Wiesbaden
2. Scholz R, Maier H (2005) Forschung an der Spitze der Bevölkerungspyramide. Demografische Forschung aus erster Hand 2 (4): 1–2
3. Zentrum für demografischen Wandel (2007) Zahlen und Fakten www.zdwa.de (Stand: 19.11.2008)
4. Mai R (2005) Demografische Alterung in Deutschland. Zeitschrift für Bevölkerungswissenschaft 1 (30): 43–80
5. Schulz R, Swiaczny F (2005) Bericht 2005 zur Entwicklung der Weltbevölkerung. Zeitschrift für Bevölkerungswissenschaft 4 (30): 409–453
6. Menning S (2008) Ältere Menschen in einer alternden Welt – Globale Aspekte der demografischen Alterung. GeroStat Report Altersdaten 01/2008 Deutsches Zentrum für Altersfragen (Hrsg), Berlin
7. Dinkel R (1989) Demografie. Band 1: Bevölkerungsdynamik. Vahlen, München
8. Europäische Kommission (2006) Bevölkerungsstatistik. Amt für amtliche Veröffentlichungen der Europäischen Gemeinschaften. Themenkreis: Bevölkerung und soziale Bedingungen. Luxemburg
9. Bucher H, Mai R (2006) Bevölkerungsschrumpfung in den Regionen Europas. Zeitschrift für Bevölkerungswissenschaft 3/4 (31): 311–343
10. Bundesamt für Bauwesen und Raumordnung (Hrsg) (2006) Raumordnungsprognose 2020/2050. Berichte Band 23. Selbstverlag des BBR, Bonn
11. Bundesamt für Bauwesen und Raumordnung (Hrsg) (2005) Raumordnungsbericht 2005. Berichte Band 21. Selbstverlag des BBR, Bonn
12. Bundesinstitut für Bevölkerungsforschung beim Statistischen Bundesamt (Hrsg) (2004) Bevölkerung. Fakten – Trends – Ursachen – Erwartungen – Die wichtigsten Fragen. Sonderheft der Schriftenreihe des BIB, Wiesbaden
13. Vaupel J (2006) Steigende Lebenserwartung: Kein Ende in Sicht. Zentrum für demografischen Wandel www.zdwa.de/zdwa/experten/001_vaupel_jW3Dna vidW261.php (Stand: 19.11.2008)
14. Zentrum für demografischen Wandel. Weitere Informationen unter dem Stichwort: Alter/Lebenserwartung www.zdwa.de (Stand: 19.11.2008)
15. Statistisches Bundesamt (Hrsg) (2007) Bevölkerung mit Migrationshintergrund. Ergebnisse des Mikrozensus 2005. – Fachserie 1, Reihe 2.2. Wiesbaden
16. Hoff A (2006) Intergenerationale Familienbeziehungen im Wandel. In: Tesch-Römer C, Engstler H, Wurm S (Hrsg) Alt werden in Deutschland. Sozialer Wandel und individuelle Entwicklung in der zweiten Lebenshälfte. Verlag für Sozialwissenschaften, Wiesbaden, S 231–287

2 Alter = Krankheit?
Gesundheitszustand und Gesundheitsentwicklung

2.1 Somatische und psychische Gesundheit

Anke-Christine Saß, Susanne Wurm, Thomas Ziese

Kernaussagen

1. Mit fortschreitendem Alter ist ein deutlicher Anstieg der Gesundheitsprobleme zu beobachten, sowohl hinsichtlich der Anzahl erkrankter Personen als auch bezüglich der Komplexität der vorliegenden Beeinträchtigungen. Laut Mikrozensus 2005 war mehr als jede/r Vierte 75-Jährige und Ältere zum Erhebungszeitpunkt krank oder unfallverletzt.
2. Das somatische Krankheitsspektrum im Alter wird insbesondere von Herz-Kreislauf-Erkrankungen und Krankheiten des Bewegungsapparates dominiert. Herzinsuffizienz, Angina pectoris und Hirninfarkt waren im Jahr 2006 die häufigsten Diagnosen bei Krankenhausaufenthalten von Menschen ab 65 Jahren.
3. Von allen neu diagnostizierten Krebserkrankungen entfallen knapp zwei Drittel auf die 65-Jährigen und Älteren (Schätzung für 2004). Tumoren des Darmes und der Lunge sind in dieser Altersgruppe von besonderer Bedeutung.
4. Schätzungsweise ein Viertel der 65-Jährigen und Älteren leidet unter einer psychischen Störung irgendeiner Art, der Anteil entspricht in etwa der Prävalenz im mittleren Lebensalter. Von besonderer Bedeutung sind demenzielle Erkrankungen und Depressionen.
5. Der beobachtete Anstieg von Erkrankungen mit dem Alter ist nicht umkehrbar, allerdings sind ältere Menschen in hohem Maße zu Anpassungsleistungen in der Lage und verfügen über Bewältigungsressourcen für den Umgang mit schwierigen Lebenssituationen. Ein großer Teil der bei älteren Menschen dominierenden Gesundheitsprobleme kann durch primär-, sekundär- oder tertiärpräventive Maßnahmen günstig beeinflusst werden.

Im folgenden Kapitel wird ein Überblick über die körperliche und seelische Gesundheit der älteren Generation gegeben. Im ersten Abschnitt wird die Krankheitslast im Alter kurz umrissen, altersspezifische Besonderheiten des Gesundheitszustandes, des Krankheitsspektrums und des Krankheitsverlaufs sowie deren Ursachen werden diskutiert. Danach geht es zunächst um die somatischen (körperlichen) und dann um die psychischen Erkrankungen, die für die ältere Bevölkerung die größte Bedeutung haben. Ausgewählt wurden Herz-Kreislauf-Erkrankungen, muskuloskelettale Erkrankungen und Krebserkrankungen sowie aus dem Spektrum der psychischen Störungen Demenzen und Depressionen. Neben der Darstellung der Prävalenzen (Häufigkeit) wird auch auf Präventionspotenziale eingegangen.

Ein Schwerpunkt liegt auf speziellen Gesundheitsproblemen, wie zum Beispiel Stürze und sturzbedingte Verletzungen (siehe Abschnitt »Muskuloskelettale Erkrankungen und Stürze«), dem Tabuthema Harninkontinenz und der Mundgesundheit älterer Menschen.

An die Darstellung der einzelnen relevanten Krankheitsbilder schließt sich ein Abschnitt zur Multimorbidität an, denn im Alter stellt oftmals insbesondere das gleichzeitige Auftreten verschiedener chronischer Erkrankungen eine Herausforderung für eine verlässliche Diagnostik und erfolgreiche therapeutische Interventionen dar. Aufgrund der Vielfalt der im Folgenden betrachteten Aspekte somatischer und psychischer Gesundheit im Alter werden zahlreiche Datenquellen einbezogen. Dies führt dazu, dass nicht immer auf einheitliche Alterklassifikationen zurückgegriffen werden kann.

2.1.1 Einführung: Gesundheit und Krankheit im Alter

Während die ersten Jahre nach dem Eintritt in den Ruhestand überwiegend in recht guter Gesundheit verbracht werden (»junges« Alter), steigt die Prävalenz von Krankheiten und funktionellen Einschränkungen im höheren und höchsten Alter deutlich an [1]. Die altersabhängige Zunahme führt auch zu einem Anstieg des Anteils älterer Menschen, die an mehreren Krankheiten gleichzeitig leiden [2, 3, 4]. Die im Alter vorliegenden Erkrankungen sind häufig chronisch und irreversibel [5].

Der altersabhängige Anstieg der Krankheitsprävalenz lässt sich anhand der Daten des Mikrozensus nachzeichnen. Insgesamt 13 % aller Befragten (alle Altersgruppen) gaben im Mikrozensus 2005 an, zum Erhebungszeitpunkt bzw. in den letzten 4 Wochen davor krank oder unfallverletzt gewesen zu sein (alle Erkrankungen und Verletzungen). In der Altersgruppe 65 bis 69 Jahre betraf dies 17 %, bei den 70- bis 74-Jährigen mehr als ein Fünftel (22 %) und unter den 75-Jährigen und Älteren jede(n) Vierte(n) (28 %). In den meisten Altersgruppen sind Frauen etwas häufiger als Männer betroffen, der Unterschied im Anteil der Erkrankten/Verletzten ist allerdings gering (siehe Abbildung 2.1.1.1). Da im Mikrozensus lediglich Personen in Privathaushalten befragt werden, dürfte die tatsächliche Zahl der Erkrankten in dieser Altergruppe noch höher liegen, beispielsweise unter den Bewohnerinnen und Bewohnern von Pflegeheimen [6].

Neben der größeren Häufigkeit von Krankheiten sind die veränderte, oft unspezifische Symptomatik, der längere Krankheitsverlauf und die verzögerte Genesung wichtige Merkmale von Erkrankungen im Alter [2, 3]. Auch eine veränderte Reaktion auf Medikamente wird beobachtet.

Bei älteren und insbesondere bei hochaltrigen Menschen bestehen oftmals komplexe Krankheitsprobleme [1], die selten auf körperliche Beschwerden beschränkt sind, sondern beispielsweise auch funktionelle und soziale Auswirkungen haben. Neben den funktionellen Einbußen, die als Folge bestimmter Erkrankungen auftreten, sind hier auch Funktionseinbußen einzelner Organe zu nennen, die per se noch keine Krankheit darstellen (z. B. Nachlassen der Sehkraft bei fortschreitender Linsentrübung). Aus der Komplexität der gesundheitlichen Beeinträchtigungen resultiert die Gefahr psychosozialer Symptome sowie des Mobilitätsverlusts und in der Folge ein erhöhtes

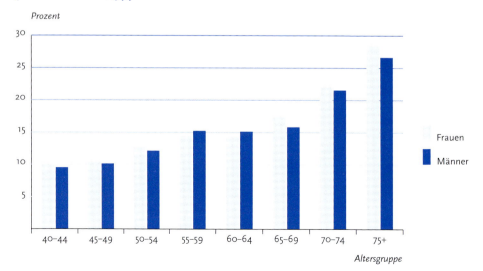

Abbildung 2.1.1.1
Erkrankte/Unfallverletzte in den letzten 4 Wochen nach Alter und Geschlecht 2005
Quelle: Mikrozensus 2005 [6]

Risiko für die Aufrechterhaltung der selbstständigen Lebensführung [5].

Als Ursachen für die genannten Spezifika von Gesundheit und Krankheit im Alter sind zunächst altersphysiologische Veränderungen von Organen und Organsystemen zu nennen, die sich unter anderem in einer verminderten Belastbarkeit und Anpassungsfähigkeit äußern [1]. Die abnehmende Immunresponsivität des Organismus – die Fähigkeit, auf Krankheitserreger zu reagieren – spielt ebenfalls eine Rolle. Zum typischen Krankheitsspektrum im Alter trägt auch die lange Latenzzeit (symptomlose Zeit) mancher Krankheiten bei, zum Beispiel bei Krebserkrankungen. Andere Gesundheitsprobleme altern lediglich »mit«, sie bestanden bereits im jüngeren Alter. Dies trifft häufig auf Arthrosen (Gelenkverschleiß) zu. Im Alterssurvey zeigte sich, dass bereits ein nennenswerter Anteil der 40- bis 54-Jährigen von Erkrankungen betroffen ist: Etwa die Hälfte der Befragten in dieser Altersgruppe berichtete über eine Knochen- oder Gelenkerkrankung [7]. Mitalternde Krankheiten können durch die lange Dauer ihres Bestehens zu Folgekrankheiten führen [8]. Eine weitere Ursache für die erhöhte Prävalenz bestimmter Erkrankungen im Alter ist in der jahre- oder jahrzehntelangen schädigenden Wirkung von Risikofaktoren zu sehen. Hier sind sowohl Umfeldfaktoren (z. B. Lärm, Gifte) als auch das Gesundheitsverhalten (z. B. körperliche Aktivität, Rauchen) zu nennen.

Der Prozess des Alterns vollzieht sich bei jedem Einzelnen in individueller Weise und auch im Auftreten von Krankheiten und funktionellen Einschränkungen bestehen große Differenzen. Es wurden eine Reihe von Faktoren identifiziert, die Einfluss auf die gesundheitliche Lage im Alter haben, unter anderem das Geschlecht, die sozioökonomische Lage und das Gesundheitsverhalten. Im Abschnitt 1.1.3 wird ausführlich auf die Determinanten für Gesundheit und Krankheit im Alter eingegangen. Vertiefende Informationen zu den Spezifika von Krankheit im Alter und deren Ursachen sind ebenfalls im Kapitel 1 nachzulesen.

2.1.2 Überblick: Erkrankungsspektrum im Alter

Die Auswertung zahlreicher Datenquellen zur Krankheitslast älterer Frauen und Männer ergab übereinstimmend, dass das somatische Krankheitsspektrum im Alter insbesondere von Herz-Kreislauf-Erkrankungen und Krankheiten des Bewegungsapparates dominiert wird. Einbezogen wurden hier sowohl Selbstangaben der älteren Menschen (z. B. Alterssurvey 2002) als auch Studien, die ärztliche Untersuchungen beinhalten (z. B. Berliner Altersstudie), Abrechnungsdaten (z. B. Abrechnungsdatenträger-Panel (ADT-Panel) für die ambulanten Versorgung) und die amtliche Statistik (z. B. Krankenhausdiagnosenstatistik). Im Detail zeigen sich jedoch in den verwendeten Datenquellen Unterschiede hinsichtlich der Rangfolge einzelner Diagnosen. Dies ist unter anderem auf Spezifika der Datenerhebung zurückzuführen (Art der Erhebung, Kontext) sowie auf die jeweils ausgewählten Altergruppen. Auf spezielle Ergebnisse soll deshalb kurz eingegangen werden.

Im Alterssurvey 2002 gaben die Befragten in allen Altersgruppen am häufigsten Erkrankungen des Bewegungsapparates an (Gelenk-, Bandscheiben-, Knochen und Rückenleiden) [8, 9]. Herz-Kreislauf-Erkrankungen folgten an zweiter Stelle, wobei mit steigendem Alter eine deutliche Zunahme zu verzeichnen war [9]. Durchblutungsstörungen wurden allerdings bei Datenanalyse nicht unter Herz-Kreislauf-Erkrankungen gefasst. In allen anderen Datenquellen, die für die vorliegende Zusammenstellung ausgewertet wurden, nahmen die Herz-Kreislauf-Erkrankungen den ersten Platz ein, unter anderem auch in der Berliner Altersstudie. Die meisten der dort erfassten Krankheiten mit besonders hohen Prävalenzen (45 % bis 76 %) waren den Herz-Kreislauf-Erkrankungen zuzuordnen, beispielsweise Hyperlipidämie (Fettstoffwechselstörung), Varikosis (Krampfadern), Zerebralarteriosklerose (Verkalkung der Gefäße im Gehirn), Herzinsuffizienz (Herzschwäche) und arterielle Hypertonie (Bluthochdruck). Lediglich zwei Diagnosen aus dem Bereich der Muskel- und Skeletterkrankungen waren ähnlich weit verbreitet: Arthrose (Gelenkverschleiß) und Dorsopathie (Rückenbeschwerden). Weitere Diagnosen, die von den Teilnehmerinnen und Teilnehmern ab 70 Jahren häufig angegeben wurden, waren arterielle Verschlusskrankheit (36 %) und koronare Herzkrankheit (23 %) sowie obstruktive Lungenerkrankung (25 %) und Diabetes mellitus Typ 2 (Zuckerkrankheit; 19 %). Auch gemäß dem ADT-Panel sind Herz-Kreislauf-Erkrankungen am weitesten verbreitet. An zweiter Stelle folgen wiederum Erkrankungen des Bewegungsapparates. Die häufigsten Einzeldiagnosen in der ambulanten Versorgung (Praxen von Allgemeinmedizinerinnen und -medizinern sowie von praktischen Ärztinnen und Ärzten) waren im Jahr 2007 die (primäre) Hypertonie (31 % aller Behandlungsfälle), Fettstoffwechselstörungen (23 %), Rückenschmerzen (14 %) [10]. Diese Diagnosen waren auch bei den älteren Patientinnen und Patienten (ab 60 Jahren) am häufigsten, wie sich in einer nach Altersgruppen aufgeschlüsselten Auswertung des ADT-Panels vom 1. Quartal 2005 zeigte [9, 11]. Bei Patientinnen und Patienten ab 80 Jahren nahm die Bedeutung der chronisch ischämischen Herzerkrankung, Herzinsuffizienz, Gonarthrose (Gelenkverschleiß am Knie), Osteoporose (Knochenschwund) und Demenz (krankhafte Abnahme der geistigen Leistung) deutlich zu. Dass im Alter chronische Erkrankungen dominieren und die Bedeutung akuter Erkrankungen relativ zurückgeht, lässt sich ebenfalls mit den Daten des Panels belegen: Akute Infekte (Erkältungskrankheiten, Magen-Darm-Entzündungen u. a.) wurden bei 86 % aller Patientinnen und Patienten zwischen 20 und 29 Jahren diagnostiziert, aber nur bei 13 % der 80-Jährigen und Älteren [9]. Dabei muss allerdings berücksichtigt werden, dass es sich hier um Diagnosen handelt, die im Rahmen von Abrechnungsprozessen gestellt wurden. Bei einem älteren Patienten mit chronischer Bronchitis steht unter Umständen die Grunderkrankung im Vordergrund und wird als Abrechnungsdiagnose erfasst, selbst wenn beim aktuellen Praxisbesuch zusätzlich ein akuter Infekt vorlag.

Fokussiert man die Analysen zum Krankheitsspektrum älterer und alter Menschen auf die Erkrankungsfälle, die eine Krankenhauseinweisung nach sich ziehen, stehen wiederum die Herz-Kreislauf-Erkrankungen im Vordergrund. Im Jahr 2006 waren Herzinsuffizienz, Angina pectoris und Hirninfarkt die häufigsten Diagnosen bei Krankenhausaufenthalten älterer Menschen. Aufgegliedert nach Geschlecht sind die Diagnosen Herzinsuffizienz, Angina pectoris und chronisch ischämische Herzkrankheit die häufigsten Behandlungsanlässe für die 3,1 Millionen männlichen Patienten im Alter von 65 Jahren und älter gewesen (siehe Abbildung 2.1.2.1). Bei den 3,9 Millionen weiblichen Patienten dieser Altersgruppe waren demgegenüber die Diagnosen Herzinsuffizienz, Fraktur des Femurs (Oberschenkelknochenbruch) und Hirninfarkt die häufigsten Gründe für eine stationäre Krankenhausbehandlung.

Die Bedeutung der Herz-Kreislauf-Diagnosen für das Krankheitsgeschehen im Alter wird auch

Abbildung 2.1.2.1
Häufigste Diagnosen der aus dem Krankenhaus entlassenen vollstationären Patienten im Alter von 65 Jahren und älter (einschl. Sterbe- und Stundenfälle) in 1.000 nach Geschlecht 2006
Quelle: Statistik der Krankenhausdiagnosen 2006 [13]

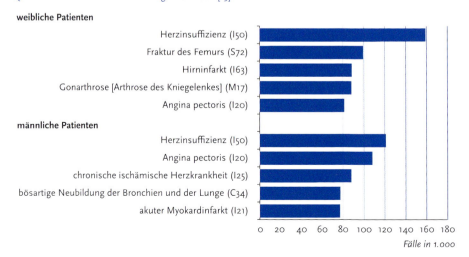

dadurch unterstrichen, dass laut Todesursachenstatistik im Jahr 2006 fast jeder fünfte Sterbefall bei Personen ab 65 Jahren auf ischämische Herzkrankheiten (19 %), darunter Herzinfarkt (8 % aller Todesfälle) zurückgeführt werden kann [12]. Im Kapitel 2.4 folgen detaillierte Ausführungen zu den wichtigen Todesursachen.

Nicht nur die Statistik der Krankenhausdiagnosen, sondern auch alle anderen einbezogenen Datenquellen belegen Unterschiede zwischen Frauen und Männern im Krankheitsspektrum und bei den Prävalenzen einzelner Erkrankungen. Nach Angaben der Berliner Altersstudie werden für Frauen insgesamt mehr medizinische Diagnosen als für Männer gestellt. Fünf und mehr Diagnosen stellten die Projektärzte bei 27 % der Frauen und 19 % der Männer von 70 bis 84 Jahren (85-Jährige und Ältere: 54 % vs. 41 %). Auch das Diagnosenspektrum zeigt geschlechtsspezifische Differenzen [3]. Allerdings ist die lange Zeit verbreitete Ansicht, dass der Herzinfarkt eine typische Männerkrankheit ist, inzwischen widerlegt [14]. Herzinfarkte bei Frauen äußern sich oftmals durch andere Symptome als bei Männern, was dazu führen kann, dass notfallmedizinische Hilfe zu spät gerufen wird [14].

Hinweise auf ein spezifisches Diagnosespektrum bei Frauen und Männern ergeben sich auch aus dem Alterssurvey. Hier waren insbesondere Frauen von Einschränkungen des Bewegungsapparates betroffen [8] und mussten in größerem Umfang Mobilitätsverluste hinnehmen [5]. Daten aus den Vereinigten Staaten belegen ebenfalls, dass Frauen von fast allen chronischen Beeinträchtigungen häufiger betroffen sind als Männer [3]. Zum einen ist dies auf die höhere Lebenserwartung von Frauen zurückzuführen. Zum anderen bestehen unterschiedliche Rahmenbedingungen des Alterns bei Frauen und Männern, aus denen sich unterschiedliche Möglichkeiten ergeben, den eigenen Alternsprozess zu gestalten [15]. Als sozialstrukturelle Ungleichheiten sind zu nennen: Ältere Frauen sind häufiger verwitwet, sie hatten deutlich schlechtere Chancen auf einen höheren Bildungsabschluss, ihre Einkommens- und Wohnsituation ist meist ungünstiger. Geschlechtsspezifische Unterschiede in der gesundheitsbezogenen und allgemeinen Lebenssituation werden über die gesamte Lebensspanne beobachtet. Es ist Gegenstand der Diskussion, ob sich die Bedeutung der Geschlechtsspezifik für die Lebenssituation mit steigendem Alter wesentlich verändert [15].

Im folgenden Abschnitt 2.1.3 wird auf ausgewählte somatische Erkrankungen im Alter vertiefend eingegangen, wobei auch geschlechtsspezifische Aspekte der Prävalenz, Inzidenz, Diagnostik und Therapie dargestellt werden. Im Abschnitt 2.1.4 folgen detaillierte Ausführungen zu den beiden psychischen Erkrankungen, die bei älteren Männern und Frauen im Vordergrund stehen: Demenzen und Depressionen [16]. Psychische Störungen bei 65-Jährigen und Älteren weisen – insgesamt betrachtet – allerdings zunächst die gleiche Vielfalt, dieselben Ursachen und Erscheinungsbilder wie bei Erwachsenen im mittleren Lebensalter auf [17]. Sie gehen allerdings häufiger mit körperlichen Erkrankungen einher und verlaufen öfter chronisch. Der Anteil psychisch Kranker insgesamt scheint aber durchaus vergleichbar mit dem mittleren Lebensalter zu sein [17]. Verschiedene Studien ergaben übereinstimmend, dass etwa ein Viertel der 65-jährigen und älteren Bevölkerung unter einer psychischen Störung irgendeiner Art leidet [17]. Es gibt jedoch auch Hinweise darauf, dass im sehr hohen Lebensalter ein Anstieg psychischer Erkrankungen zu beobachten ist. Dieser Anstieg ist hauptsächlich bedingt durch die Zunahme der Demenzen [17]. Kruse und Schmitt [15] vermuten, dass trotz des häufigeren Auftretens psychischer Symptome bei Älteren seltener eine eindeutige Diagnose gestellt wird.

In der Berliner Altersstudie zeigte fast die Hälfte der 70-Jährigen und Älteren keinerlei psychische Symptome, knapp ein Viertel war eindeutig psychisch krank [15]. Frauen klagten häufiger über psychische Störungen, wobei der Geschlechtsunterschied auf depressive Erkrankungen zurückzuführen ist, die auch in anderen Altersgruppen bei Frauen häufiger auftreten [18, 19]. In der Berliner Altersstudie wurden bezüglich einzelner psychischer Erkrankungen folgende Häufigkeiten ermittelt: 14 % der Untersuchten litten an einer Demenz, 9 % an einer depressiven Störung und knapp 2 % an einer Angststörung [20]. Ebenfalls knapp 2 % waren von anderen Störungen, z. B. wahnhaften Störungen oder Persönlichkeitsstörungen, betroffen. Speziell bezüglich der depressiven Störungen aber auch im Hinblick auf andere Formen psychischer Erkrankungen wird diskutiert, wie hoch der Anteil älterer Menschen ist, bei denen psychische Beeinträchtigungen mit subdiagnostischer Symptomatik vorliegen, d. h. Einschränkungen der Lebensqualität, die auch zu einer erhöhten Inanspruchnahme führen, allerdings nicht die Diagnosekriterien der derzeit verwendeten Klassifikationssysteme erfüllen [20].

2.1.3 Somatische Erkrankungen

Herz-Kreislauf-Erkrankungen

Als Herz-Kreislauf-Erkrankungen wird eine große Gruppe unterschiedlicher Krankheiten zusammengefasst, unter anderem die ischämischen Herzkrankheiten (ICD-10: I20 – 25), die die größte Bedeutung haben, sowie Schlaganfälle. Zu den ischämischen Herzkrankheiten zählen Angina pectoris (Brustenge, Schmerzen), Herzinsuffizienz (Herzmuskelschwäche) und akuter Herzinfarkt (Verschluss einer Herzkranzarterie) [14]. Herz-Kreislauf-Erkrankungen entstehen durch Einschränkungen bei der Durchblutung des Herzens, des Gehirns und/oder der Gliedmaßen. Durch Kalkablagerungen wird der Blutfluss in den Gefäßen behindert. Die Erkrankung wird als Arteriosklerose bezeichnet und stellt neben Osteoporose (Knochenschwund) und Arthrose eine der drei bedeutendsten Erkrankungen im Alter dar [3, 21]. Die dadurch entstehende Mangeldurchblutung kann gravierende Folgeschäden hervorrufen, beispielsweise einen Herzinfarkt.

Als Risikofaktoren für Arteriosklerose und die in der Folge auftretenden Erkrankungen gelten Zigarettenkonsum, Übergewicht und Bewegungsmangel sowie Bluthochdruck, Störungen des Fettstoffwechsels und Diabetes mellitus [22]. Viele dieser Risikofaktoren lassen sich auf die persönliche Lebensweise zurückführen und besitzen ein hohes Präventionspotenzial (siehe Abschnitt »Ansätze für die Prävention«). Arteriosklerotische Gefäßveränderungen entstehen, begünstigt durch die genannten Risikofaktoren, meist über viele Jahre und nur von wenigen Symptomen begleitet [2]. Die langfristigen Wirkungen dieser Veränderungen zeigen sich dann oftmals erst beim älteren Menschen.

Krankheitslast und Sterblichkeit durch Herz-Kreislauf-Erkrankungen

Aktuell dominieren Krankheiten des Kreislaufsystems mit 44 % aller Sterbefälle das Todesursachenspektrum in Deutschland (Jahr 2006). Ab dem 80. Lebensjahr ist mindestens die Hälfte aller Sterbefälle auf Krankheiten des Kreislaufsystems zurückzuführen [12]. Die Rangfolge der Todesursachen wird angeführt von der chronisch ischämischen Herzkrankheit (ICD-10: I25), die für fast jeden zehnten Sterbefall verantwortlich war. An zweiter Stelle steht der akute Myokardinfarkt (ICD-10: I21). Die Sterblichkeit an ischämischen Herzkrankheiten insgesamt steigt mit zunehmendem Alter exponentiell an, bei Frauen etwas später als bei Männern (siehe Abbildung 2.1.3.1). Aus der Abbildung wird auch deutlich, dass sich die Sterblichkeit bei Frauen und Männern im Zeitraum von 1990 bis 2006 zum Teil deutlich verringerte. In den höheren Altersgruppen ist die Zahl der Sterbefälle je 100.000 allerdings nicht in diesem Maße zurückgegangen. Dies ist zu erwarten, denn am Ende des Lebens steht immer eine Todesursache.

Auf einen akuten Herzinfarkt waren im Jahr 2006 etwa 6 % der Todesfälle bei Frauen und gut 8 % der Fälle bei Männern zurückzuführen [12]. Das durchschnittliche Sterbealter bei Herzinfarkt betrug bei den Frauen 81 Jahre und bei den Männern 72 Jahre.

Die Häufigkeit von Herzinfarkten in der älteren Bevölkerung kann auf der Basis eines Herzinfarktregisters in der Region Augsburg geschätzt werden. Aus Tabelle 2.1.3.1 ist erkennbar, dass die Erkrankungswahrscheinlichkeit an Herzinfarkt bei Männern deutlich höher ist als bei Frauen [14]. Allerdings reduziert sich dieser Geschlechtsunterschied von etwa Faktor 5 im jüngeren Lebensalter auf das 2,4-fache bei den 70- bis 74-Jährigen. Auch der Prozentanteil tödlich verlaufender Herzinfarkte (Letalität) ist bei Männern höher als bei Frauen, im jüngeren Alter (< 40 Jahre) und ab dem 65. Lebensjahr ist er bei den untersuchten Männern besonders hoch. Ab dem 70. Lebensjahr verlaufen bei beiden Geschlechtern über die Hälfte der Herzinfarktereignisse tödlich. Die ersten Minuten und Stunden nach dem Gefäßverschluss sind mit dem höchsten Sterberisiko verbunden; etwa 25 % aller Betroffenen (alle Altersgruppen) überleben die erste Stunde nicht [14]. In den frühen Vormittagsstunden er-

Abbildung 2.1.3.1
Sterblichkeit an ischämischen Herzkrankheiten (ICD-10: I20 – 25) je 100.000 Einwohner
nach Alter und Geschlecht 1990 und 2006
Quelle: Todesursachenstatistik 1990, 2006 [12, 14]

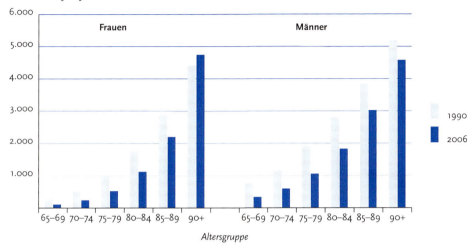

eignen sich anteilig mehr Herzinfarkte als zu den anderen Stunden des Tages. Ältere Menschen, die den Infarkt nicht überleben, sind zumeist zu Hause und häufig allein [14]. Die Augsburger Registerdaten belegen positive Veränderungen der Sterblichkeit bei Herzinfarkt, sowohl für Frauen als auch für Männer seit Mitte der 1980er-Jahre [14]. Dies entspricht dem Ergebnis einer Analyse der Todesursachenstatistik von 1990 und 2006. Dabei wurde, bezogen auf alle Formen der ischämischen Herzkrankheit insgesamt, ebenfalls ein positiver Trend deutlich (siehe Abbildung 2.1.3.1).

Tabelle 2.1.3.1
Herzinfarktraten je 100.000 Einwohner und Letalität (in Prozent) nach Alter und Geschlecht in der Region Augsburg und altersstandardisierte Raten (Standard: Alte Europabevölkerung)
Quelle: Tabelle entnommen aus [14], MONICA/KORA-Herzinfarktregister Augsburg 2001–2003

Altersgruppe	Frauen			Männer		
	Morbidität[*]	Mortalität[**]	Letalität[***]	Morbidität[*]	Mortalität[**]	Letalität[***]
40–44 Jahre	22,8	6,7	29,4 %	120,7	26,7	22,1 %
45–49 Jahre	39,5	7,9	20,0 %	202,2	51,3	25,4 %
50–54 Jahre	95,1	25,5	26,8 %	392,0	102,8	26,2 %
55–59 Jahre	143,2	54,2	37,8 %	527,9	149,7	28,4 %
60–64 Jahre	201,3	59,1	29,4 %	741,0	312,7	42,2 %
65–69 Jahre	349,8	135,6	38,8 %	987,9	444,4	45,0 %
70–74 Jahre	669,6	363,8	54,3 %	1.637,8	889,3	54,3 %
altersst. Rate	109	43	39,4 %	356	141	39,6 %

[*] alle Herzinfarktereignisse
[**] tödlich verlaufene Herzinfarktereignisse
[***] Verhältnis der Rate der tödlich verlaufenen Herzinfarktereignisse (Mortalität) durch die Rate aller Herzinfarktereignisse (Morbidität) x 100

Abbildung 2.1.3.2
Sterblichkeit an zerebrovaskulären Krankheiten nach Alter und Geschlecht 1990 und 2006
Quelle: Todesursachenstatistik 1990 ICD-9: 430 – 438, 2006 ICD-10: I60 – 69 [12, 22]

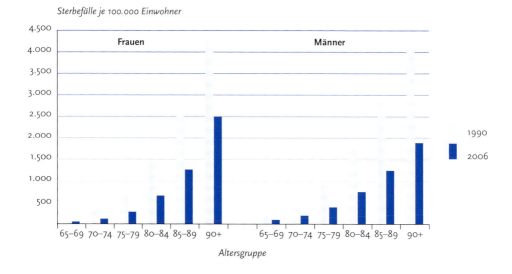

Wenn arteriosklerotische Gefäßveränderungen nicht im Bereich des Herzens sondern im Gehirn auftreten, können sie einen Schlaganfall zur Folge haben. Unter dem Begriff Schlaganfall werden verschiedene Krankheitsbilder zusammengefasst, die man auch als zerebrovaskuläre (die Blutgefäße im Gehirn betreffende) Erkrankungen bezeichnet [22]. Durch die plötzlich auftretende Durchblutungsstörung kommt es zu schlagartigen Lähmungen sowie Störungen der Sinne, der Sprache und des Bewusstseins [22]. Der Schlaganfall war im Jahr 2006 bei Frauen die vierthäufigste Todesursache, bei den Männern stand der Schlaganfall an siebenter Stelle [12]. Auch hier ist die Sterblichkeit seit Anfang der 1990er-Jahre deutlich zurückgegangen (siehe Abbildung 2.1.3.2). Dies wird unter anderem auf bessere Untersuchungs- und Behandlungsmethoden [22] und auf eine verbesserte Kontrolle der Risikofaktoren [23], insbesondere des Bluthochdrucks, zurückgeführt. Es liegen allerdings auch Analyseergebnisse vor, die darauf hindeuten, dass die Bemühungen um die Beeinflussung kardiovaskulärer Risikofaktoren in der deutschen Allgemeinbevölkerung in den 1980er- und 1990er-Jahren wenig erfolgreich waren. Der Vergleich repräsentativer Surveys von 1984, 1988 und 1998 zeigte beispielsweise für Westdeutschland einen Anstieg des Anteils von Personen mit Bluthochdruck [24]. Auch im internationalen Vergleich werden für Deutschland und weitere europäischen Staaten hohe Hypertonieprävalenzen ermittelt (unbehandelte und unzureichend behandelte Hypertonie). Deutlich günstiger sieht es in den USA aus [25, 26].

Zerebrovaskuläre Erkrankungen haben jedoch nicht nur hinsichtlich ihrer Mortalität große Bedeutung sondern auch bezüglich der Morbidität (Krankheitslast). Innerhalb der Herz-Kreislauf-Leiden stehen sie an dritter Stelle der häufigsten Gründe für einen Krankenhausaufenthalt [26]. Der Hirninfarkt (ICD-10: I63) rangierte im Jahr 2006 in der Rangfolge der häufigsten Gründe für einen Krankenhausaufenthalt auf dem 10. Platz [13]. Die Wahrscheinlichkeit eines Schlaganfalls nimmt mit steigendem Alter deutlich zu. Dies spiegelt sich in der Zahl der Krankenhausaufenthalte wegen zerebrovaskulärer Erkrankungen wider (siehe Abbildung 2.1.3.3). Fast 85 % aller Schlaganfälle treten jenseits des 60. Lebensjahres auf. In verschiedenen europäischen Studien wurde ein Anstieg der Lebenszeitprävalenz von Schlaganfall (mindestens einmal im bisherigen

Abbildung 2.1.3.3
Anzahl der aus dem Krankenhaus entlassenen vollstationären Patienten mit zerebrovaskulären Krankheiten
(ICD-10: I60 – 69) nach Alter und Geschlecht 2006
Quelle: Statistik der Krankenhausdiagnosen 2006 [13]

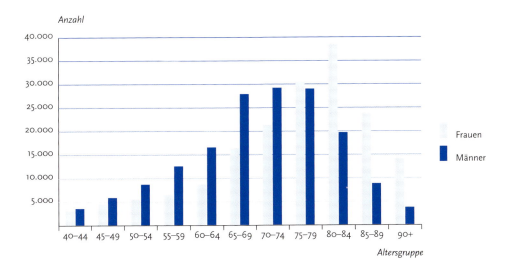

Leben einen Schlaganfall erlitten) mit dem Alter gefunden, von unter 1 % bei den unter 60-Jährigen bis knapp 10 % bei den über 85-Jährigen [23, 27].

Direkte Schätzungen zur Inzidenz (Zahl der neu auftretenden Erkrankungen) sind anhand des Erlanger Schlaganfallregisters möglich. Danach fand sich im Zeitraum von 1994 bis 1996 eine jährliche altersstandardisierte Schlaganfall-Inzidenz von 182 Erkrankungsfällen pro 100.000 Einwohner [28]. Männer sind häufiger betroffen als Frauen. Die Inzidenz steigt dabei deutlich von 4 pro 100.000 in der Altersgruppe der 25- bis 34-Jährigen auf 2.117 pro 100.000 bei den 85-Jährigen und Älteren. Ein besonders steiler Anstieg der Inzidenz ist für die Altersgruppe 75 bis 84 Jahre zu beobachten. Hier wurden deutlich über 1.000 Betroffene pro 100.000 Einwohner registriert. In der Gruppe der 75-Jährigen und Älteren traten insgesamt mehr als 50 % aller im Erlanger Register zwischen 1994 und 1996 erfassten Schlaganfälle auf [28].

Nach Daten des Erlanger Registers waren 19 % aller Patientinnen und Patienten mit Schlaganfall innerhalb eines Monats verstorben, knapp 29 % innerhalb von drei Monaten und 37 % nach 12 Monaten (Zeitraum 1994 bis 1996) [28].

Patientinnen und Patienten, die einen Schlaganfall überleben, haben in der Zeit direkt danach größtenteils Schwierigkeiten bei den Aktivitäten des täglichen Lebens. Bleibende neurologische Schäden finden sich bei rund 60 % der Betroffenen [22]. Etwa 25 % der Schlaganfallpatientinnen und -patienten bleiben voll pflegebedürftig [2]. Schlaganfall ist einer der Hauptgründe für Pflegebedürftigkeit im Erwachsenenalter [22]. Die meisten Schlaganfallpatientinnen und -patienten sind ältere und alte Menschen. Durch die im Alter verminderte Anpassungsfähigkeit des Organismus und die verlängerte Rekonvaleszenzzeit (Genesungszeit), durch das Vorliegen weiterer chronischer Erkrankungen und Funktionseinschränkungen treffen die Folgen eines Schlaganfalls ältere Menschen häufig besonders hart.

Ansätze für die Prävention

Die Prävention von Herz-Kreislauf-Erkrankungen zielt insbesondere auf die Modifikation lebensstilbedingter Gesundheitsrisiken. Nicht allein das kalendarische Alter bestimmt die kardiovaskuläre Leistungsfähigkeit, sondern insbesondere die Lebensweise, die körperliche Fitness sowie eine eventuelle Multimorbidität [9]. Präventionspotenziale werden vor allem in einer Steigerung der körperlichen Aktivität, der Regulierung des Körpergewichts und dem Nichtrauchen gesehen. Nach Daten des Telefonischen Gesundheitssurvey 2003 raucht etwa jeder zehnte Mann ab 65 Jahren täglich (12 %), bei den Frauen trifft dies nur auf 5 % zu [22]. Die Raucherquote nimmt mit zunehmendem Alter deutlich ab. Dies erklärt sich auch durch die erhöhten Erkrankungsraten bei ausgeprägtem Tabakkonsum, die im Alter zum Rauchverzicht führen können, sowie durch eine erhöhte Sterblichkeit von Raucherinnen und Rauchern [22, 23].

Neben dem Rauchverzicht würde ein Großteil der älteren Menschen von einer Umstellung des Ernährungsverhaltens profitieren, denn Übergewicht ist unter Älteren, speziell unter den »jungen« Alten weit verbreitet. Laut Telefonischem Gesundheitssurvey 2003 waren 85 % der Männer und 79 % der Frauen im Alter von 60 bis 69 Jahren übergewichtig oder sogar adipös mit einem Body-Mass-Index (BMI) von 25 und mehr (Quotient aus Körpergröße in m und dem Gewicht (quadriert) in kg). Bei den 70-Jährigen und Älteren betraf dies immerhin noch 81 % der Männer und 78 % der Frauen [22]. Obwohl der BMI im 8. und 9. Lebensjahrzehnt deutlich abnimmt, bleibt dieser Risikofaktor, insbesondere bei Frauen, selbst im 9. Lebensjahrzehnt noch bedeutsam [23].

Auch durch eine Steigerung der körperlich-sportlichen Aktivität könnten viele ältere Menschen ihr Risiko für Herz-Kreislauf-Erkrankungen reduzieren. In der Berliner Altersstudie wurde ermittelt, dass insgesamt 55 % der Teilnehmerinnen und Teilnehmer ab 70 Jahren unter Bewegungsmangel leiden [21]. Geht man von den aktuellen Empfehlungen zur körperlichen Aktivität aus – mindestens an drei, besser jedoch an allen Tagen der Woche eine halbe Stunde körperlich aktiv zu sein, so dass man leicht ins Schwitzen gerät – erreichen dies sehr wenige ältere Menschen [22]. Körperliche Aktivität in diesem Umfang zielt in erster Linie nicht auf Muskelaufbau oder Steigerung der sportlichen Leistungsfähigkeit, sondern auf die allgemeine Förderung von Gesundheit und Wohlbefinden. Trotzdem bewegen sich laut Bundes-Gesundheitssurvey 1998 nur 6 % bis 12 % der 70- bis 79-jährigen Männer (alte bzw. neue Bundesländer) und 2 % bis 6 % der gleichaltrigen Frauen entsprechend der Empfehlung.

Ein körperlich aktiver Lebensstil und eine ausgewogene Ernährung können zur Regulierung des Blutdrucks beitragen, denn Bluthochdruck ist einer der wichtigsten Risikofaktoren für Herz-Kreislauf-Erkrankungen. Das Risiko steigt mit zunehmenden Blutdruckwerten linear an [22]. In der Berliner Altersstudie wurde der Blutdruck bei einer ärztlichen Untersuchung gemessen. Davon ausgehend wurde geschätzt, dass deutschlandweit insgesamt 46 % der 70-Jährigen und Älteren unter Bluthochdruck leiden [21]. Der Anteil liegt bei den Frauen durchgängig höher als bei den Männern. Im Alter ab 85 Jahren sind vermutlich sogar 57 % der Frauen von Bluthochdruck betroffen. Die Prävalenz der Hypertonie in einer Bevölkerungsgruppe hängt immer auch von den gewählten Grenzwerten ab. Während man vor einigen Jahren noch von einem Erfordernishochdruck sprach und der Hypertoniegrenzwert mit 100 mm Hg plus Lebensalter definiert wurde, gelten heute für Erwachsene jeden Alters die Grenzwerte von 140/90 mm Hg [29, 30]. Auch für die über 60-Jährigen wurden die Hypertonie als Risikofaktor für kardiovaskuläre Erkrankungen und der Nutzen einer antihypertensiven Therapie inzwischen eindeutig nachgewiesen [29, 31, 32]. Im Bundes-Gesundheitssurvey 1998 wurde der Blutdruck (wie in der Berliner Altersstudie) im Rahmen einer ärztlichen Untersuchung gemessen. Die Hypertoniegrenzwerte von 140/90 mm Hg werden in dieser Studie von über 80 % der über 65-jährigen Männer und Frauen überschritten (60- bis 69-Jährige: 79 % der Männer, 81 % der Frauen; 70- bis 79-Jährige: 88 % der Männer, 86 % der Frauen) [29]. Dabei wurden auch die Personen als hyperton eingestuft, die einen Blutdruckmesswert im Normbereich aufwiesen, dies aber nur durch Medikamenteneinnahme erreichten.

Auch bezüglich Fettstoffwechselstörungen, die ebenfalls an der Entstehung von Herz-Kreislauf-Leiden beteiligt sind, wird das bestehende Präventionspotenzial von vielen Betroffenen nicht ausgeschöpft. Wiederum sind es Lebensstilfaktoren – die Beteiligung genetischer Faktoren wird diskutiert – die das im Alter weit verbreitete »hohe Cholesterin« mitverursachen [22]. Im Bundes-Gesundheitssurvey 1998 zeigte sich, dass Cholesterinwerte von ≥ 250 mg/100 ml am häufigsten bei Frauen im Alter zwischen 60 und 69 Jahren auftraten (64 %) [22]. Bei den Männern nimmt der

Anteil von Personen mit erhöhten Cholesterinwerten bis zum 80. Lebensjahr zu. Für das höhere Alter (ab 85 Jahre) wurde in der Berliner Altersstudie bezogen auf verschiedene relevante Laborwerte ein Rückgang des Anteils der Personen mit Fettstoffwechselstörungen ermittelt [21].

Die sogenannte Zuckerkrankheit, Diabetes mellitus Typ 2, erhöht die Gefahr einer Arterienverkalkung. Auch für Diabetes gilt, dass sowohl die Entstehung als auch der Krankheitsverlauf durch das Gesundheitsverhalten beeinflusst werden können. Eine erhöhte Diabetesprävalenz, so bestätigen es die Daten des Bundes-Gesundheitssurvey 1998, ist vor allem ein Problem der 60-Jährigen und Älteren [22, 33]. Die Prävalenzen des diagnostizierten Diabetes lagen in den neuen Bundesländern deutlich höher als in den alten und nahmen mit dem Alter (bis 79 Jahre) bei Männern leicht und bei Frauen deutlich zu. Die höchste Diabetesprävalenz von 25 % wurde für Frauen von 70 bis 79 Jahren in den neuen Bundesländern ermittelt. Die Ergebnisse der Berliner Altersstudie deuten darauf hin, dass es ab dem 85. Lebensjahr bei Frauen zu einem Rückgang der Diabeteshäufigkeit kommt, bei Männern wurde hingegen ein Anstieg beobachtet [21].

Problematisch ist vor allem das gleichzeitige Auftreten mehrerer Risikofaktoren, da sie untereinander in Wechselwirkung stehen und sich in ihren Wirkungen nicht addieren sondern potenzieren [2]. Mehr als die Hälfte der 70- bis 84-jährigen Teilnehmerinnen und Teilnehmer der Berliner Altersstudie wiesen mindestens vier kardiovaskuläre Risikofaktoren auf [21]. Die Anzahl der Risikofaktoren ist unter den 85-Jährigen und Älteren geringer, da ein Teil der Personen mit zahlreichen Risikofaktoren vermutlich schon verstorben ist.

Muskuloskelettale Erkrankungen und Stürze

Neben den Herz-Kreislauf-Erkrankungen wird das Krankheitsspektrum im Alter vor allem durch Beeinträchtigungen des Bewegungsapparates dominiert. Hier sind zum Beispiel Osteoporose (Knochenschwund), Coxarthrose (Gelenkverschleiß an der Hüfte), Gonarthrose (Gelenkverschleiß am Knie) und Rückenschmerzen zu nennen. Muskuloskelettale Erkrankungen (MSK) führen zum einen zu Einbußen der Lebensqualität durch Schmerzen und Einschränkungen der Funktionsfähigkeit. Große Bedeutung kommt dieser Erkrankungsgruppe aber auch deshalb zu, weil einige MSK-Erkrankungen, insbesondere bei älteren Patienten, tödlich endende Komplikationen nach sich ziehen können. Beim osteoporotischen Schenkelhalsbruch beispielsweise beträgt die Sterblichkeit während des stationären Aufenthaltes (perioperative Sterblichkeit) bereits 6 % [34]. Man geht davon aus, dass 12 Monate nach dem Bruch bis zu ein Drittel der Betroffenen verstorben ist [20], zumeist an Erkrankungen des Herzens, der Gefäße oder der Lunge. Auch bei chronischen Schmerzpatientinnen und -patienten aufgrund von MSK kommt es durch die eingenommenen Medikamente häufig zu Komplikationen. Die im Magen-Darm-Bereich auftretenden Nebenwirkungen können durch Blutungen zum Tode führen [34].

Aus Abbildung 2.1.3.4 wird deutlich, dass sich die Wahrscheinlichkeit eines Krankenhausaufenthaltes aufgrund muskuloskelettaler Erkrankungen mit dem Alter erhöht. Insbesondere bei den Verletzungen ist ein exponentieller Anstieg zu beobachten. Im höheren Lebensalter sind Frauen bei Weitem häufiger betroffen. Mehr als jeder fünfte Krankenhausaufenthalt (22 %) ist bei den 65-jährigen und älteren Frauen durch dieses Diagnosespektrum bedingt (Verletzungen ohne MSK: 12 %) [26].

Prävalenz ausgewählter muskuloskelettaler Erkrankungen und Stürze

Osteoporose, eine Skeletterkrankung, die sich in einer verminderten Bruchfestigkeit des Knochens äußert, ist vor allem wegen des Risikos von Knochenbrüchen bei geringer oder fehlender äußerer Einwirkung von Bedeutung (Fragilitätsfrakturen). Das Auftreten einer solchen Fraktur signalisiert ein fortgeschrittenes Krankheitsstadium [34]. Osteoporose tritt vorwiegend jenseits des 60. Lebensjahres auf und bedeutet für die Betroffenen in der Regel chronische Schmerzen und wiederholte Krankenhausaufenthalte wegen Knochenbrüchen [2]. Weil geeignete Screeningmethoden (Testverfahren für Reihenuntersuchung) zur Frühdiagnose der Osteoporose fehlen, diagnostische Beschränkungen bestehen und es derzeit keine repräsentativen Stichprobenuntersuchungen gibt, ist die Einschätzung der Häufigkeit

Abbildung 2.1.3.4
Krankenhausbehandlungen aufgrund von muskuloskelettaler Erkrankungen (MSK; M00 – 99) und Verletzungen (S00 – T98) nach Alter und Geschlecht 2006
Quelle: Statistik der Krankenhausdiagnose 2006 [13]

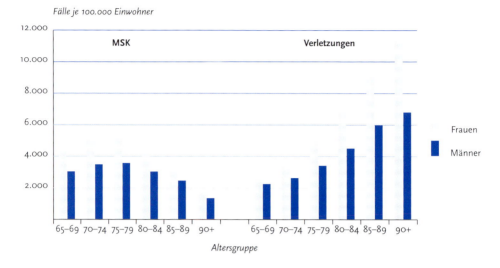

von Osteoporose in der Bevölkerung schwierig [34]. Es wird vermutet, dass etwa 20 % bis 30 % der über 60-jährigen Frauen an einer manifesten Osteoporose leiden [2]. Frauen sind demnach die Hauptbetroffenen, schätzungsweise 80 % aller an Osteoporose Erkrankten sind weiblich [3]. In der querschnittlichen Europäischen Studie zur Vertebralen Osteoporose (EVOS) wiesen in den deutschen Studienzentren insgesamt knapp 8 % der Frauen und 5 % der Männer im Alter von 50 bis 79 Jahren mindestens einen durch Osteoporose bedingten Wirbeleinbruch auf. Der Anteil von Personen mit Knochendichtemesswerten unterhalb des empfohlenen Grenzwertes betrug in dieser Gruppe 90 % bei Frauen und 87 % bei Männern [34, 35, 36]. Die Ergebnisse sind jedoch nicht repräsentativ für die »Osteoporoselast« in der deutschen Wohnbevölkerung, weil es sich um eine selektive Teilnehmergruppe handelt und zudem die 80-Jährigen und Älteren ausgeklammert wurden [34]. Die Teilnehmerinnen und Teilnehmer der EVOS-Studie wurden nach der Untersuchung im Studienzentrum insgesamt drei Jahre weiter beobachtet (Europäische Prospektive Osteoporose-Studie, EPOS). Neu auftretende Wirbelveränderungen wurden erfasst. Es zeigte sich, dass osteoporotische Wirbelveränderungen in der Altersgruppe 50 bis 79 Jahre bei beiden Geschlechtern den häufigsten Frakturtyp darstellen, gefolgt von der Unterarmfraktur bei Frauen. Die Zahl der neu aufgetretenen osteoporotischen Wirbelveränderungen nimmt mit zunehmendem Lebensalter exponentiell zu. Jenseits des 60. Lebensjahres treten beide Frakturtypen bei Frauen doppelt so häufig auf wie bei Männern [34]. Oberschenkelhalsfrakturen spielen in diesen Altersgruppen noch eine geringe Rolle. Bei Frauen und Männern jenseits des 75. Lebensjahres tritt die Oberschenkelhalsfraktur als Osteoporose-typische Komplikation hinzu. Die Auftretenshäufigkeit dieser Fraktur, auch ohne diagnostizierte Osteoporose, steigt ab dem Alter von 75 Jahren exponentiell an und beträgt in der höchsten Altersgruppe für Frauen etwa 3.000 Frakturen je 100.000 Personen der entsprechenden Altersgruppe (innerhalb von fünf Jahren) [13]. Andere Schätzungen gehen davon aus, dass jährlich etwa 1 % der 65-Jährigen und Älteren einen Oberschenkelhalsbruch erleiden [23]. Insgesamt ergeben sich, hochgerechnet für Deutschland, ca. 135.000 Fälle pro Jahr [23]. Hochrechnungen, die auf Routinedaten von Krankenkassen basieren, gehen von 101.037 (GEK-Daten) bzw. 135.800 (BKK-Daten) hüftgelenksnahen Oberschenkelhalsbrüchen jährlich aus [37, 38]. Es wird geschätzt, dass 72 % dieser Frakturen auf Frauen entfallen, zum Teil auch wegen der längeren Lebenserwartung [14, 39].

Neben der im Alter häufigeren Diagnose Osteoporose führt vor allem hilfloses Stürzen auf die Seite als Folge von Multimorbidität und altersbedingten Funktionseinschränkungen zu den hohen Fallzahlen für Oberschenkelhalsfrakturen [34, 40].

Das Sturzrisiko ist im Alter deutlich erhöht: Fast ein Drittel der 65-Jährigen und Älteren sowie die Hälfte der 80-Jährigen und Älteren stürzen jährlich mindestens einmal [20]. Ausgehend von der derzeitigen Bevölkerungsstruktur ergeben sich schätzungsweise mindestens 5 Millionen Stürze älterer Menschen pro Jahr (eigene Berechnung auf der Basis von Bevölkerung ab 65 Jahren im Jahresdurchschnitt 2006, www.gerostat.de). Jeder fünfte bis zehnte Sturz führt zu Verletzungen, ca. 5 % zu Frakturen, ca. 1 % bis 2 % zu einer hüftnahen Oberschenkelhalsfraktur [20]. Davon ausgehend, dass ca. 5 % aller stationären Krankenhauseinweisungen sturzbedingt sind [41], waren vermutlich über 350.000 Krankenhausaufenthalte von 65-Jährigen und Älteren im Jahr 2006 auf Stürze zurückzuführen [eigene Berechnungen nach 13]. Schätzungen besagen, dass es sich beim allergrößten Teil der Unfälle (80 %), bei denen ältere Menschen folgenschwere Verletzungen erleiden, um Stürze handelt [41].

Bis zu 50 % jener Menschen im hohen Lebensalter, die wegen eines Sturzes stationär behandelt werden müssen, und bis zu ein Drittel der Patienten nach einer hüftnahen Oberschenkelhalsfraktur sterben innerhalb eines Jahres (in verschiedenen Studien: 14 % bis 34 %) [20]. Darüber hinaus ist festzustellen, dass nur ca. 33 % bis 40 % der Patientinnen und Patienten nach einer hüftnahen Oberschenkelhalsfraktur ihre bisherige Kompetenz in den basalen (grundlegenden) Aktivitäten des täglichen Lebens, wie z. B. Essen und Körperpflege, wieder erreichen. Nur 14 % bis 21 % erlangen die frühere Kompetenz in instrumentellen Aktivitäten zurück (Voraussetzungen für selbstständiges Leben, z. B. Einkaufen, Telefonieren) [20]. Als Ursache für diese Kompetenzeinbußen ist auch die Fallangst zu nennen: Knapp ein Drittel aller Gestürzten äußern Angst vor weiteren Stürzen [20]. Dies führt nicht selten zu eingeschränkter körperlicher Aktivität, wodurch es zum Verlust an Selbstvertrauen kommen kann und die Gefahr einer sozialen Isolation entsteht [3].

Neben der Osteoporose und dem damit verbundenen Verletzungsrisiko bei Stürzen spielen weitere Erkrankungen aus dem Bereich der muskuloskelettalen Krankheiten eine wichtige Rolle für das Morbiditätsgeschehen im Alter: Arthrose und Rückenschmerzen. Arthrose ist die häufigste Erkrankung der Gelenke, eine schmerzhafte und chronische, durch Abnutzung und Verschleiß bedingte Schädigung. Neben den Schmerzen ist die Lebensqualität der Betroffenen vor allem durch Funktionsstörungen beeinträchtigt. Diese betreffen insbesondere Aktivitäten im Bereich der Körperpflege (Waschen, Ankleiden) und der Fortbewegung (Einschränkung der Gehstrecke und der Benutzung von Pkw sowie öffentlichen Verkehrsmitteln) [34]. In einer Reihe von Studien zeigte sich konsistent, dass die Auftretenswahrscheinlichkeit von Arthrose mit dem Alter stark ansteigt [23, 42]. Repräsentative Bevölkerungsuntersuchungen zur Häufigkeit der Arthrose, bei denen die Diagnose durch Röntgenaufnahmen gesichert wurde, existieren für Deutschland nicht [14]. In den Niederlanden wurde eine solche Studie durchgeführt. Danach lag bei einem Fünftel der Männer (21 %) und einem Viertel der Frauen (26 %) zwischen 65 und 74 Jahre eine Arthrose des Kniegelenks vor [13]. Das Hüftgelenk war bei etwa jeder/m zehnten Untersuchten betroffen (Männer 9 %, Frauen 13 %). Arthrosen der Hand- und Fingergelenke traten sogar noch etwas häufiger auf. Schätzungen der Arthroseprävalenz für Deutschland besagen, dass sich bei etwa 10 % bis 20 % der Bevölkerung im sechsten Lebensjahrzehnt im Röntgenbild Zeichen einer Hüft- oder Kniegelenksarthrose finden lassen und etwa die Hälfte von ihnen unter Schmerzen leidet [14]. Im Bundes-Gesundheitssurvey 1998 wurde in ärztlichen Interviews ermittelt, dass etwa jede/r zweite 60-Jährige und Ältere an mindestens einem Gelenk eine ärztliche diagnostizierte Arthrose aufweist [42]. Bei den unter 30-Jährigen traf dies nur auf eine von zwanzig Personen zu. Die im Bundes-Gesundheitssurvey wie auch in anderen Surveys beobachtete Abnahme der Arthroseprävalenz im höheren Alter (70 Jahre und älter) wird vermutlich durch einen Selektionseffekt hervorgerufen. Der chronisch fortschreitende Verlauf der Erkrankung, die häufigen Begleitdiagnosen und Folgeerkrankungen wirken sich negativ auf die Befragungsbereitschaft aus. Die erhöhte Mortalität von Arthrosepatientinnen und -patienten dürfte ebenfalls eine Rolle spielen [42].

Über alle Altersgruppen betrachtet, sind Männer und Frauen etwa gleich häufig von Arthrose betroffen [14]. Differenziert nach Alter zeigte sich im Bundes-Gesundheitssurvey, dass bei den unter 60-Jährigen die Männer ein höheres Arthroserisiko aufweisen, bei den Älteren verschiebt sich das Risiko zu Lasten der Frauen [42]. Arthrose ist ein ausgesprochen häufiger Behandlungsgrund in der stationären wie ambulanten Versorgung. Nach Daten des Zentralinstituts für die kassenärztliche Versorgung zählen sowohl die Kniegelenks- als auch die Hüftgelenksarthrose zu den zehn häufigsten Einzeldiagnosen in orthopädischen Praxen [14]. Zur Krankenhausbehandlung kommt es bei einer Arthrose deutlich seltener, nämlich vor allem dann, wenn ein künstliches Gelenk eingesetzt werden soll. Trotzdem gehören sowohl die Hüft- als auch die Kniegelenksarthrose zu den 30 häufigsten Einzeldiagnosen bei stationären Aufenthalten [14]. Die Rate der stationären Behandlungsfälle steigt bei Männern und Frauen mit zunehmendem Alter deutlich an. Der höchste Wert wurde für Frauen ab 75 Jahre ermittelt: ca. 1.500 Fälle je 100.000 Personen (alte Bundesländer; Jahr 2002) [14].

Nach Daten des Bundes-Gesundheitssurvey 1998 sind Rückenschmerzen bei Frauen und Männern aller Altersgruppen die häufigste Schmerzart und rangieren noch vor Kopf-, Nacken- und Schulterschmerzen [14]. Rückenschmerzen nehmen mit steigendem Lebensalter zu und erreichen typischerweise ihre maximale Häufigkeit im fünften und sechsten Lebensjahrzehnt [14]. Gleichwohl sind sie auch in höheren Altersgruppen ein bedeutsames Problem. Frauen geben durchgängig mehr Rückenschmerzen an als Männer, zudem ist bei Frauen die Intensität der Schmerzen im Schnitt größer und ihre Dauer länger. Im Telefonischen Gesundheitssurvey 2003 berichteten bis zu zwei Drittel der Frauen ab 60 Jahren über Rückenschmerzen im letzten Jahr (je nach Altersgruppe) [14]. Bis zu 29 % der befragten älteren Frauen hatten während des letzten Jahres chronische Rückenschmerzen, das heißt die Schmerzen traten täglich oder fast täglich und mindestens drei Monate hintereinander auf. Bei den Männern ab 60 Jahren berichteten bis zu 59 % von Rückenschmerzen im letzten Jahr, bei 20 % bis 23 % waren die Rückenschmerzen chronisch. Unter Menschen mit spezifischen Knochen- und Gelenkerkrankungen, wie zum Beispiel Arthrose, findet sich erwartungsgemäß ein hoher Anteil von Personen mit Rückenbeschwerden. In den meisten Fällen lassen sich Rückenschmerzen jedoch nicht auf eine spezielle Krankheit zurückführen; man spricht von »unspezifischen Rückenschmerzen« [14]. Wie sie entstehen und sich zu chronischen Leiden entwickeln, bleibt weitgehend unklar. Bei Rückenschmerzen und auch bei anderen muskuloskelettalen Erkrankungen kommen vielfach Schmerzmittel zum Einsatz. Bestimmte Schmerzmittel können sich negativ auf den Magen-Darm-Trakt und die Nieren auswirken (z. B. nicht steroidale Antirheumatika). Bekannte Nebenwirkungen sind beispielsweise Magenblutungen. Mit zunehmendem Alter treten unerwünschten Arzneimittelwirkungen häufiger auf [23].

Ansätze für die Prävention

Den dargestellten Erkrankungen des Bewegungssystems liegen verschiedene Ursachen zugrunde, beispielsweise spezielle Belastungen im Berufsleben, Lebensstilfaktoren, hormonelle Ursachen und eine genetische Disposition (Veranlagung). Oftmals wirken mehrere Faktoren zusammen, und nicht für alle Erkrankungen sind die Entstehungsmechanismen im Einzelnen geklärt. Einige der genannten Risikofaktoren können durch präventive Maßnahmen beeinflusst werden, um den Ausbruch der Erkrankung bzw. ihr Fortschreiten zu verhindern oder zu verzögern.

Der verstärkten Knochenbrüchigkeit als Symptom einer Osteoporose kann beispielsweise durch eine ausreichende Versorgung mit Kalzium und Vitamin D vorgebeugt werden [14]. Eine aktuelle Metaanalyse (Zusammenführung zahlreicher wissenschaftlicher Studien) zum Nutzen der Nahrungsergänzung durch Kalzium und Vitamin D ergab, dass sowohl die isolierte Einnahme von Kalzium als auch die Kombination mit Vitamin D der Entstehung von Osteoporose bei Personen ab 50 Jahren vorbeugt (63.897 Studienteilnehmerinnen und -teilnehmer). Der beste therapeutische Effekt wurde bei einer kombinierten täglichen Einnahme von 1.200 mg Kalzium und 800 IE Vitamin D erreicht [43].

Bei Osteoporose wird ebenfalls die präventive Bedeutung körperlicher Aktivität besonders betont [14]. Ein verantwortungsvoller Umgang mit Alkohol und der Verzicht auf das Rauchen können auch zu einer Senkung des Osteoporoserisikos beitragen [3]. Insbesondere für Hochbetagte gilt, dass dem Erzielen und der Aufrechterhaltung eines im Normbereich liegenden Körpergewichts große Bedeutung zukommt, denn in Studien zeigte sich ein Zusammenhang zwischen BMI und Frakturrisiko [34]. Das Risiko stieg, wenn die Patientinnen und Patienten ein für ihre Größe zu geringes Körpergewicht hatten.

Das Frakturrisiko ist auf der einen Seite durch die mit dem Alter abnehmende Knochenfestigkeit (bis hin zur manifesten Osteoporose) erhöht. Auf der anderen Seite spielt die steigende Prävalenz von Stürzen bei Älteren eine wichtige Rolle. Sie werden meist durch mehrere Faktoren verursacht. Die Sturzgefahr steigt mit der Zahl der Risikofaktoren. Dazu zählen kardiovaskuläre Erkrankungen, Herzrhythmusstörungen mit verminderter Hirndurchblutung, Erkrankungen mit Störungen der neuromuskulären Koordination (Zusammenspiel von Nerven und Muskeln) und des Gleichgewichts, Sehstörungen, die Einnahme bestimmter Medikamente (z. B. Beruhigungsmittel, Medikamente gegen Depressionen) [23] sowie Faktoren der räumlichen Umwelt (glatter Fußboden, schlechte Beleuchtung, Schnee und Glatteis) [20]. Stürze im Alter sind kein »Schicksal«. In verschiedenen Studien konnte gezeigt werden, dass präventive Maßnahmen, die auf eine Verringerung von Barrieren in der Umwelt sowie auf eine Verbesserung der Mobilität und der allgemeinen Fitness zielen, Stürze und sturzbedingte Verletzungen reduzieren können [3]. Dazu gehören beispielsweise körperlich-sportliche Übungsprogramme, die auf Kraftzuwachs und eine Verbesserung des Gleichgewichts ausgerichtet sind [3] sowie Hausbesuche von Ergotherapeutinnen bzw. -therapeuten mit dem Ziel, Gefahrenquellen für Stürze in der Wohnumgebung zu beseitigen. Für Patientinnen und Patienten mit starker Sturzneigung und in stationären Einrichtungen könnte das Tragen von sogenannten Hüftprotektoren (in die Unterkleidung eingearbeitete Hüftpolster zur Dämpfung eines Aufpralls auf die Seite) von Vorteil sein [3]. Diese Maßnahme zur Verhinderung von Oberschenkelhalsbrüchen ist allerdings nicht unumstritten [44]. Ergebnisse von randomisierten und kontrollierten Studien variieren erheblich nach Art der untersuchten Personen- und Vergleichsgruppen sowie methodischen Gesichtspunkten [34, 45]. Eine aktuelle Metaanalyse verschiedener Studien kam gar zu dem Schluss, dass Hüftprotektoren für ältere Menschen, die zu Hause leben, keinen präventiven Nutzen haben [46]. Bei Personen in Pflegeheimen werden die Effekte als »unsicher« eingestuft.

Die Prävention schmerzhafter Gelenkveränderung bei Hüft- oder Kniegelenksarthrose zielt auf mehrere Risikofaktoren, deren Zusammenwirken und Bedeutung noch nicht im Einzelnen geklärt ist [34]. In Studien zeigte sich, dass Übergewicht und erhöhte Cholesterinwerte häufig zusammen mit einer Kniegelenksarthrose auftreten, während sich erhöhte Harnsäurespiegel und frühkindliche Gelenkerkrankungen häufiger bei Hüftgelenksarthrosen feststellen lassen [34]. Neben diesen, zum großen Teil lebensstilbedingten Faktoren, wozu ebenfalls bestimmte berufliche und sportliche Aktivitäten (bei Männern) zählen, werden eine genetische Veranlagung sowie hormonelle Veränderungen (Menopause) bei Frauen als Verursacher von Arthrose diskutiert [34]. Als vorbeugende Maßnahmen, die das erstmalige Auftreten bzw. die Verschlimmerung der Beschwerden günstig beeinflussen, werden indiviualisierte Bewegungsprogramme, gegebenenfalls kombiniert mit physikalischen Maßnahmen und Krankengymnastik empfohlen [3].

Auch beim Gesundheitsproblem Rückenschmerzen sind viele Fragen der Vorbeugung sowie der Entstehung, Chronifizierung und Behandlung noch ungelöst [34]. Langjährige und sehr schwere körperliche Arbeit ist als Risikofaktor auch gesetzlich anerkannt [34]. In unserer Gesellschaft ist jedoch die soziale Lage der stärkste bekannte Risikofaktor. Personen mit niedrigem sozioökonomischem Status (Bildung, Beruf, Einkommen) berichten sehr viel häufiger von Rückenschmerzen [34]. Hinsichtlich des Verlaufs einmal aufgetretener Rückenschmerzen spielen psychische Faktoren offenbar eine besondere Rolle. Ungünstige Vorstellungen, Einstellungen, Befürchtungen und Verhaltensweisen sowie Depressivität werden neben anderen Risikofaktoren diskutiert [34]. Anders verhält es sich bei Rückenschmerzen infolge bestimmter Erkrankungen. Ihr Verlauf ist durch den Verlauf der Grundkrankheit geprägt (beispielsweise Tumorleiden). Aber auch hier können sich Persönlichkeitsmerkmale und (mit psychologischer Unterstützung erlernbare) Bewältigungsstile günstig auswirken [34].

Krebserkrankungen

Krebserkrankungen sind durch das Vorliegen eines malignen (bösartigen) Tumors gekennzeichnet, der entsteht, wenn Körperzellen unkontrolliert wachsen, sich teilen und gesundes Gewebe verdrängen und zerstören. Prinzipiell kann jedes Organ des menschlichen Körpers von Krebs befallen werden, es gibt jedoch erhebliche Häufigkeitsunterschiede nach Alter, Geschlecht, geografischer Region, Ernährungs- und Lebensgewohnheiten. In Deutschland treten Krebserkrankungen gehäuft in Organen wie Brustdrüse (Frauen), Prostata (Vorsteherdrüse; Männer), Lunge und Dickdarm auf [47]. Die Entstehung einer Krebskrankheit beruht in der Regel nicht auf einer einzigen Ursache, sondern auf einem Geflecht verschiedener Faktoren. Der bisherige Wissensstand erlaubt nur bei einem Teil der häufigeren Tumorarten eine Prävention oder Früherkennung [47].

Morbidität und Mortalität durch Krebserkrankungen

Aussagen über die Häufigkeit von Krebserkrankungen im höheren Lebensalter sind anhand der Inzidenzschätzungen der Dachdokumentation Krebs am Robert Koch-Institut (RKI) möglich, die in Zusammenarbeit mit der Gesellschaft der epidemiologischen Krebsregister in Deutschland e.V. (GEKID) vorgenommen werden. Als jährliche Inzidenz oder Erkrankungshäufigkeit bezeichnet man die Zahl aller im Laufe eines Jahres neu aufgetretenen Erkrankungen in einer definierten Bevölkerung. Während einige Bundesländer seit vielen Jahren oder Jahrzehnten eine gut funktionierende Registrierung neu auftretender Krebsfälle etabliert haben, sind die Register in anderen Ländern noch im Aufbau begriffen. Auf der Basis der bei allen Registern gemeldeten Neuerkrankungen für sämtliche Krebslokalisationen wird unter Berücksichtigung etwaiger Registrierungsfehler eine Hochrechnung für Deutschland erstellt.

Von den geschätzten 436.500 Neuerkrankungen an Krebs im Jahr 2004 sind Männer und Frauen je etwa zur Hälfte betroffen (53 % vs. 47 %) [47]. Auf die 65-Jährigen und Älteren entfallen bei den Frauen ca. 61 % und bei den Männern sogar ca. 64 % der Neudiagnosen [eigene Berechnungen nach 48]. In der Altersgruppe ab 75 Jahren wurden immerhin gut ein Drittel der bei Frauen diagnostizierten bösartigen Neubildungen (35 %) und ein Viertel der bei Männern neu entdeckten Krebserkrankungen (26 %) gefunden. Prognosen zur absoluten Häufigkeit von Krebserkrankungen in den nächsten Jahren gehen davon aus, dass sich die Zahl der jährlichen Neuerkrankungen bei den über 65-jährigen Männern bis zum Jahr 2020 aufgrund der Bevölkerungsentwicklung um mindestens 50 % erhöhen wird [22]. Bei über 65-jährigen Frauen wird ein Anstieg um mindestens 25 % prognostiziert.

Das mittlere Erkrankungsalter für alle Krebsarten liegt aktuell für Männer und Frauen bei etwa 69 Jahren [47]. Abbildung 2.1.3.5 enthält Schätzwerte zur altersspezifischen Neuerkrankungsrate pro 100.000 Personen für Krebs insgesamt im Jahr 2004. Die höchsten Raten werden mit 1.852 je 100.000 bei den 85-jährigen und älteren Frauen und mit 2.913 je 100.000 bei den 80- bis 84-jährigen Männern erreicht (alle Altersgruppen: 331 vs. 445 je 100.000, altersstandardisiert). Neben dem altersbezogenen Anstieg sind auch die ab dem 60. Lebensjahr geschlechtsspezifisch erhöhten Erkrankungsraten von Männern erkennbar. Dies könnte mit dem Risikofaktor (Zigaretten-) Rauchen in Zusammenhang stehen, der für ein Viertel bis ein Drittel aller Krebstodesfälle verantwortlich gemacht wird [49].

Hinsichtlich der einzelnen Krebslokalisationen sind für die 65-Jährigen und Älteren beiderlei Geschlechts insbesondere Krebserkrankungen des Darmes und der Lunge von Bedeutung [eigene Berechnungen nach 48] (siehe Abbildung 2.1.3.6). 17 % der Neudiagnosen bei Männern dieser Altersgruppe und sogar fast ein Viertel der Neudiagnosen bei gleichaltrigen Frauen (22 %) entfielen auf Darmkrebs. Bösartige Neubildungen der Lunge werden bei 14 % aller an Krebs erkrankten 65-jährigen und älteren Männern festgestellt

Abbildung 2.1.3.5
Schätzung der Krebsinzidenz, Neuerkrankungen pro 100.000 nach Alter und Geschlecht 2004
Quelle: Grafik entnommen aus [47], Schätzung der Dachdokumentation Krebs am RKI für Deutschland

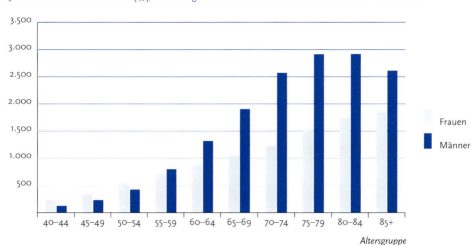

und bei 6 % aller gleichaltrigen Frauen. An erster Stelle bezüglich der Auftretenshäufigkeit steht bei den Männern allerdings eine geschlechtsspezifische Krebslokalisation: 28 % aller Neudiagnosen im Alter von 65 und mehr Jahren entfallen auf Prostatakrebs. Bei den Frauen ab 65 Jahren folgen geschlechtsspezifische Neubildungen, hier der Brustdrüse, mit 20 % an zweiter Stelle nach Darmkrebs. Betrachtet man nur die älteste Altersgruppe, die ab 75-Jährigen, verschiebt sich die Reihenfolge der häufigsten Krebslokalisationen bei den Frauen: An erster Stelle steht in dieser Altersgruppe Darmkrebs, gefolgt von Krebs der Brustdrüse und Magenkrebs. Bei den Männern ab 75 Jahren gibt es keine Veränderung in der Reihenfolge der häufigsten Lokalisationen im Vergleich zur Gruppe der 65-Jährigen und Älteren.

Auch mit Blick auf die Krebssterbefälle im Jahr 2004 sind die genannten Lokalisationen besonders häufig vertreten, allerdings in etwas veränderter Reihenfolge. 25 % aller Krebssterbefälle bei Männern ab 65 Jahren wurden durch Lungenkrebs verursacht, bei den gleichaltrigen Frauen waren es 10 % [eigene Berechnungen nach 48]. Bei ihnen standen mit jeweils etwa 16 % Krebserkrankungen der Brustdrüse und des Darmes an erster Stelle der Todesursachen. Insgesamt starben im Jahr 2004 174.699 Personen im Alter ab 65 Jahren an Krebs (Männer 52 %, Frauen 48 %). Damit entfielen auf diese Altersgruppe 82 % aller krebsbedingten Sterbefälle bei Männern und 84 % der Fälle bei Frauen. Das mittlere Sterbealter an Krebs lag für Männer im Jahr 2004 bei 71 Jahren und für Frauen bei 75 Jahren [47].

Aus den aktuellen Daten der Krankenhausdiagnosestatistik geht hervor, dass Krebserkrankungen für einen erheblichen Teil der stationären Aufenthalte bei älteren Menschen verantwortlich sind. Nur Krankheiten des Kreislaufsystems waren 2006 bei den 65-Jährigen und Älteren noch häufiger Grund für einen Krankenhausaufenthalt (eigene Berechnungen nach [26]). Jeder 6. männliche Krankenhauspatient zwischen 65 und 74 Jahren wurde wegen einer bösartigen Neubildung stationär aufgenommen (17 %). Unter den im Krankenhaus behandelten Frauen dieser Altergruppe betraf dies immerhin 13 %. Bei den 75-Jährigen und Älteren geht der Anteil der wegen Krebs behandelten Patientinnen und Patienten etwas zurück (Männer 12 %, Frauen 7 %).

Prävention und Früherkennung von Krebserkrankungen

Unter den vermeidbaren Risikofaktoren von Krebserkrankungen hat das (Zigaretten-)Rauchen, das zwischen einem Viertel und einem Drittel aller

Abbildung 2.1.3.6
Prozentualer Anteil ausgewählter Tumorlokalisationen an allen Krebsneuerkrankungen ohne nicht-melanotischen Hautkrebs für 65-Jährige und Ältere, 10 wichtigste Diagnosen 2004
Quelle: Schätzung der Dachdokumentation Krebs am RKI für Deutschland, eigene Berechnungen [48]

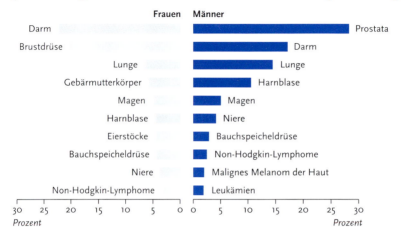

Krebstodesfälle verursacht, überragende Bedeutung [49]. Ein weniger genau abschätzbarer, aber vielleicht noch etwas höherer Anteil aller Krebstodesfälle dürfte auf ungünstige Ernährungsmuster, wie allgemeine Überernährung, einen zu hohen Anteil von (tierischen) Fetten und einen zu geringen Anteil an Obst und Gemüse zurückzuführen sein [49]. Weitere Risikofaktoren für die Entwicklung bestimmter Krebskrankheiten sind chronische Infektionen (z. B. Helicobacter pylori für Magenkrebs), ein hoher Alkoholkonsum, spezielle Belastungen am Arbeitsplatz und Einflüsse aus der Umwelt. Dazu zählen neben den ultravioletten Anteilen des Sonnenlichts und Feinstaub auch bestimmte chemische Substanzen, die in Auto- und Industrieabgasen enthalten sind, sowie Radon (ein radioaktives chemisches Element) und Passivrauchen in Innenräumen. An der Entstehung einer Krebskrankheit sind in der Regel mehrere Faktoren beteiligt, die im Laufe des Lebens in vielfältiger Weise zusammenwirken. Nicht für alle Krebserkrankungen sind die wichtigen Risikofaktoren heute schon umfassend erforscht.

Hat sich ein bösartiger Tumor gebildet, kann eine Früherkennungsuntersuchung die individuelle Prognose der Betroffenen erheblich verbessern. Durch die frühzeitige Einleitung einer Therapie wird versucht, die Lebensqualität und die Lebenserwartung der Patienten zu erhöhen.

Allerdings gibt es derzeit nur für einen Teil der häufigeren Tumorarten Früherkennungsuntersuchungen mit wissenschaftlich belegtem Nutzen. Zur Verbesserung der Früherkennung der bei Frauen häufigsten Krebslokalisation – Brustkrebs – wird derzeit ein strukturiertes und qualitätsgesichertes Mammographie-Screening-Programm für Frauen im Alter von 50 bis 69 Jahren flächendeckend aufgebaut [47]. Träger sind die gemeinsame Selbstverwaltung der Ärzte und Krankenkassen in Kooperation mit den Ländern. Parallel dazu bleiben die ärztliche Tastuntersuchung der Brust sowie die Anleitung zur Selbstuntersuchung im gesetzlichen Früherkennungsangebot. Sowohl bei Brustkrebs als auch bei der für Männer häufigsten Krebslokalisation – bösartige Neubildungen der Prostata – ist seit Jahren ein Anstieg der Neuerkrankungsraten zu beobachten [47]. Bei den Männern wird die Zunahme auf den Einsatz neuer Methoden in der Diagnostik (Bestimmung des prostataspezifischen Antigens, PSA) zurückgeführt. Studienergebnisse legen nahe, dass bei den 70-jährigen und älteren Männern, insbesondere bei den über 80-jährigen Männern, oftmals unentdeckte Prostatakarzinome vorliegen, die keine Beschwerden verursachen und keinen Einfluss auf die Lebenserwartung und die Lebensqualität der Betroffenen haben [47]. Für den PSA-Test laufen derzeit zwei große wissenschaftliche Studien, die zeigen sollen, ob ein Überlebensvorteil durch eine Teilnahme am Test besteht [47]. Die Ergebnisse dieser Studien werden bis 2010 erwartet.

Ältere Menschen nehmen die verschiedenen Früherkennungsuntersuchungen, die aktuell von der Gesetzlichen Krankenversicherung angeboten werden, eher unterdurchschnittlich in Anspruch (vgl. Abschnitt 3.3.6). Sie sollten, insbesondere wegen des deutlich ansteigenden Krebsrisikos im Alter, noch stärker zur Teilnahme motiviert werden.

2.1.4 Psychische Erkrankungen

Demenzen

Der normale Alternsprozess geht mit einer Veränderung der kognitiven Leistungsfähigkeit (geistige Fähigkeiten, Denken) einher, und es ist häufig nicht einfach, altersübliche Veränderungen der kognitiven Leistungen von frühen Demenzstadien zu unterscheiden [50]. Demenzielle Erkrankungen sind durch fortschreitenden Gedächtnisverlust und den Abbau kognitiver Fähigkeiten gekennzeichnet. In den diagnostischen Leitlinien zur Demenz wird in der ICD-10 außerdem das Vorliegen erheblicher Beeinträchtigungen der Aktivitäten des täglichen Lebens erwähnt. Etwa zwei Drittel aller Demenzerkrankungen entfallen auf die Alzheimerkrankheit, 15 % bis 20 % auf vaskuläre Demenzen (beruhen auf Durchblutungsstörungen des Gehirns), der Rest auf Mischformen und andere seltene Demenzerkrankungen [50]. Von den Demenzen abzugrenzen sind kurzzeitige Verwirrtheitszustände, die z. B. durch hohe psychische Belastungen oder Medikamente hervorgerufen werden können. Sie dauern wenige Stunden bis wenige Tage. Durch die konkreten Ursachen bestehen meist gute Chancen für eine erfolgreiche Therapie [3].

Prävalenz und Inzidenz von Demenzen in der älteren Bevölkerung

Als übereinstimmendes Ergebnis aller bislang durchgeführten Bevölkerungsstudien zeigte sich, dass die Häufigkeit von Demenzen bei Männern und Frauen mit dem Alter deutlich zunimmt. Sie liegt bei den 65- bis 69-Jährigen bei etwa 1,5 %, verdoppelt sich im Abstand von jeweils etwa fünf Altersjahren und steigt bei den 90-Jährigen und Älteren auf über 30 % an [50]. Nicht sicher beantwortet ist bislang, ob sich der Anstieg der Demenzprävalenz bei den über 95-jährigen Personen fortsetzt oder abschwächt [50, 51].

Schätzungen zur Zahl der Neuerkrankungen pro Jahr besagen, dass zwischen 1,4 % und 3,2 % der 65-Jährigen und Älteren im Laufe eines Jahres erstmals an einer Demenz erkranken [50]. Daraus ergeben sich nahezu 200.000 neue Fälle von Demenz pro Jahr. Aufgrund ihrer höheren Lebenserwartung treten Neuerkrankungen bei Frauen wesentlich häufiger auf als bei Männern, über 70 % entfallen auf Frauen [50, 52] (siehe Abbildung 2.1.4.1).

Legt man die oben genannten Werte für den Anteil Demenzkranker in der Allgemeinbevölkerung zugrunde, so sind, bezogen auf die 65-Jährigen und Älteren, in Deutschland etwa eine Million Menschen von einer mittelschweren oder schweren Demenz betroffen und in der Regel nicht mehr zur selbstständigen Lebensführung in der Lage [50]. Die geschätzten altersspezifischen Raten für Demenzerkrankungen in Deutschland enthält Abbildung 2.1.4.2.

Etwa 60 % der Demenzkranken leben in Privathaushalten [50]. Vor allem die zusätzlich zu den kognitiven Störungen auftretenden Verhaltensprobleme erhöhen die Belastung pflegender Angehöriger erheblich und führen häufig zu einer Heimaufnahme. Demenzen sind der wichtigste Grund für den Eintritt in ein Heim und sehr häufig unter Heimbewohnern: Etwa zwei Drittel der Bewohner von Altenpflegeheimen leiden an einer Demenz [50]. Insbesondere bei Personen mit fortgeschrittener Demenz treten oftmals weitere medizinisch relevante Veränderungen auf, beispielsweise Gebrechlichkeit mit der Folge gehäufter Stürze [50, 53]. Es gibt Hinweise darauf, dass Demenzkranke, u. a. wegen der häufigen Begleitdiagnosen und unabhängig von ihrem Alter, eine Hochrisikogruppe für nosokomiale (im Krankenhaus erworbene) Infektionen sind [54]. Dies könnte ein Erklärungsansatz für die zum Teil deutlich erhöhten Mortalitätsraten Demenzkranker sein. Ein anderer Grund für die wesentlich niedrigere Lebenserwartung bei Demenz resultiert aus der mangelnden Fähigkeit der Betroffenen, ernst zu nehmende somatische Symptome wahrzunehmen bzw. adäquat darauf zu reagieren (z. B. Blinddarmentzündung) [50].

Abbildung 2.1.4.1
Schätzung der jährlichen Anzahl von Neuerkrankungen an Demenz nach Alter und Geschlecht
Quelle: Grafik entnommen aus [50]

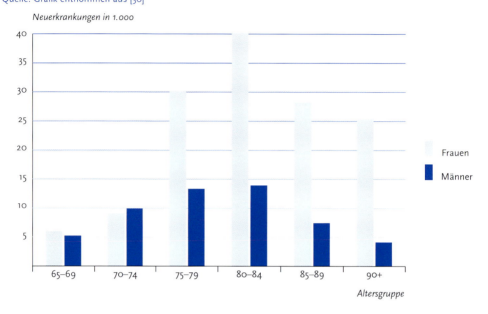

Abbildung 2.1.4.2
Schätzung der Anzahl Demenzkranker in Deutschland zum Ende des Jahres 2002 nach Alter und Geschlecht
Quelle: Grafik entnommen aus [50]

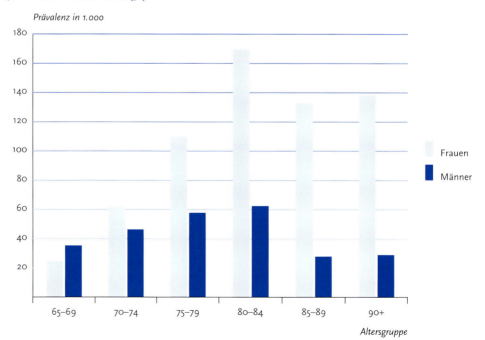

Präventive und therapeutische Ansätze bei demenziellen Erkrankungen
Präventionspotenziale in Bezug auf die Alzheimer Demenz sind begrenzt. Ein günstiger Einfluss wird einer ausgewogenen Ernährung sowie der Kontrolle von Blutdruck und Fettstoffwechsel zugeschrieben [50, 55, 56]. Vaskulären Demenzen kann durch eine Beeinflussung der Risikofaktoren vorgebeugt werden, die zum großen Teil ebenfalls für Schlaganfälle und andere arterielle Verschlusskrankheiten verantwortlich sind. Neben den genannten Faktoren sind dies u. a. Zigarettenrauchen und Alkoholmissbrauch [50].

Trotz der insgesamt begrenzten Therapiemöglichkeiten bei demenziellen Erkrankungen ist festzuhalten, dass das Wissen auf diesem Gebiet in den letzten Jahren stark zugenommen hat [14]. Es stehen heute eine Reihe nicht medikamentöser Behandlungsformen und neu entwickelter Arzneimittel zur Verfügung, die das Fortschreiten kognitiver Störungen verzögern und dem Verlust an Alltagskompetenz entgegenwirken. Für die medikamentöse Behandlung mit Cholinesterasehemmern zeigte sich allerdings in Metaanalysen, in denen die Ergebnisse großer wissenschaftlicher Studien zusammengeführt wurden, dass es nur schwache Evidenz (wissenschaftliche Belege) für die Wirksamkeit dieser Präparate bei Alzheimerdemenz gibt [57]. Für vaskuläre Demenzen wurden ebenfalls nur geringe und unsichere Effekte gemessen [58]. Es wird aber vermutet, dass Subgruppen von Patientinnen und Patienten von der Therapie mit Cholinesterasehemmern stärker profitieren [58].

Im nichtmedikamentösen Bereich werden vor allem psychologische Therapiemethoden eingesetzt (z. B. Training zum Erhalt von Alltagskompetenzen), außerdem ökologische (die Lebensumwelt betreffende) und soziale Maßnahmen (z. B. die Orientierung unterstützende Raumgestaltung). Ein großer medizinischer Durchbruch bei der Demenzbehandlung ist bislang noch nicht gelungen.

Ein wichtiger Punkt in der gesundheitspolitischen und gesamtgesellschaftlichen Diskussion des Themas Demenz ist neben den zurzeit noch eingeschränkten Therapiemöglichkeiten und der großen Verbreitung – für das Jahr 2050 wird erwartet, dass über zwei Millionen 65-Jährige und Ältere in Deutschland an einer Demenz leiden [50] – auch die Tatsache, dass die Demenz zu den teuersten Krankheitsgruppen im Alter gehört. Eine Schätzung der direkten und indirekten Kosten für Alzheimerdemenz in Deutschland stammt von Hallauer und Kollegen. Sie ermittelten pro Patient und Jahr durchschnittlich Kosten von 43.767 Euro, wobei zwei Drittel auf die Familie entfallen (68 %) und knapp ein Drittel auf die gesetzliche Pflegeversicherung (30 %) [59].

Depressionen

Depressionen sind Störungen der Gemütslage, die mit Traurigkeit, Niedergeschlagenheit, Interessenverlust sowie Energie- und Antriebslosigkeit einhergehen. Behandlungsbedürftig ist diese Erkrankung, wenn die Symptome mindestens zwei Wochen anhalten [22]. Wichtige Diagnosen, die zu den depressiven Syndromen gezählt werden, sind insbesondere Majore Depressionen (nach Diagnostic and Statistical Manual of Mental Disorders; DSM-IV) und Dysthymien [60]. Bei den Majoren Depressionen werden leichte, mittelgradige und schwere Episoden unterschieden. Je nach Ausprägungsgrad entstehen Leidensdruck und Beschwernis im Alltag bis hin zur vollständigen Aufgabe von Alltagsaktivitäten und dem Auftreten von Suizidgedanken [60]. Majore Depressionen dauern mindestens zwei Wochen an. Dysthymien sind durch eine schwächer ausgeprägte Symptomatik gekennzeichnet, die allerdings oftmals chronifiziert und lange anhält, mindestens zwei Jahre [60]. Die Entstehungsmechanismen von Depressionen sind nicht vollständig geklärt. Man geht vom Zusammenwirken verschiedener Faktoren aus, bedeutsam sind unter anderem eine genetische Veranlagung und kritische Lebensereignisse [60].

Prävalenz von Depressionen bei älteren Menschen
Verschiedene Bevölkerungsstudien zeigen, dass bei etwa 1 % bis 5 % aller älteren Menschen eine schwere Depression vorliegt [3, 17]. Damit wurde weitgehend übereinstimmend festgestellt, dass die Häufigkeit von schweren Depressionen mit dem Alter nicht ansteigt [17]. In der Berliner Altersstudie, die auch Heimbewohnerinnen und -bewohner einbezog, zeigte sich innerhalb der Stichprobe

70-Jähriger und Älterer ebenfalls kein statistisch bedeutsamer Zusammenhang von steigendem Lebensalter und höherer Prävalenz von Depressionen (unterschiedliche Schweregrade) [15]. Bei knapp 4 % der Männer und 6 % der Frauen wurde eine Major Depression festgestellt [19, 20]. Dass die Prävalenzraten für depressive Syndrome bei Frauen (zum Teil deutlich) höher liegen als bei Männern wird insbesondere im mittleren Lebensalter beobachtet. Es gibt aber mehrere Hinweise darauf, dass das Überwiegen depressiver Erkrankungen bei Frauen im Alter nicht mehr so stark ausgeprägt ist [17].

Im Gegensatz zu den oben genannten Forschungsergebnissen zur Prävalenz von Depressionen im Alter deuten die Ergebnisse einiger Studien auf ein erhöhtes Vorkommen schwerer Depressionen bei Älteren hin [18]. Bis zu 10 % Betroffene wurden beispielsweise in einem Nachfolgeprojekt der Augsburger MONICA-Surveys ermittelt [61, 62].

Andere Bevölkerungsstudien kamen zu dem Ergebnis, dass depressive Erkrankungen mit schwerer Ausprägung im Alter eher abnehmen, leichtere Formen dagegen zunehmen [17]. In der Berliner Altersstudie lag die Häufigkeit von Dysthymien für beide Geschlechter bei 2 % [19, 20].

Die Vielfalt der Forschungsergebnisse begründet sich u. a. durch die Auswahl der untersuchten Personen. Werden beispielsweise Heimbewohner nicht einbezogen, kommt es eher zu einer Unterschätzung der Prävalenz von Depressionen, denn insbesondere bei institutionalisierten Personen ist ein erhöhtes Risiko zu beobachten. Depressive Symptome traten nach Studienangaben bei 40 % bis 50 % der untersuchten Bewohnerinnen und Bewohner von Alten- und Pflegeheimen auf (davon 15 % bis 20 % schwere Depression) [17].

Die Gefahr der Unterschätzung der Prävalenz besteht auch deshalb – zumindest für leichtere Formen von Depressionen –, weil einige Kriterien der Diagnosestellung (Müdigkeit, Energieverlust, Konzentrationsmangel, Gedanken an den Tod) oftmals bei Älteren als »normal« und nicht als klinische Symptomatik erachtet werden. Die Diagnose Depression wird dann unter Umständen gar nicht gestellt [18]. In diesem Zusammenhang sind depressive Störungen mit subdiagnostischer Symptomatik von Bedeutung, die in der Berliner Altersstudie bei etwa 18 % der 70-Jährigen und Älteren gefunden wurden [20]. Diese Störungen beeinträchtigen trotz der geringeren Ausprägung der Symptome die Lebensqualität der Betroffenen. Sie wirken sich auf den Verlauf körperlicher Erkrankungen, auf das Krankheitserleben (insbesondere das Schmerzerleben), die Lebenseinstellung und das persönliche Altersbild aus [20]. Auch andere Untersuchungen bestätigen die hohe Prävalenz leichter Formen und depressiver Symptome ohne Krankheitswert bei Älteren [17].

Suizidgefahr im Alter

Patientinnen und Patienten mit depressiven Erkrankungen haben eine deutlich erhöhte Suizidrate. Sie liegt bei 500 bis 900 je 100.000 Personen. Es wird angenommen, dass bei 40 % bis 60 % aller Personen, die einen Suizid begehen, Depressionen vorliegen [20]. Im Alter könnte dieser Anteil sogar noch höher sein [18]. Aber auch ohne depressive Symptome können lang anhaltende Belastungen, insbesondere schwere Erkrankungen oder der Verlust nahestehender Menschen das Risiko einer Selbsttötung erhöhen [20]. Die Suizidhäufigkeit ist bei älteren Menschen deutlich höher als im Mittel aller Altersgruppen. Insbesondere bei Männern steigt sie ab etwa 75 Jahren exponentiell an (70- bis 74-jährige Männer: 31/100.000 Gestorbene; 90-jährige und ältere Männer: 87/100.000 Gestorbene). Männer sterben in allen Altersgruppen öfter als Frauen durch Suizid [63]. Die tatsächliche Zahl erfolgreicher Suizide bei Älteren liegt vermutlich erheblich höher als in der Todesursachenstatistik ausgewiesen. Nicht erkannte Selbsttötungen können sich beispielsweise hinter Verkehrsunfällen und unklaren Todesursachen verbergen [22, 64]. Eine besondere Form der Selbsttötung ist die Selbstaufgabe bei schwerer Erkrankung. Die Nahrungsaufnahme wird reduziert oder ganz aufgegeben. Für Angehörige und Pflegende entsteht dabei eine ethische Konfliktsituation.

Präventionspotenziale depressiver Störungen

Das Risiko einer depressiven Erkrankung ist vor allem bei Partnerverlust, bei subjektiv erlebter Einsamkeit, Mangel an sozialen Kontakten und sozialer Integration, sowie bei (neu auftretenden) körperlichen Erkrankungen und Behinderungen erhöht [18, 20, 62]. Ein hohes Risiko für das Auftreten einer Depression (50 % und höher) zeigte sich nach Verlust des Ehepartners bzw. der Ehepartnerin [65]. Alleinleben per se war allerdings in verschiedenen Studien nicht mit vermehrten psychischen Erkrankungen verbunden [65]. Auch die Erfahrung eines beginnenden geistigen Abbaus (vor allem am Beginn einer Demenzerkrankung) kann depressive Symptome auslösen [18, 65].

Die Prävention depressiver Symptome kann von Seiten der/s Betroffenen durch die Stärkung von Selbstkonzept und Kontrollüberzeugung, durch die frühzeitige Entwicklung von Bewältigungsstrategien und durch die Erweiterung individuell wichtiger Aktivitäten (z. B. Hobbys) unterstützt werden [3]. Außerdem kann die Mobilisierung sozialer Kontakte und Hilfe aus dem engeren Netzwerk der/des Betroffenen sinnvoll sein, um eine bessere soziale Integration und Teilhabe zu gewährleisten. Hinsichtlich der medizinisch-psychologischen Betreuung älterer Menschen sind die Linderung von Krankheitssymptomen sowie die seelische Verarbeitung von Krankheiten und belastenden Ereignissen von großer Bedeutung. Der Frühbehandlung depressiver Symptome durch qualifizierte Psychiaterinnen/Psychiater oder Psychologinnen/Psychologen kommt ebenfalls eine wichtige Rolle zu [65].

Die Ausschöpfung der Präventionspotenziale depressiver Störungen ist nicht nur wegen des Risikos für Suizid und Suizidversuch bei depressiv Erkrankten hervorzuheben. Auch die Tatsache, dass eine Therapie ausgeprägter Symptome schwierig ist und trotz einer Vielzahl von zur Verfügung stehenden antidepressiven Medikamenten etwa 50 % der Betroffenen nicht adäquat auf die erste Behandlung ansprechen [62], unterstreicht ihre Bedeutung. Die Nutzung von Psychotherapie bei der Behandlung depressiver Störungen im Alter ist zurzeit noch wenig verbreitet, obwohl es deutliche Hinweise darauf gibt, dass sie ebenso wirksam wie im mittleren Lebensalter ist [18].

Nur bei einem Teil der depressiv Erkrankten wird die auslösende Ursache in einer Häufung von Belastungen im Alter vermutet. Bei anderen Patientinnen und Patienten handelt es sich um eine »alternde« Erkrankung, d. h. die depressive Störung hat bereits eine lange Vorgeschichte [3]. Rezidivierende (wiederholt auftretende) depressive Störungen sind besonders im Alter häufig. Dies wird auf ein Fortbestehen der Faktoren zurückgeführt, die die Depression begünstigen, außerdem auf eine ungenügende Erkennung und Behandlung der Erkrankung [60]. Die Prävention von langfristig bestehenden Depressionen bei älteren Menschen ist eine besondere Herausforderung; spezielle Anstrengungen sind nötig, um bei diesen Patientinnen und Patienten Präventionspotenziale zu erschließen [3].

Trotz der Zunahme chronischer Erkrankungen, Schmerzen, funktioneller Einbußen und Verluste zeigte sich in vielen Studien kein Anstieg der Rate psychisch Erkrankter Älterer im Vergleich zum mittleren Lebensalter. Auch wenn die vorliegenden Forschungsergebnisse hier nicht vollkommen übereinstimmen, deutet dies laut Kruse [3] auf eine gut erhaltene psychische Widerstandsfähigkeit älterer Menschen hin. Frauen und Männer im dritten und vierten Lebensalter sind vielfach in der Lage, das frühere Anpassungs- und Funktionsniveau auch nach Verlusterlebnissen und dem Eintreten von Beeinträchtigungen wieder zu erreichen.

2.1.5 Weitere ausgewählte Gesundheitsprobleme im Alter

In diesem Abschnitt sollen beispielhaft zwei weitere wichtige Gesundheitsprobleme älterer Menschen herausgegriffen werden, die bisher, im Gegensatz zu den in den Abschnitten 2.1.3 und 2.1.4 behandelten Erkrankungen, relativ wenig Aufmerksamkeit erhalten. Es handelt sich um das Tabuthema Harninkontinenz und um die Mundgesundheit älterer Menschen.

Harninkontinenz

Harninkontinenz ist ein häufiges, jedoch immer noch stark tabuisiertes Problem [66] und zählt zu den Hauptproblemen in der Geriatrie [67]. Es handelt sich dabei weniger um eine Krankheit, sondern eher um ein Symptom mit vielfältigen möglichen Ursachen [66].

Von Harninkontinenz wird ganz allgemein gesprochen, wenn es Betroffenen nicht (immer) möglich ist, Zeit und Ort der Harnausscheidung zu kontrollieren [66]. Bei älteren Patientinnen und Patienten, wie auch bei Pflegebedürftigen, liegt am häufigsten eine Dranginkontinenz vor (starkes Harndranggefühl im Zusammenhang mit einem unwillkürlichen Harnverlust) [66]. In Studien zeigte sich, dass Dranginkontinenz die stärksten Auswirkungen auf die Lebensqualität hat [66] und für die meisten inkontinenzbezogenen Komplikationen verantwortlich ist. Sie führt beispielsweise zu vermehrten Stürzen bei Älteren und zu seelischen Beeinträchtigungen und Depressionen [66, 68, 69]. Vor allem bei Älteren tritt auch die sogenannte vorübergehende Inkontinenz auf, hervorgerufen beispielsweise durch eingeschränkte Mobilität, Verwirrtheit, Medikamentenwirkungen oder Harnwegsinfektionen. Durch die Beeinflussung der zugrunde liegenden Ursachen kann sie oftmals behoben oder gebessert werden. Daneben gibt es weitere Inkontinenzformen, z. B. die Stressinkontinenz oder die Mischinkontinenz.

Aussagen zur Verbreitung der Harninkontinenz variieren zwischen 5 % und über 50 % [66]. Vielfältige Erhebungsprobleme bei der empirischen Erfassung führen zu diesen breit gefächerten Prävalenzschätzungen [66]. Von den zurzeit vorliegenden Studien ist insbesondere eine norwegische Untersuchung (EPICONT-Studie), an der 28.000 Frauen teilnahmen, methodisch wegweisend [66]. Die Autoren kommen zu dem Schluss, dass etwa 7 % der befragten Frauen von einer signifikanten Harninkontinenz betroffen sind, d. h. neben der Inkontinenz auch unter deutlichen Auswirkungen auf die Lebensqualität leiden. Die Häufigkeit stieg mit wachsendem Alter. Eine signifikante Inkontinenz wurde beispielsweise von 9 % der 65- bis 70-Jährigen berichtet, bei den über 85-Jährigen waren es bereits 16 %.

Gleichermaßen zuverlässige bevölkerungsbezogene Daten liegen für Deutschland nicht vor. Im Telefonischen Gesundheitssurvey 2005 gab ein Viertel der befragten 60- bis 69-jährigen Frauen an, von Inkontinenz betroffen zu sein (Männer 10 %). Im höheren Alter (ab 80 Jahren) betraf das Problem Harninkontinenz sogar jede dritte Frau (Männer 29 %). Über eine schwere Beeinträchtigung – regelmäßiger und mehr als geringfügiger Harnverlust mit deutlichen Einbußen an Lebensqualität – berichteten 4 % der 80-jährigen und älteren Frauen sowie 3 % der gleichaltrigen Männer [66].

Zusammenfassend kann aus diesen und weiteren vorliegenden Studien abgeleitet werden, dass schätzungsweise etwa 30 % der 70-Jährigen und Älteren von Harninkontinenz betroffen sind, bei 15 % bis 20 % liegt eine belastende Inkontinenz vor [66]. Die Verbreitung steigt mit zunehmendem Alter deutlich, wobei Frauen in allen Altersgruppen häufiger als Männer betroffen sind. Der weibliche Körperbau ist mit einem größeren Inkontinenzrisiko verbunden. Zusätzlich erhöht die körperliche Beanspruchung durch Schwangerschaft und Entbindung das Inkontinenzrisiko. Im sehr hohen Lebensalter nähern sich die Prävalenzraten von Frauen und Männern allerdings an.

Eine Inkontinenz kann durch zahlreiche Krankheiten, Unfälle, medizinische Eingriffe, Medikamente sowie Lebensstil- und psychosoziale Faktoren verursacht bzw. gefördert werden. Im Alter gibt es zusätzliche Ursachen bzw. Risiken, wie beispielsweise altersbedingte Veränderungen der beteiligten Organe (u. a. Nachlassen der Muskelspannung der Beckenbodenmuskulatur), nachlassende Kontrolle des Harntraktes durch das Gehirn (u. a. durch Erkrankungen wie Schlaganfall), chronische Harnwegsinfektionen, nicht-urologische Erkrankungen wie Herzinsuffizienz oder Diabetes mellitus, (Multi-) Medikation und funktionale Einschränkungen (u. a. Verwirrtheitszustände) [66].

Aus Studien ist bekannt, dass viele Menschen, die unter Harninkontinenz leiden, keine ärztliche Hilfe in Anspruch nehmen. Inkontinenzbetroffene versuchen oftmals, die Symptome durch eingeschränkte Flüssigkeitsaufnahme zu beeinflussen [66, 70]. Dies birgt aber insbesondere bei Älteren die Gefahr einer erhöhten Infektneigung [3], von Kreislaufproblemen und Verwirrtheit [50]. Das Vorliegen einer Inkontinenz kann zu starken Beeinträchtigungen im alltäglichen Leben mit der Gefahr des sozialen Rückzugs führen [66]. Die Wahrscheinlichkeit für Krankenhausaufenthalte und für eine Heimaufnahme ist erhöht [66, 71]. Dranginkontinenz stellt außerdem einen Risikofaktor für Stürze und dadurch bedingte Knochenbrüche bei Älteren dar [66, 69]. Außerdem sind inkontinente Patientinnen und Patienten häufiger als Gleichaltrige von Depressionen betroffen [66]. Insbesondere in stationären Pflegeeinrichtungen ist die Inkontinenz ein wesentlicher Risikofaktor für das Entstehen von Wundliegen (Dekubitus) [50].

Für die Therapie der Harninkontinenz stehen in der hausärztlichen Praxis gute Behandlungs-

und Beratungsmöglichkeiten zur Verfügung (z. B. Beckenbodentraining, Revision der Medikamenteneinnahme) [66]. Bei komplizierten Fällen gibt es zudem zahlreiche spezialärztliche Methoden. Hilfreich für einen guten Umgang mit dem Gesundheitsproblem Harninkontinenz wäre weniger Scheu (auch auf ärztlicher Seite), das Problem anzusprechen. Wünschenswert ist ebenfalls eine wirkungsvollere Förderung der Kontinenz in der Pflege.

Mundgesundheit

Die Betroffenheit von Karies (Zahnfäule) ist bei Seniorinnen und Senioren im Rückgang begriffen. Dies belegt die 4. Deutsche Mundgesundheitsstudie (DMS IV), bei der mehr als 1.000 Männer und Frauen im Alter von 65 bis 74 Jahren untersucht wurden [72]. Trotzdem ist bei Älteren fast durchweg eine hohe Karieslast (viele kariesbedingte Schäden) erkennbar, auch wenn die Erkrankung bereits viele Jahre oder Jahrzehnte zurückliegt. Sie haben im Mittel an 22 von 28 Zähnen kariesbedingte Schäden (auch versorgte). Im Vergleich zur Erhebung aus dem Jahr 1997 ist insbesondere die Zahl kariesbedingt entfernter Zähne bemerkenswert zurückgegangen, um ca. 20 % [72]. Die Wurzelkariesprävalenz ist hingegen deutlich gestiegen, 45 % der 65- bis 74-Jährigen sind betroffen (mindestens eine kariöse oder gefüllte Wurzelfläche) [72]. Es zeigte sich, dass die Häufigkeit von Karies, das Vorkommen von Wurzelkaries und insbesondere die Anzahl der wegen Karies entfernten Zähne mit der sozialen Lage in Zusammenhang stehen. Seniorinnen und Senioren mit hoher Schulbildung haben den niedrigsten Kariesbefall. Kein Einfluss der sozialen Lage zeigte sich hingegen beim sogenannten Kariessanierungsgrad (Quotient der gefüllten Zähne dividiert durch die Summe der gefüllten und (kariös) zerstörten Zähne multipliziert mit 100) [72]. Er ist ein wesentlicher Indikator der Versorgung der Bevölkerung mit zahnärztlichen Dienstleistungen und liegt bei den 65- bis 74-Jährigen mit 95 % auf sehr hohem Niveau. Im Hinblick auf Zahnverlust wurde festgestellt, dass nur noch ca. 1 % der 65- bis 74-Jährigen auf Zahnersatz verzichten kann, weil die Zahnreihe komplett ist. Bei den älteren Patientinnen und Patienten fehlten im Durchschnitt 14,2 Zähne. Im Vergleich zu 1997 (durchschnittlich 17,6 fehlende Zähne) hat sich die Zahl noch vorhandener Zähne deutlich erhöht. Nur 5 % der untersuchten Männer und Frauen, die ausgeprägte Lücken im Gebiss aufwiesen, waren nicht prothetisch versorgt. Von totaler Zahnlosigkeit waren 23 % der Untersuchten betroffen. Alle waren prothetisch versorgt. Bei den Seniorinnen und Senioren dominierten herausnehmbare Formen von Zahnersatz, wenn einzelne oder alle Zähne prothetisch ersetzt werden mussten [72]. Etwa ein Drittel der Älteren hat festsitzende Brücken oder Kronen, nur ein sehr kleiner Anteil hat Zahnimplantate (3 %).

Aus der DMS IV liegen auch Informationen zum Wohlbefinden hinsichtlich der eigenen Mundsituation vor (mundgesundheitsbezogene Lebensqualität). Ältere Frauen und Männer gaben insgesamt nur sehr selten an, »oft« oder »sehr oft« von den aufgelisteten Mundgesundheitsproblemen betroffen zu sein [72]. Wenn Probleme berichtet wurden, dann handelte es sich dabei zumeist um »unangenehm, bestimmte Nahrungsmittel zu essen« und »Schmerzen« im Mundbereich (25 % bis 35 % aller Nennungen).

Zur Prävention von Mund- und Zahnerkrankungen gehört in jedem Alter das regelmäßige Zähneputzen mit einer fluoridhaltigen Zahnpasta und Kontrollbesuche bei der Zahnärztin bzw. beim Zahnarzt, die mindestens einmal jährlich erfolgen sollten. Auch wenn nur noch wenige eigene Zähne im Mund verblieben sind, ist eine Kontrolle der Mundgesundheitssituation wichtig, beispielsweise hinsichtlich Druckstellen (durch Prothesen) oder Entzündungen. Das Mundgesundheitsverhalten der älteren Menschen ist tendenziell positiv zu beurteilen: 80 % der Befragten gaben an, dass sie sich mindestens zweimal täglich die Zähne putzen und 72 % gehen regelmäßig zur Kontrolle zum Zahnarzt.

2.1.6 Mehrfacherkrankungen (Multimorbidität)

Das gleichzeitige Auftreten mehrerer Erkrankungen ist ein Charakteristikum der gesundheitlichen Lage älterer Menschen [2, 23]. Im Alter vorliegende Krankheiten sind zudem häufig chronisch und irreversibel. Sie bestehen nicht unabhängig voneinander; vielmehr greifen Krankheitsfolgen, damit verbundene Funktionseinschränkungen und erforderliche Arzneimitteltherapien in komplexer Weise ineinander (weitere Charakteristika von Krankheit im Alter siehe Abschnitt 2.1.1 und 1.1.2). Für die Betroffenen resultiert hieraus ein hohes Risiko, auftretende Fehlfunktionen von Organsystemen nicht mehr kompensieren zu können. Damit sind Einbußen an unabhängiger Lebensführung, Selbstbestimmung und Lebensqualität verbunden, außerdem ergibt sich häufig ein umfassender Behandlungsbedarf. Die Versorgung älterer multimorbider Menschen stellt in ethischer, medizinischer und sozioökonomischer Hinsicht eine gesamtgesellschaftliche Herausforderung dar [9].

Verbreitung von Multimorbidität

Um Aussagen zur Verbreitung von Multimorbidität in der Bevölkerung zu treffen, ist zunächst eine präzise Begriffsbestimmung notwendig. Im Bereich der Medizin gebräuchliche Definitionen beziehen sich überwiegend lediglich auf die Anzahl der vorliegenden Erkrankungen, beispielsweise »zwei«, »mindestens fünf« oder »mehrere« [4]. Unterschiede in den Begriffsbestimmungen bestehen außerdem dahingehend, ob eine direkte Behandlungsbedürftigkeit vorliegen muss oder nicht, um eine Erkrankung in die Zählung aufzunehmen [z. B. 4, 21, 73]. Daraus ergibt sich eine große Uneinheitlichkeit bezüglich des Krankheitsgefüges, das jeweils als Multimorbidität bezeichnet wird. Außerdem stellt sich die Frage, ob Multimorbidität nicht mehr ist als das reine Vorhandensein mehrerer gleichzeitig bestehender Erkrankungen. Eine Erweiterung des Begriffsinhaltes Multimorbidität, um Komponenten wie beispielsweise Medikation, Krankheitsfolgen oder subjektive Bewertung der Leiden, steht noch aus [4].

Aufgrund der skizzierten methodischen Schwierigkeiten und einer sehr eingeschränkten epidemiologischen Datenlage ist bislang unklar, wie häufig Multimorbidität in der Bevölkerung auftritt. Um Multimorbidität zu erfassen, wurden in verschiedenen Settings Scores und Indizes entwickelt, beispielsweise Cumulative Illness Rating Scale (CIRS), Functional Comorbidity Index (FCI) und Charlson Comorbidity Index [74]. Je nach Zielgröße, die bei der Entwicklung der Scores und Indizes gewählt wurde, z. B. Vorhersage der Mortalität, Inanspruchnahme von Leistungen des Gesundheitssystems oder Lebensqualität, werden jeweils unterschiedliche Aspekte von Multimorbidität erfasst. Die meisten Scores sind nicht variabel in unterschiedlichen Kontexten einsetzbar, da sie für eine ausgewählte Studienpopulation mit speziellen soziodemografischen und krankheitsspezifischen Charakteristika entwickelt wurden.

Eine Erfassung bevölkerungsrepräsentativer Eckdaten zu Multimorbidität und daraus resultierendem Versorgungsbedarf wäre von großem Wert für die Entwicklung innovativer Versorgungs- und Präventionskonzepte. Ein zurzeit laufendes, vom Bundesministerium für Bildung und Forschung (BMBF) gefördertes Forschungsprojekt widmet sich dieser Frage (Forschungsverbund »Autonomie trotz Multimorbidität im Alter«, AMA). Angaben zur Verbreitung von Multimorbidität in Deutschland sind derzeit nur sehr eingeschränkt verfügbar. Für die in Privathaushalten lebende Bevölkerung bis 79 Jahre kann der Bundes-Gesundheitssurvey 1998 herangezogen werden. Dort wurde nach dem Vorkommen von insgesamt 43 überwiegend chronischen Krankheiten und Gesundheitsstörungen gefragt, darunter Bluthochdruck, Osteoporose und Krebserkrankungen. In der Gruppe der 60- bis 79-Jährigen waren 87 % der Männer und 92 % der Frauen in den letzten 12 Monaten vor der Befragung von mindestens einer der Krankheiten betroffen. Im Durchschnitt gaben Männer dieses Alters 2,6 und Frauen 3,3 Krankheiten an. Gleichzeitig wird aber auch deutlich, dass die Mehrheit der 60- bis 79-Jährigen nicht unter einer schweren, lebensbedrohlichen Krankheit leidet [16, 75].

Auch in der Berliner Altersstudie wurde die Zahl der diagnostizierten Erkrankungen zugrunde gelegt, um das Ausmaß von Multimorbidität in der älteren Bevölkerung (auch in Heimen) abzuschätzen. Bei fast einem Drittel der 70-Jährigen und Älteren und knapp der Hälfte der 85-Jährigen und Älteren wurden durch die Projektärztin/den Projektarzt mindestens fünf internistische, neurologische, orthopädische und/oder psychische Erkrankungen diagnostiziert, die behandlungsbedürftig sind [16, 23]. Bei Frauen lagen insgesamt mehr medizinische Diagnosen vor, was auch zu einem – im Vergleich zu den gleichaltrigen Männern – höheren Anteil multimorbider Patientinnen führte [14]. Im Alter von 70 bis 84 Jahren wurden für 27 % der Frauen und 19 % der Männer fünf und mehr Diagnosen gestellt. Unter den 85-Jährigen und Älteren waren 54 % der Frauen und 41 % der Männer von Multimorbidität betroffen [3, 15]. Sowohl zwischen Alter und Multimorbidität als auch zwischen Geschlecht und Multimorbidität zeigte sich in der Berliner Altersstudie ein statistisch bedeutsamer Zusammenhang [3].

Die Ergebnisse des Alterssurvey 2002 (basierend auf Selbstauskünften der Befragten), der auch Personen im mittleren Lebensalter einbezog, zeigen wiederum einen deutlichen altersbezogenen Anstieg beim Auftreten von Multimorbidität, hier ebenfalls verstanden als Gleichzeitigkeit mehrerer Erkrankungen. Der Anteil betroffener Patientinnen und Patienten nimmt ab der Altersgruppe 40 bis 54 Jahre von Altersstufe zu Altersstufe stark zu [8] (siehe Abbildung 2.1.6.1). Der Prozentsatz der Befragten, die über fünf oder mehr gleichzeitig bestehende Erkrankungen berichten, verdreifacht sich von 4 % in der Gruppe der 40- bis 54-Jährigen auf 12 % in der Gruppe der 55- bis 69-Jährigen [5]. Bei den 70- bis 85-Jährigen hat schließlich rund ein Viertel fünf und mehr Erkrankungen (24 %). Die Ergebnisse des Surveys zeigen auch, dass Mehrfacherkrankungen nicht allein eine Herausforderung des hohen Alters sind, da bereits viele jüngere Personen darüber berichten [8].

Neben dem Einfluss von Alter und Geschlecht auf das Vorliegen von Multimorbidität ergaben sich in Studien auch Hinweise darauf, dass die Anzahl der chronischen Erkrankungen mit der sozialen Lage variiert. Angehörige statusniedriger Bevölkerungsgruppen sind von vielen chronischen Krankheiten und Beschwerden häufiger betroffen. Dieser Zusammenhang ist vor allem für das mittlere Erwachsenenalter umfassend untersucht und gut belegt. Vorliegende Untersuchungen zeigen aber, dass sich soziale und gesundheitliche Aspekte auch im höheren Lebensalter beeinflussen. Hinsichtlich der Auswirkungen funktioneller Beeinträchtigungen im Alter wurde ebenfalls ein Zusammenhang mit der sozialen Lage festgestellt [4, 76]. Im Kapitel 3.2 werden diese Fragen ausführlich diskutiert.

Ein wichtiger Aspekt des Problems Multimorbidität ist die Tatsache, dass das Vorliegen mehrerer (körperlicher) Erkrankungen das Risiko für eine psychische Komorbidität erhöht. Beispielsweise kann ein langjähriger Diabetes mellitus die Ausbildung einer Depression begünstigen [23]. Im Bundes-Gesundheitssurvey 1998 war die Diagnose Diabetes mellitus mit einer erhöhten Wahrscheinlichkeit für Angststörungen assoziiert (Altersgruppe 18 bis 65 Jahre) [77]. Inwiefern das gemeinsame Auftreten von Stoffwechselerkrankungen (z. B. Diabetes mellitus) und psychischen Störungen (z. B. Angststörungen und Depressionen) möglicherweise auf gemeinsame Auslöser zurückgeführt werden kann, ist derzeit Gegenstand der Forschung [78]. Die dauerhafte übermäßige Aktivierung hormoneller Regulationsprozesse, beispielsweise durch emotionalen Stress, wird für beide Erkrankungen als entscheidender Faktor diskutiert [78].

In der Berliner Altersstudie traten Depressionen signifikant häufiger bei hilfsbedürftigen, multimorbiden, immobilen oder multimedikamentös behandelten älteren Menschen auf [23]. Auch ein Zusammenhang zwischen Einschränkungen in den Alltagsaktivitäten, die ihrerseits Folgen von Multimorbidität sein können, und dem

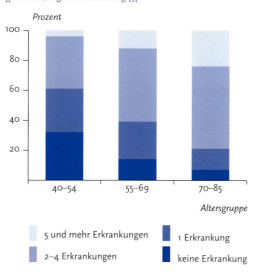

Abbildung 2.1.6.1
Anteile der Personen, die von mehreren Erkrankungen gleichzeitig betroffen sind, nach Alter 2002
Quelle: Replikationsstichprobe des Alterssurveys 2002, gewichtet, eigene Darstellung [5]

Auftreten einer psychiatrischen Erkrankung ist belegt [23]. Multimorbidität ist im Alter häufig mit (ausgeprägten) funktionellen Einschränkungen verbunden. Diese können zu einer dauerhaften Beeinträchtigung der Fähigkeit zur Alltagsbewältigung führen und eine anhaltende Pflegebedürftigkeit herbeiführen [4]. Unter allen multimorbid erkrankten Teilnehmerinnen und Teilnehmern der Berliner Altersstudie war die Mortalität in den folgenden 28 Monaten mit 26 % deutlich höher als in der Gruppe derer, die weniger als fünf behandlungsbedürftige Diagnosen (9 %) aufwiesen [23].

Präventive und therapeutische Aspekte

Medizinische und therapeutische Angebote für ältere, chronisch multimorbid erkrankte Menschen verlangen eine komplexe und ganzheitliche Sichtweise, sowohl in der wissenschaftlichen als auch in der praktischen Medizin [23]. Unter anderem besteht die Gefahr, dass bei einem komplexen Krankheitsgefüge die Therapie wichtiger Krankheiten (z. B. medikamentöse Behandlung) vernachlässigt wird. Andererseits nimmt die Häufigkeit von Medikationsfehlern, Nebenwirkungen und Arzneimittelinteraktionen mit steigender Zahl der Wirkstoffe proportional zu. Krankheitssymptome sind dann oftmals nur schwer von unerwünschten Arzneimittelwirkungen oder Interaktionswirkungen verschiedener Medikamente zu trennen [21, 79]. Es wird empfohlen, nicht mehr als vier Medikamente regelmäßig anzuwenden [80, 81]. Insbesondere bei geriatrischen Patientinnen und Patienten ist dies oftmals schwierig und die Arzneimitteltherapie multimorbid erkrankter Älterer verlangt viel therapeutische Erfahrung (siehe auch Abschnitt 3.3.5).

Insgesamt ist die Inanspruchnahme ärztlicher Leistungen bei Multimorbidität erhöht. In der stationären Behandlung ist sie mit einer längeren Verweildauer assoziiert [23, 53]. Ein höherer Aufwand, auch in der Pflege multimorbider Krankenhauspatientinnen und -patienten, resultiert ebenfalls aus den behandlungsbedürftigen Nebendiagnosen, die meist zahlreich sind und interagieren [23]. Das Risiko einer Heimeinweisung steigt bei Multimorbidität, speziell wenn gleichzeitig psychische und physische Erkrankungen vorliegen [23]. Das vielschichtige Krankheitsgefüge bei älteren Patientinnen und Patienten wird – dies ist für alle präventiven und therapeutischen Maßnahmen von Bedeutung – immer durch psychosoziale Faktoren und Funktionseinbußen mitbestimmt [23].

Obwohl Multimorbidität im Alter, insbesondere ab dem vierten Lebensalter (85 Jahre) weit verbreitet ist, sind die Folgen – Multimedikation, funktionelle Einschränkungen, Schmerzen – kein unabwendbares Schicksal. Auch ältere Menschen verfügen über Präventionspotenziale, die genutzt werden sollten. In jedem Alter und abgestimmt auf den aktuellen persönlichen Gesundheitszustand ist die Vorbeugung von Krankheiten, die Verhinderung des Fortschreitens von Krankheiten sowie die Vermeidung von Folgeschäden möglich und wichtig [8].

2.1.7 Resümee

Insgesamt, das zeigt der vorliegende Beitrag, ist ein deutlicher Anstieg der Gesundheitsprobleme mit fortschreitendem Alter zu beobachten, sowohl hinsichtlich der Anzahl erkrankter Personen als auch bezüglich der Komplexität der vorliegenden Beeinträchtigungen. Der beobachtete Anstieg von Erkrankungen im höheren Lebensalter ist nicht umkehrbar, allerdings steht ein großer Teil der bei älteren Menschen dominierenden Gesundheitsprobleme in engem Zusammenhang mit der persönlichen Lebensweise. Hier sind beispielsweise die Ernährung, das Bewegungsverhalten und die Gewichtsregulation zu nennen, die nachweisbare Auswirkungen auf die Prävalenz von Herz-Kreislauf-Erkrankungen und Krankheiten des Bewegungsapparates haben. Diese beiden Krankheitsgruppen dominieren das Krankheitsspektrum im Alter. Außerdem ist hervorzuheben, dass ältere Menschen in hohem Maße zu Anpassungsleistungen in der Lage sind und über Bewältigungsressourcen für den Umgang mit schwierigen Lebenssituationen verfügen. Wissenschaftliche Studien zur psychischen Gesundheit belegen, dass der überwiegende Teil der älteren Bevölkerung trotz gesundheitlicher Einschränkungen und Verlusterlebnissen keine psychischen Auffälligkeiten zeigt. Frauen und Männer im höheren Alter stellen sich in der Regel darauf ein, dass ihre Gesundheit schlechter wird. Für chronische Erkrankungen konnte beispielsweise gezeigt werden, dass diese am Anfang deutlich belastender wahrgenommen wird als im weiteren Verlauf. Hierdurch verschieben sich die persönlichen Kriterien für Gesundheit, so dass Ältere oftmals nicht die Abwesenheit von Krankheiten oder Behinderung als Kriterium für »gute Gesundheit« ansehen, sondern die Abwesenheit von lang andauernden und quälenden Beschwerden, beispielsweise Schmerzen, ein Maßstab für gute Gesundheit wird. Dies deutet bereits darauf hin, dass neben den klinisch objektivierbaren Sachverhalten das subjektive Erleben – die subjektive Gesundheit – eine große Rolle für die Gesundheit des Einzelnen spielt. Im vorliegenden Kapitel wurden zunächst die physischen und psychischen Aspekte der Gesundheit im Alter betrachtet. Neben der bereits erwähnten subjektiven Sicht auf die gesundheitliche Lage ist insbesondere bei älteren und alten Menschen die Funktionsfähigkeit von großer Bedeutung (funktionale Gesundheit). Das folgende Kapitel (2.2) widmet sich diesem Thema. Auf die subjektiven Aspekte der Gesundheit wird im Kapitel 2.3 vertiefend eingegangen. Ein »Zusammendenken« dieser vier Bereiche von Gesundheit ist wichtig, denn körperliche, seelische und funktionale Beeinträchtigungen stehen in enger Beziehung und wirken sich auf die gesundheitsbezogene Lebensqualität aus, die ihren Ausdruck in der subjektiven Gesundheitseinschätzung findet.

Literatur

1. Garms-Homolová V, Schaeffer D (2003) Einzelne Bevölkerungsgruppen: Ältere und Alte. In: Schwartz FW, Badura B, Busse R et al. (Hrsg) Das Public Health Buch. Gesundheit und Gesundheitswesen. Urban & Fischer, München Jena, S 675–686
2. Steinhagen-Thiessen E, Gerok W, Borchelt M (1994) Innere Medizin und Geriatrie. In: Baltes PB, Mittelstraß J, Staudinger U (Hrsg) Alter und Altern: Ein interdisziplinärer Studientext zur Gerontologie. Walter de Gruyter, Berlin New York
3. Kruse A (2002) Gesund altern. Stand der Prävention und Entwicklung ergänzender Präventionsstrategien. Schriftenreihe des Bundesministeriums für Gesundheit, Band 146, Nomos Verlagsgesellschaft, Baden-Baden
4. Holzhausen M, Bornschlegel U, Mischker A (2006) Multimorbidität im Alter. Geriatrie Journal 04/06: 42–45
5. Bundesministerium für Familien, Senioren, Frauen und Jugend (BMFSFJ) (2005) Der Alterssurvey – Aktuelles auf einen Blick: Gesundheit und Gesundheitsversorgung. Pressetexte der Bundesregierung www.bmfsfj.de (Stand: 13.11.2008)
6. Statistisches Bundesamt (2006) Leben in Deutschland. Ergebnisse des Mikrozensus 2005. Tabellenanhang zur Pressebroschüre. Statistisches Bundesamt, Wiesbaden
7. Wurm S, Tesch-Römer C (2006) Gesundheit, Hilfebedarf und Versorgung. In: Tesch-Römer C, Engstler H, Wurm S (Hrsg), Altwerden in Deutschland. Sozialer Wandel und individuelle Entwicklung in der zweiten Lebenshälfte. VS Verlag für Sozialwissenschaften, Wiesbaden, S 329–383
8. Wurm S, Tesch-Römer C (2006) Gesundheit in der zweiten Lebenshälfte. Public Health Forum 14, H. 50
9. Walter U, Schneider N, Bisson S (2006) Krankheitslast und Gesundheit im Alter. Herausforderungen für die Prävention und gesundheitliche Versorgung. Bundesgesundheitsbl – Gesundheitsforsch – Gesundheitsschutz 49: 537–546
10. Zentralinstitut für die kassenärztliche Versorgung in der Bundesrepublik Deutschland (2008) Häufigste Diagnosen in Prozent der Behandlungsfälle in Arztpraxen in Nordrhein 2007 nach Geschlecht, ICD-10, Arztgruppe
www.gbe-bund.de (Stand: 13.11.2008)
11. Zentralinstitut für die kassenärztliche Versorgung in der Bundesrepublik Deutschland (2005) ZI-Panel zur Morbiditätsanalyse: Basisstatistik. Nach dem ICD-10-GM-Schlüssel codierte Diagnosen von Ärzten aus dem ADT-Panel des Zentralinstituts in der Kassenärztlichen Vereinigung Nordrhein, 1. Quartal 2005. Zentralinstitut für die kassenärztliche Versorgung in der Bundesrepublik Deutschland, Berlin
12. Statistisches Bundesamt (2007) Todesursachenstatistik 2006. Statistisches Bundesamt, Wiesbaden
13. Statistisches Bundesamt (2008) Diagnosedaten der Patienten und Patientinnen in Krankenhäusern (einschl. Sterbe- und Stundenfälle) 2006. Statistisches Bundesamt, Wiesbaden
14. Robert Koch-Institut (Hrsg) (2006) Koronare Herzkrankheit und akuter Myokardinfarkt. Gesundheitsberichterstattung des Bundes Heft 33. Robert Koch-Institut, Berlin
15. Kruse A, Schmitt E (2002) Gesundheit und Krankheit im hohen Alter. In: Hurrelmann K, Kolip P (Hrsg) Geschlecht, Gesundheit, Krankheit: Männer und Frauen im Vergleich. Verlag Hans Huber, Bern Göttingen Toronto, S 206–222
16. Lampert T, Saß AC, Häfelinger M et al. (2005) Armut, soziale Ungleichheit und Gesundheit. Expertise des Robert Koch-Instituts zum 2. Armuts- und Reichtumsbericht der Bundesregierung. Beiträge zur Gesundheitsberichterstattung des Bundes. Robert Koch-Institut, Berlin
17. Weyerer S, Bickel H (2007) Epidemiologie psychischer Erkrankungen im höheren Lebensalter. Grundriss Gerontologie, Band 14, Verlag W. Kohlhammer, Stuttgart
18. Stoppe G (2006) Alte. In: Stoppe G, Bramesfeld A, Schwartz FW (Hrsg) Volkskrankheit Depression? Bestandsaufnahme und Perspektiven. Springer Verlag, Berlin Heidelberg, S 245–256

19. Helmchen H, Baltes MM, Geiselmann B et al. (1996) Psychische Erkrankungen im Alter. In: Mayer KU, Baltes PB (Hrsg) Die Berliner Altersstudie. Akademie Verlag, Berlin, S 185–219
20. Robert Koch-Institut (Hrsg) (2002) Gesundheit im Alter. Gesundheitsberichterstattung des Bundes Heft 10. Robert Koch-Institut, Berlin
21. Steinhagen-Thiessen E, Borchelt M (1996) Morbidität, Medikation und Funktionalität im Alter. In: Mayer KU, Baltes PB (Hrsg) Die Berliner Altersstudie. Akademie Verlag, Berlin, S 151–183
22. Robert Koch-Institut (Hrsg) (2006) Gesundheit in Deutschland. Robert Koch-Institut, Berlin
23. Bundesministerium für Familien, Senioren, Frauen und Jugend (BMFSFJ) (Hrsg) (2002) Vierter Bericht zur Lage der älteren Generation. BMFSFJ, Berlin
24. Laaser U, Breckenkamp J (2005) Trends in risk factor control in germany 1984-1998: high blood pressure and total cholesterol. Eur J Publ Health 16 (2): 217–222
25. Wolf-Maier K, Cooper RS, Kramer H et al. (2004) Hypertension treatment and control in five European Countries, Canada, and the United States. Hypertension 43: 10–17
26. Wolf-Maier K, Cooper RS, Banegas JR et al. (2003) Hypertension prevalence and blood pressure levels in 6 European Countries, Canada, and the United States. JAMA 289 (18): 2363–2369
27. Di Carlo A, Launer LJ, Breteler MMB et al. (2000) Frequency of Stroke in Europe: A Collaborative Study of Population-Based Cohorts. Neurology 54 (Suppl. 5): 28–33
28. Kolominsky-Rabas PL, Heuschmann BU (2002) Inzidenz, Ätiologie und Langzeitprognose des Schlaganfalls. Fortschritte der Neurologie und Psychiatrie 70: 657–662
29. Robert Koch-Institut (Hrsg) (2008) Hypertonie. Gesundheitsberichterstattung des Bundes Heft 43. Robert Koch-Institut, Berlin
30. Chobanian AV, Bakris GL, Cushman WC et al. (2003) The seventh report of the joint national committee on prevention, detection, evaluation, and treatment of high blood pressure. JAMA 289 (19): 2560–2572
31. MacMahon S, Rodgers A (1993) The effects of blood pressure reduction in older patients: an overview of five randomized controlled trials in elderly hypertensives. Clin Exp Hypertens 15 (6): 967–978
32. Thijs L, Fagard R, Lijnen P et al. (1992) A meta-analysis of outcome trials in elderly hypertensives. J Hypertens 10 (10): 1103–1109
33. Thefeld W (1999) Prävalenz des Diabetes mellitus in der erwachsenen Bevölkerung Deutschlands. Gesundheitswesen 61 (Sonderheft 2): S 85–S 89
34. Robert Koch-Institut (Hrsg) (2009) Muskuloskelettale Erkrankungen. Schwerpunktbericht der Gesundheitsberichterstattung des Bundes. Robert Koch-Institut, Berlin (in Vorbereitung)
35. Leidig-Bruckner G, Limberg B, Felsenberg D et al. (2000) Sex difference in the validity of vertebral deformities as an index of prevalent vertebral osteoporotic fractures – a popuöation survey of older German men and women. Osteoporosis Int 11: 102–119
36. Scheidt-Nave C (2006) Prävalenz und Inzidenz der Osteoporose. In: Schauder P, Berthold H, Eckel H et al. (Hrsg) Zukunft sichern: Senkung der Zahl chronisch Kranker Verwirklichung einer realistischen Utopie. Deutscher Ärzte Verlag, S 190–197
37. Hoffmann F, Glaeske G (2006) Inzidenz proximaler Femurfrakturen in Deutschland. Gesundheitswesen 68: 161–164
38. Pfeifer M, Wittenberg R, Würtz R et al. (2001) Schenkelhalsfrakturen in Deutschland. Prävention, Therapie, Inzidenz und sozioökonomische Bedeutung. Dt Ärztebl 98 (26): A1751–A1757
39. Statistisches Bundesamt (2004) Diagnosedaten der Patienten und Patientinnen in Krankenhäusern (einschl. Sterbe- und Stundenfälle) 2002. Statistisches Bundesamt, Wiesbaden
40. Scheidt-Nave C (2001) Die sozioökonomische Bedeutung der Osteoporose. Bundesgesundheitsbl – Gesundheitsforsch – Gesundheitsschutz 44: 41–51
41. King MB, Tinetti ME (1995) Falls in community-dwelling older persons. Journal of American geriatrics Society 143: 1146–1154
42. Schneider S, Schmitt G, Mau H et al. (2005) Prävalenz und Korrelate der Osteoarthrose in der BRD. Der Orthopäde 8: 782–790
43. Tang BMP, Eslick GD, Nowson C et al. (2007) Use of calcium or calcium in combination with vitamin D supplementation to prvent fractures and bone loss in people aged 50 years and older: a meta-analysis. Lancet 370: 657–666
44. Kiel DP, Magaziner J, Zimmermann S et al. (2007) Efficacy of a hip protector to prevent hip fracture in ursing home residents. JAMA 298 (4): 412–422
45. Sawka AM, Boulos P, Beattie K et al. (2005) Do hip protectors decrease the risk of hip fracture in institutional- and community-dwelling elderly? A systematic review and meta-analysis of randomized controlled trials. Osteoporos Int 16 (12): 1461–1474
46. Parker MJ, Gillespie WJ, Gillespie LD (2006) Effectiveness of high protectors for preventing hip fractures in elderly people: systematic review. BMJ 332: 571–574
47. Gesellschaft der epidemiologischen Krebsregister e.V. (GEKID), Robert Koch-Institut (RKI) (2008) (Hrsg) Krebs in Deutschland. Häufigkeiten und Trends. Robert Koch-Institut, Berlin
48. Robert Koch-Institut (Hrsg) (2008) Schätzung der Krebsneuerkrankungen in Deutschland durch die Dachdokumentation Krebs www.rki.de/cln_091/nn_204078/DE/Content/GBE/DachdokKrebs/Datenbankabfragen/Neuerkrankungen/neuerkrankungen__node.html?__nnn=true (Stand: 05.11.2008)
49. Gesellschaft der epidemiologischen Krebsregister e.V. (GEKID), Robert Koch-Institut (RKI) (Hrsg) (2006) Krebs in Deutschland. Häufigkeiten und Trends. Saarbrücken
50. Robert Koch-Institut (Hrsg) (2005) Altersdemenz. Gesundheitsberichterstattung des Bundes Heft 28. Robert Koch-Institut, Berlin
51. Ritchie K, Kildea D (1995) Is senile dementia »age-related« or »ageing-related«? – Evidence from meta-

analysis of dementia prevalence in the oldest old. Lancet 346 (8980): 931–934
52. Bickel H (2005) Epidemiologie und Gesundheitsökonomie. In: Wallesch CW, Förstl H (Hrsg) Demenzen. Referenzreihe Neurologie. Thieme Verlag, Stuttgart, S 1-15
53. Schaub T, Hillen T, Borchelt M et al. (2002) Demenz und erhöhte Mortalität – ein Problem nicht berücksichtigter somatischer Erkrankungen? In: Gutzmann H, Hirsch RD, Teising M et al. (Hrsg) Die Gerontopsychiatrie und ihre Nachbardisziplinen. Schriftenreihe der Deutschen Gesellschaft für Gerontopsychiatrie und Psychotherapie. Band 3, Berlin Bonn Frankfurt, S 49–59
54. von Renteln-Kruse W (2001) Epidemiologische Aspekte der Morbidität im Alter. Z Gerontol Geriat (Suppl 1): I/10–I/15
55. Luchsinger JA, Tang MX, Shea S et al. (2002) Caloric intake and the risk of Alzheimer disease. Archives of Neurology 59 (8): 1258–1263
56. Bickel H (2003) Epidemiologie psychischer Störungen im Alter. In: Förstl H (Hrsg) Lehrbuch der Gerontopsychiatrie und -psychotherapie. Thieme Verlag, Stuttgart New York, S 11–26
57. Kaduszkiewicz H, Zimmermann T, Beck-Bornholdt HP et al. (2005) Cholinesterase inhibitors for patients with Alzheimer's disease: systematic review of randomised clinical trials. BMJ 331: 321–327
58. Kavirajan H, Schneider LS (2007) Efficacy and adverse effects of cholinesterase inhibitors and memantine in vasular dementia: a meta-analysis of randomised controlled trials. Neurology thelancet com 6: 782–792
59. Hallauer JF, Schons M, Smala A et al. (2000) Untersuchung von Krankheitskosten bei Patienten mit Alzheimer-Erkrankung. Gesundheitsökonomie und Qualitätsmanagement 5: 73–79
60. Bramesfeld A, Stoppe G (2006) Einführung. In: Stoppe G, Bramesfeld A, Schwartz FW (Hrsg) Volkskrankheit Depression? Bestandsaufnahme und Perspektiven. Springer Verlag, Berlin Heidelberg, S 1–12
61. Braune BT, Berger K (2005) The Influence of Depressive Mood on Activities of Daily Living and Health Care Untilisation in the Elderly – The MEMO Study on the KORA Platform Augsburg. Gesundheitswesen 67 (Sonderheft 1): S 176–S179
62. Zietemann V, Machens P, Mielck A et al. (2007) Soziale Kontakte und Depression bei geriatrischen Patienten: Gibt es einen Einfluss von Geschlecht? Gesundheitswesen 69: 345–352
63. Statistisches Bundesamt (2007) Diagnosedaten der Patienten und Patientinnen in Krankenhäusern (einschl. Sterbe- und Stundenfälle) 2005. Statistisches Bundesamt, Wiesbaden
64. Fiedler G (2002) Suizide, Suizidversuche und Suizidalität in Deutschland – Daten und Fakten www.suicidology.de/online-text/daten.pdf (Stand: 08.12.2008)
65. Häfner H (1994) Psychiatrie des höheren Lebensalters. In: Baltes PB, Mittelstraß J, Staudinger U (Hrsg) Alter und Altern: Ein interdisziplinärer Studientext zur Gerontologie. Walter de Gruyter, Berlin New York
66. Robert Koch-Institut (Hrsg) (2007) Harninkontinenz. Gesundheitsberichterstattung des Bundes Heft 39. Robert Koch-Institut, Berlin
67. Welz-Barth A, Füsgen I (2000) Harninkontinenz. In: Nikolaus T (Hrsg) Klinische Geriatrie. Springer Verlag, Berlin Heidelberg, S 237–247
68. Füsgen I, Melchior H (1997) Inkontinenzmanual. Diagnostik, Therapie, Wirtschaftlichkeit. 2. Auflage, Springer Verlag, Berlin Heidelberg
69. Brown JS, Vittinghoff E, Wyman JF et al. (2000) Urinary incontinence: does it increase risk for falls and fractures? Study of Osteoporotic Fractures Research Group. J Am Geriatr Soc 48 (7): 721–725
70. Höfner K, Wiedemann A, Zumbé J et al. (1999) Neue Aspekte in der Therapie der Harndranginkontinenz. Lebensqualität, Trinkverhalten und Versorgungssituation. Kassenarzt 12: 37–40
71. Thom DH, Haan MN, Van Den Eeden SK (1997) Medically recognized urinary incontinence and risks of hospitalization, nursing home admission and mortality. Age Ageing 26 (5): 367–374
72. Micheelis W, Schiffner U (2006) Vierte Deutsche Mundgesundheitsstudie (DMS IV) 2005. Deutscher Zahnärzte Verlag, Köln
73. Böhmer F (2000) Multimorbidität. In: Füsgen I (Hrsg) Der ältere Patient. Problemorientierte Diagnostik und Therapie. Urban und Fischer, München
74. Martus P, Scheidt-Nave C, Welke J et al. (2007) Operationalisierung von Multimorbidität und Autonomie für die Versorgungsforschung in alternden Populationen (OMAHA). Projektbeschreibung im Forschungsverbund »Autonomie trotz Multimorbidität im Alter (AMA), unveröffentlicht
75. Robert Koch-Institut (Hrsg) (2003) Multimorbidität in Deutschland. Stand – Entwicklung – Folgen. Robert Koch-Institut, Berlin
76. Corbin JM, Strauss A (2003) Weiterleben lernen. Verlauf und Bewältigung chronischer Krankheit. Huber Verlag, Bern
77. Kruse J, Schmitz N, Thefeld W (2003) On the association between diabetes and mental disorders in a community sample. Diabetes Care 26: 1841–1846
78. Korenblum W, Barthel A, Licinio J et al. (2005) Elevated cortisol levels and increased rates of diabetes and mood symptoms in Soviet Union-born Jewish immigrants to Germany. Molecular Psychiatry 10: 974–975
79. Tesch-Römer C (2007) Multimorbidität im Alter. Beitrag zum Graduiertenkolleg »Multimorbidität und ausgewählte Pflegeprobleme«, unveröffentlicht
80. Borchelt M (2005) Wichtige Aspekte der Pharmakotherapie beim geriatrischen Patienten. Bundesgesundheitsbl – Gesundheitsforsch – Gesundheitsschutz 48: 593–598
81. Glaeske G, Janhsen K (2006) GEK-Arzneimittel-Report 2006. Asgard-Verlag, St. Augustin

2.2 Funktionale Gesundheit und Pflegebedürftigkeit

Sonja Menning, Elke Hoffmann

Kernaussagen

1. Der Begriff der funktionalen Gesundheit beschreibt, wie Menschen aufgrund ihrer gesundheitlichen Voraussetzungen in der Lage sind, Alltagsanforderungen zu erfüllen und am gesellschaftlichen Leben teilzuhaben. Eine gute funktionale Gesundheit ist wesentlich für Autonomie und selbstständige Lebensführung im Alter.
2. Funktionale Einschränkungen und Aktivitätsbeschränkungen im Alltag aufgrund gesundheitlicher Probleme nehmen mit dem Alter zu. Frauen zeigten dabei häufiger Einschränkungen als Männer.
3. Hauptauslöser für funktionale Beeinträchtigungen und Hilfebedürftigkeit sind im höheren Lebensalter die chronischen Krankheiten. Hilfe- und Pflegebedürftigkeit wird in erster Linie verursacht durch Krankheitsfolgen, die die Mobilität älterer Menschen beeinträchtigen oder kognitive Einschränkungen nach sich ziehen.
4. Pflegebedarf entsteht in der Regel erst jenseits des 80. Lebensjahres in relevantem Ausmaß. Frauen sind wegen ihrer oftmals schlechteren körperlichen Verfassung stärker betroffen als Männer. Für sie dauert die in pflegebedürftigem Zustand verbrachte Lebensphase länger, da sie im Mittel früher pflegebedürftig werden und zudem auch länger leben.
5. Es ist noch nicht endgültig zu beantworten, ob die Verlängerung der Lebenszeit im Alter auch mit einer Zunahme der Lebensjahre ohne substanzielle funktionale Einschränkungen einhergeht. Es überwiegen allerdings die Studien, die Verbesserungen in der funktionalen Gesundheit Älterer in den letzten Jahren nachweisen.

Im vorhergehenden Kapitel 2.1 wurde das Augenmerk auf die Verbreitung somatischer und psychischer Krankheiten im Alter gelegt. Das Kapitel 2.2 beleuchtet nun näher Einschränkungen der funktionalen Gesundheit unter älteren Menschen und das daraus resultierende Ausmaß der Hilfe- und Pflegebedürftigkeit. Nach einer Erläuterung des Begriffs der funktionalen Gesundheit werden einzelne Aspekte ihrer Beeinträchtigung im Alter vorgestellt. Ein weiterer Abschnitt widmet sich der Hilfe- und Pflegebedürftigkeit von Personen in Privathaushalten und Pflegeeinrichtungen. Die Abschnitte 2.2.5 und 2.2.6 rücken zwei Fragestellungen in den Mittelpunkt: Welche Krankheiten sind es, die die funktionale Gesundheit im Alter negativ beeinflussen? In welcher Beziehung steht eine steigende Lebenserwartung zur Entwicklung der funktionalen Gesundheit im Alter? Ein Ausblick auf mögliche künftige Entwicklungen der funktionalen Gesundheit Älterer schließt das Kapitel ab.

2.2.1 Einleitung – Was ist funktionale Gesundheit?

Mit dem steigenden Anteil Älterer an der Bevölkerung wird es zunehmend wichtig, nicht nur Informationen über die Verbreitung von Krankheiten unter Älteren zu haben, sondern auch über ihren funktionalen gesundheitlichen Zustand. Die funktionale Gesundheit beschreibt, wie Menschen aufgrund ihrer gesundheitlichen Voraussetzungen in der Lage sind, Alltagsanforderungen zu erfüllen und am gesellschaftlichen Leben teilzuhaben. Eine gute funktionale Gesundheit ist wesentlich für Autonomie und selbstständige Lebensführung im Alter. Oder umgekehrt: Funktionale Einschränkungen im Alter können dazu führen, dass gewohnte Tätigkeiten nicht mehr ausgeübt werden können, Aktionsspielräume eingeengt werden und die betreffende Person hilfe- oder pflegebedürftig wird.

Nach der Definition der WHO ist eine Person funktional gesund, wenn – vor dem Hintergrund ihrer Kontextfaktoren (Umweltfaktoren, persönliche Faktoren) –
- ihre körperlichen Funktionen (einschließlich des mentalen Bereichs) und Körperstrukturen denen eines gesunden Menschen entsprechen (Konzept der Körperfunktionen und -strukturen)
- sie nach Art und Umfang das tut oder tun kann, was von einem Menschen ohne Gesundheitsproblem erwartet wird (Konzept der Aktivitäten)
- sie ihr Dasein in allen Lebensbereichen, die ihr wichtig sind, in der Weise (Art und Umfang) entfalten kann, wie es von einem Menschen ohne gesundheitsbedingte Beeinträchtigungen der Körperfunktionen oder -strukturen oder der Aktivitäten erwartet wird (Konzept der Partizipation) [1, 2, 3].

2.2.2 Funktionale Beeinträchtigungen

Die funktionale Gesundheit ist in allen Lebensaltern von Belang. Da funktionale Beeinträchtigungen aber mit dem Alter zunehmen, sind vor allem in dieser Phase des Lebens Lebensqualität und funktionale Gesundheit eng miteinander verbunden. Funktionale Beeinträchtigungen sind Aktivitätseinschränkungen bzw. Schwierigkeiten beim Ausführen bestimmter Aktivitäten aufgrund körperlicher oder mentaler Schädigungen bzw. Störungen. Ihre Entwicklung über die Altersgruppen hinweg zeigt Abbildung 2.2.2.1. Abgebildet ist der Indikator GALI (Global Activity Limitation Indicator), der misst, ob die Befragten innerhalb eines bestimmten Zeitraums (hier: im letzten halben Jahr) durch gesundheitliche Probleme an der Ausübung ihrer üblichen Aktivitäten gehindert waren.

Deutlich wird, dass sowohl Männer als auch Frauen mit zunehmendem Alter wesentlich häufiger solche Aktivitätsbeschränkungen angeben. Während von 50- bis 59-jährigen deutschen Befragten nur etwa ein Drittel in ihrem Alltag Einschränkungen aufgrund gesundheitlicher Probleme hatten, traf das auf über 80 % der 80-Jährigen und Älteren zu. Frauen zeigten dabei mit Ausnahme der ältesten Altersgruppe häufiger Einschränkungen als Männer. Die Gründe dafür sind vielschichtig. Einerseits häufen sich bei Frauen spezifische Risiken im Lebensverlauf an. Sie erleben mehr physiologische Transitionssituationen (Umbruchsituationen), wie Schwangerschaften, Geburten oder die Menopause. Zu diesen physiologischen Besonderheiten kommen bestimmte soziale Risiken, wie z. B. ein im Vergleich zu den älteren Männern geringeres Bildungs- und Einkommensniveau und Lebensstilfaktoren, wie eine geringere körperliche Aktivität im Alter. Zu größeren funktionalen Einschränkungen trägt auch die im Vergleich zu Männern höhere Prävalenz (Häufigkeit) von nichtletalen (nicht zum Tode führenden) Krankheiten und Störungen bei, die die Lebensqualität stark beeinträchtigen. Dazu gehören z. B. orthopädische Probleme wie Frakturen, Osteoporose, Rückenschmerzen, Gelenkerkrankungen, aber auch psychische Störungen wie Depressionen [4] (vgl. Kapitel 2.1). Verbrugge stellte bereits 1982 fest, dass Männer oftmals die tödlicheren Krankheiten und damit eine höhere Mortalität (Sterblichkeit) haben, Frauen dagegen eher Krankheiten, die die funktionale Gesundheit einschränken [5]. Unter diesen Prämissen mag es

Abbildung 2.2.2.1
Aktivitätsbeschränkungen (GALI) nach Alter und Geschlecht 2004
Quelle: SHARE 2004, Daten für Deutschland, gewichtet, eigene Berechnungen

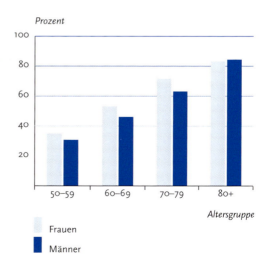

verwundern, dass in der ältesten Altersgruppe der Anteil der in ihren Alltagsaktivitäten beeinträchtigten Frauen und Männern in etwa gleich hoch ist. Erklären lässt sich dieser Fakt dadurch, dass für diese Untersuchung die Bevölkerung in Privathaushalten befragt wurde. Ältere Frauen mit einer sehr schlechten funktionalen Gesundheit und großen funktionalen Einschränkungen leben aber (eher als Männer in dieser Situation) zu einem größeren Anteil in Pflegeeinrichtungen. Sie fehlen also überproportional häufig in den Befragungspopulationen in Privathaushalten.

Wurde im vorhergehenden Abschnitt gezeigt, wie sich der Anteil funktionaler Beeinträchtigungen ganz allgemein im Vergleich der Altersgruppen verändert, so sollen im nachfolgenden Abschnitt einige konkrete Formen solcher Beeinträchtigungen näher betrachtet werden.

Sensorische Beeinträchtigungen – Sehen und Hören

Funktionale Einschränkungen des Sehens und Hörens betreffen einen großen Teil der älteren Menschen. Das Alter stellt den größten Risikofaktor für alle Formen sensorischer Einschränkungen dar. Schätzungen aus britischen Studien zufolge leidet etwa ein Fünftel der über 75-Jährigen an hochgradigen Sehbeeinträchtigungen mit einer Sehschärfe unter 6/12, der Untergrenze für die Fahrtauglichkeit in Großbritannien. Ein Viertel dieser Altersgruppe ist hörbeeinträchtigt nach den Kriterien des Flüstertests, mit dem Schwerhörigkeit diagnostiziert wird [6]. Einschränkungen im Hör- und Sehvermögen wirken nicht nur unmittelbar auf die Lebensqualität der Betroffenen, sondern sind darüber hinaus Risikofaktoren für Unfälle und weitere Krankheiten, wie z. B. für Gleichgewichtsstörungen, Hüftfrakturen und Depressionen [7]. Auch künftig werden Hör- und Sehbeeinträchtigungen weltweit ein zentrales Gesundheitsproblem darstellen. Einer aktuellen Studie von Mathers und Loncar [8] zufolge werden im Jahr 2030 in Ländern mit hohem und mittlerem Durchschnittseinkommen altersbezogene Hör- und Sehbeeinträchtigungen zu den Hauptgründen für verlorene gesunde Lebensjahre zählen.

Zum Sehen: Die Leistungsfähigkeit des Auges, wie z. B. das Wahrnehmen von Kontrasten, die Farbwahrnehmung und die Lichtsensitivität, nimmt mit dem Alter ab. Eine wesentliche altersbezogene Veränderung in der Sehfähigkeit, die Altersweitsichtigkeit, stellt sich schon im mittleren Erwachsenenalter ein und betrifft nahezu die gesamte Bevölkerung der entsprechenden Altersgruppen. Ein Teil des Funktionsverlustes der Augen kann durch Sehhilfen, Operationen und ähnliche Interventionen kompensiert werden. Trotzdem ist, gerade im höheren Alter, der Anteil von Menschen mit Sehbeeinträchtigungen vergleichsweise hoch. Das zeigt auch Abbildung 2.2.2.2, die den Anteil von Sehbeeinträchtigten nach Altersgruppen mit Daten des Alterssurveys abbildet. Dabei wurden Alltagssituationen (Zeitung lesen, Treffen auf der Straße) erfasst. Der Anteil derjenigen, die Schwierigkeiten beim Lesen einer Zeitung haben, steigt bei den über 75-Jährigen auf fast ein Drittel. Beim Erkennen von Personen auf der Straße sind es in dieser Altersgruppe 17 %, die Probleme angeben.

Hörverluste gehören ebenfalls zu den häufigsten chronischen Störungen des Alters. Im Bundesgesundheitssurvey 1998 bezeichneten sich 17 % der 70- bis 79-jährigen Frauen und 31 % der gleichaltrigen Männer als schwerhörig. Auch Befragte, die über ein Hörgerät verfügten, geben an schwer zu hören. Von Hörbeeinträchtigungen Betroffene klagen häufig nicht über den Hörverlust an sich, sondern darüber, dass sie Kommunikationsprobleme haben, also Gesprochenes nicht oder falsch verstehen. Diese Schwierigkeiten können zu sozialem Rückzugsverhalten und psychischen Problemen führen und somit auch eine selbstständige Lebensführung gefährden [6]. Die Daten des Alterssurveys zeigen deutliche Unterschiede zwischen den Altersgruppen bei Hörbehinderungen in Alltagssituationen. Ein Fünftel bzw. ein Viertel der über 75-jährigen Befragten gaben Schwierigkeiten an beim Hören während des Telefonierens bzw. während eines Gruppentreffens (siehe Abbildung 2.2.2.2).

Beeinträchtigungen der Mobilität

Mobilitätseinschränkungen oder gar der Verlust der Mobilität gehören zu den wichtigsten Risikofaktoren für Hilfebedürftigkeit im Alter. Sie werden vor allem im sehr hohen Alter zu einem

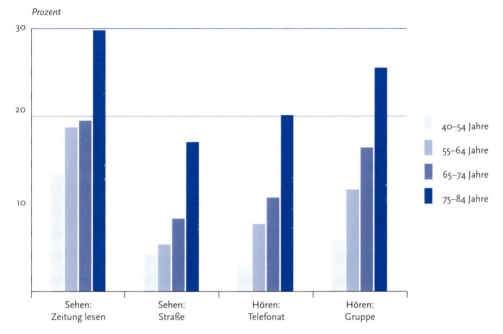

Abbildung 2.2.2.2
Anteil von Befragten mit sensorische Beeinträchtigungen (Hören, Sehen)* nach Alter 2002
Quelle: Alterssurvey 2002, Replikationsstichprobe, gewichtet

* (Sehen: Zeitung lesen) Haben Sie aufgrund von Sehproblemen Schwierigkeiten beim Lesen der Zeitung (gegebenenfalls auch dann, wenn Sie eine Sehhilfe benutzen)?
(Sehen: Straße) Haben Sie aufgrund von Sehproblemen Schwierigkeiten, Ihnen bekannte Personen auf der Straße zu erkennen (gegebenenfalls auch dann, wenn Sie eine Sehhilfe benutzen)?
(Hören: Telefonat) Haben Sie Schwierigkeiten mit dem Hören, wenn Sie telefonieren (gegebenenfalls auch dann, wenn Sie ein Hörgerät benutzen)?
(Hören: Gruppe) Haben Sie Schwierigkeiten mit dem Hören bei einem Gruppentreffen mit mehr als vier Personen (gegebenenfalls auch dann, wenn Sie ein Hörgerät benutzen)?

Problem für die selbstständige Lebensführung. Ältere Frauen sind stärker als Männer von Einbußen ihrer Mobilität betroffen. Sie müssen damit rechnen, mehr Lebensjahre als Männer mit derartigen funktionalen Einschränkungen zu leben und dadurch eine Verschlechterung ihrer Lebensqualität zu erfahren. Eine langsame Gehgeschwindigkeit und ein unsicherer Gang können zu einer Ursache für Unfälle und Stürze werden, die weitere Funktions- und Autonomieverluste nach sich ziehen. Nach Angaben einer Publikation des Robert Koch-Instituts stürzen fast ein Drittel der 65-Jährigen und Älteren und die Hälfte der 80-Jährigen und Älteren mindestens einmal jährlich. 10 % bis 20 % dieser Stürze führen zu Verletzungen, ca. 5 % zu Frakturen, ca. 1 % bis 2 % zu hüftnahen Oberschenkelhalsfrakturen. Bis zu 50 % aller Menschen im hohen Lebensalter, die wegen eines Sturzes stationär behandelt werden müssen und 14 % bis 34 % der Patienten und Patientinnen nach einer hüftnahen Oberschenkelhalsfraktur sterben innerhalb eines Jahres [9]. Aus Abbildung 2.2.2.3 kann anhand der Daten des Alterssurveys abgeleitet werden, dass vor allem die ältesten Befragten zwischen 75 und 84 Jahren einen Bedarf an Maßnahmen zur Verbesserung ihrer Mobilität haben. Sie weisen in dieser Hinsicht erhebliche Probleme auf: Etwa jeder Vierte gab an, stark eingeschränkt zu sein beim Steigen mehrerer Treppenabsätze, beim Zurücklegen einer Strecke von einem Kilometer bzw. von mehreren Straßenkreuzungen.

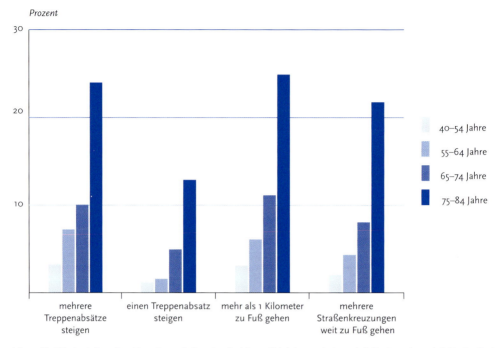

Abbildung 2.2.2.3
Anteil von Befragten mit Beeinträchtigungen der Mobilität* nach Alter 2002
Quelle: Alterssurvey 2002, Replikationsstichprobe, gewichtet

* Frage: Sind Sie durch Ihren derzeitigen Gesundheitszustand bei diesen Tätigkeiten stark eingeschränkt, etwas eingeschränkt oder überhaupt nicht eingeschränkt? (Anteil »stark eingeschränkt«)

2.2.3 Aktivitätseinschränkungen im Alltag – ADL und IADL

Die physische Funktionsfähigkeit bzw. Behinderung älterer Menschen wird in Studien häufig gemessen mit Indikatoren selbstberichteter Schwierigkeiten bzw. der Unfähigkeit, bestimmte Aufgaben des täglichen Lebens zu erfüllen. Die Kategorie der Aktivitätseinschränkungen im Alltag baut auf jener der funktionalen Beeinträchtigungen auf, steht aber stärker in einem sozialen Kontext. Aus dieser Konstruktion folgt, dass es mehr ältere Menschen gibt, die funktionale Beeinträchtigungen in einer Befragung angeben als Aktivitätseinschränkungen, da nicht jede funktionale Beeinträchtigung behindernd auf die Ausübung von Alltagsaktivitäten wirken muss.

Gemessen werden Aktivitätseinschränkungen in Surveys häufig mit den Indikatoren ADL (Activities of Daily Living) bzw. IADL (Instrumental Activities of Daily Living). Die ADL messen die Fähigkeit, bestimmte Basisaktivitäten der Pflege und Versorgung der eigenen Person zu leisten: Essen, Trinken, Baden/Duschen, An- und Ausziehen, ins Bett gelangen/aus dem Bett aufstehen. Die IADL sind dagegen komplexere Tätigkeiten. Sie erfassen, ob sich die betreffende Person innerhalb und außerhalb ihres Haushalts versorgen kann: so z. B. Wäsche waschen, die Wohnung reinigen, Mahlzeiten zubereiten, einkaufen, aber auch die finanziellen Angelegenheiten regeln.

Einschränkungen in den ADL lassen auf einen relativ weit fortgeschrittenen Grad der Hilfebedürftigkeit schließen. Dementsprechend niedrig sind Angaben in dieser Kategorie bei älteren Menschen, die in Privathaushalten leben (und an einer Befragung teilnehmen). Eine Auswertung der SOEP-Daten für unterschiedliche Jahre zeigt, dass der Anteil der Haushaltsmitglieder von Befragten, die eine oder mehrere Beeinträchtigungen in der Körperpflege aufweisen, bis zum 80. Lebensjahr noch relativ gering ist und erst danach die 10-Prozent-Marke übersteigt. Noch geringer ist der Prozentsatz derjenigen, die nicht ohne Hilfe ins Bett bzw. aus dem Bett gelangen können. Über den Zeitraum zwischen 1992 und 2005 sind die Daten für die Einschränkungen bei ADL-Aktivitäten relativ konstant geblieben (siehe Abbildung 2.2.3.1). Da die SOEP-Daten in privaten Haushalten erhoben werden, könnten sich allerdings Veränderungen in den Haushaltsstrukturen in diesen Ergebnissen niederschlagen, z. B. wenn stark ADL-eingeschränkte Familienmitglieder häufiger in Pflegeeinrichtungen leben würden.

Die IADL (Instrumental Activities of Daily Living) erweitern das Spektrum der untersuchten Aktivitäten um diejenigen Tätigkeiten, die notwendig sind, um ein selbstständiges Leben in einem Privathaushalt zu führen (z. B. Einkaufen, Mahlzeiten zubereiten, Haushaltsreinigung, Wäsche waschen). Demnach spiegeln die IADL in stärkerem Maß als die ADL nicht nur gesundheitliche Einschränkungen wider, sondern auch sozial definierte Rollen, Bedingungen der physischen und sozialen Umwelt und kulturelle Faktoren. Daneben sind diese Indikatoren auch ein Ausdruck für die Entwicklung von Hilfsmitteln und ihren Verbreitungsgrad in der betroffenen Population.

Die in Abbildung 2.2.3.1 und 2.2.3.2 dargestellten Zeitverläufe zeigen eine nahezu stabile bzw. rückläufige Entwicklung der Hilfebedürftigkeit bei ausgewählten ADL- bzw. IADL-Aktivitäten. Die Abnahme der Hilfebedürftigkeit fällt für die IADL-Aktivitäten deutlich stärker aus als für die ADL-Aktivitäten, bei denen die Entwicklung eher stagniert. Bei den IADL-Aktivitäten wiederum konnten die über 80-Jährigen von den Verbesserungen am stärksten profitieren. Das entspricht dem Entwicklungstrend in den westlichen Ländern insgesamt: Bei den IADL ist eine langfristige Tendenz zur Verringerung der Einschränkungen auszumachen, die nicht in gleichem Maß für die ADL festzustellen ist. So wurden in den USA in Bezug auf solche Aktivitäten wie Einkaufen, Mahl-

Abbildung 2.2.3.1
Hilfebedürftigkeit bei ADL-Aktivitäten (Anteil an allen Haushaltsmitgliedern in %) nach Alter 1985, 1998 und 2005
Quelle: Sozio-oekonomisches Panel, Wellen 1985, 1998 und 2005, eigene Berechnungen

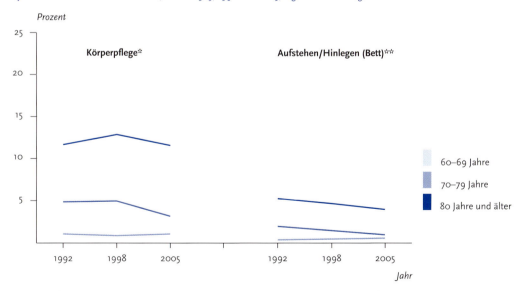

* Körperpflege: Haushaltsmitglieder, die Hilfe benötigen bei einfacheren Pflegetätigkeiten, z. B. Hilfe beim An- und Auskleiden, Waschen, Kämmen und Rasieren
** Aufstehen/Hinlegen (Bett): Haushaltsmitglieder, die Hilfe benötigen bei schwierigeren Pflegetätigkeiten, z. B. Hilfe beim Umbetten, Stuhlgang usw.

Abbildung 2.2.3.2
Hilfebedürftigkeit bei IADL-Aktivitäten (Anteil an allen Haushaltsmitgliedern in %) nach Alter 1985, 1998 und 2005
Quelle: Sozio-oekonomisches Panel, Wellen 1985, 1998 und 2005, eigene Berechnungen

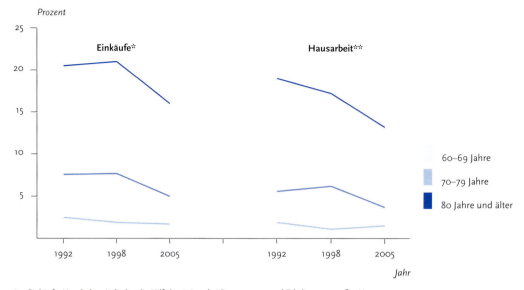

* Einkäufe: Haushaltsmitglieder, die Hilfe benötigen bei Besorgungen und Erledigungen außer Haus
** Hausarbeit: Haushaltsmitglieder, die Hilfe benötigen bei Haushaltsführung, Versorgung mit Mahlzeiten und Getränken

zeitenzubereitung und Geldverwaltung deutliche Rückgänge der Hilfebedürftigkeit während der 1990er-Jahre beobachtet. Erklärt werden diese Verbesserungen zum einen mit einer verbesserten Gesundheit älterer Menschen, zum anderen aber auch mit einem erhöhten Gebrauch von Hilfsmitteln, die den Alltag erleichtern. So muss man nicht mehr unbedingt das Haus verlassen, um Einkäufe zu tätigen oder Bankgeschäfte zu erledigen und kann sich die Mahlzeitenzubereitung mit einer Mikrowelle erleichtern [10].

2.2.4 Hilfe- und Pflegebedürftigkeit

Ein Hilfe- und Pflegebedarf entsteht dann, wenn ein solches Ausmaß an gesundheitlichen Einschränkungen erreicht ist, dass im individuellen Lebenskontext alltägliche Verrichtungen allein nur noch begrenzt, später auch gänzlich unmöglich sind. Dazu gehören die persönliche Hygiene, die Nahrungsaufnahme, die Beweglichkeit im näheren Umfeld oder hauswirtschaftliche Erledigungen. Einschränkungen des Bewegungsapparates, körperlich-organische Erkrankungen sowie kognitive und psychische Beeinträchtigungen können die Ursache dafür sein, dass ein Moment erreicht ist, in dem das Leben nicht mehr ohne fremde Hilfe zu bewältigen ist. Zur sozialen Abfederung dieses Risikos der Pflegebedürftigkeit können Bedürftige in Deutschland seit der stufenweisen Einführung der Pflegeversicherung 1994 Leistungen nach SGB XI, Pflegeversicherungsgesetz beantragen. Als pflegebedürftig werden nach § 14 jene Personen bezeichnet, »die wegen einer körperlichen, geistigen oder seelischen Krankheit oder Behinderung für die gewöhnlichen und regelmäßig wiederkehrenden Verrichtungen im Ablauf des täglichen Lebens auf Dauer, voraussichtlich für mindestens sechs Monate, in erheblichem oder höherem Maße (§ 15) der Hilfe bedürfen.«

Im Jahr 1999 beanspruchten 1,61 Millionen Menschen, die 65 Jahre alt und älter waren, pflegerische Versorgungsleistungen. Das waren 12 %

der Bevölkerung dieses Alters. Im Jahr 2005 ist der Anteil auf 11 % gesunken, jedoch sind mit insgesamt 1,75 Millionen mehr Personen betroffen, weil die Zahl dieser Bevölkerungsgruppe angewachsen ist [11, 12].

Die individuelle Bedürftigkeit wird nach Antragstellung und anschließender Begutachtung durch den Medizinischen Dienst der Krankenkassen (MDK) in Form von Pflegestufen amtlich anerkannt (siehe Kapitel 3.3). Pflegestufe I wird vergeben für Personen, die bei der Körperpflege, der Ernährung oder der Mobilität für wenigstens zwei Verrichtungen aus einem oder mehreren Bereichen mindestens einmal täglich Hilfe und zusätzlich mehrmals in der Woche Hilfe bei hauswirtschaftlichen Verrichtungen benötigen. Pflegestufe II ist angemessen, wenn die tägliche Hilfe mindestens dreimal und zu verschiedenen Tageszeiten erforderlich ist (ansonsten wie Stufe I). Stufe III wird für Schwerstpflegebedürftige vergeben, die täglich rund um die Uhr und auch nachts Hilfe benötigen.

Von den Pflegeleistungsempfängerinnen und -empfängern ab 65 Jahren wurden 64 % im Jahr 2005 zu Hause versorgt, davon zwei Drittel ausschließlich durch Angehörige, das andere Drittel auch durch ambulante Pflegedienste (vgl. auch [13]). Von den ausschließlich durch Angehörige Versorgten ist der Anteil mit Pflegestufe I am höchsten, im stationären Versorgungsbereich ist dieser nur noch halb so groß. Hier ist jeder Vierte in die höchste Pflegestufe eingruppiert (siehe Abbildung 2.2.4.1). Dennoch werden 60 % der schwerstpflegebedürftigen Personen (Stufe III) im Alter ab 65 Jahren außerhalb von Heimen im häuslichen Umfeld betreut. Das deutet darauf hin, dass Pflegebedürftige möglichst lange in ihrem häuslichen Umfeld verbleiben, woraus sich hohe Ansprüche an den ambulanten Versorgungsbereich ableiten.

Abbildung 2.2.4.1
Pflegebedürftige ab 65 Jahren nach Versorgungsart und Pflegestufe, Deutschland 2005
Quelle: Pflegestatistik 2005 [12]

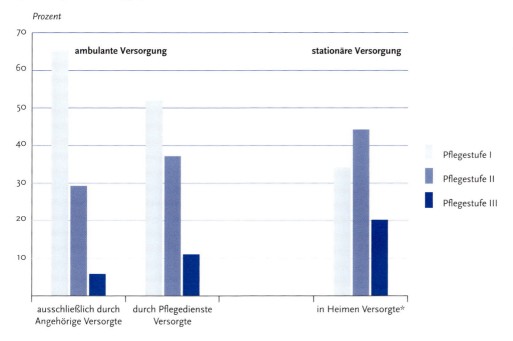

* Differenz zu 100 % durch 1,5 % mit unbestimmter Pflegestufe

Mit dem Alter steigt die Wahrscheinlichkeit für Pflegebedürftigkeit, weil sich hier gesundheitliche Einschränkungen durch sich abschwächende individuelle Ressourcen verstärken können. Schneekloth und Wahl verweisen darauf, dass Hilfe- und Pflegebedarf jedoch nicht primär ein Zustand in Folge von Alter und Hochaltrigkeit oder Erkrankung ist, sondern sich prozesshaft in Wechselwirkung von eingetretenen gesundheitlichen Verlusten mit vielfältigen individuellen Ressourcen und Ressourcenbegrenzungen entwickelt [14]. In den vorangegangenen Abschnitten dieses Kapitels wurde bereits belegt, dass Pflegebedarf in der Regel erst jenseits des 80. Lebensjahres in relevantem Ausmaß auftritt. Von den 80- bis 85-jährigen Frauen ist zunächst etwa jede Vierte betroffen, von den Männern jeder Sechste. In der Bevölkerungsgruppe der 85- bis 90-Jährigen leben von jeweils 10 Personen vier Frauen bzw. drei Männer mit einer Pflegestufe. Frauen sind wegen ihrer oftmals stärker pflegerelevanten Erkrankungen stärker betroffen als Männer. Zugleich dauert die in pflegebedürftigem Zustand verbrachte Lebensphase für sie länger, da sie länger leben. Weitere Informationen dazu finden sich im Kapitel 3.3.

Die Daten der hier ausgewerteten Pflegestatistik lassen keine Rückschlüsse auf Pflegebiografien (Alter bei Zuerkennung einer Pflegestufe, Verweildauern, Übergänge zwischen den Stufen) und auf differenzierte Beeinträchtigungsprofile zu. Darüber hinaus ist zu beachten, dass sich diese Daten ausschließlich am sozialrechtlich geprägten Begriff der Pflegebedürftigkeit nach § 15 SGB XI orientieren. Dieser stark an somatische Einschränkungen und an funktionale Verrichtungen geknüpfte Begriff wird von den in der Pflegewissenschaft, Gerontologie, Medizin und Pflegepraxis Tätigen kritisiert, da er gerontopsychiatrische Risiken wie z. B. demenzielle Erkrankungen und entsprechende Pflegebedarfe in der Begutachtungspraxis bisher zu wenig berücksichtigt, ebenso wie multiple Funktionseinschränkungen und Versorgungsbedarfe infolge chronischer Krankheiten. Die von der Bundesregierung im Jahr 2006 angestoßene Reform des Pflegebedürftigkeitsbegriffes greift diese Kritik auf. Ende 2008 wird der vom Bundesministerium für Gesundheit einberufene »Beirat zur Überprüfung des Pflegebedürftigkeitsbegriffes« eine Empfehlung für einen reformierten Begriff aussprechen.

Sozialwissenschaftliche Analysen, wie z. B. die vom Bundesministerium für Familie, Senioren, Frauen und Jugend (BMFSFJ) geförderten Studien zum Hilfe- und Pflegebedarf in Privathaushalten (MuG III, 2002) und in Alteneinrichtungen (MuG IV, 2005) Deutschlands, erfassen auf der Basis der Einstufung nach SGB XI auch die Selbst- und Fremdeinschätzung der gesundheitlichen Situation [14, 15, 16]. Sie schließen jene Personen ein, die einen Hilfebedarf artikulieren, jedoch keine Leistung der Pflegeversicherung beanspruchen. Mit der Studie MuG III werden für das Jahr 2003 neben den 1,4 Millionen zu Hause versorgten Personen mit Pflegestufe weitere 3 Millionen in privaten Haushalten lebende Hilfebedürftige geschätzt. Die Differenz zur Zahl der tatsächlichen Pflegeleistungsempfänger wird damit erklärt, dass es sich hier zum Teil um hauswirtschaftlichen Hilfebedarf handelt, der unterhalb der Kriterien des SGB XI liegt. Ein weiterer Teil der Personen, die sich als hilfebedürftig ansehen, stellt in Erwartung eines abschlägigen Bescheids erst gar keinen Antrag auf Anerkennung einer Pflegestufe.

Die Studie MuG III liefert Aussagen zu Beeinträchtigungsprofilen in privaten Haushalten lebender Pflegebedürftiger, differenziert nach deren Pflegestufen. Die Daten zeigen sehr deutlich den Zusammenhang zwischen den Funktionseinschränkungen und der Pflegestufe. Auffällig ist, dass Hilfebedürftige ohne Pflegestufe vor allem in den nichtkörperbezogenen, etwas komplexeren Bereichen Aktivitätseinbußen und akuten Unterstützungsbedarf benennen (siehe Abbildung 2.2.4.2).

Bezüglich kognitiver Beeinträchtigungen ergab die Studie, dass 48 % der in Privathaushalten lebenden Pflegebedürftigen mit anerkannter Pflegestufe und 24 % der sonstigen Hilfebedürftigen in unterschiedlichen Schweregraden davon betroffen sind [15].

Standen bisher die Einschränkungen bei den ADL und IADL von älteren Menschen in Privathaushalten im Mittelpunkt, so soll im Folgenden das Augenmerk auf die Bewohnerinnen und Bewohner in Pflegeeinrichtungen gelegt werden. In welchem Umfang ist diese Bevölkerungsgruppe aufgrund ihrer gesundheitlichen

Abbildung 2.2.4.2
Ausgewählte Einschränkungen bei körperbezogenen alltäglichen Verrichtungen – Leistungsbezieher der Pflegeversicherung und sonstige Hilfebedürftige in Privathaushalten zum Jahresende 2002
Quelle: TNS Infratest Repräsentativerhebung 2002 [15]

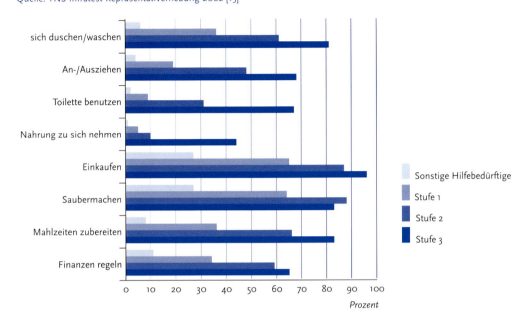

Voraussetzungen eine selbstständige Lebensführung möglich? Die im Jahr 2005 durchgeführte Untersuchung mit dem Titel »Möglichkeiten und Grenzen selbstständiger Lebensführung in Einrichtungen – (MuG IV)« hat diese Fragestellung in den Fokus genommen [16]. Aus dieser Untersuchung von Heimbewohnerinnen und -bewohnern wurde deutlich, dass diese in allen Bereichen der täglichen Versorgung ein hohes Maß an Hilfe und Unterstützung benötigen (siehe Abbildung 2.2.4.3). Fast 90 % der untersuchten Gruppe können sich nach diesen Daten nicht oder nur mit Schwierigkeiten allein duschen oder waschen, etwa drei Viertel nicht oder kaum an- und ausziehen. Noch stärker beeinträchtigt sind Heimbewohnerinnen und -bewohner in den hauswirtschaftlich orientierten Verrichtungen. 91 % von ihnen können allein keine öffentlichen Verkehrsmittel nutzen, 89 % nicht oder nur mit Schwierigkeiten allein einkaufen, 85 % ihre finanziellen Dinge nicht oder kaum regeln. Das hohe Maß an Einschränkungen bei den täglichen Verrichtungen ist in der Regel mit starken kognitiven bzw. psychischen Beeinträchtigungen kombiniert. Aus einer Liste solcher Beeinträchtigungen (wie z. B. die Unfähigkeit, Alltagsprobleme zu lösen, wie Antriebsarmut, wie die Unfähigkeit, Grundbedürfnisse wahrzunehmen, wie räumliche Desorientierung) trat bei 62 % der Heimbewohnerinnen und Heimbewohner häufig mindestens eine auf. Nach Einschätzungen des Pflegepersonals sind diese in jedem zweiten Fall auf demenzielle Erkrankungen zurückzuführen. Der Autor dieser Studie konstatiert, dass der Hilfebedarf unter Heimbewohnerinnen und -bewohnern trotzdem differenziert ist und dass auch stationär untergebrachte Pflegebedürftige über nicht unerhebliche Alltagskompetenzen verfügen, die mobilisiert und ausgebaut werden können.

Weitere Informationen zu gesundheitlichen Einbußen, die einen Pflegebedarf nach sich ziehen, liefert der Medizinische Dienst der Krankenkassen (MDK). Analysen zu Bedürftigen mit Pflegestufe I legen nahe, hier zwischen zwei Gruppen zu unterscheiden: Menschen mit Krankheiten mit nicht-progredientem (nicht voranschreiten-

Abbildung 2.2.4.3
Bewohnerinnen und Bewohner von Alteneinrichtungen in Deutschland nach Einschränkungen bei typischen alltäglichen Verrichtungen 2005
Quelle: TNS Infratest-Heimerhebung 2005 [16]

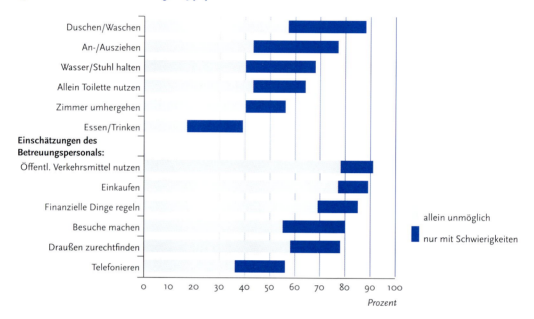

dem) Verlauf, wie z. B. leichten Schlaganfällen. Bei diesen Menschen ist der, zumeist durch einen konkreten Anlass verursachte Hilfebedarf vergleichsweise niedrig und bleibt im zeitlichen Verlauf relativ konstant. Die zweite Gruppe wird von Pflegebedürftigen mit stark progredienten Krankheitsverläufen, allmählich einsetzendem und entsprechend steigendem Hilfebedarf gebildet, z. B. bei vaskulären Demenzen und Morbus Parkinson [17].

Diese Ergebnisse deuten darauf hin, dass je nach Art und Grad gesundheitlicher Einbußen Pflegekarrieren recht unterschiedlicher Art verursacht werden. Bestimmte Krankheiten können recht plötzlich den Pflegebedarf auslösen, in anderen Fällen kündigt sich dieser Zustand eher langfristig und schleichend an. Stabile Verläufe sind möglich, ebenso wie progrediente in unterschiedlichen Intensitäten.

In Anbetracht dieser Vielfalt und den nicht zu übersehenden Unterschieden zwischen subjektiv empfundener und amtlich anerkannter Pflegebedürftigkeit rückt jene Gruppe in den Fokus, bei der akuter Hilfebedarf allmählich und im unterschwelligen Leistungsbereich von SGB XI entsteht.

Analysen des Mikrozensus im Jahr 2003 belegen, dass etwa eine Million Personen sich selbst als hilfebedürftig einstufen, jedoch (noch) keine Leistungen der Pflegeversicherung beziehen. Das sind weit weniger als sie MuG III (allerdings mit einer anderen Methodik) ausweist. Von dieser sich selbst als hilfebedürftig bezeichnende Gruppe haben 37 % keine Pflegestufe. Die anderen 63 % werden mit Leistungen der Pflegeversicherung versorgt. Im Vergleich zu 1999 ist die Gruppe hilfebedürftiger Personen ohne Leistungsbezug um mehr als 13 % angewachsen. Zwei Drittel der Gruppe sind Frauen. Im Vergleich zu den Leistungsbeziehern nach SGB XI sind diese Personen jedoch deutlich jünger. Nur etwa ein Drittel der Hilfebedürftigen ohne Leistungsbezug ist 80 Jahre oder älter. Das deutet darauf hin, dass es sich hier um Personen mit gesundheitlichen Einschränkungen handelt, die sich möglicherweise in einer Einstiegsphase zu einer Pflegekarriere befinden. Bedarfsgerechte Versorgungsangebote könnten ihnen helfen, Alltagskompetenzen für ein selbstbestimmtes, aktives Leben möglichst lange zu erhalten und den Übergang in intensivere Pflegebedarfslagen hinauszuzögern.

Im stationären Bereich werden nach Ergebnissen von MuG IV ca. 8 % der nach Selbsteinstufung Hilfebedürftigen mit Hilfe- und Pflegeleistungen außerhalb SGB XI versorgt [16].

Abschließend sei darauf verwiesen, dass Daten des Sozio-oekonomischen Panels negative Effekte von bestehender Pflegebedürftigkeit auf das subjektive Wohlbefinden und auf die Lebenszufriedenheit der Betroffenen nachweisen: Je höher der Grad der Hilfebedürftigkeit ist, umso stärker sinkt die Gesundheits- und Lebenszufriedenheit. Effekte der Gewöhnung bei lang andauernder Bedürftigkeit mit entsprechender Verbesserung des Wohlbefindens können nicht nachgewiesen werden [13, vertiefend siehe auch 18].

2.2.5 Funktionale Gesundheit und Krankheitsfolgen

Chronische Krankheiten sind im höheren Lebensalter Hauptauslöser für funktionale Beeinträchtigungen und Hilfebedürftigkeit. Die Identifikation der wichtigsten Krankheitsrisiken für die funktionale Gesundheit ist ein wesentlicher Faktor für die schwerpunktmäßige Ausrichtung von Prävention, therapeutischer Intervention und Rehabilitation älterer Menschen. Hilfe- und Pflegebedürftigkeit wird in erster Linie verursacht durch Krankheitsfolgen, die die Mobilität älterer Menschen beeinträchtigen oder kognitive Einschränkungen nach sich ziehen. Zu diesen Krankheiten zählen Herzerkrankungen, Schlaganfälle, Erkrankungen des Muskel-Skelett-Systems (Arthritis, Frakturen, Rückenprobleme), Asthma, Diabetes und Demenz [15, 19, 20]. Die Beziehungen zwischen der Prävalenz der Krankheit und dem entstehenden Pflegebedarf sind durchaus differenziert. Einer US-amerikanischen Studie zufolge litten beispielsweise nur etwa 4 % der in Privathaushalten lebenden Befragten an Hirnleistungsschwächen, aber 87 % der davon Betroffenen waren hilfe- bzw. pflegebedürftig. Ein ähnliches Verhältnis von relativ geringen Prävalenzen der Krankheit, aber daraus resultierendem hohem Pflegebedarf wiesen Hüftfrakturen, verschiedene Formen von Herzerkrankungen (Herzinfarkte, Herzinsuffizienzen, Angina pectoris), aber auch Schlaganfälle auf (siehe Abbildung 2.2.5.1 und [21]).

Zu den Hauptverursachern einer eingeschränkten funktionalen Gesundheit im Alter gehört demnach eine Reihe von Erkrankungen, die der Prävention und Rehabilitation (im Sinne der Sekundärprävention) gut zugänglich sind. Das betrifft beispielsweise Schlaganfälle, Herz-Kreislauf-Erkrankungen, Diabetes mellitus, aber auch die Gruppe der orthopädischen Erkrankungen. Wenn in der jüngeren Vergangenheit gerade die älteren Menschen stärker in das Blickfeld der Präventions- und Rehabilitationswissenschaft gerieten, ist das im Hinblick auf die langfristige Entwicklung der funktionalen Gesundheit der älter werdenden Bevölkerung zu begrüßen.

2.2.6 Längeres Leben – längere Hilfebedürftigkeit?

Die Lebenserwartung Älterer hat sich in den vergangenen Jahrzehnten beträchtlich erhöht (siehe Kapitel 2.4). Damit ist allerdings noch keine Aussage darüber getroffen, mit welchen gesundheitlichen Konsequenzen diese Lebensverlängerung einhergeht. Zur Beziehung zwischen der verlängerten Lebenserwartung im Alter und der Morbidität bzw. funktionalen Gesundheit werden unterschiedliche Positionen diskutiert, die sich stark vereinfacht in der Frage zusammenfassen lassen: Sind die gewonnenen Lebensjahre im Alter in Wirklichkeit verlorene Jahre, da sie mit eingeschränkter funktionaler Gesundheit, mit Hilfe- und Pflegebedürftigkeit verbunden sind? An anderer Stelle im Buch wird die Theorie der Kompression der Morbidität vorgestellt (siehe Kapitel 2.5). Danach ist aufgrund des verzögerten Einsetzens chronischer Morbidität im Alter der Zuwachs an gesunden Lebensjahren größer als der Zuwachs an Lebenserwartung insgesamt. Für die funktionale Gesundheit würde das bedeuten, dass die durch funktionale Defizite sowie Hilfe- und Pflegebedürftigkeit beeinträchtigte Lebenszeit im Lebensverlauf eine immer kleinere Spanne einnimmt. Die Bestätigung dieser Theorie hätte bedeutsame Implikationen für die Abschätzung der Folgen des demografischen Wandels. Wenn

Abbildung 2.2.5.1
Prävalenz von Krankheiten/Störungen und Pflegebedarf bei in Haushalten lebenden 75-Jährigen und Älteren, USA 1998
Quelle: AHEAD-Studie 1998 [21]

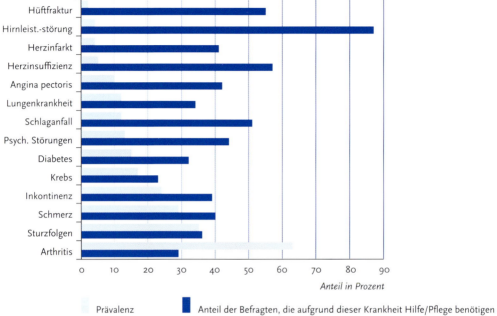

eine auch künftig steigende Lebenserwartung einhergeht mit einer Reduzierung der Morbidität, Hilfe- und Pflegebedürftigkeit im hohen Alter, dann müsste die demografische Alterung der Bevölkerung nicht zwangsläufig zu einer nicht tragbaren Kostensteigerung im Gesundheits- und Pflegebereich führen.

Wie hat sich die funktionale Gesundheit Älterer in der jüngeren Vergangenheit entwickelt? Zunächst: Es gibt deutliche Hinweise auf einen Rückgang funktionaler Beeinträchtigungen innerhalb der älteren Bevölkerung in den vergangenen Jahrzehnten [22, 23, 24]. Diese Entwicklung wird auf unterschiedliche Gründe zurückgeführt [20, 23, 25, 26]. Zum einen sind es Faktoren, die mittelbar oder unmittelbar auf den Gesundheitszustand Älterer wirken wie die Verbesserung der medizinischen Behandlung (z. B. bei Bluthochdruck, Diabetes, erhöhtem Cholesterinspiegel und koronarer Herzerkrankung, aber auch Fortschritte beim Gelenkersatz), ein verändertes Gesundheitsverhalten (z. B. Rückgang des Rauchens), Veränderungen im sozio-ökonomischen Status (in erster Linie verbesserte Bildung) oder eine Verminderung anderer Krankheitsauslöser, z. B. bessere Arbeitsbedingungen, Zurückdrängung der Infektionskrankheiten. Zum anderen ist der Rückgang der Aktivitätsbeeinträchtigungen jedoch nicht nur als Verbesserung des Gesundheitszustandes zu interpretieren. Bestehende funktionale Einschränkungen führen weniger häufig zu Aktivitätsbeeinträchtigungen und Hilfebedürftigkeit, da Hilfsmittel häufiger eingesetzt werden und technisch hochwertig sind. Dieser verstärkte und erfolgreiche Hilfsmitteleinsatz konnte beispielsweise für die ältesten Alten in den USA nachgewiesen werden. Zudem haben sich personelle Hilfe- und Pflegestrukturen verändert. Informelle Hilfeangebote werden zunehmend durch professionelle Hilfe und Pflege ergänzt bzw. ersetzt, mit entsprechenden Konsequenzen für die Förderung der Eigenaktivität der Betroffenen. Zudem gibt es Hinweise darauf, dass sich die Selbstdefinition von Behinderung in den vergangenen Jahren verändert hat, u. a. durch gesellschaftliche Bestrebungen, die eine barrierefreie Teilnahme Behinderter am öffentlichen Leben zum Ziel haben. Eine veränderte Selbstwahrnehmung, bessere Partizipationschancen und Erwartungen an Eigenaktivität von außen können dazu führen, dass die betreffenden Personen sich selbst nicht als behindert wahrnehmen. So konnten Iezzoni et al., anhand der Daten eines Gesundheitssurveys feststellen, dass 30 % der Befragten mit schweren Mobilitätsproblemen und sogar 20 % der Befragten, die einen manuellen Rollstuhl benutzten, sich nicht als behindert einstuften [siehe dazu 27]. Allerdings wurden auch gegenläufige Trends der Entwicklung funktionaler Einschränkungen beobachtet [28, 29]. Die behinderungsfreie Lebenserwartung war einigen Studien zufolge rückläufig, allerdings vorrangig durch die Zunahme leichterer Behinderungen, während mittlere oder schwere Behinderungen stagnierten bzw. zurückgingen.

Welche der hier dargestellten Trends die gegenwärtige Entwicklung der funktionalen Gesundheit am besten widerspiegeln, ist noch nicht endgültig zu beantworten. Es überwiegen allerdings die Studien, die in unterschiedlichen Indikatoren Verbesserungen in der funktionalen Gesundheit Älterer nachweisen. Ein Review zu dieser Thematik [22] konnte dies für die ältere US-amerikanische Bevölkerung in den 1990er-Jahren feststellen, zumindest was funktionale Beeinträchtigungen und instrumentelle Alltagsaktivitäten (IADL) anbelangt.

Wie hat sich die funktionale Gesundheit Älterer in den vergangenen Jahren in Deutschland verändert? Die folgenden Aussagen zu Trends der zeitlichen Entwicklung basieren auf Daten des Sozio-oekonomischen Panels (SOEP). Das SOEP erhob in einigen Wellen einen Indikator zur Behinderung im Alltag durch den Gesundheitszustand. Abbildung 2.2.6.1 macht deutlich, dass die Anteile der westdeutschen Befragten, die starke gesundheitliche Behinderungen in ihren Alltagstätigkeiten angaben, zwischen 1984 und 2001 in allen Altersgruppen rückläufig waren. Am stärksten profitierten die »jungen Alten« zwischen 60 und 69 Jahren von dieser Entwicklung, weniger stark ausgeprägt zeigte sich die rückläufige Tendenz starker Behinderungen bei den über 80-Jährigen. Während bei den 60- bis 69-Jährigen vor allem der Anteil derjenigen stieg, die überhaupt keine Alltagsbehinderungen angaben, wurden in den beiden älteren Altersgruppen die Rückgänge der starken Alltagsbehinderungen durch Zunahmen der moderaten Behinderungen kompensiert (ohne Abbildung). Die Daten des SOEP geben also einen ersten Hinweis darauf, dass im Verlauf der 1980er- und 1990er-Jahre funktionale Defizite bei den Älteren das Alltagsleben weniger häufig bzw. weniger stark einschränkten.

Was ist künftig für die funktionale Gesundheit Älterer zu erwarten? Die Theorie der Kompression der Morbidität setzt voraus, dass die Zahl der Lebensjahre ohne chronische Erkrankungen und funktionalen Einschränkungen schneller wächst als die gesamte Lebenserwartung als Summe gesunder und funktional eingeschränkter Lebensjahre. In den letzten Abschnitten konnten Hinweise dafür aufgezeigt werden, dass in den vergangenen Jahrzehnten eine solche Kompression der Morbidität international und auch in Deutschland stattgefunden hat. Wird sich dieser Prozess auch künftig fortsetzen? Mit den Aussichten der weiteren Entwicklung der funktionalen Gesundheit haben sich u. a. Robine und Michel befasst [30]. Ihre zentrale Fragestellung ist, in welcher Beziehung Langlebigkeit und Lebenserwartung einerseits sowie Veränderungen der Mortalität, Morbidität und der funktionalen Gesundheit andererseits stehen. Sie begründen voneinander abweichende Befunde der Entwicklung der funktionalen Gesundheit in unterschiedlichen Ländern mit der These einer demografisch-epidemiologischen Transition, die in Phasen verläuft. Um die gegenwärtige Entwicklung der funktionalen Gesundheit zu verstehen und künftige Trends abschätzen zu können, ist ein solcher Blick auf die vergangene Entwicklung im internationalen Maßstab hilfreich.

Nach dem Zweiten Weltkrieg ging die Mortalität älterer Menschen durch eine Verbesserung der Lebensbedingungen in den Industrieländern zurück. Dieser Mortalitätsrückgang traf auf eine gesundheitlich nicht gut verfasste Population, die einen schlechteren Gesundheitszustand aufwies als Ältere heute. Der Rückgang der Mortalität vor allem der kranken Älteren verursachte daher zunächst eine höhere Prävalenz der chronischen Krankheiten und der funktionalen Einschränkungen und somit eine Expansion der Morbidität (z. B. in den USA der 1960er- und 1970er-Jahren). Der medizinische Fortschritt, vor allem bei den

Abbildung 2.2.6.1
Anteil Befragter mit starker Behinderung im Alltag durch Gesundheitszustand* nach Alter 1984, 1992 und 2001
Quelle: Sozio-oekonomisches Panel, Wellen 1984, 1992 und 2001, nur westdeutsche Befragte, eigene Berechnungen

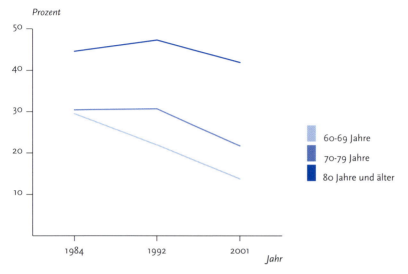

* Frage: Von kurzen Erkrankungen einmal abgesehen. Behindert Sie Ihr Gesundheitszustand bei der Erfüllung alltäglicher Aufgaben, z. B. Haushalt, Beruf oder Ausbildung? (Antwortkategorien: überhaupt nicht, ein wenig, stark (1984: erheblich))

Herz-Kreislauf-Erkrankungen, führte später (in den USA um 1980) zu einem Ausgleich zwischen der Entwicklung der Mortalität und der Morbidität bzw. funktionalen Gesundheit. Die heutigen Älteren sind gesünder. Sie hatten im Laufe ihres Lebens bereits eine bessere Gesundheit, verfügen über eine bessere Bildung und häufig über einen gesünderen Lebensstil. Das trägt dazu bei, dass diejenigen, die ein hohes Alter erreichen, dieses Alter oft bei stabiler Gesundheit erleben können – ein Merkmal einer Kompression der Morbidität.

Gleichzeitig aber entsteht durch die demografische Alterung erstmals in der Geschichte eine quantitativ bedeutende Gruppe Hochaltriger in der Bevölkerung. Im sehr hohen Alter ist neben der Morbidität und den entsprechenden funktionalen Einschränkungen der Faktor einer verminderten Belastungsfähigkeit (auch: Frailty-Syndrom) bedeutsam. Kennzeichnend für dieses Phänomen sind verminderte physiologische Reserven und nachlassende Resistenz gegenüber äußeren Stressoren. Unabhängig von Morbidität und funktionaler Gesundheit erhöht sich damit die gesundheitliche Anfälligkeit der Hochaltrigen. Im Alltag äußert sich diese Erscheinung durch Gewichtsverlust, verminderte Handkraft, eine verlangsamte Ganggeschwindigkeit, eine rasche Ermüdbarkeit sowie verminderte körperliche Aktivität [31]. Diskutiert wird, ob in der Kombination aus der zunehmenden Zahl Hochaltriger und dem besonders hohen Risiko für schwere gesundheitliche Beeinträchtigungen durch das Frailty-Syndrom in dieser Lebensphase eine neue Expansion der Morbidität entsteht.

Studien belegen andererseits, dass Veränderungen im Gesundheitsverhalten (gesunde Ernährung, Rauchverzicht, körperliche Aktivität) eher die Morbidität senken als die Langlebigkeit erhöhen. Bei einem Blick in die Zukunft scheinen einige Tendenzen der gegenwärtigen Entwicklung also für eine Kompression der funktionalen Einschränkungen (engl.: compression of disability) zu sprechen [30]. Eine Begründung dafür liegt nach Fries in der Annahme, dass das Hinauszögern vorzeitiger Morbidität einfacher zu bewerkstelligen ist als das Hinauszögern vorzeitiger Mortalität [32]. Die häufigsten Krankheiten des höheren Lebensalters, wie Osteoarthritis, Depressionen, Alzheimer-Demenz, aber auch Bedingungen wie soziale Isolation haben geringe Auswirkungen auf die Mortalität, aber starke auf die Morbidität. Ein Hinauszögern dieser Krankheiten und Lebensumstände bzw. eine Verbesserung ihrer Behandlung könnte die Morbidität deutlich senken, auch ohne nennenswerten Einfluss auf die Mortalität.

Insgesamt spricht aus der gegenwärtigen Datenlage allerdings wenig für massive Veränderungen der Morbidität älterer Menschen in der nächsten Zukunft [33]. Die Verbesserungen in der Morbidität und der funktionalen Gesundheit sind ein eher schrittweiser Prozess mit z.T. widersprüchlichen Verläufen.

Zwei wesentliche Tendenzen, die bereits gegenwärtig zu beobachten sind, werden die Entwicklung der funktionalen Gesundheit auch künftig prägen:

▶ Von den Verbesserungen der funktionalen Gesundheit werden nicht alle Bevölkerungsschichten in gleichem Maße profitieren. Ein Teil der älteren Bevölkerung hat ein größeres Potenzial, Fortschritte in der Sterblichkeit und in der funktionalen Gesundheit zu realisieren als andere. Auf den Geschlechterunterschied in der funktionalen Gesundheit wurde bereits hingewiesen. Demzufolge stellen ältere Frauen eine besondere Zielgruppe gesundheitspolitischer Interventionen dar: In den meisten westlichen Ländern haben Frauen zwar eine höhere Lebenserwartung als Männer, aber eine geringere Lebenserwartung in uneingeschränkter Gesundheit. Ähnliche Differenzen sind auch für andere Sozialindikatoren wie Bildung, Einkommen und Ethnizität bereits beschrieben worden [24, 28, 34, 35, 36, 37].

▶ Die Reduzierung gesundheitlicher Risikofaktoren ist der erfolgversprechendste Weg zur weiteren Kompression der Morbidität. Längsschnittstudien aus den USA zeigen beispielsweise, dass Personen mit einem geringen Ausmaß an Gesundheitsrisiken ein deutlich geringeres Maß an Hilfebedürftigkeit aufweisen als Personen mit mehreren Gesundheitsrisiken. Der Beginn der Hilfebedürftigkeit lässt sich in der Niedrig-Risiko-Gruppe um 7 bis 12 Jahre hinauszögern. Das ist deutlich mehr als der Unterschied an Lebenserwartung in beiden Gruppen [38]. Entscheidend für weitere Erfolge bei der Verbesserung der funktionalen Gesundheit wird daher sein, inwieweit es gelingt, ältere Menschen über gesundheitsförderliches Verhalten zu informieren und sie zu Veränderungen im Gesundheitsverhalten zu motivieren.

Literatur

1. WHO (2001) ICF – Introduction. Genf
2. WHO (2002) Towards a Common Language for Functioning, Disability and Health – ICF. Genf
3. Schuntermann MF (2006) Die Internationale Klassifikation der Funktionsfähigkeit, Behinderung und Gesundheit (ICF) der Weltgesundheitsorganisation (WHO). Kurzeinführung. Deutsche Rentenversicherung Bund, Berlin
4. Murtagh KN, Hubert HB (2004) Gender Differences in Physical Disability Among an Elderly Cohort. Am J Public Health 94 (8): 1406–1411
5. Verbrugge LM (1982) Sex differentials in health. Public Health Rep 97 (5): 417–437
6. Margrain TH, Boulton M (2005) Sensory Impairment. In: Johnson ML, Bengtson VL, Coleman PG et al. (Hrsg) The Cambridge Handbook of Age and Ageing. Cambridge University Press, Cambridge
7. Campbell VA, Crews JE, Moriarty DG et al. (1999) Surveillance for Sensory Impairment, Activity Limitation, and Health-Related Quality of Life Among Older Adults – United States, 1993-1997. Morbidity and Mortality Weekly Report 48 (SS-8): 131–156
8. Mathers CD, Loncar D (2006) Projections of Global Mortality and Burden of Disease from 2002 to 2030. PLoS Medicine 3 (11): e442
9. Robert Koch-Institut (Hrsg) (2002) Gesundheit im Alter. Gesundheitsberichterstattung des Bundes Heft 10. Robert Koch-Institut, Berlin
10. Freedman VA, Martin LG, Schoeni RF (2004) Disability in America Population Bulletin. Population Reference Bureau, Washington, Vol. 3, S 32
11. Statistisches Bundesamt (Hrsg) (2001) Kurzbericht: Pflegestatistik 1999 – Deutschlandergebnisse. Bonn
12. Statistisches Bundesamt (Hrsg) (2007) Pflegestatistik 2005 – Deutschlandergebnisse. Wiesbaden
13. Weick S (2006) Starke Einbußen des subjektiven Wohlbefindens bei Hilfe- oder Pflegebedürftigkeit. Informationsdienst Soziale Indikatoren (35): 12–15
14. Schneekloth U, Wahl HW (2006) Selbständigkeit und Hilfebedarf bei älteren Menschen in Privathaushalten. Verlag W. Kohlhammer, Stuttgart
15. Schneekloth U, Wahl HW (2005) Möglichkeiten und Grenzen selbständiger Lebensführung in privaten Haushalten (MuG III). Repräsentativbefunde und Vertiefungsstudien zu häuslichen Pflegearrangements, Demenz und professionellen Versorgungsangeboten. Integrierter Abschlussbericht im Auftrag des Bundes-

ministeriums für Familie, Senioren, Frauen und Jugend, München
16. Schneekloth U (2006) Hilfe- und Pflegebedürftige in Alteneinrichtungen 2005. Schnellbericht zur Repräsentativerhebung im Forschungsprojekt »Möglichkeiten und Grenzen selbständiger Lebensführung in Einrichtungen« (MuG IV) im Auftrag des Bundesministeriums für Familie, Senioren, Frauen und Jugend, München
17. Wagner A, Brucker U (2007) Pflegebericht des Medizinischen Dienstes 2005 www.mds-ev.org/media/pdf/Pflegebericht_2005.pdf (Stand: 21.11.2008)
18. Hoffmann E, Nachtmann J (2007) Alter und Pflege. GeroStat Report Altersdaten, 03/2007. Deutsches Zentrum für Altersfragen (Hrsg), Berlin
19. Kraus L, Stoddard S, Gilmartin D (1996) Chartbook on Disability in the United States 1996 An InfoUse Report. U.S. National Institute on Disability and Rehabilitation Research, Washington, DC
20. Cutler DM (2001) Declining disability among the elderly. Health Affairs 20 (6): 11–27
21. Hertz RP, Baker CL (2002) Elders in the Community Pfizer Facts. Population Studies. Outcomes Research. Pfizers Pharmaceuticals Group
22. Freedman VA, Martin LG, Schoeni RF (2002) Recent Trends in Disability and Functioning Among Older Adults in the United States: A Systematic Review. JAMA 288 (24): 3137–3146
23. Freedman VA (2006) Late-Life Disability Trends: An Overview of Current Evidence. In: Field MJ, Jerre AM, Martin L (Hrsg) Workshop on Disability in America: a New Look: summary and papers. National Academy of Sciences, Washington DC, S 101–112
24. Manton KG, Gu X (2001) Changes in the prevalence of chronic disability in the United States black and nonblack population above age 65 from 1982 to 1999. PNAS 98 (11): 6354–6359
25. Freedman V, Martin L (1998) Understanding trends in functional limitations among older Americans. Journal of Public Health 88 (10): 1457–1462
26. Schoeni R, Freedman V, Wallace R (2001) Persistent, consistent, widespread, and robust? Another look at recent trends in old-age disability. Journal of Gerontology: Social Sciences 56B (4): S206–S218
27. Wolf DA, Hunt K, Knickman J (2005) Perspectives on the Recent Decline in Disability at Older Ages. Milbank Quarterly 83 (3): 365–395
28. Perenboom R, Herten Lv, Boshuizen H et al. (2005) Life Expectancy without Chronic Morbidity: Trends in Gender and Socioeconomic Disparities. Public Health Reports 120: 46–54
29. Crimmins E (2004) Trends in the health of the elderly. Annual review of public health 25: 79–98
30. Robine JM, Michel JP (2004) Looking Forward to a General Theory on Population Aging. J Gerontol A Biol Sci Med Sci 59 (6): M590–M597
31. Fried LP, Tangen CM, Walston J et al. (2001) Frailty in Older Adults: Evidence for a Phenotype. Journal of Gerontology: Medical Sciences 56A (3): M146–M156
32. Fries JF (2002) Reducing Disability in Older Age. JAMA 288 (24): 3164–3166
33. Victor C (2005) The Epidemiology of Ageing. In: Johnson ML, Bengtson VL, Coleman PG et al. (Hrsg) The Cambridge Handbook of Age and Ageing. Cambridge University Press, Cambridge, S 95–105
34. Hoffmann R (2005) Do socioeconomic mortality differences decrease with rising age? Demographic Research 13 (2): 35–62
35. Lampert T, Ziese T, Saß AC et al. (2005) Armut, soziale Ungleichheit und Gesundheit. Expertise des Robert Koch-Instituts zum 2. Armuts- und Reichtumsbericht der Bundesregierung. Beiträge zur Gesundheitsberichterstattung des Bundes. Robert Koch-Institut (Hrsg), Berlin, S 214
36. Matthews RJ, Jagger C, Hancock RM (2006) Does socio-economic advantage lead to a longer, healthier old age? Social Science & Medicine 62 (10): 2489–2499
37. Matthews RJ, Smith LK, Hancock RM et al. (2005) Socioeconomic factors associated with the onset of disability in older age: a longitudinal study of people aged 75 years and over. Social Science & Medicine 61 (7): 1567–1575
38. Fries JF (2003) Measuring and Monitoring Success in Compressing Morbidity. Annals of Internal Medicine 139 (5_Part_2): 455–459

2.3 Subjektive Gesundheit

Susanne Wurm, Thomas Lampert, Sonja Menning

Kernaussagen

1. Als »subjektive Gesundheit« wird das individuelle Gesundheitserleben von Personen bezeichnet.
2. Im Vergleich zu medizinisch diagnostizierter Gesundheit ist das subjektive Gesundheitserleben bedeutsamer für die Langlebigkeit bzw. vorzeitige Sterblichkeit.
3. Die subjektive Gesundheit verschlechtert sich im Altersgang – allerdings weniger als der objektive Gesundheitszustand. Dadurch ist im höheren Lebensalter das subjektive Gesundheitserleben besser als es der objektive Gesundheitszustand erwarten lassen würde.
4. Im Altersgang nimmt die gesundheitsbezogene Lebensqualität ab. Dies betrifft vor allem Aspekte der körperlichen Lebensqualität wie das häufigere Erleben von Schmerzen. Das psychische Wohlbefinden verändert sich hingegen kaum.
5. Altersgruppenunterschiede in der subjektiven Gesundheit sind nicht immer als altersabhängige Entwicklungen interpretierbar. Denn neben individuellen Veränderungen über die Zeit gibt es zwei alternative Erklärungen: Altersgruppenunterschiede können auch auf Kohorten- oder Periodeneffekte zurückzuführen sein.

2.3.1 Einleitung – Die Bedeutung subjektiver Gesundheit

Die vorangegangenen Kapitel zu somatischer und psychischer Gesundheit (Kapitel 2.1) sowie zu funktionaler Gesundheit und Pflegebedürftigkeit (Kapitel 2.2) machten deutlich, dass Erkrankungen und körperliche Einschränkungen mit steigendem Alter wahrscheinlicher werden. Was bedeutet dies für ältere Personen? Wie erleben sie ihre Gesundheit und wie gut ist ihre gesundheitsbezogene Lebensqualität angesichts zunehmender gesundheitlicher Probleme? Mit diesen und ähnlichen Fragen beschäftigt sich das vorliegende Kapitel.

In Studien, die das subjektive Gesundheitserleben untersuchen, werden Personen danach gefragt, wie sie ihren Gesundheitszustand einschätzen. Subjektive Gesundheit ist damit jener Gesundheitszustand, den eine Person individuell erlebt, während mit »objektiver Gesundheit« der medizinisch diagnostizierte Gesundheitszustand bezeichnet wird.

Warum ist eine Unterscheidung zwischen objektiver und subjektiver Gesundheit wichtig? Dies liegt daran, dass die subjektive Gesundheit nicht einfach den objektiven Gesundheitszustand widerspiegelt. Personen, die der medizinischen Diagnose zufolge gesund sind, also eine gute objektive Gesundheit haben, fühlen sich teilweise dennoch krank. Umgekehrt haben Personen, die nach medizinischer Diagnose eine oder mehrere Erkrankungen haben, oftmals durchaus eine gute subjektive Gesundheit. Metaanalysen zahlreicher Studien weisen darauf hin, dass die Übereinstimmung zwischen objektiver und subjektiver Gesundheit nur zwischen 5 % und 30 % liegt [1]. Demnach beeinflusst zwar die objektive Gesundheit die subjektive Gesundheit, sie ist aber nicht mit ihr gleichzusetzen. Dies gilt besonders im höheren Lebensalter: Mag sich auch mit steigendem Alter die objektive Gesundheit oft merklich verschlechtern, nimmt demgegenüber das subjektive Gesundheitserleben nicht unbedingt im selben Maße ab. Dies bedeutet, dass sich der objektive und der subjektive Gesundheitszustand mit steigendem Alter stärker voneinander unterscheiden als in jüngeren Lebensjahren. Deshalb wird gerade im höheren Lebensalter die subjektive Gesundheit als wichtige ergänzende Gesundheitsinformation angesehen, der ein eigenständiger Erklärungswert zukommt.

Subjektive Gesundheit und Sterblichkeit

Die Bedeutung des subjektiven Gesundheitserlebens wird besonders in Studien deutlich, die sich mit der Vorhersage von Langlebigkeit und Mortalität (Sterblichkeit) beschäftigt haben. In diesen Studien wurden die objektive und subjektive Gesundheit sowie weitere Informationen von Personen (wie beispielsweise Alter, sozioökonomischer Status, Gesundheitsverhalten) untersucht, um zu prüfen inwieweit diese Informationen die Lebensdauer einer Person vorhersagen können. Bemerkenswert an diesen Studien ist die Feststellung, dass das subjektive Gesundheitserleben die nachfolgende Langlebigkeit bzw. Sterblichkeit besser vorhersagen kann, als der objektive Gesundheitszustand (für eine Übersicht über entsprechende Studien [vgl. 2, 3, 4]). Subjektive und objektive Gesundheit unterscheiden sich demzufolge nicht nur voneinander; vielmehr kommt der subjektiven Gesundheit eine spezifische Bedeutung im Hinblick auf die Langlebigkeit zu.

Die Frage nach dem Grund, weshalb die subjektive Gesundheit das Mortalitätsrisiko besser vorhersagen kann als viele objektive Gesundheitsmaße, wird unterschiedlich beantwortet. Hierbei lassen sich grob zwei Erklärungsansätze unterscheiden:

Zum einen handelt es sich um Erklärungen, die auf die Grenzen medizinischer Messbarkeit von Erkrankungen hinweisen: Es ist denkbar, dass subtile biologische und physiologische Veränderungen mittels objektiver, medizinischer Gesundheitsmessungen nicht ausreichend erfasst werden können, in der subjektiven Einschätzung aber durchaus enthalten sind. Personen berücksichtigen möglicherweise ihr biografisches Wissen über zurückliegende Erkrankungen und verschiedene Aspekte ihres Gesundheitsverhaltens, während dieses Wissen dem diagnostizierenden Arzt nicht oder nur unvollständig bekannt ist [5]. Zudem besteht bei älteren Personen häufiger die Gefahr, dass Erkrankungen und Risikofaktoren wie Diabetes und Bluthochdruck medizinisch undiagnostiziert bleiben [6] – unter anderem deshalb, weil ältere Personen eher dazu neigen, Beschwerden als »altersgemäß« zu interpretieren und deshalb darauf verzichten, wegen dieser Beschwerden einen Arzt aufzusuchen.

Ein anderer Erklärungsansatz geht davon aus, dass die subjektive Gesundheit neben dem körperlichen Gesundheitszustand wichtige psychosoziale Ressourcen widerspiegelt [7, 8]. Dabei wird unter anderem diskutiert, dass die Tendenz zur Über- oder Unterschätzung des eigenen Gesundheitszustandes sowohl in direkter (physiologischer) Weise als auch in indirekter Weise (z. B. vermittelt über das Gesundheitsverhalten oder die funktionelle Gesundheit) Einfluss auf die Sterblichkeit hat. So könnten im Falle optimistischer Einschätzungen die positiven Gefühle als solche bereits eine protektive (schützende) Wirkung haben (direkter Effekt). Negative Einschätzungen wiederum könnten zu Depressionen oder anderen emotionalen Belastungen wie chronischem Stress führen, dadurch das Gesundheitsverhalten negativ beeinflussen (z. B. erhöhter Tabak- oder Alkoholkonsum) und auf diese Weise zu vorzeitiger Sterblichkeit beitragen (indirekter Effekt).

Subjektive Gesundheit und ihr Zusammenhang mit anderen Gesundheitsindikatoren

Um besser zu verstehen, in welcher Weise subjektive Gesundheit einen Einfluss auf Langlebigkeit und Sterblichkeit hat, wurde in einer Reihe von Studien untersucht, inwieweit die subjektive Gesundheit die körperliche, mentale und funktionale Gesundheit beeinflusst. Die Bedeutung subjektiver Gesundheit für die Aufrechterhaltung funktionaler Fähigkeiten und die Entwicklung von Beeinträchtigungen und Behinderungen ist hierbei empirisch am besten belegt.

Funktionale Fähigkeiten (vgl. Kapitel 2.2) sind ein Maß für die Konsequenzen von Erkrankungen und Beschwerden im Hinblick auf die Selbständigkeit und Lebensqualität älterer Menschen. Idler und Kasl konnten beispielsweise im Rahmen einer Längsschnittstudie einen bedeutsamen Zusammenhang zwischen subjektiver Gesundheit zu Studienbeginn und der Entwicklung funktionaler Fähigkeiten in den Folgejahren nachweisen [9]. Ältere Befragte, die im Jahr 1982 eine schlechte Gesundheit berichteten, wiesen sechs Jahre später zweieinhalb mal so oft einen Rückgang ihrer funktionalen Fähigkeiten auf wie Befragte, die sich 1982 eine exzellente Gesundheit attestierten. Diese Beziehung bestand auch unter statistischer Kontrolle anderer demografischer und Gesundheitsindikatoren. Daneben zeigte sich, dass ein solcher Zusammenhang eher bei den jüngeren Alten nachzuweisen war, insbesondere bei denjenigen, die noch keine Behinderung hatten, sich selbst aber eine schlechte Gesundheit zuschrieben. Auch die Richtung des statistischen

Zusammenhangs ist bemerkenswert: Eine schlechte subjektive Gesundheit konnte für den Untersuchungszeitraum funktionale Einbußen vorhersagen. Hingegen war kein Zusammenhang zwischen einer guten subjektiven Gesundheit und der Erholung von bereits vorhandenen funktionalen Defiziten zu erkennen.

Im Rahmen einer klinischen Studie baten Wilcox und Kollegen [10] Personen, die eine einschneidende Krankheit (z. B. Schlaganfall, Herzinfarkt, Hüftfraktur) erlebt hatten, sechs Wochen sowie sechs Monate nach diesem Ereignis ihre Gesundheit zu bewerten. Patienten, die sechs Wochen nach dem Krankheitsereignis ihre subjektive Gesundheit eher schlecht bewerteten, hatten sechs Monate später größere funktionale Beeinträchtigungen als Personen mit einer guten subjektiven Gesundheitseinschätzung – und zwar unabhängig von ihrem Gesundheitszustand und dem Ausmaß ihrer körperlichen Einschränkungen sechs Wochen nach dem Krankheitsereignis. Die Autoren folgern aus diesen Ergebnissen, dass der subjektiven Gesundheit auch bezüglich der Krankheitsverarbeitung eine wichtige Rolle zukommt. Weitere Längsschnittstudien, die teils auf allgemeinen Bevölkerungsstichproben, teils auf klinischen Studien beruhten, kommen zum selben Ergebnis: Eine schlechte subjektive Gesundheit kann den Verlust von funktionalen Fähigkeiten und damit die Entwicklung funktionaler Einschränkungen vorhersagen [11, 12, 13].

Aber auch im Hinblick auf die psychische und kognitive Gesundheit ist die subjektive Gesundheit von großer Bedeutung. Eine Studie von Jang et al. an älteren bis hochaltrigen Personen (60- bis über 100-jährigen Personen) verweist darauf, dass die subjektive Gesundheit eine vermittelnde Rolle dabei spielt, ob Krankheiten mit Depressionen einher gehen oder nicht [14]. Ob also Personen, die von Krankheiten oder körperlichen Einschränkungen betroffen sind, eine Depression entwickeln, hängt demzufolge mit von ihrer subjektiven Gesundheitseinschätzung ab. Im Rahmen einer 10-jährigen Längsschnittstudie konnte zudem gezeigt werden, dass eine hohe subjektive Gesundheit mit besserer kognitiver Gesundheit einhergeht. Folglich entwickelten ältere Personen, die ihre Gesundheit subjektiv gut bewerteten, mit geringerer Wahrscheinlichkeit eine kognitive Beeinträchtigung als Personen mit einer schlechten subjektiven Gesundheitseinschätzung [11].

Schließlich verweisen mehrere Längsschnittstudien darauf, dass Personen, die ihre Gesundheit als schlecht bewerten, auch häufiger zum Arzt gehen und mit höherer Wahrscheinlichkeit einen Krankenhausaufenthalt haben als Personen mit guter Gesundheitseinschätzung [15, 16]. Auch in diesen Studien wurden die Analysen hinsichtlich der körperlichen und funktionalen Gesundheit statistisch kontrolliert, so dass die Vorhersage des Inanspruchnahmeverhaltens nicht auf Unterschiede in der objektiven Gesundheit zurückgeführt werden kann.

2.3.2 Veränderung des Stellenwerts von Gesundheit mit steigendem Alter

Während in der ersten Lebenshälfte gute Gesundheit oftmals selbstverständlich ist und Erkrankungen überwiegend temporären Charakter haben (z. B. Infektionskrankheiten), verändert sich das Krankheitsgeschehen mit zunehmendem Alter. Die Dauer und Schwere von Erkrankungen nimmt zu und es steigt die Wahrscheinlichkeit, dass Personen eine oder mehrere, oftmals chronische Erkrankungen haben. Körperliche Beschwerden sowie regelmäßige Arztbesuche und Medikamenteneinnahme machen den Betroffenen nachdrücklich deutlich, dass eine gute Gesundheit weit weniger selbstverständlich ist als in jüngeren Lebensjahren. Dies führt dazu, dass sich die Bedeutung der Gesundheit mit steigendem Alter verändert. Hierzu zählt zum einen, dass ältere Menschen oftmals andere Kriterien zur Einschätzung ihrer Gesundheit heranziehen, zum anderen, dass die Gesundheit mit steigendem Alter an Wichtigkeit gewinnt.

Kriterien zur Einschätzung des eigenen Gesundheitszustandes

In einigen Studien wurden ältere und jüngere Personen danach befragt, woran sie denken, wenn sie ihren eigenen Gesundheitszustand einschätzen. Dabei zeigte sich, dass jüngere und ältere Personen häufig unterschiedliche Kriterien zur Einschätzung ihrer Gesundheit heranziehen. Besonders für Jugendliche, aber auch Personen im jungen oder mittleren Erwachsenenalter spielt das eigene Gesundheitsverhalten bei der Beurteilung des Gesundheitszustandes eine zentrale Rolle. Ältere Menschen hingegen beurteilen ihre Gesundheit vor allem mit Blick auf vorliegende Erkrankungen und körperliche Einschränkungen [17]. Im höheren Lebensalter kommen teilweise zwei zusätzliche Kriterien für eine positive Gesundheitseinschätzung hinzu: die Abwesenheit von quälenden Beschwerden sowie die Einschätzung, dass der eigene Gesundheitszustand besser ist als jener von Gleichaltrigen [18, 19]. Es gibt jedoch Hinweise darauf, dass diese unterschiedlichen Kriterien, die zur Beurteilung der eigenen Gesundheit herangezogen werden, weniger vom Alter als vielmehr vom Gesundheitszustand abhängen: Haben Personen keine wesentlichen Erkrankungen oder Einschränkungen, so erklären sie ihr Befinden tendenziell unter Verweis auf ihr Gesundheitsverhalten. Die Gesundheitseinschätzung von Personen mit Erkrankungen oder Behinderungen orientiert sich hingegen eher an vorliegenden Symptomen, Beschwerden oder auch an notwendiger Medikamenteneinnahme [20].

Wichtigkeit von Gesundheit

Die mit dem Lebensalter steigende Vulnerabilität (Anfälligkeit) für Erkrankungen führt nicht nur dazu, dass sich die Kriterien zur Gesundheitseinschätzung verändern. Vielfach gewinnt auch der eigene Gesundheitszustand im täglichen Leben an Wichtigkeit. Anschaulich wird dies vor dem Hintergrund von Ergebnissen, die im Rahmen des Alterssurveys gewonnen wurden. Für insgesamt 21 Themenbereiche sollten die Befragten angeben, in welchem Ausmaß diese Themen ihr tägliches Denken und Handeln bestimmen. In Tabelle 2.3.2.1 sind die vier am häufigsten genannten Themenbereiche getrennt für vier Altersgruppen aufgelistet.

Anhand von Tabelle 2.3.2.1 wird deutlich, dass die Gesundheit im Altersgruppenvergleich an Wichtigkeit gewinnt. Während die Gesundheit in der Gruppe der 40- bis 54-Jährigen noch auf Rang 9 liegt und deshalb nicht in der Tabelle dargestellt ist, ist sie in der Altersgruppe der 55- bis 64-Jährigen bereits auf Rang 4 von insgesamt 21 untersuchten Themenbereichen vorgerückt. Die Gruppe der 65- bis 74-Jährigen nennt Gesundheit als zweitwichtigstes Thema und in der Altersgruppe der 75- bis 84-Jährigen wird Gesundheit als wichtigstes Thema bewertet. Vergleicht man innerhalb jeder der vier Altersgruppen die Rangfolge der Themenbereiche für Frauen und Männer miteinander, wird deutlich, dass sich nur in der jüngsten Altersgruppe (40 bis 54 Jahre) Geschlechtsunterschiede zeigen. Männer dieser Altersgruppe bewerten den Gesundheitszustand als weniger wichtig im Vergleich zu Frauen, während sich in den anderen Altersgruppen Männer und Frauen nicht wesentlich unterscheiden.

2.3.3 Subjektives Gesundheitserleben im Alter

Die über die Altersgruppen hinweg steigende Bedeutung von Gesundheit korrespondiert mit einer

Tabelle 2.3.2.1
Rangfolge der vier wichtigsten Themenbereiche nach Alter 2002
Quelle: Alterssurvey, Basisstichprobe 2002, eigene Berechnungen

40–54 Jahre	55–64 Jahre	65–74 Jahre	75–84 Jahre
1. Sicherheit der Familie, Sorge um die Angehörigen	1. Sicherheit der Familie, Sorge um die Angehörigen	1. Sicherheit der Familie, Sorge um die Angehörigen	**1. Gesundheit**
2. harmonische Partnerschaft	2. geistige Leistungsfähigkeit	**2. Gesundheit**	2. Sicherheit der Familie, Sorge um die Angehörigen
3. geistige Leistungsfähigkeit	3. harmonische Partnerschaft	3. geistige Leistungsfähigkeit	3. geistige Leistungsfähigkeit
4. berufliche Tüchtigkeit, beruflicher Erfolg	**4. Gesundheit**	4. Einfühlungsvermögen, mitfühlendes Verständnis	4. Einfühlungsvermögen, mitfühlendes Verständnis

schlechteren Bewertung des allgemeinen Gesundheitszustandes. In der Altersgruppe der 40- bis 54-Jährigen beurteilen noch drei Viertel aller Männer und Frauen ihren allgemeinen Gesundheitszustand als sehr gut oder gut. Im Altersgang verringert sich dieser Anteil sukzessive bis auf etwa 41 % in der Gruppe der 75- bis 84-jährigen Frauen und 46 % der gleichaltrigen Männer (vgl. Abbildung 2.3.3.1). Eine schlechte oder sehr schlechte Gesundheitseinschätzung nimmt hingegen mit dem Alter zu.

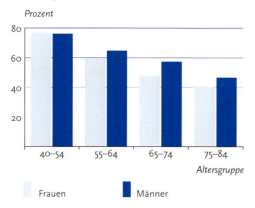

Abbildung 2.3.3.1
Selbsteinschätzung des allgemeinen Gesundheitszustandes nach Alter und Geschlecht (sehr gute oder gute Gesundheit)
Quelle: Telefonischer Gesundheitssurvey 2003, eigene Berechnungen

Die im Altersgang festzustellende Verschlechterung der subjektiven Gesundheit ist für Männer wie Frauen zu finden. Bei älteren Frauen fällt hierbei die subjektive Gesundheitseinschätzung etwas negativer aus als bei den gleichaltrigen Männern. Zugleich macht der Anteil der Personen, die ihre Gesundheit als schlecht oder sehr schlecht beurteilen, selbst bei den 75- bis 84-jährigen Männern und Frauen nur etwa 18 % aus, während der Großteil der älteren Menschen über eine im mindesten mittelmäßige allgemeine Gesundheit berichtet.

2.3.4 Gesundheitsbezogene Lebensqualität im Alter

Neben der subjektiven Gesundheit ist auch die Lebensqualität ein Kriterium, das im Bereich der Gesundheitsversorgung mit steigendem Alter an Bedeutung gewinnt. Grund hierfür ist, dass das medizinische Ziel der Wiederherstellung von Gesundheit (restitutio ad integrum) im höheren Lebensalter oftmals nicht erreicht werden kann, da viele Personen eine oder mehrere chronische Erkrankungen haben. Oftmals steht deshalb das Ziel im Vordergrund, eine möglichst gute Gesundheit trotz chronischer Erkrankungen aufrechtzuerhalten oder wiederherzustellen (restitutio ad optimum). Entscheidend ist dabei, dass Personen trotz bestehender Erkrankungen oder körperlicher Einschränkungen eine möglichst gute Lebensqualität haben.

Lebensqualität, insbesondere gesundheitsbezogene Lebensqualität, und subjektive Gesundheit weisen eine hohe Ähnlichkeit auf. Aus diesem Grund werden diese beiden Begriffe teilweise synonym verwendet. Gleichwohl sind sie nicht deckungsgleich: Werden Personen nach ihrem subjektiven Gesundheitserleben gefragt, bezieht sich ihre Antwort vor allem auf ihren körperlichen Gesundheitszustand. Fragt man sie hingegen nach ihrer Lebensqualität, so werden – neben der körperlichen Gesundheit – oft auch psychische Gesundheit und Wohlbefinden sowie gesundheitsbedingte Auswirkungen auf die Alltagsgestaltung mit berücksichtigt [21]. Es erscheint deshalb sinnvoll, die Unterscheidung zwischen subjektiver Gesundheit und gesundheitsbezogener Lebensqualität aufrechtzuerhalten.

Im Rahmen des telefonischen Gesundheitssurvey 2003 wurden Personen darum gebeten, mittels eines etablierten, krankheitsübergreifenden Messinstruments (SF-8, Kurzform des SF-36 Fragebogens) ihre gesundheitsbezogene Lebensqualität einzuschätzen. Hierbei wird die gesundheitsbezogene Lebensqualität über acht Dimensionen gemessen: Allgemeine Gesundheitswahrnehmung, körperliche Funktionsfähigkeit, körperliche Rollenfunktion, Schmerzen, Vitalität, emotionale Rollenfunktion, psychisches Wohlbefinden und soziale Funktionsfähigkeit [22, 23]. Die Skala berücksichtigt damit sowohl körperliche als auch psychische Komponenten gesundheitsbezogener Lebensqualität. Im Folgenden werden Ergebnisse zu vier ausgewählten Dimensionen des SF-8 dargestellt: Schmerzen, Vitalität, psychisches Wohlbefinden und soziale Funktionsfähigkeit (vgl. Kapitel 2.2).

In Abbildung 2.3.4.1 ist der Anteil von Personen dargestellt, die während der letzten vier Wochen vor der Befragung ziemlich stark oder sehr stark durch Schmerzen eingeschränkt waren. Deutlich werden hierbei sowohl Alters- als auch Geschlechtsunterschiede. Während in der Altersgruppe der 40- bis 54-jährigen Personen noch 28 % der Frauen und 21 % der Männer darüber berichten, dass sie durch starke Schmerzen eingeschränkt waren, liegt diese Zahl bei den 75- bis 84-jährigen Personen bei 47 % (Frauen) bzw. 32 % (Männer). Im höheren Lebensalter sind somit mehr Frauen und Männer aufgrund von starken Schmerzen beeinträchtigt. Frauen berichten in allen Altersgruppen häufiger von starken Schmerzen, wobei sich im höheren Alter größere Unterschiede zwischen Frauen und Männern zeigen als noch im Alter von 40 bis 54 Jahren.

Über die Altersgruppen hinweg nimmt zudem die Vitalität ab – Ältere fühlen sich häufiger erschöpft und müde, wie die Ergebnisse des Telefonischen Gesundheitssurveys zeigen. In der Altersgruppe der 40- bis 54-Jährigen klagen 44 % der Männer und 50 % der Frauen über mangelnde Vitalität. Während in dieser Altersgruppe Männer somit seltener über mangelnde Vitalität klagen als gleichaltrige Frauen, ist bei den 75-Jährigen und Älteren hingegen kein Geschlechtsunterschied mehr festzustellen: 65 % der Frauen und Männer dieser Altersgruppe berichten über eine mangelnde Vitalität.

Obwohl mit steigendem Alter oftmals die körperliche Gesundheit schlechter wird, vermehrt Schmerzen auftreten und die Vitalität abnimmt, berichten ältere Personen insgesamt über ein gutes psychisches Wohlbefinden. In Abbildung 2.3.4.2 ist dargestellt, wie viele Personen ihr psychisches Wohlbefinden als ziemlich oder sehr stark beeinträchtigt erleben. Über alle betrachteten Altersgruppen hinweg zeigt sich hierbei, dass sich weniger als ein Viertel der Personen in ihrem Wohlbefinden beeinträchtigt erleben. Hierbei handelt es sich um etwa jede vierte Frau und jeden fünften Mann der betrachteten Altersgruppen. Im Altersgang ist hierbei kein Anstieg festzustellen.

Ähnlich zeigt sich dies auch für die soziale Funktionsfähigkeit. Soziale Funktionsfähigkeit meint das Ausmaß, in dem die körperliche Gesundheit oder emotionale Probleme normale soziale Aktivitäten beeinträchtigen. Starke Beeinträchtigungen hinsichtlich der sozialen Funktionsfähigkeit sind für 16 % der Frauen und 13 % der Männer in der Altersgruppe der 40- bis 54-Jährigen festzustellen. In der Altersgruppe der 75- bis

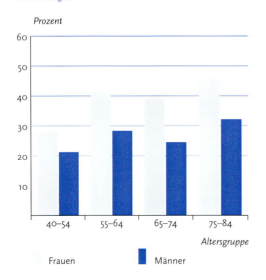

Abbildung 2.3.4.1
Anteil der Frauen und Männer verschiedener Altersgruppen, die aufgrund von ziemlich starken oder sehr starken Schmerzen eingeschränkt sind 2003
Quelle: Telefonischer Gesundheitssurvey 2003, eigene Berechnungen

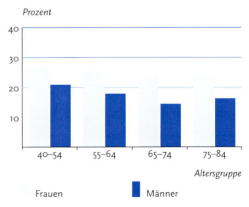

Abbildung 2.3.4.2
Anteil der Frauen und Männer verschiedener Altersgruppen, die über ziemlich starke oder sehr starke Einschränkungen in ihrem psychischen Wohlbefinden berichten 2003
Quelle: Telefonischer Gesundheitssurvey 2003, eigene Berechnungen

84-jährigen Personen ist der Anteil nahezu der gleiche (17 % der Frauen, 13 % der Männer), und auch in den mittleren Altersgruppen der 55- bis 64-Jährigen sowie 65- bis 74-Jährigen finden sich vergleichbare Werte. Dies weist darauf hin, dass Einschränkungen der sozialen Funktionsfähigkeit nicht mit dem Alter ansteigen.

Die Betrachtung verschiedenen Komponenten gesundheitsbezogener Lebensqualität veranschaulicht, dass sich die Lebensqualität nicht generell über die Altersgruppen hinweg verschlechtert. Zwar verschlechtern sich Aspekte der körperlichen Lebensqualität z. B. durch die Zunahme von Schmerzen, die psychische Lebensqualität bleibt jedoch über die Altersgruppen hinweg weitgehend stabil. Die dargestellten Befunde weisen darauf hin, dass ältere Menschen oftmals trotz gesundheitlicher Probleme in der Lage sind, ein gutes psychisches Wohlbefinden und soziale Funktionsfähigkeit aufrechtzuerhalten.

2.3.5 Altersgruppenunterschiede in der subjektiven Gesundheit: Alters-, Kohorten- oder Periodeneffekte?

In den Abbildungen des vorliegenden Kapitels wurden wiederholt Altersgruppen miteinander verglichen. Solche Altersgruppenvergleiche finden sich auch in zahlreichen anderen Abbildungen und Tabellen des vorliegenden Bandes. Altersgruppenvergleiche legen oftmals nahe, die dargestellten Ergebnisse als einen Entwicklungsverlauf zu interpretieren und somit davon auszugehen, dass sich etwas altersabhängig verändert (d. h. altersbedingt besser oder schlechter wird). Am Beispiel der subjektiven Gesundheit wird im Folgenden dargestellt, warum Altersgruppenunterschiede nicht immer als altersbedingte Veränderungen interpretiert werden können und welche alternativen Erklärungsmöglichkeiten berücksichtigt werden sollten, bevor eine solche Schlussfolgerung gezogen wird.

In Abbildung 2.3.3.1 wurde für vier Altersgruppen die subjektive Gesundheit dargestellt. Beim Vergleich der Altersgruppen wird deutlich, dass die subjektive Gesundheit von Männern und Frauen im mittleren Erwachsenenalter (40 bis 54 Jahre) am besten ist und sich über die Altersgruppen hinweg verschlechtert. Lässt sich daraus zugleich ableiten, dass sich mit steigendem Alter die subjektive Gesundheit einer Person verschlechtert?

Dies kann, muss aber nicht unbedingt der Fall sein. Denn Altersgruppenvergleiche im Querschnitt können zwar bestehende Unterschiede aufzeigen, nicht aber unmittelbar belegen, dass sich die subjektive Gesundheit mit steigendem Alter tatsächlich verschlechtert. Dies liegt daran, dass die besagten Altersgruppenunterschiede nicht allein auf individuelle Entwicklungen zurückzuführen sein müssen. Sie können auch auf Kohortenunterschiede oder Periodeneffekte zurückzuführen sein [24]. Nachfolgend werden diese insgesamt drei Erklärungsmöglichkeiten beschrieben und damit der Frage nachgegangen, wie Altersgruppenunterschiede im Querschnitt interpretiert werden können.

Erklärung 1 – Kohortenunterschiede

Mit dieser Erklärungsmöglichkeit ist der Umstand angesprochen, dass Personen aus verschiedenen Generationen (bzw. Geburtskohorten) unter verschiedenen Bedingungen aufwachsen und älter werden. Unterschiede bestehen etwa hinsichtlich der jeweiligen Ausbildungsmöglichkeiten, dem jeweils aktuellen medizinischen Wissens- und Versorgungsstand oder auch dem Gesundheitsbewusstsein. Somit ist eine Person, die während des Ersten Weltkriegs geboren wurde, von einem anderen Kontext geprägt als ein Angehöriger der deutschen Studentenbewegung der 1960er-Jahre. Was nun die objektive (medizinisch gemessene) Gesundheit anbelangt, so verweisen zahlreiche Studien darauf, dass die gegenwärtig ins Alter kommenden Geburtsjahrgänge eine bessere Gesundheit haben als noch vorangegangene Generationen Älterer. Eine entsprechende Entwicklung könnte sich möglicherweise auch mit Blick auf die subjektive Gesundheit abzeichnen.

Erklärung 2 – Periodeneffekte

Eine zweite Erklärung von Altersgruppenunterschieden sind so genannte Perioden- oder Jahreseffekte. So ist es beispielsweise möglich, dass nach einem besonderen positiven oder negativen Ereignis (wie z. B. dem Reaktorunglück von Tschernobyl 1986) das subjektive Gesundheitserleben in der Bevölkerung besonders gut oder schlecht ist. Neben Ereignissen zählen auch Prozesse zu Periodeneffekten, z. B. die breite gesellschaftliche Einführung von Computern oder die Änderung von gesetzlichen Regelungen. Zwischen Kohorten- und Periodeneffekten ist nur ein schmaler Grat: Periodeneffekte sind ein Produkt individueller Veränderungen, bedingt durch ein Ereignis oder einen Prozess; bei Kohorteneffekten steht hingegen die Stabilität im Vordergrund, beispielsweise die nachhaltige Prägung durch die Zeit der Studentenbewegung.

Erklärung 3 – Individuelle Entwicklung

Schließlich können bestehende Altersgruppenunterschiede natürlich auch – ganz im Sinne der weiter oben beschriebenen Deutung – ein Hinweis darauf sein, dass sich mit steigendem Alter die subjektive Gesundheit verschlechtert. Meist werden Altersgruppenunterschiede in dieser Weise interpretiert. Die beiden zuvor diskutierten Punkte machen darauf aufmerksam, dass dies aber nicht immer die richtige und vor allem nicht unbedingt die einzige Interpretation sein muss: Die mit dem Älterwerden einhergehende Veränderung der subjektiven Gesundheit kann beispielsweise eine andere sein als jene die sich über Kohorten hinweg vollzieht. In der historischen Entwicklung können nachfolgende Geburtsjahrgänge eine bessere subjektive Gesundheit haben. Auf der Ebene der individuellen Entwicklung kann die subjektive Gesundheitseinschätzung über die Zeit trotzdem negativer werden, weil Personen die Erfahrung machen, dass sich ihr Gesundheitszustand mit steigendem Alter verschlechtert. Sofern beide Entwicklungen gleichzeitig eine Rolle spielen, überschätzt die in Abbildung 2.3.3.1 dargestellte Verschlechterung der subjektiven Gesundheit im Altersgang die tatsächliche individuelle Verschlechterung – denn in diesem Fall bliebe auf der Grundlage eines Querschnittvergleiches unberücksichtigt, dass Personen, die heute 70 oder 80 Jahre alt sind, bereits im mittleren Erwachsenenalter eine weniger gute Gesundheitseinschätzung hatten als jene Personen, die gegenwärtig im mittleren Erwachsenenalter sind.

Unterschiede in Querschnittdaten lassen sich deshalb oftmals nicht eindeutig interpretieren. Im Altersgang zu erkennende Entwicklungen (z. B. eine über die Altersgruppen hinweg abnehmende subjektive Gesundheit) können individuelle Entwicklungen, die mit dem Älterwerden einhergehen, sowohl unter- als auch überschätzen. Es ist deshalb wichtig, näher zu betrachten, inwieweit Altersgruppenunterschiede auf Kohortenunterschiede, Periodeneffekte oder eine mit dem Älterwerden schlechter werdende subjektive Gesundheit zurückzuführen sind. Denn nur so lässt sich besser verstehen, worauf Veränderungen der subjektiven Gesundheit im Altersgang zurückzuführen sind. Dies wird im Folgenden anhand von Ergebnissen des Sozio-oekonomischen Panels und des Alterssurveys beschrieben.

Die zeitliche Entwicklung der subjektiven Gesundheit kann mit Daten des Sozio-oekonomischen Panels (SOEP) für die Jahre 1994 bis 2006 nachgezeichnet werden (siehe Abbildung 2.3.5.1). Hierbei wird deutlich, wie beispielsweise Personen, die im Jahr 1994 im Alter zwischen 40 und 54 Jahren alt waren, ihre Gesundheit einschätzten und wie demgegenüber die Gesundheitseinschätzung jener Personen ausfällt, die erst im Jahr 2006 dieses Alter erreichten. Anhand dieser Darstellung zeigt sich, dass sich der Anteil der Männer und Frauen mit sehr guter oder guter allgemeiner Gesundheit in der Altersgruppe der 40- bis 54-Jährigen kaum verändert hat. Hingegen lässt sich für die 55- bis 64-Jährigen und die 65- bis 74-Jährigen vor allem in den letzten Jahren eine Verbesserung der Gesundheitseinschätzung feststellen. Besonders deutlich zeichnet sich dies bei Frauen im Alter von 55 bis 64 Jahren ab: Im Jahr 1994 gaben 27 % der Frauen diesen Alters an, einen sehr guten oder guten Gesundheitszustand zu haben, im Jahr 2006 waren es 36 %. In der Gruppe der 75- bis 84-jährigen Männer sind wiederum keine bedeutsamen Veränderungen festzustellen, bei den Frauen gleichen Alters hat der Anteil mit sehr guter oder guter selbsteingeschätzter Gesundheit sogar abgenommen und zwar von 19 % auf 14 %.

Diese Ergebnisse für altersgleiche Personen unterschiedlicher Geburtskohorten weisen darauf hin, dass es bei nachfolgenden Geburtsjahrgängen keinen allgemeinen Trend hin zu einer besseren subjektiven Gesundheit gibt im Vergleich

Abbildung 2.3.5.1
Anteil der Männer und Frauen verschiedener Altersgruppen mit sehr guter oder guter Selbsteinschätzung des allgemeinen Gesundheitszustandes 1994 bis 2006
Quelle: Sozio-oekonomisches Panel 1994 bis 2006, eigene Berechnungen

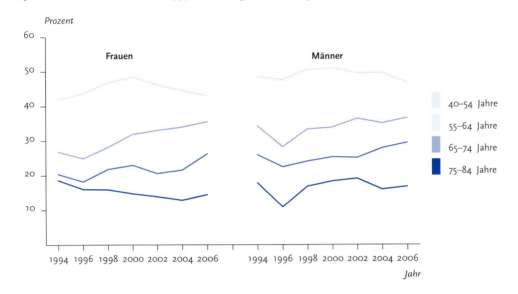

zu früher geborenen Jahrgängen. In diesem Fall wäre zu erwarten, dass die Effekte nicht nur für die 55- bis 74-Jährigen festzustellen sind, sondern sich mindestens auch für die 40- bis 54-Jährigen zeigen. Dies ist jedoch nicht der Fall. Anhand von Abbildung 2.3.5.1 lässt sich die zeitliche Entwicklung über 13 Untersuchungsjahre nachzeichnen, was eindeutigere Rückschlüsse auf Entwicklungen zulässt als Abbildung 2.3.3.1, in der Altersgruppenunterschiede im Querschnitt dargestellt sind.

Die Darstellung in Abbildung 2.3.5.1 bildet jedoch nicht nur ausschließlich einen Kohortenvergleich ab, sondern enthält zugleich eine individuelle Entwicklungsperspektive. Grund hierfür ist, dass eine Person, die 1994 beispielsweise 70 Jahre alt war, auch an den Wiederholungsbefragungen (z. B. der Jahre 1996, 1998, 2000) teilnahm und bei diesen Befragungen entsprechend älter (d. h. im Alter von 72, 74, 76 Jahren) war. Die Abbildung enthält damit zugleich die individuelle Entwicklung von wiederholt befragten Personen und nicht ausschließlich Unterschiede zwischen verschiedenen Geburtsjahrgängen (bzw. Geburtskohorten). Ergänzend erfolgt deshalb in den nachfolgenden beiden Darstellungen eine getrennte Betrachtung von unterschiedlichen Geburtsjahrgängen (siehe Abbildung 2.3.5.2) und individuellen Entwicklungen der subjektiven Gesundheit (siehe Abbildung 2.3.5.3).

Im Rahmen des Alterssurveys wurden im Jahr 1996 Personen befragt, die im Alter zwischen 40 und 85 Jahren waren (Basisstichprobe 1996). Sechs Jahre später, also im Jahr 2002, wurden erneut 40- bis 85-jährige Personen befragt (Basisstichprobe 2002). Durch diese Befragung von gleichaltrigen Personen zu unterschiedlichen Zeitpunkten lassen sich Personen, die 1996 beispielsweise 65 Jahre alt waren (Geburtsjahrgang 1931) mit jenen vergleichen, die sechs Jahre später das gleiche Alter erreicht haben (Geburtsjahrgang 1937). Da es sich in diesem Fall um zwei getrennte Basisstichproben handelt, enthält die nachfolgende Abbildung 2.3.5.2 keine individuellen Entwicklungen von Personen im Zeitverlauf. Vielmehr werden hier verschiedene Geburtskohorten miteinander verglichen, wenn sie das gleiche Alter erreicht haben.

Vergleicht man anhand von Abbildung 2.3.5.2 die Angaben gleichaltriger Personen verschie-

Abbildung 2.3.5.2
Bewertung der eigenen Gesundheit: Vergleich verschiedener Geburtskohorten im gleichen Alter 1996 und 2002
Quelle: Alterssurvey, Basisstichproben 1996, 2002, eigene Berechnungen

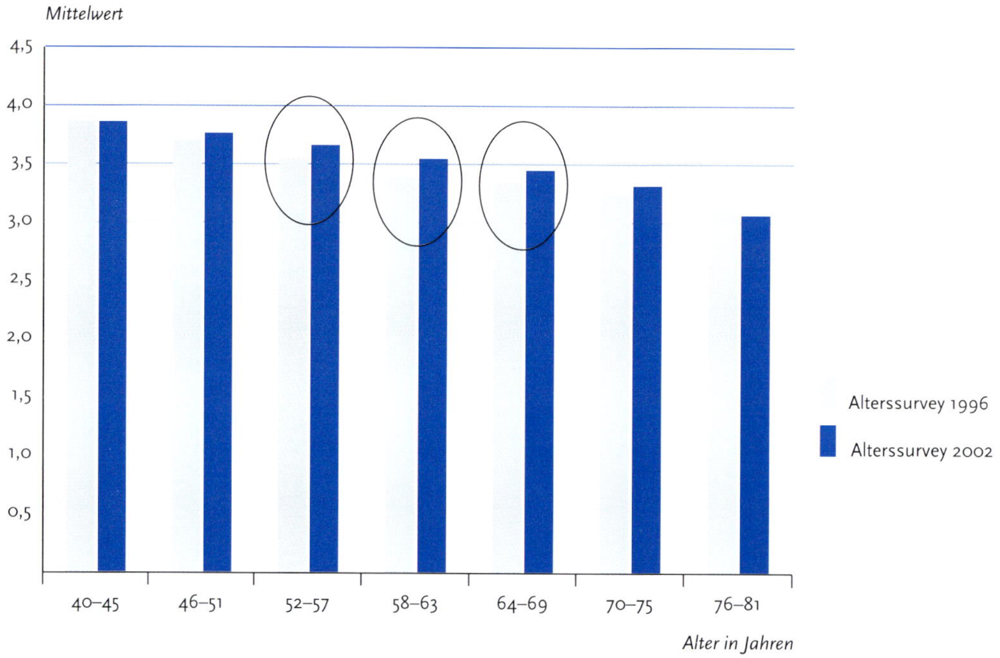

dener Geburtsjahrgänge, wird deutlich, dass sich drei der insgesamt sieben dargestellten Geburtskohorten statistisch bedeutsam unterscheiden. Diese Kohorten umfassen die Altersgruppen der 52- bis 57-Jährigen, 58- bis 63-Jährigen und 64- bis 69-Jährigen; sie sind grafisch jeweils durch eine Umrandung hervorgehoben. Bei diesen Altersgruppen zeigt sich, dass die nachfolgenden Geburtsjahrgänge tatsächlich eine (statistisch signifikant) bessere subjektive Gesundheit haben als jene die sechs Jahre vor ihnen geboren wurden. Erkennbar ist aber auch, dass diese Unterschiede weder für jüngere Altersgruppen (40 bis 51 Jahre) noch für ältere Altersgruppen (70 bis 81 Jahre) bestehen. Dies entspricht den Befunden des Soziooekonomischen Panels (siehe Abbildung 2.3.5.1). Beide Abbildungen stützen somit nicht die Thesen, dass nachfolgende Kohorten mit einer besseren subjektiven Gesundheit ins Alter kommen als vor ihnen geborene Geburtskohorten. Der Befund, dass nur für Altersgruppen rund um das Ruhestandsalter Unterschiede zwischen verschiedenen Geburtskohorten festzustellen sind, verweist darauf, dass hierbei vielmehr ein Periodeneffekt eine Rolle spielen könnte (vgl. Erklärung 2). Ein Vergleich der Erwerbsbeteiligung dieser Altersgruppen in den Jahren 1996 und 2002 zeigt, dass im Jahr 2002 mehr Personen dieser Altersgruppen erwerbstätig oder im Ruhestand waren, während hingegen weniger Personen nicht-erwerbstätig (insbesondere arbeitslos) waren als noch 1996 [25]. Es ist bekannt, dass Nicht-Erwerbstätigkeit – vor allem aufgrund eines Arbeitsplatzverlustes – mit schlechterer körperlicher, psychischer und subjektiver Gesundheit einhergeht, beruflicher Wiedereinstieg hingegen mit besserer Gesundheit [26, 27]. Möglicherweise sind die aufgezeigten Unterschiede also auf einen Rückgang des Anteils nicht-erwerbstätiger Personen zurückzuführen. Vor dem Hintergrund geänderter gesetzlicher Regelungen wie der Anhebung der Ruhestandsgrenze und der Erhöhung von Rentenabschlägen bei vorzeitigem Übergang in den Ruhestand, ist offen, ob sich diese Tendenz einer besseren Gesundheitseinschätzung nachfolgender Geburtskohorten rund um das Ruhestandsalter in Zukunft fortsetzen, verstärken oder abschwächen wird. Abschließend lassen sich individuelle Entwicklungen der subjektiven Gesundheit über die Zeit betrachten. Im Rahmen des Alterssurveys wurde ein Teil der Personen, die bereits im Jahr 1996 an der Befragung teilgenommen haben, 2002 ein zweites Mal befragt. Für diese Personen kann untersucht werden, wie sich ihre subjektive Gesundheit über die Zeit verändert hat (siehe Abbildung 2.3.5.3).

Die Betrachtung der individuellen Entwicklung im Sechs-Jahreszeitraum macht deutlich, dass für einige, aber nicht für alle Altersgruppen die subjektive Gesundheit über die Zeit verschlechtert hat. Von einer Verschlechterung der Gesundheit über die Zeit sind hier die mittleren Altersgruppen (erneut durch eine Umrandung hervorgehoben) am wenigsten betroffen. Bei den 52- bis 57-Jährigen hat sich die subjektive Gesundheit über die Zeit geringfügig (gestrichelte Umrandung) und bei den 58- bis 63-Jährigen und 64- bis 69-Jährigen überhaupt nicht verschlechtert. Bei allen anderen, d.h. jüngeren wie älteren Altersgruppen kam es zu einer deutlichen Verschlechterung der subjektiven Gesundheit über die Zeit. Die Befunde zur individuellen Entwicklung im Zeitverlauf entsprechen damit den aufgezeigten Unterschieden zwischen verschiedenen Geburtskohorten.

Die gleichzeitige Berücksichtigung von (1) Kohortenunterschieden, (2) Periodeneffekten und (3) individueller Entwicklung macht somit folgendes deutlich: Auch wenn zahlreiche Studien darauf verweisen, dass heutzutage Personen mit besserer Gesundheit ins Alter kommen als frühere Kohorten Älterer [28], spiegelt sich diese Entwicklung nicht systematisch in einer besseren subjektiven Gesundheit nachfolgender Geburtskohorten wider. Zwar finden sich Unterschiede zwischen verschiedenen Geburtskohorten rund um das Ruhestandsalter, doch diese sind vermutlich eher auf aktuelle Veränderungen (Periodeneffekte) zurückzuführen und weniger auf Prozesse des sozialen Wandels.

Abbildung 2.3.5.3
Bewertung der eigenen Gesundheit: Individuelle Veränderungen der subjektiven Gesundheit im Sechs-Jahresvergleich 1996 bis 2002
Quelle: Alterssurvey, Längsschnittstichprobe 1996/2002, eigene Berechnungen

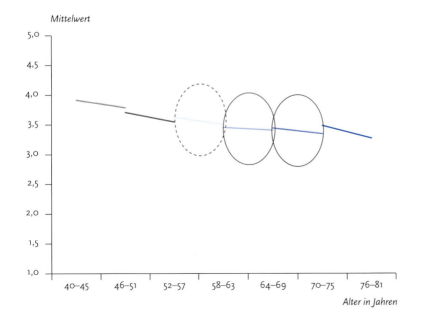

Die Befunde zu individuellen Entwicklungen der subjektiven Gesundheit machten deutlich, dass sich die subjektive Gesundheit mit steigendem Alter verschlechtert. Damit stehen die Ergebnisse zur individuellen Entwicklung (Längsschnitt) im Einklang mit den Befunden zur Veränderung der subjektiven Gesundheit im Altersgang (Querschnitt, siehe Abbildung 2.3.3.1) – jedoch nur zum Teil. Denn die Querschnittdaten verdeckten eine Besonderheit, die erst bei der näheren Betrachtung der individuellen Entwicklungen (siehe Abbildung 2.3.5.3) deutlich wurde: Bei Personen rund um das Ruhestandsalter verschlechterte sich die subjektive Gesundheit im Durchschnitt nicht.

Die Ergebnisse verdeutlichen, dass die Verschlechterung der subjektiven Gesundheit keiner altersinhärenten Gesetzmäßigkeit folgt. Vielmehr tragen vielfältige individuelle und gesellschaftliche Bedingungen dazu bei, ob und in welchem Ausmaß sich die subjektive Gesundheit mit steigendem Alter verschlechtert. Zu Beginn des Kapitels wurde dargestellt, welche Bedeutung der subjektiven Gesundheit für die körperliche Funktionsfähigkeit, Gesundheit und Langlebigkeit zukommt. Die vorliegenden Befunde verweisen darauf, dass das subjektive Gesundheitserleben verändert werden kann und somit individuelle wie gesellschaftliche Interventionspotenziale bestehen. Dies ist eine Chance, die es gerade angesichts des demografischen Wandels im Einzelnen zu entwickeln und zu nutzen gilt.

Literatur

1. Pinquart M (2001) Correlates of subjective health in older adults: A meta-analysis. Psychology and Aging 16 (3): 414–426
2. Benyamini Y, Idler EL (1999) Community studies reporting association between self-rated health and mortality: Additional studies, 1995 to 1998. Research on Aging 21 (3): 392–401
3. Idler EL, Benyamini Y (1997) Self-rated health and mortality: A review of twenty-seven community studies. Journal of Health and Social Behavior 38: 21–37
4. DeSalvo KB, Bloser N, Reynolds K et al. (2006) Mortality prediction with a single general self-rated health question. A meta-analysis. Journal of General Internal Medicine 21 (3): 267–275
5. Mossey JM, Shapiro E (1982) Self-rated health: A predictor of mortality among the elderly. American Journal of Public Health 72 (8): 800–808
6. Ebrahim S (1996) Principles of Epidemiology in Old Age. In: Ebrahim S, Kalache A (Hrsg) Epidemiology in Old Age. BMJ, London, S 12–21
7. Benyamini Y, Idler EL, Leventhal H et al. (2000) Positive affect and function as influences on self-assessments of health: expanding our view beyond illness and disability. Journal of Gerontology: Psychological Sciences 55B (2): 107–116
8. Quinn ME, Johnson MA, Poon LW et al. (1999) Psychosocial correlates of subjective health in sexagenerians, octogenerians, and centenarians. Issues in Mental Health Nursing 20: 151–171
9. Idler EL, Kasl SV (1995) Self-Ratings of Health: Do They Also Predict Change in Functional Ability? Journal of Gerontology: Social Sciences 50B (6): S 344–S 353
10. Wilcox VL, Kasl SV, Idler EL (1996) Self-rated health and physical disability in elderly survivors of a major medical event. Journal of Gerontology: Social Sciences 51B (2): S 96–S104
11. Bond J, Dickinson HO, Matthews F et al. (2006) Self-rated health status as a predictor of death, functional and cognitive impairment: A longitudinal cohort study. European Journal of Ageing 3: 193–206
12. Lyness JM, King DA, Conwell Y et al. (2004) Self-rated health, depression, and one-year health outcomes in older primary care patients. American Journal of Geriatric Psychiatry 12 (1): 110–113
13. Idler EL, Russel LB, Davis D (2000) Survival, functional limitations, and self-rated health in the NHANES I epidemiologic follow-up study, 1992. American Journal of Epidemiology 152 (9): 874–883
14. Jang Y, Poon LW, Martin P (2004) Individual differences in the effects of disease and disability on depressive symptoms: The role of age and subjective health. International Journal of Aging and Human Development 59 (2): 125–137
15. Menec VH, Chipperfield JG (2001) A prospective analysis of the relation between self-rated health and health care use among elderly Canadians. Canadian Journal of Aging 20 (3): 293–306
16. Kennedy BS, Kasl SV, Vaccarino V (2001) Repeated hospitalizations and self-rated health among the elderly: A multivariate failure time analysis. American Journal of Epidemiology 153 (3): 232–241
17. Krause NM, Jay GM (1994) What do global self rated health items measure? Medical Care 32 (9): 930–942
18. Borchelt M, Gilberg R, Horgas AL et al. (1996) Zur Bedeutung von Krankheit und Behinderung im Alter. In: Mayer KU, Baltes PB (Hrsg) Die Berliner Altersstudie, Akademie-Verlag, Berlin, S 449–474
19. Heckhausen J, Krüger J (1993) Developmental expectations for the self and most other people: Age grading in three functions of social comparison. Developmental Psychology 29 (3): 539–548
20. Benyamini Y, Leventhal EA, Leventhal H (2003) Elderly people's ratings of the importance of health-related factors to their self-assessments of health. Social Science & Medicine 56 (8): 1661–1667
21. Maier H, Smith J (1999) Psychological predictors of mortality in old age. Journal of Gerontology: Psychological Sciences 54B (1): P 44–P 54

22. Ware JE, Konsinski M, et al. (2001) How to score and interpret single-item health status measures: a manual for users of the SF-8TM health survey. Quality Metric Incorporated, Lincoln (RI)
23. Ellert U, Lampert T, Ravens-Sieberer U (2005) Messung der gesundheitsbezogenen Lebensqualität mit dem SF-8. Eine Normstichprobe für Deutschland. Bundesgesundheitsbl – Gesundheitsforsch – Gesundheitsschutz 48: 1330–1337
24. Alwin DF, McCammon RJ (2006) Generations, cohorts, and social change. In: Mortimer JT, Shanahan MJ (Hrsg) Handbook of the life course. Springer, New York, S 23–50
25. Engstler H (2006) Erwerbsbeteiligung und Übergang in den Ruhestand. In: Tesch-Römer C, Engstler H, Wurm S (Hrsg) Sozialer Wandel und individuelle Entwicklung in der zweiten Lebenshälfte. VS Verlag für Sozialwissenschaften, Wiesbaden, S 85–154
26. Burgard SA, Brand JE, House JS (2007) Toward a better estimation of the effect of job loss on health. Journal of Health and Social Behavior 48: 369–384
27. Gallo WT, Bradley EH, Siegel M et al. (2000) Health effects of involuntary job loss among older workers: Findings from the health and retirement survey. Journals of Gerontology: Series B: Psychological Sciences and Social Sciences 55B (3): S 131–S 140
28. Parker MG, Thorslund M (2007) Health trends in the elderly population: Getting better and getting worse. The Gerontologist 47 (2): 150–158

2.4 Lebenserwartung und Sterbegeschehen

Elke Hoffmann, Torsten Schelhase, Sonja Menning

Kernaussagen

1. Die Lebenserwartung ist seit der ersten Aufzeichnung von Sterbedaten im 19. Jahrhundert kontinuierlich gestiegen. Dieser Trend ist nach heutigem Erkenntnisstand auch für die Zukunft zu erwarten.
2. Seit Ende des 20. Jahrhunderts gewinnt die Lebenszeitverlängerung in den oberen Altersgruppen an Gewicht. Das wird als Phänomen der Reduzierung der Alterssterblichkeit bezeichnet. Die Wahrscheinlichkeit eines 80-Jährigen, 100 Jahre alt zu werden, ist seit 1950 beispielsweise um das 20-fache gestiegen.
3. Frauen leben länger als Männer. Das ist zum weitaus größten Teil durch verhaltens- bzw. umweltbedingte Geschlechterunterschiede zu erklären.
4. In Abhängigkeit vom Sozialstatus wird ein soziales Gefälle der Sterblichkeit konstatiert. Die Komplexität der ursächlichen Zusammenhänge von Sozialstatus und Gesundheit bzw. Lebenserwartung ist jedoch bei weitem noch nicht erforscht.
5. Eine empirisch noch ungeklärte Forschungsfrage ist, inwiefern der Zugewinn an Lebensjahren ein längeres Leben bei guter Gesundheit impliziert. In der Tendenz verzeichnen die Länder mit einer sehr hohen Lebenserwartung auch die größeren Anteile an gesunden Lebensjahren.
6. Der Tod wird nach einem durchschnittlich langen Leben hauptsächlich von Herz-/Kreislauferkrankungen verursacht. Bei Sterbefällen von jungen Alten spielen Krebserkrankungen verschiedener Organe eine große Rolle.

Die vorangegangenen Kapitel haben sich mit der somatischen und psychischen, mit der funktionalen und mit der subjektiven Gesundheit beschäftigt, um die Frage zu diskutieren, ob Altsein ein Kranksein impliziert. Doch wie alt wird der Mensch bzw. wie alt kann er werden? Was verursacht seinen Tod?

Die Frage nach dem Alter von Menschen ist im demografischen Sinne vor allem eine Frage nach ihrer Lebensdauer bzw. Lebenserwartung. Darin spiegelt sich das Gesundheits- und Krankheitsgeschehen jener Zeit, in der Menschen leben. Evolutionsbiologische Faktoren wie auch kulturelle und soziale Einflüsse prägen dieses Geschehen. Große Bedeutung kommt dabei den medizinischen Versorgungsmöglichkeiten, dem materiellen Wohlstand einer Gesellschaft, der Bildung wie auch kulturellen Lebensgewohnheiten der Menschen zu. Im Kontext mit Daten zum Sterbegeschehen, wie z. B. Sterberaten und Todesursachen, ist die Lebenserwartung ein wichtiger Indikator für die Messung und Einschätzung des Gesundheitszustandes und des Lebensstandards einer Gesellschaft [1]. Gesellschaftspolitische Relevanz besitzt dieser Indikator auch, weil er im Zusammenspiel mit dem Geburten- und Wanderungsgeschehen demografische Strukturen – wie Alters- und Geschlechtsstrukturen, regionale Verteilungen – von Bevölkerungen konstituiert. Wie im Kapitel 1.2 bereits ausgeführt wurde, wird der gegenwärtige demografische Wandel mit seinem typischen Bild alternder Bevölkerungen neben den anhaltend niedrigen Geburtenzahlen wesentlich durch die steigende Lebenserwartung geprägt. Welche Relevanz hat das für den Gesundheitszustand und für die Gesundheitsversorgung im Alter? Vor dem Hintergrund dieser Frage sollen in diesem Kapitel Informationen zur Lebenserwartung und zum Sterbegeschehen vermittelt werden.

2.4.1 Lebenserwartung

Definition und Berechnungsmethodik

Die Lebenserwartung ist ein Maß zur Standardisierung des Sterbegeschehens innerhalb von Bevölkerungen einer ausgewählten Region in einem bestimmten Zeitraum. Sie gibt an, wie viele Jahre eine Person in einem bestimmten Alter (noch) zu leben hätte. Dabei wird unterstellt, dass die zum Berechnungszeitpunkt geltenden Sterberaten konstant erhalten bleiben. Da dies jedoch real nicht der Fall ist, kann dieser Wert nur eine Schätzung der tatsächlich zu lebenden Zeit sein. Häufigste Verwendung findet die zum Zeitpunkt der Geburt berechnete Lebensdauer (Lebenserwartung Neugeborener). Wird für spätere Lebensalter die noch verbleibende Lebenszeit geschätzt, spricht man von der ferneren Lebenserwartung im Alter x [2]. Die Daten werden aus sogenannten Sterbetafeln abgeleitet. Diese basieren auf der Schätzung von Überlebens- bzw. Sterbewahrscheinlichkeiten und zeigen in tabellarischer Form die »Absterbeordnung« eines Bevölkerungsbestandes. Dafür werden unterschiedliche Methoden eingesetzt [3, 4, 5]. Prinzipiell werden Sterbetafeln für Frauen und Männer getrennt berechnet, da biologische und soziale Faktoren hinsichtlich der Sterbewahrscheinlichkeit eine bedeutende Geschlechtsspezifik aufweisen (siehe hierzu weiter unten).

Daten zur Lebenserwartung wurden in Deutschland erstmalig im Jahr 1871 auf der Grundlage der ersten allgemeinen Sterbetafel ausgewiesen. Allgemeine Sterbetafeln werden in der Regel nach Volkszählungen erstellt. Zwischen den Volkszählungen werden in Deutschland seit 1957 jährlich so genannte abgekürzte Sterbetafeln für Dreijahreszeiträume berechnet. Sie sind die Grundlage für die folgenden Analysen. Von diesen, seitens des Statistischen Bundesamtes erstellten Tafeln, sind jene zu unterscheiden, die von der Versicherungswirtschaft mit einer Ausrichtung auf konkrete Versicherungszwecke berechnet werden, und nicht primär der Beschreibung von Sterblichkeitsverhältnissen dienen.

Lebenserwartung in Deutschland

Seit der ersten Aufzeichnung von Sterbetafeln wird eine kontinuierliche Zunahme der Lebenserwartung verzeichnet. Im Vergleich der Sterbetafel 1871/1881 bis heute ist für weibliche Neugeborene ein Zugewinn von 44 Lebensjahren, für männliche Neugeborene von 41 Jahren zu verbuchen. 65-jährige Frauen leben im Durchschnitt 10 Jahre länger, gleichaltrige Männer 7 Jahre. Für die 85-Jährigen stieg die Lebenserwartung um drei Jahre bei Frauen und um zwei Jahre bei Männern (siehe Tabelle 2.4.1.1).

Tabelle 2.4.1.2 veranschaulicht die Entwicklung der Lebenserwartung als relativen Verlauf. Für drei verschiedene Lebensalter wird der relative Anstieg in unterschiedlichen Zeitphasen ausgewiesen. Die Daten belegen, dass das heutige Niveau der Lebenserwartung im historischen Zeitverlauf keineswegs gleichmäßig erreicht wurde. Und es wird deutlich, dass die ausgewählten Lebensalter ungleichmäßig stark an dieser Entwicklung partizipieren. Diese Tatsache reflektieren auch die Verläufe der altersspezifischen Sterbe-

Tabelle 2.4.1.1
Lebenserwartung bei Geburt sowie im Alter von 65 und 85 Jahren nach Geschlecht, Deutschland für den Zeitraum 1871/1881 bis 2004/2006* (Angabe in Jahren)
Quelle: Statistisches Bundesamt, Allgemeine Sterbetafeln in abgekürzter Form [6]

Zeitraum	Lebenserwartung bei Geburt		Lebenserwartung im Alter von 65 Jahren		Lebenserwartung im Alter von 85 Jahren	
	Frauen	Männer	Frauen	Männer	Frauen	Männer
1871/1881	38,5	35,6	10,0	9,6	3,1	3,1
1901/1910	48,3	44,8	11,1	10,4	3,4	3,2
1932/1934	62,8	59,9	12,6	11,9	3,7	3,5
1957/1958**	71,4	66,3	14,1	12,3	3,9	3,6
1991/1993	79,0	72,5	18,0	14,3	5,4	4,5
2004/2006	82,1	76,6	20,2	16,8	6,2	5,4

* bis 1932/1934 Deutsches Reich, jeweiliger Gebietsstand; ab 1991/1993 Deutschland
** 1957/1958 Früheres Bundesgebiet; die vergleichbaren Werte der Sterbetafel 1956/1957 für die DDR unterscheiden sich unwesentlich

Tabelle 2.4.1.2
Veränderung der Lebenserwartung bei Geburt sowie im Alter von 65 und 85 Jahren nach Geschlecht, Deutschland* im Zeitvergleich 1871/1881 bis 2004/2006 (Anstieg in %)
Quelle: Statistisches Bundesamt, Allgemeine Sterbetafeln in abgekürzter Form, eigene Berechnungen [6]

Entwicklung in den Jahren von … bis …	Lebenserwartung bei Geburt		Lebenserwartung im Alter von 65 Jahren		Lebenserwartung im Alter von 85 Jahren	
	Frauen	Männer	Frauen	Männer	Frauen	Männer
1871/1881 – 1901/1910	+25,5 %	+25,8 %	+11,0 %	+8,3 %	+9,7 %	+3,2 %
1901/1910 – 1932/1934	+30,0 %	+33,7 %	+13,5 %	+14,4 %	+8,8 %	+9,4 %
1932/1934 – 1957/1958**	+13,7 %	+10,7 %	+11,9 %	+3,4 %	+5,4 %	+2,9 %
1957/1958** – 1991/1993	+10,6 %	+9,4 %	+27,7 %	+16,3 %	+38,5 %	+25,0 %
1991/1993 – 2004/2006	+3,9 %	+5,7 %	+12,2 %	+17,5 %	+14,8 %	+20,0 %
1871/1881 – 2004/2006	**+113,2 %**	**+115,2 %**	**+102,0 %**	**+75,0 %**	**+100,0 %**	**+74,2 %**

* bis 1932/1934 Deutsches Reich, jeweiliger Gebietsstand; ab 1991/1993 Deutschland
** 1957/1958 Früheres Bundesgebiet; die vergleichbaren Werte der Sterbetafel 1956/1957 für die DDR unterscheiden sich unwesentlich

wahrscheinlichkeiten für ausgewählte Jahre in Abbildung 2.4.1.1 recht eindrucksvoll.

Die Verbesserung der Sterbeverhältnisse basierte im Deutschland des 19. und Anfang des 20. Jahrhunderts überwiegend auf der Zurückdrängung der Säuglingssterblichkeit. Mittlerweile konnte ein so niedriges Sterberisiko für Neugeborene erreicht werden (im Jahr 2006 starben bezogen auf 1.000 Lebendgeborene 3,8 Säuglinge in ihrem ersten Lebensjahr), dass dieser Aspekt gegenüber der Entwicklung der Sterblichkeit im mittleren und höheren Lebensalter an Bedeutung verloren hat.

Etwa ab Mitte des 20. Jahrhunderts wurden große Fortschritte bei der Verbesserung des altersspezifischen Sterberisikos im Erwachsenenalter erreicht. Sie waren wesentlich getragen von einem Kanon wirtschaftlicher, medizinischer, kultureller und sozialer Faktoren wie einem steigenden Lebensstandard, gesunder Ernährung, moderneren Arbeitsbedingungen mit einem zunehmend geringeren Anteil körperlich anstrengender Arbeiten, verbesserten hygienischen Bedingungen, neuen Standards medizinischer Versorgung wie auch dem Ausbau einer Infrastruktur für soziale Fürsorge [7, 8]. Besonders bedeutsam waren die medizinischen Fortschritte hinsichtlich der Zurückdrängung von Infektionskrankheiten und Epidemien.

Seit Ende des 20. Jahrhunderts, vor allem nach 1970, gewann die Lebenszeitverlängerung in den oberen Altersgruppen an Gewicht. Der seit 1871/1881, also für insgesamt 134 Jahre gemessene Anstieg der Lebenserwartung der älteren weiblichen Bevölkerung hat zu einem Viertel allein in den letzten 13 Jahren stattgefunden, bei den Männern zu einem Drittel. Die Wahrscheinlichkeit eines 80-Jährigen, 100 Jahre alt zu werden, ist in Deutschland beispielsweise seit 1950 um das 20-fache gestiegen [8]. Lebensverlängernde Maßnahmen in unterschiedlichsten Lebensbereichen hatten und haben offenbar einen besonders positiven Effekt hinsichtlich des Sterberisikos alter und sehr alter Menschen.

Insgesamt ist zu konstatieren, dass der anhaltende Anstieg der Lebenserwartung gegenwärtig und zukünftig vor allem der Reduzierung der Alterssterblichkeit zuzuschreiben ist. Der Faktor Alterssterblichkeit wird für den weiteren Anstieg der Lebenserwartung als 2- bis 3-mal wichtiger bewertet als alle anderen Faktoren [8].

Deutlich zu erkennen ist in den Tabellen und Grafiken auch die Geschlechtsspezifik der Entwicklung. Die Lebenserwartung Neugeborener weist für Mädchen und Jungen einen etwa gleich großen Zugewinn auf. Das deutet auch darauf hin, dass die Differenz zwischen weiblicher und männlicher Lebenserwartung im historischen Verlauf Bestand hat. Anders hingegen verlief die Entwicklung der Lebenserwartung älterer Frauen und Männer, die in den nächsten Abschnitten beschrieben wird.

Gesundheit und Krankheit im Alter

Abbildung 2.4.1.1
Entwicklung der Sterbewahrscheinlichkeiten in Deutschland* seit 1871/1881 bis 2004/2006 nach Geschlecht
Quelle: Statistisches Bundesamt, Periodensterbetafeln [6]

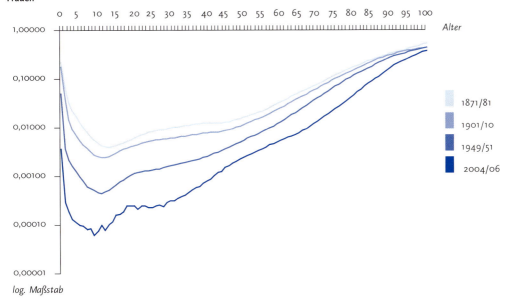

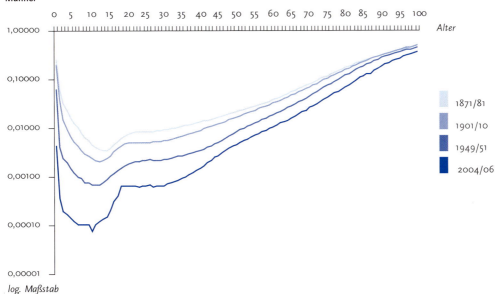

* 1871/1881 und 1901/1910 Deutsches Reich, jeweiliger Gebietsstand, 1949/1951 Früheres Bundesgebiet, 2004/2006 Deutschland

Frauen leben länger als Männer – das ist ein seit langem bekanntes Phänomen. Schon neugeborene Mädchen haben eine um 5,5 Jahre höhere Lebenserwartung als männliche Neugeborene. Diese Unterschiede setzen sich in allen höheren Lebensjahren fort, auch wenn die Differenzbeträge mit zunehmendem Alter sinken. Der Vorsprung an Lebenserwartung gegenüber den Männern beträgt heutzutage bei 65-jährigen Frauen 3,4 Jahre, bei 85-jährigen Frauen noch 0,8 Jahre.

Dass Frauen ein längeres Leben haben als Männer ist nicht immer so gewesen: Bis zum 19. Jahrhundert wiesen Frauen eine höhere Gesamtsterblichkeit auf als Männer, vor allem aufgrund der hohen Müttersterblichkeit. Diese Situation wurde zudem durch die im Vergleich zu heute beträchtlich höheren Geburtenzahlen verschärft. Im Verlauf des 19. Jahrhunderts begannen sich diese Verhältnisse umzukehren [9]. Bei den Frauen stieg die Lebenserwartung dann über lange Zeiträume schneller an als bei den Männern. Dieser Prozess war international zu beobachten und dauerte etwa bis in das letzte Drittel des vergangenen Jahrhunderts an. Seit Ende des 20. Jahrhunderts nimmt jedoch die Lebenserwartung der Männer wieder schneller zu, der Überschuss an Lebensjahren von Frauen gegenüber Männern wird kleiner.

Diese Entwicklungsdynamik ist auch hinsichtlich der Lebenserwartung Älterer zu beobachten: Hatten um die Wende zum 20. Jahrhundert 60-jährige Frauen noch etwa ein Jahr mehr an Lebenserwartung vor sich als gleichaltrige Männer, so waren es Mitte der 1970er-Jahre bereits über vier Jahre Differenz (siehe Abbildung 2.4.1.2). In den dann folgenden Jahrzehnten begann sich diese Differenz jedoch zu verringern, zunächst in den angelsächsischen und nordeuropäischen Ländern, später in Frankreich und den Mittelmeerländern.

Als Ursachen für die längere Lebenserwartung der Frauen bzw. für die höhere Sterblichkeit der Männer werden heute sowohl biologische als auch verhaltens- und umweltabhängige Gründe angesehen. Frauen haben einen biologischen Überlebensvorteil aufgrund ihrer genetischen und

Abbildung 2.4.1.2
Differenz der Lebenserwartung im Alter von 60 Jahren zwischen Frauen und Männern in Deutschland 1961/1963 bis 2004/2006* (positiver Saldo der Frauen in Jahren)
Quelle: Statistisches Bundesamt, Allgemeine Sterbetafeln in abgekürzter Form, eigene Berechnungen [6]

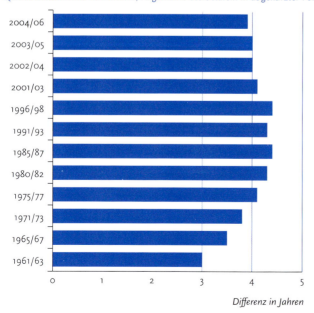

* 1961/63 bis 1985/87 Früheres Bundesgebiet, ab 1991/1993 Deutschland

hormonellen Disposition, der schwierig zu quantifizieren ist, nach Schätzungen aber nicht mehr als 1 bis 2 Jahre Lebenserwartung im jungen Erwachsenenalter ausmacht [9]. Der weitaus größere Teil des Unterschieds in der Lebenserwartung ist offenbar durch verhaltens- bzw. umweltbedingte Geschlechterunterschiede verursacht. Männer verhalten sich weniger gesundheitsbewusst (Rauchverhalten, Alkoholkonsum u.ä.) und sind mehr umweltspezifischen Risiken ausgesetzt als Frauen (soziale und berufliche Stressbelastung, Langzeitwirkungen der Weltkriege) [9].

Welche Erklärung gibt es für die Verringerung der Geschlechterdifferenzen in der Sterblichkeit in den letzten Jahren? Dieser Trend ist zu großen Teilen darauf zurückzuführen, dass beide Geschlechter in unterschiedlicher Weise von den Sterblichkeitsrückgängen bei degenerativen Erkrankungen profitierten. Das trifft vor allem auf die Herz-Kreislauf-Mortalität zu, die einen großen Teil der Todesfälle verursacht. Die Sterblichkeit an Herz-Kreislauf-Erkrankungen sank bei Männern schneller als bei Frauen, auch aufgrund eines sich langsam verändernden Gesundheitsverhaltens der Männer [10].

Neben diesen geschlechtsspezifischen Differenzierungen der Lebenserwartung sind weitere große Unterschiede in Abhängigkeit vom Sozialstatus der Personen zu konstatieren (vgl. auch Kapitel 3.2). Die Komplexität der ursächlichen Zusammenhänge von Bildung, Einkommen, Berufsstand, Arbeitsbedingungen, Wohnumfeld und dergleichen mit Gesundheit und Lebenserwartung ist jedoch bei weitem noch nicht erforscht. Bisherige empirische Befunde analysieren zumeist die Wirkung nur eines der sozialen Faktoren auf die Lebenserwartung. So verweisen aktuelle Analysen zu Einkommensunterschieden beispielsweise auf die Tendenz, dass die Aussicht auf ein langes und gesundes Leben umso eher besteht, je höher das Einkommen ist [11]. In Abhängigkeit vom Sozialstatus wird ein soziales Gefälle der Sterblichkeit konstatiert, welches über ein spezifisches Gesundheits- und Sozialverhalten der Menschen vermittelt ist, wobei weitere persönlichkeitsbezogene Faktoren wie die Sozialisation im Elternhaus, soziale Kompetenzen oder genetische Veranlagungen ebenso Berücksichtigung finden müssen [12, 13, 14].

Welchen Einfluss unterschiedliche gesellschaftliche Systeme mit spezifischen wirtschaftlichen, kulturellen und sozialen Rahmenbedingungen auf Mortalitätsrisiken und auf das Sterbegeschehen ihrer Bevölkerung haben, belegt

Abbildung 2.4.1.3
Lebenserwartung bei der Geburt in Ost- und Westdeutschland nach Geschlecht 1956 bis 2005
Quelle: Rostocker Zentrum für Demografischen Wandel [17]

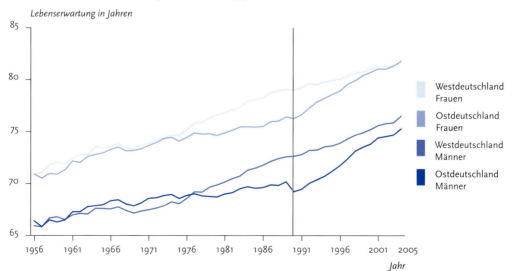

der Vergleich der Lebenserwartung im geteilten Deutschland. Abbildung 2.4.1.3 zeigt am Verlauf der Lebenserwartung bei Geburt, wie intensiv sich systemimmanente Unterschiede z. B. hinsichtlich der Lebensqualität, der verfügbaren medizintechnischen Standards, der Umweltrisiken, der Arbeitswelt mit spezifischen Modernisierungsgraden auf den Prozess der Lebensverlängerung ausgewirkt haben. Im Gebiet der früheren Bundesrepublik ist er nahezu kontinuierlich vorangeschritten, bei der männlichen Bevölkerung der DDR hingegen sind erhebliche Schwankungen zu verzeichnen. Für die Frauen zeigt der Zugewinn an Lebenszeit im Ost-/Westvergleich in allen Altersklassen einen ähnlichen Verlauf. Allerdings unterscheidet sich die Höhe des Zugewinns beträchtlich, teilweise ist er im früheren Bundesgebiet um das Dreifache höher [15]. In der Zeit nach der Wiedervereinigung nähert sich das Niveau der Lebenserwartung in den neuen Bundesländern kontinuierlich dem westdeutschen Niveau an. Bei dieser Entwicklung profitiert vor allem auch die ältere Bevölkerung durch Fortschritte bei Prävention, Diagnostik und Therapie spezifischer Altersleiden. In Folge dessen weist die Alterssterblichkeit in den alten und neuen Bundesländern bei Frauen kaum noch und bei Männern rückläufige Niveauunterschiede auf [8, 16].

Der Blick auf Abbildung 2.4.1.3 provoziert geradezu die Frage: Wohin führt dieser steigende Trend? Wie alt können Menschen werden? Dazu wird eine lebhafte Diskussion geführt und die Meinungen der beteiligten Professionen wie z. B. die der Entwicklungsbiologen, der Demografen, der Mediziner, der Epidemiologen ergänzen sich keineswegs plausibel, sondern widersprechen sich teilweise. Im Fokus der Diskussion steht die Frage nach dem Einfluss biologischer und kultureller Faktoren, sowie die nach einer biologischen Obergrenze für menschliches Leben. Die tatsächlich ablaufende Entwicklung widerlegt immer wieder aufs Neue jene Auffassungen, die ein Ende prognostizieren. Mortalitätsstatistiken zeigen [7, 8], dass in den Ländern mit der höchsten Lebenserwartung diese bei den Frauen in den letzten 160 Jahren stetig – fast sogar linear – um fast drei zusätzliche Lebensmonate pro Jahr gestiegen ist. Seit den 1950er-Jahren verläuft der Anstieg der Lebenserwartung der Frauen in Deutschland auf einem etwas niedrigeren Niveau, jedoch nahezu parallel zu den »Rekordländern« (siehe Abbildung 2.4.1.4). Es gibt keinerlei Hinweis darauf, dass sich diese Entwicklung einem Endpunkt nähert oder abflacht.

Demografen verweisen auf den scheinbar widersprüchlichen Tatbestand, dass der Evolutionstheorie entsprechend der Alterungsprozess jedes Menschen nach seiner Fortpflanzungsphase einsetzt und bis zum Tod unausweichlich anhält, andererseits jedoch soziale und kulturelle Einflüsse insbesondere auch im höchsten Lebensalter lebensverlängernde Wirkungen haben [19]. Es wird gefolgert, dass Menschen immer älter werden können und eine natürliche Obergrenze nicht in Sicht ist. Kulturellen Determinanten wird dabei die zentrale Rolle zugeschrieben. Es ist ein komplexes Zusammenspiel von wirtschaftlichen Entwicklungen, sozialen Errungenschaften und medizinischen Fortschritten, in dem der entscheidende Schlüssel künftiger Entwicklungen liegen wird. Die genaue Analyse des Wirkungsmechanismus und des Zusammenspiels biologischer und kultureller Faktoren steht jedoch noch aus. Prognosen basieren auf Schätzungen vor dem Hintergrund heutigen Wissens. Zu vorsichtige Annahmen implizieren Unterschätzungen der künftigen Altersverschiebungen. Das hat Folgen für gesundheits-, renten-, pflege- und altenpolitische Planungen. Da der Fokus weiterer Lebensverlängerung wesentlich auf der Verringerung der Alterssterblichkeit liegt, werden bei zu vorsichtigen Prognosen vor allem die Anteile sehr alter und hochbetagter Menschen unterschätzt [8]. Das hat auch Implikationen für die Lebensqualität im höchsten Lebensalter. Es gewinnen jene Altersleiden an Bedeutung, die nicht unmittelbar den Tod verursachen, die Lebensqualität aber erheblich einschränken können.

Lebenserwartung im internationalen Kontext

Die stetige Zunahme der Lebenserwartung ist ein zivilisatorischer Fortschritt, der zumindest in den letzten 50 Jahren weltweit messbar war. In weniger entwickelten Ländern verläuft dieser Prozess etwas beschleunigter, allerdings auf einem niedrigeren Niveau als in den hochindustrialisierten Regionen. Abbildung 2.4.1.5 verdeutlicht diese Unterschiede für die OECD-Mitgliedsstaaten. Ein

Abbildung 2.4.1.4
Trend der Rekordlebenserwartung weltweit und der Lebenserwartung in Deutschland, Frauen 1840 bis 2006
Quelle: Rostocker Zentrum für Demografischen Wandel mit Aktualisierungen durch J. Oeppen und R. Scholz [18]

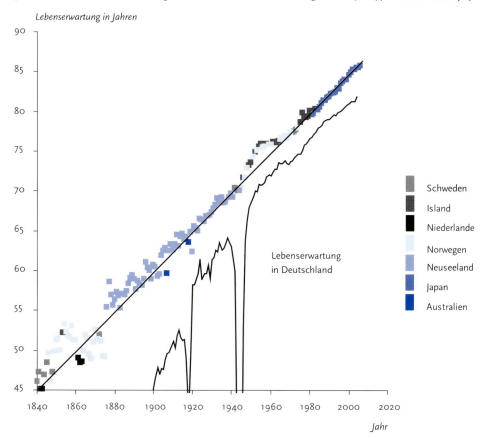

Lebenserwartung von Frauen in Deutschland: 1900 bis 1955 Berechnungen R. Scholz, ab 1956 Human Mortality Database

ähnlich niedriges Niveau wie bei den letzten vier Ländern in der Abbildung ist auch in den meisten afrikanischen Ländern, mit Ausnahme der nordafrikanischen, zu finden. Nach UN-Angaben liegt die fernere Lebenserwartung für 60-Jährige dort etwa fünf bis acht Jahre unter der in Süd- und Westeuropa. Epidemien wie auch mangelnde Lebensqualität (vor allem Hygiene) sind die Ursache dafür. Auffallend ist zudem das niedrige Niveau vieler osteuropäischer Länder. Verantwortlich dafür ist der gravierende Rückgang um rund fünf Jahre seit Ende des 20. Jahrhunderts infolge der politischen, wirtschaftlichen und sozialen Umbrüche [20]. Deutschland liegt hier mit den Werten für 2004 im mittleren Feld und damit auf dem Niveau des OECD-Durchschnitts.

Gesunde Lebenserwartung

Im Zuge der Modernisierung von Gesellschaften ermöglichte neben allgemein verbesserten Lebensbedingungen auch der medizinische Fortschritt präventive, diagnostische und therapeutische Interventionen, durch die der Gesundheitszustand der Bevölkerung deutlich verbessert werden konnte. Epidemien und eine Vielzahl tödlicher Krankheitsfolgen konnten verdrängt werden, aber

Abbildung 2.4.1.5
Fernere Lebenserwartung von Frauen und Männern im Alter von 65 Jahren, OECD-Länder 2004*
Quelle: OECD Gesundheitsdaten [21]

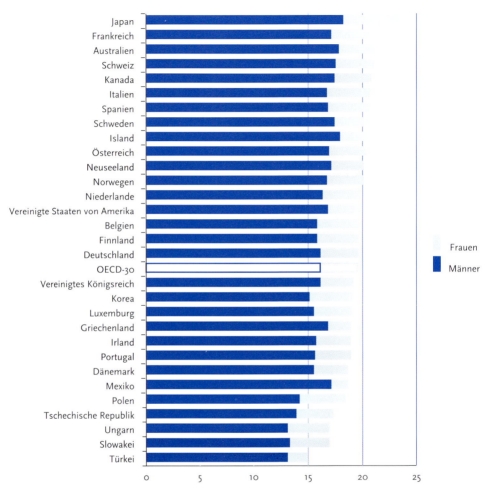

* 2003 für Kanada, Tschechische Republik, Dänemark, Deutschland, Griechenland, Irland, Korea, Luxemburg, Norwegen, Portugal, Slowakische Republik, Schweiz, Vereinigte Staaten. 2002 für Belgien, Finnland, Frankreich, Spanien, Vereinigtes Königreich. 2001 für Italien

auch Verläufe chronischer Krankheiten wurden verbessert. Der Sterbezeitpunkt wurde und wird immer weiter hinaus geschoben, die Menschen leben länger, jedoch nicht zwangsläufig bei bester Gesundheit. Für die Lebensqualität im Alter wie auch für Gesundheitsversorgungssysteme ist daher von Interesse, welche Lebenszeit Menschen in guter Gesundheit verbringen und welche Zeit beeinträchtigt ist durch Erkrankungen und Pflegebedürftigkeit. Zur Abgrenzung der gesunden Lebenszeit von der allgemein zu erwartenden, führte die WHO das Konzept der »gesunden Lebenserwartung« ein [2, 22]. Dieses kurz mit HALE (Health-Adjusted Life Expectancy) benannte Maß gibt Auskunft darüber, wie viel Lebenszeit eine Person bei guter Gesundheit verbringen kann (weitere Ausführungen dazu im Kapitel 2.5). HALE spiegelt im Unterschied zur allgemeinen

Lebenserwartung nicht nur die Sterbeverhältnisse sondern auch die gesundheitliche Gesamtrealität der Bevölkerung. Dafür werden unterschiedliche Gesundheitsangaben herangezogen. Häufig sind das Fragen der Selbsteinschätzung des Gesundheitszustandes oder objektiv messbare Kriterien funktionaler Einschränkungen von Aktivitäten im Alltag aus standardisierten Querschnittsuntersuchungen (vgl. Abschnitt 2.2.2). Aber auch der Tatbestand einer zuerkannten Pflegestufe kann in die Berechnung einfließen. Da bisher noch keine Standards eingeführt sind und die Datenlage teilweise recht unzureichend ist, sind Ergebnisse verschiedener Quellen nur bedingt vergleichbar. Insgesamt zielen sie jedoch darauf ab, die zwei mit der Lebensverlängerung verknüpften gegensätzlichen Thesen der Kompression und der Expansion der Morbidität zu validieren (vgl. Kapitel 2.5).

Ein internationaler Vergleich zwischen der allgemeinen und der gesunden Lebenserwartung kann nur eine grobe Schätzung sein. Zu jenen Ländern, deren Bevölkerung ab dem 60. Lebensjahr mindestens vier Fünftel ihrer verbleibenden Lebenszeit gesund verbringen wird, gehören neben Japan nahezu alle westeuropäischen Länder sowie die nordeuropäischen Länder Schweden und Finnland, darüber hinaus auch Spanien. In der Tendenz verzeichnen also jene Länder mit einer sehr hohen Lebenserwartung auch die größeren Anteile an gesunden Lebensjahren.

Da die Frauen eine höhere Lebenserwartung haben, sind sie von Risiken gesundheitlicher Beeinträchtigungen im hohen und sehr hohen Alter auch stärker betroffen. Demzufolge ist für sie die bei Gesundheit zu erwartende Lebenszeit in der Regel anteilig, also bezogen auf die Gesamtlebenserwartung, etwas geringer als bei den Männern. Nennenswerte Ausnahmen bilden Russland und Norwegen [21].

2.4.2 Sterbegeschehen

Das Sterbegeschehen einer Bevölkerung ist ein demografischer Grundprozess, der gemeinsam mit dem Geburtengeschehen die Entwicklung dieser Bevölkerung hinsichtlich ihres Umfanges, ihrer Alters- und Geschlechtsstruktur prägt. Statistisch ausgewiesen wird es in der Regel mit der Zahl der Sterbefälle für einen bestimmten Zeitraum bzw. als Ausmaß der Todesfälle im Verhältnis zur Gesamtbevölkerung (Sterberaten). Diese werden in Sterbetafeln weiter spezifiziert und dienen als Grundlagen zur Berechnung der Lebenserwartung. Ein weiterer wichtiger Aspekt ist die Todesursache, also die auf dem Totenschein anzugebenden Krankheiten, Leiden oder Verletzungen, die den Tod zur Folge hatten oder zum Tode beitrugen, bzw. die Umstände des Unfalls oder der Gewalteinwirkung, die diese Verletzungen hervorriefen. Bereits seit dem Jahr 1872 werden meldepflichtige Krankheiten für eine analytische Betrachtung der Todesursachen erfasst. Heutzutage gibt die Todesursachenstatistik in Anlehnung an die Internationale Statistische Klassifikation der Krankheiten und verwandter Gesundheitsprobleme der WHO (ICD, 10. Revision – ICD-10) Auskunft über das Grundleiden, das für den Tod ursächlich verantwortlich ist. Es handelt sich um eine Vollerhebung, da für jeden Sterbefall ein Totenschein ausgefüllt werden muss. Die Erkenntnisse aus der Todesursachenstatistik geben wichtige Hinweise auf präventive und medizinisch-kurative Potenziale zur weiteren Erhöhung der Lebenserwartung, aber auch zur Verbesserung der Lebensqualität in der hinzugewonnen Lebenszeit. Allerdings hängt die Validität der Todesursachenstatistik in erster Linie von der Richtigkeit der Erfassung aller vorhandenen Erkrankungen der verstorbenen Person ab. Hier sind die Ärzte gefragt, genaue Informationen über die Vorerkrankungen einzuholen und sie zu dokumentieren. Zudem beschränkt sich die Darstellung der Todesursachen momentan nur auf das Grundleiden. Die für das Alter so typische Multimorbidität spiegelt sich nicht in der Todesursachenstatistik. Das wird sich ab dem Berichtsjahr 2008 ändern, da den Daten erhebenden Statistischen Landesämtern nunmehr ein System zur multikausalen Todesursachenkodierung zur Verfügung steht.

Das Ausmaß der Sterblichkeit in Deutschland

Aussagen über Sterbeverhältnisse eines Landes sind neben den Daten der Lebenserwartung anhand von Sterberaten möglich. Beide Maße reflektieren die gleichen Zustände, so dass bei der Analyse der Sterberaten die gleichen historischen Trends zu finden sind, wie sie unter 2.4.1 anhand

Tabelle 2.4.2.1
Altersstandardisierte Sterbefälle je 100.000 Einwohner nach Alter und Geschlecht Deutschland 1980 und 2006
Quelle: Statistisches Bundesamt, Todesursachenstatistik 2007

Altersgruppe	Frauen			Männer		
	1980	2006	1980–2006	1980	2006	1980–2006
zusammen	1.388,9	795,7	-42,7%	1.283,7	716,8	-44,2%
unter 65-Jährige	247,9	140,5	-43,3%	447,9	246,5	-45,0%
65-Jährige und Ältere	6.227,9	3.603,2	-42,1%	8.371,4	4.705,7	-43,8%

der Lebenserwartung beschrieben wurden. Tabelle 2.4.2.1 zeigt ergänzend dazu die Veränderung der Sterberaten in den letzten 25 Jahren. Die Basis sind altersstandardisierte Sterberaten, um Einflüsse einer sich verändernden Altersstruktur im Zeitverlauf auszuschließen. Dafür reicht die Darstellung der rohen Sterberate nicht aus. Für eine Altersstandardisierung werden die Sterbefälle einer Region und eines Zeitraumes auf eine Standardbevölkerung bezogen (in der Regel auf die Daten der letzten Volkszählung, für Deutschland die Bevölkerung von 1987). Standardisierte Raten werden als gewogenes arithmetisches Mittel berechnet, wobei als Gewichte die Anteile der Altersgruppen der Standardbevölkerung Verwendung finden. Damit sind Aussagen zur Entwicklung der Sterblichkeit möglich. Bei der Interpretation altersstandardisierter Mortalitätsraten ist zu beachten, dass sie nicht den realen, empirisch beobachteten Zustand messen. Sie beschreiben vielmehr, wie die Mortalitätsraten wären, wenn die Bezugsbevölkerung der Standardbevölkerung entspräche, wenn also altersstrukturbedingte Effekte der Mortalitätsentwicklung ausgeschlossen sind.

Die Daten zeigen, dass sich das Sterblichkeitsniveau der Bevölkerung ab 65 Jahren seit 1980 um etwa 40% reduziert hat. Es bedeutet, dass das Sterberisiko in ein immer höheres Lebensalter verschoben wird, Menschen im Lebensverlauf immer später sterben. Die hohe Veränderungsrate unterstreicht die große Bedeutung der Alterssterblichkeit innerhalb der Mortalitätsveränderungen seit dem letzten Drittel des 20. Jahrhunderts [23].

Todesursachen im Alter

Die Frage nach den Todesursachen ist immer auch eine Frage nach dem Potenzial, um möglichst in Gesundheit zu altern. Im Prozess des Rückganges der Sterblichkeit und des Anstieges der Lebenserwartung hat sich das Spektrum der Todesursachen deutlich gewandelt. Noch zu Beginn des 20. Jahrhunderts spielten infektiöse und parasitäre Krankheiten eine wesentliche Rolle, zu denen z. B. Lungenentzündungen, Influenza, Tuberkulose und Gastritis/Enteritis gehörten. Das Auftreten dieser ansteckenden Krankheiten war schließlich auch der Grund für die breite statistische Erfassung der Todesursachen. Heutzutage dominieren Krankheiten des Kreislaufsystems mit 44% aller Sterbefälle (2006) und Neubildungen (Krebserkrankungen) mit 26% das Todesursachenspektrum. Ab dem 80. Lebensjahr war im Jahr 2006 mindestens die Hälfte aller Sterbefälle auf Krankheiten des Kreislaufsystems zurückzuführen. Die Reihenfolge der Todesursachen hat sich seit 1950 zwar kaum verändert, jedoch waren die beiden Hauptursachen damals noch nicht so dominant wie heute [23]. Diese Dominanz ist untersetzt mit erheblichen altersspezifischen Unterschieden im Todesursachenspektrum. Dieser Zusammenhang zwischen Sterbealter und Todesursache veranschaulicht Tabelle 2.4.2.2.

Die Daten belegen die mit dem Alter zunehmende Dominanz ischämischer Herzkrankheiten wie z. B. Angina pectoris und Herzinfarkte als Todesursache. Auffällig ist außerdem der hohe Anteil

Tabelle 2.4.2.2
Häufigste Todesursachen nach Alter und Geschlecht in Deutschland 2006
(in Klammern: Anteil der Todesursache an allen Sterbefällen der Altersgruppe)
Quelle: Statistisches Bundesamt, Todesursachenstatistik 2007 und [2]

Alters-gruppe	Frauen			Männer		
	Rang 1	Rang 2	Rang 3	Rang 1	Rang 2	Rang 3
60–64 Jahre	bösartige Neubildungen der Verdauungsorgane (13,3 %)	bösartige Neubildungen der Brustdrüse (11,4 %)	bösartige Neubildungen der Atmungsorgane (9,8 %)	ischämische Herzkrankheiten (15,7 %)	bösartige Neubildungen der Atmungsorgane (13,5 %)	bösartige Neubildungen der Verdauungsorgane (13,4 %)
65–69 Jahre	bösartige Neubildungen der Verdauungsorgane (13,0 %)	ischämische Herzkrankheiten (11,0 %)	bösartige Neubildungen der Brustdrüse (9,3 %)	ischämische Herzkrankheiten (17,2 %)	bösartige Neubildungen der Verdauungsorgane (13,4 %)	bösartige Neubildungen der Atmungsorgane (12,0 %)
70–74 Jahre	ischämische Herzkrankheiten (14,2 %)	bösartige Neubildungen der Verdauungsorgane (11,8 %)	sonstige Herzkrankheiten (7,4 %)	ischämische Herzkrankheiten (18,8 %)	bösartige Neubildungen der Verdauungsorgane (11,7 %)	bösartige Neubildungen der Atmungsorgane (10,2 %)
75–79 Jahre	ischämische Herzkrankheiten (16,6 %)	sonstige Herzkrankheiten (9,9 %)	bösartige Neubildungen der Verdauungsorgane (9,8 %)	ischämische Herzkrankheiten (20,1 %)	bösartige Neubildungen der Verdauungsorgane (9,5 %)	sonstige Herzkrankheiten (8,0 %)
80–84 Jahre	ischämische Herzkrankheiten (18,5 %)	sonstige Herzkrankheiten (12,7 %)	zerebrovaskuläre Krankheiten (10,9 %)	ischämische Herzkrankheiten (21,1 %)	sonstige Herzkrankheiten (10,0 %)	zerebrovaskuläre Krankheiten (8,7 %)
85–89 Jahre	ischämische Herzkrankheiten (21,0 %)	sonstige Herzkrankheiten (14,9 %)	zerebrovaskuläre Krankheiten (11,5 %)	ischämische Herzkrankheiten (21,8 %)	sonstige Herzkrankheiten (12,0 %)	zerebrovaskuläre Krankheiten (8,9 %)
90 Jahre und älter	ischämische Herzkrankheiten (20,8 %)	sonstige Herzkrankheiten (19,2 %)	zerebrovaskuläre Krankheiten (10,9 %)	ischämische Herzkrankheiten (21,7 %)	sonstige Herzkrankheiten (17,0 %)	zerebrovaskuläre Krankheiten (9,0 %)

bösartiger Neubildungen, also von Krebserkrankungen verschiedener Organe bei Sterbefällen in dem noch relativ jungen Alter von 60 bis etwa 75 Jahren. Ab dem 80. Lebensjahr gewinnen neben den Herzerkrankungen auch zerebrovaskuläre Krankheiten wie z. B. Schlaganfälle und Hirninfarkte an Bedeutung.

Das Potenzial für weitere Verbesserungen der Alterssterblichkeit liegt demzufolge offensichtlich in der Prävention von Herz-Kreislauferkrankungen sowie von Krebserkrankungen der Lunge bzw. der Bronchien und des Dickdarmes. Aufklärung, Vorsorgeuntersuchungen, gesunde Ernährung und gesundheitsbewusstes Verhalten insgesamt dürften die Liste präventiver Maßnahmen anführen.

Literatur

1. Bomsdorf E (2004) Der demografische Wandel und seine Folgen für die sozialen Sicherungssysteme. Eine Betrachtung aus der Sicht von Wissenschaft und Politik. In: Scholz R, Flöthmann J (Hrsg) Lebenserwartung und Mortalität. Materialien zur Bevölkerungswissenschaft, Wiesbaden, S 9–21
2. Menning S (2006) Lebenserwartung, Mortalität und Morbidität im Alter. GeroStat Report Altersdaten 01/2006. Deutsches Zentrum für Altersfragen (Hrsg), Berlin
3. Brinner K (2004) Auswirkungen von Erhebungsungenauigkeiten auf die Mortalitätsmessung. Methodenwahl und Genauigkeit der Mortalitätsmessung. In: Scholz R, Flöthmann J (Hrsg) Lebenserwartung und Mortalität. Materialien zur Bevölkerungswissenschaft, Wiesbaden, S 23–40

4. Eisenmenger M (2005) Sterbetafel 2001/2003. Wirtschaft und Statistik 05: 463–478
5. Gehrmann R, Roycroft M (1990) Quellen und Methoden der Mortalitätsberechnungen. In: Imhof A (Hrsg) Lebenserwartungen in Deutschland vom 17. bis 19. Jahrhundert. Acta Humaniora, Weinheim
6. Statistisches Bundesamt (Hrsg) (2006) Periodensterbetafeln für Deutschland. Allgemeine und abgekürzte Sterbetafeln von 1871/1881 bis 2003/2005, Wiesbaden
7. Oeppen J, Vaupel J (2002) Broken limits to life expectancy. Science 296: 1029–1031
8. Vaupel J, von Kistowski K (2005) Der bemerkenswerte Anstieg der Lebenserwartung und sein Einfluss auf die Medizin. Bundesgesundheitsblatt 5: 586–592
9. Luy M (2002) Die geschlechtsspezifischen Sterblichkeitsunterschiede – Zeit für eine Zwischenbilanz. Zeitschrift für Gerontologie und Geriatrie 35 (5): 412–429
10. Meslé F (2004) Life expectancy: a female advantage under threat? Population & Societies (402)
11. Lampert T, Kroll L, Dunkelberg A (2007) Soziale Ungleichheit der Lebenserwartung in Deutschland. Aus Politik und Zeitgeschichte 42: 11–18
12. Mueller U, Heinzel-Gutenbrunner M (2005) Soziale Lage, Gesundheitslebensstile und Gesundheitsverhalten. In: Gärtner K, Grünheid E, Luy M (Hrsg) Lebensstile, Lebensphasen, Lebensqualität. Interdisziplinäre Analysen von Gesundheit und Sterblichkeit aus dem Lebenserwartungssurvey des BIB. VS Verlag für Sozialwissenschaften, Wiesbaden, S 127–153
13. Grünheid E (2005) Einflüsse der Einkommenslage auf Gesundheit und Gesundheitsverhalten. In: Gärtner K, Grünheid E, Luy M (Hrsg) Lebensstile, Lebensphasen, Lebensqualität. Interdisziplinäre Analysen von Gesundheit und Sterblichkeit aus dem Lebenserwartungssurvey des BIB. VS Verlag für Sozialwissenschaften, Wiesbaden, S 155–187
14. Shkolnikov V, Scholz R, von Gaudecker H et al. (2006) Daten der Deutschen Rentenstatistik zeigen soziale Unterschiede in der Lebenserwartung. Zentrum für Demografischen Wandel, S 2 www.zdwa.de/zdwa/artikel/20060823_78458732W3DnavidW2627.php (Stand: 07.01.09)
15. Robert Koch-Institut (Hrsg) (2001) Der Lebensverlängerungsprozess in Deutschland. Stand – Entwicklung – Folgen. Beiträge zur Gesundheitsberichterstattung des Bundes. Robert Koch-Institut, Berlin
16. Luy M (2005) West-Ost-Unterschiede in der Sterblichkeit unter besonderer Berücksichtigung des Einflusses von Lebensstil und Lebensqualität. In: Gärtner K, Grünheid E, Luy M (Hrsg) Lebensstile, Lebensphasen, Lebensqualität. Interdisziplinäre Analysen von Gesundheit und Sterblichkeit aus dem Lebenserwartungssurvey des BIB. VS Verlag für Sozialwissenschaften, Wiesbaden, S 333–364
17. Scholz R, Maier H (2004) Langes Leben: Es ist nie zu spät. Demografische Forschung Aus Erster Hand 3: 1
18. Schnabel S, Kistowski K, Vaupel J (2005) Immer neue Rekorde und kein Ende in Sicht. Demografische Forschung Aus Erster Hand 2
19. Maier H, Vaupel J (2003) Age Differences in Cultural Efficiency: Secular Trends in Longevity. In: Staudinger U, Lindenberger U (Hrsg) Understanding Human Development. Kluwer Academic Publishers, S 59–78
20. Shkolnikov V (2005) Towards the understanding of mortality divergences and reversals. In: XXV International Population Conference www.iussp.org/Awards/Shkolnikov2005.pdf (Stand: 07.01.09)
21. OECD (Hrsg) (2007) Gesellschaft auf einen Blick. OECD-Sozialindikatoren, OECD-Publishing Paris
22. Gärtner K, Scholz R (2005) Lebenserwartung in Gesundheit. In: Gärtner K, Grünheid E, Luy M (Hrsg) Lebensstile, Lebensphasen, Lebensqualität. Interdisziplinäre Analysen von Gesundheit und Sterblichkeit aus dem Lebenserwartungssurvey des BIB. VS Verlag für Sozialwissenschaften, Wiesbaden, S 311–331
23. Luy M (2004) Verschiedene Aspekte der Sterblichkeitsentwicklung in Deutschland von 1950 bis 2000. Zeitschrift für Bevölkerungswissenschaft 1 (29): 3–62

2.5 Kompression oder Expansion der Morbidität?

Lars Eric Kroll, Thomas Ziese

Kernaussage

Auch wenn in Deutschland nur wenige Datenquellen zur Entwicklung der gesunden Lebenserwartung zur Verfügung stehen, deuten die vorliegenden Ergebnisse auf eine Zunahme der Lebenserwartung in Gesundheit hin.

2.5.1 Szenarien zur Entwicklung der gesunden Lebenserwartung

Seit Ende der 1970er-Jahre weisen verschiedene Autoren auf die möglichen Folgen der demografischen Alterung für die Gesundheitssysteme hin. In der Diskussion bezüglich des Zusammenhangs zwischen Mortalität und Morbidität wird sich hauptsächlich auf die Frage konzentriert, wie Lebenserwartungssteigerungen zustande kommen und in welchem Gesundheitszustand die gewonnen Lebensjahre verbracht werden. Im Zentrum stehen die so genannte Kompressionsthese (»Compression of Morbidity«) mit ihrem Begründer James Fries (1980) und die Expansions- bzw. Medikalisierungsthese (»Expansion of Morbidity«), die auf Ernest Gruenberg (1977) zurückgeht.

Expansion of Morbidity

Das Szenario Expansion of Morbidity beschreibt eine zunehmende Ausweitung gesundheitlich beeinträchtigter oder kranker Lebensphasen im Lebensverlauf [1]. Im Kern der Argumentation steht eine als »failures of success« der modernen Medizin bezeichnete Entwicklung. Demnach hat sich im Zuge des Anstiegs der Lebenserwartung nur die Dauer der gesundheitlich eingeschränkten Lebensphase, nicht aber die Länge der gesunden Lebenszeit verlängert.

Der amerikanische Arzt Ernest Gruenberg sah bereits früh die Gefahr, dass sich im Zuge des Anstiegs der Lebenserwartung nur die chronisch kranke Lebenszeit verlängert (»expansion of morbidity«). In seiner im Jahr 1977 präsentierten Studie, untersuchte er die Folgen der verbesserten medizinischen Möglichkeiten bei der Behandlung häufiger chronischer Krankheiten [1]. Der erste Erfolg wurde bei der Lungenentzündung erzielt. Durch die Verwendung von Sulfonamiden (1935) und Penicillin (1941) sank die Sterblichkeit infolge von Lungenentzündungen in den USA zwischen 1930 und 1945 von 65 auf 20 Personen pro 100.000. Dank der neuen Therapien überlebten insbesondere Personen mit chronischen Krankheiten und Behinderungen. Dadurch stieg die Prävalenz chronischer Erkrankungen deutlich an (u. a. Senilität, Arteriosklerose, Hypertonie, Schizophrenie und Diabetes). Gruenberg prognostizierte, dass eine steigende Lebenserwartung auch weiterhin mit einer gleichbleibenden Inzidenz bei chronischen Krankheiten einhergehen würde. So müsste das Gesundheitssystem immer mehr chronisch kranke Menschen versorgen und die Menschen immer mehr Lebensjahre bei schlechter Gesundheit verbringen.

Die These wurde von mehreren Autoren weiterentwickelt. So diagnostizierte Jay Olshansky einen vierten epidemiologischen Übergang zum »age of delayed degenerative diseases« [2, 3]. In dieser Phase würde, durch die Herauszögerung der Mortalität bei chronisch-degenerativen Erkrankungen, ein rapider Anstieg der Lebenserwartung erreicht, ohne dass damit eine Verringerung der Morbidität einhergehe. Im Zuge dieser Entwicklung würden sich die Begriffe von Krankheit, Behinderung, Alterung und Gesundheit wandeln. Eine Expansion der Morbidität wurde auch für psychische Störungen und Beschwerden befürchtet [4]. Im höheren Alter ist die Inzidenz vieler psychischer Erkrankungen besonders hoch, sodass die Zahl von Personen mit psychischen Störungen bei einem Anwachsen der älteren Bevölkerung besonders stark zunimmt. Einige Autoren führten den Anstieg der Prävalenzen chronischer Krankheiten in Teilen auch auf die gestiegene Sensibilität gegenüber den Symptomen chronischer Erkrankungen und eine verbesserte medizinische Diagnostik zurück [5].

Compression of Morbidity

Forscher wie James F. Fries prognostizieren, dass sich in Zukunft die Länge der chronisch kranken Lebenszeit verringern wird [6, 7, 8, 9]. Ausgangspunkt dieser Argumentation sind Annahmen über eine Begrenzung der menschlichen Lebensspanne und zukünftige Erfolge der Prävention. Fries geht davon aus, dass der Anstieg der Lebenserwartung stagniert, während chronische Krankheiten in ein immer höheres Alter zurückgedrängt werden.

Fries beschreibt, dass der menschlichen Lebensspanne enge biologische Grenzen gesetzt sind. Auf zellularer Ebene gäbe es Befunde die zeigen, dass sich menschliche Zellen nicht beliebig oft teilen und erneuern können. Auch die Lebensdauer der menschlichen Organe sei begrenzt. So nehme deren Leistungsfähigkeit bereits ab einem Alter von 30 Jahren kontinuierlich ab. Damit könne die Zahl der Hochaltrigen und die mittlere Lebenserwartung nicht grenzenlos zunehmen. Es komme lediglich zu einer Verringerung der vorzeitigen Mortalität. Die maximal erreichbare mittlere Lebensdauer liege bei etwa 85 Jahren. Diese Entwicklung wird von Fries auch als Rektangularisierung der Überlebensraten bezeichnet (»Increasingly Rectangular Survival Curve«). Er sieht eine erhöhte Prävalenz chronischer Krankheiten nicht als zwingende Folge der sinkenden vorzeitigen Sterblichkeit an. Fries verweist darauf, dass sich chronische Krankheiten ausgehend von der Kindheit zumeist progredient im Lebensverlauf entwickeln. Ihr Fortschreiten könne durch Maßnahmen der primären und sekundären Prävention verhindert oder zumindest immer weiter herausgezögert werden. Langfristig sei es dadurch möglich, die Manifestation chronischer Erkrankung bis zum Eintreten des biologisch determinierten Todes aufzuhalten.

Unter dem Eindruck des fortgesetzten Anstiegs der Lebenserwartung hat Fries seine Argumentation in späteren Arbeiten leicht modifiziert [7, 9, 10]. Er unterschied zwei mögliche Formen der »Compression of Morbidity«. Die schwächere Variante ist eine relative Kompression der chronisch kranken Lebenszeit. Um sie zu erreichen, muss die gesunde Lebenserwartung schneller als die gesundheitlich beeinträchtigte Lebenszeit steigen. Dadurch würde sich der Anteil der kranken Lebensjahre immer weiter verringern. Eine absolute Kompression der kranken Lebenszeit wird erreicht, sofern die gesunde Lebenserwartung schneller als die allgemeine Lebenserwartung ansteigt. Fries geht davon aus, dass dieser Zustand erst ab dem Ende des Anstiegs der mittleren Lebenserwartung erreicht wird [9].

2.5.2 Maßzahlen der gesunden Lebenserwartung

Aufgrund der massiven Auswirkungen, die Veränderungen in der Altersabhängigkeit von Morbidität und Mortalität für die sozialstaatlichen Institutionen haben können, gab es in den letzten Jahrzehnten ein zunehmendes Interesse an Maßzahlen der gesunden Lebenszeit. Die allgemeine Lebenserwartung wird nicht mehr als hinreichender Indikator angesehen, um die Gesundheit von Bevölkerungen oder Bevölkerungsgruppen abzubilden.

Konstruktion zusammenfassender Maßzahlen

Zusammenfassende Maßzahlen werden konstruiert, indem altersspezifische Mortalitätsrisiken mit altersspezifischen Prävalenzen gesundheitlicher Einschränkungen kombiniert werden. Gesundheitliche Einschränkungen können dabei anhand verschiedener Indikatoren operationalisiert werden. Benötigt werden Daten zu Überlebensraten, sowie zu Inzidenzen und Prävalenzen auf Bevölkerungsebene oder für einzelne Bevölkerungsteile (etwa zur Analyse sozialer Unterschiede).

Altersspezifische Überlebens- und Morbiditätsraten bilden die Grundlage für die Berechnung der zusammenfassenden Maßzahlen (siehe Abbildung 2.5.2.1). Zur Berechnung der Raten werden drei Populationen unterschieden: Verstorbene (C) und Überlebende, die sich in die Gruppen der Gesunden (A) und der Kranken (B) unterteilen. Es lassen sich zwei Arten von zusammenfassenden Maßzahlen für die Gesundheit von Bevölkerungen unterscheiden, die sogenannten »Health Expectancies« und die »Health Gaps« [11].

Maße der gesunden Lebenserwartung (»Health Expectancies«) beschreiben die zu erwartenden gesunden Jahre. Berechnet wird dazu die Differenz zwischen der allgemeinen Lebenserwartung einer Population und der durch gesund-

Abbildung 2.5.2.1
Überlebensraten als Basis zusammenfassender Maßzahlen der Gesundheit von Populationen (fiktives Beispiel)
Quelle: nach [11]

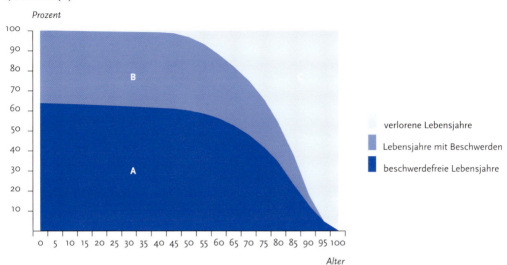

heitliche Beeinträchtigungen (Behinderungen, Krankheiten) »verlorenen« Lebensjahre. Diese Maßzahlen haben den Vorteil, dass sie auch für Laien verständlich sind. Formal beschreiben sie das Integral der Überlebensfunktion der gesunden Bevölkerung (Fläche A in Abbildung 2.5.2.1). Je enger das zugrunde liegende Konzept von gesundheitlicher Beeinträchtigung ist, desto größer ist die gesunde Lebenserwartung (der Anteil der Fläche B an der Gesamtfläche A+B sinkt). Bei den Maßen gibt es damit einen Ermessensspielraum in der Definition von Gesundheit und Krankheit, sodass sie als normativ angesehen werden müssen. Wichtige Kenngrößen der gesunden Lebenserwartungen sind die DFLE (»disability-free life expectancy«), DALE (»disability-adjusted life expectancy«) oder die HALE (»health-adjusted life expectancy«).

Differenzmaße (»Health Gaps«) beschreiben den Abstand zwischen der derzeitigen Gesundheit einer Population und einer vorab definierten Zielgröße. Sie sind weniger anschaulich als die Maße der gesunden Lebenserwartung. Der Wert der Differenzmaße wird durch das Ausmaß der vorzeitigen Sterblichkeit und das Ausmaß von Personen mit Einschränkungen (Fläche B+C) bestimmt (A). Je größer die Morbiditätsraten und je höher die angenommene maximale Lebenserwartung sind, desto größer wird ihr Wert. Zu besonders häufig angewendeten Differenzmaßen gehören DALYs (»disability adjusted life years«) und QALYs (»quality adjusted life years«).

Häufig verwendete Maßzahlen

Es gibt verschiedene Maße der gesunden Lebenserwartung, die sich vorrangig hinsichtlich der herangezogenen Morbiditätsindikatoren unterscheiden. Wird Morbidität über den selbstberichteten Gesundheitszustand oder das Vorhandensein von chronischen oder akuten Krankheiten definiert, werden häufig die Begriffe gesunde (»Healthy Life Expectancy«) oder krankheitsfreie (»disease free life expectancy«) Lebenserwartung verwendet. Baut ein Indikator auf dem Vorhandensein von Beeinträchtigungen bei alltäglichen Aufgaben auf, werden die Begriffe behinderungsfreie (»Disability-free life expectancy«) oder aktive Lebenserwartung (»Active Life Expectancy«) benutzt.

Gesunde bzw. krankheitsfreie Lebenserwartung
Der Begriff gesunde Lebenserwartung ist nicht nur ein Oberbegriff für die Maßzahlen der ge-

sunden Lebenszeit, sondern bezeichnet auch eine Untergruppe spezifischer Indikatoren. In der Strategie Healthy People 2010 bezeichnet die »healthy life excpectancy« die mittlere Anzahl von Jahren, die bei guter oder besserer selbstberichteter Gesundheit verbracht werden [12]. Sie wird auf Basis der Frage nach dem eigenen Gesundheitszustand operationalisiert, die Antwortmöglichkeiten sind »excellent«, »very good«, »good«, »fair« und »poor« (siehe Abbildung 2.5.2.2).

Als »gesunde Lebenserwartung« werden auch Maßzahlen der krankheitsfreien Lebenszeit bezeichnet. Sie werden sowohl für einzelne Krankheiten (Diabetesfreie Lebenserwartung, Alzheimerfreie Lebenserwartung etc.), als auch für ganze Gruppen von Krankheiten (Lebenserwartung ohne chronische Krankheiten) berechnet. Es wird zumeist nur unterschieden, ob und in welchem Alter eine Krankheit diagnostiziert wurde. Der Schweregrad wird nicht berücksichtigt. In Healthy People 2010 wird die Lebenserwartung ohne chronische Krankheiten (»Expected years free of chronic disease«) anhand des Vorliegens einer Auswahl von chronischen Erkrankungen operationalisiert [13]. Das Maß beschreibt die mittlere Anzahl von Jahren, in denen keines der folgenden Ereignisse eintritt: Kardiovaskuläre Herzerkrankung, Krebs, Diabetes, Hypertonie, Nierenerkrankung, Arthritis, oder Asthma. Die Berechnung erfolgt anhand der sog. Sullivan Methode. Sie verwendet altersspezifische Prävalenzen der Ereignisse und Mortalitätsraten, wobei die Prävalenzen nicht anhand nationaler Register, sondern über den NHIS (Nation Health Interview Survey) gewonnen werden.

Aktive bzw. behinderungsfreie Lebenserwartung
Maße der aktiven und behinderungsfreien Lebenserwartung operationalisieren Gesundheit über die Fähigkeit bestimmte Handlungen ohne Hilfe Dritter durchzuführen. Sie bewerten einen Menschen als »gesund«, solange er in der Gesellschaft ohne Einschränkungen handlungsfähig ist. Die wahrgenommene Handlungsfähigkeit hängt damit nicht nur von den individuellen Fähigkeiten und Ressourcen, sondern auch von den Anforderungen und Unterstützungsangeboten des sozialen Umfeldes ab.

Wird der Begriff behinderungsfreie Lebenserwartung verwendet, kennzeichnet dies eine Defizit-Orientierung. Es wird beschrieben, wie lange sich Männer und Frauen durch den eigenen Gesundheitszustand nicht in ihrer Handlungsfähigkeit beeinträchtigt fühlen. Mit dem Begriff aktive

Abbildung 2.5.2.2
Berechnung der gesunden Lebenserwartung nach CDC Definition
Quelle: nach [12]

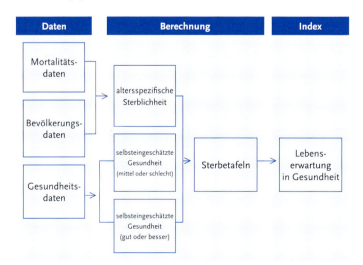

Lebenserwartung wird eine verstärkte Kompetenzorientierung ausgedrückt. Es wird untersucht, wie lange die Menschen die Fähigkeit besitzen, den eigenen Alltag (ohne Hilfe) zu bewältigen. Durch die unterschiedliche Konnotierung der beiden Herangehensweisen können sich systematische Abweichungen ergeben.

2.5.3 Empirische Ergebnisse zur gesunden Lebenserwartung

Die Entwicklung chronischer Morbidität wird erst seit Ende der 1970er-Jahre kontinuierlich erfasst. Die ersten Daten sprachen dafür, dass der Anstieg der ferneren Lebenserwartung ab 65 Jahren im Vergleich der 1970er- und 1980er-Jahre nicht mit einem entsprechenden Anstieg der gesunden Lebenszeit einherging [15]. Somit deutete Anfang der 1980er-Jahre vieles auf eine Expansion der chronischen Morbidität hin. Mit der Verfügbarkeit längerer Zeitreihen wurden die Prognosen zur Entwicklung der gesunden Lebenserwartung aber zunehmend optimistischer. Mittlerweile sprechen viele Befunde für einen Anstieg der gesunden Lebenszeit in den 1980er- und 1990er-Jahren [16].

In Deutschland hat sich der Anteil von älteren Menschen mit einem guten oder sehr guten Gesundheitszustand in den letzen zehn Jahren deutlich erhöht (siehe Abbildung 2.5.3.1). So stieg der Anteil zwischen 1996 und 2006 bei Männern und Frauen um jeweils 11 Prozentpunkte.

Zur Entwicklung der gesunden Lebenserwartung liegen Studien auf Basis verschiedener Datensätze vor. Sie ziehen größtenteils das Soziooekonomische Panel (SOEP) des Deutschen Instituts für Wirtschaftsforschung heran, beziehen auch den Mikrozensus des Statistischen Bundesamtes oder den Lebenserwartungssurvey (LES) des Bundesinstituts für Bevölkerungswissenschaften (BIB) mit ein. Wichtig ist zu bemerken, dass in vielen der hier verwendeten Datenquellen Personen in institutionalisierten Einrichtungen (bspw. Pflegeheimen) nicht enthalten sind. Dies ist eine mögliche Quelle für die Überschätzung der gesunden Lebenserwartung, weil die Bevölkerung in Pflegeheimen den eigenen Gesundheitszustand vergleichsweise schlecht einschätzt oder

Abbildung 2.5.3.1
Anteil der Personen mit einem guten oder sehr guten Gesundheitszustand im Alter von 60 bis 69 Jahren
Quelle: Sozio-oekonomisches Panel 1996 bis 2006

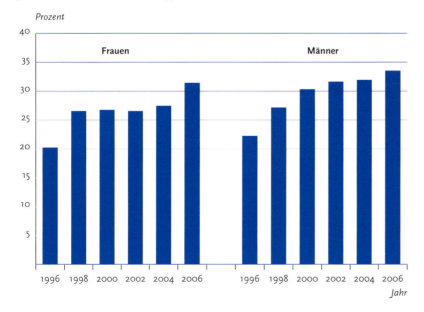

per Definition gesundheitlich eingeschränkt (aktive und behinderungsfreie Lebenserwartung) ist. Der Anteil von Personen in Pflegeeinrichtungen ist in Deutschland vor einem Alter von 80 Jahren vergleichsweise gering, steigt im höheren Alter aber exponentiell an. Der Anteil beträgt nach Angaben der Pflegestatistik 2005 bei den 75- bis 79-Jährigen lediglich 2,7 %, unter den 80- bis 84-Jährigen aber bereits 7,1 % [14]. Die Prävalenz von Einschränkungen sollte sich anhand von Surveys bis zu einem Alter von 79 Jahren relativ gut abbilden lassen.

Eine der ersten Studien zur Entwicklung der gesunden Lebenserwartung in Deutschland verwendete einen zusammengefassten Datensatz aus Mikrozensus und Kohortensterbetafeln [17]. Dazu wurden verschiedene Wellen des Mikrozensus zwischen 1978 und 1995 zusammengefasst. Auf Basis dieses Datensatzes wurde die Entwicklung der altersspezifischen Prävalenz gesundheitlicher Einschränkungen für drei Geburtskohorten (1907, 1913, 1919) ermittelt. Als Morbiditätsindikator wurde die Frage »Waren sie in den letzten vier Wochen krank oder unfallverletzt?« herangezogen. Die Prävalenzen wurden anhand der Sullivan Methode mit Kohortensterbetafeln zusammengeführt.

Im Vergleich der drei Geburtskohorten zeigt sich, dass der Anteil der gesunden Lebensjahre kontinuierlich angestiegen ist (siehe Tabelle 2.5.3.1). Die gesunde Lebenserwartung ist schneller als die allgemeine Lebenserwartung gestiegen, dadurch verringerte sich die Zahl der gesundheitlich eingeschränkten Lebensjahre in den jüngeren Kohorten. Die Ergebnisse sprechen damit für eine absolute Kompression von Morbidität im Vergleich der betrachteten Geburtskohorten [17].

In neueren Analysen auf Basis des Sozio-oekonomischen Panels (SOEP) wurde versucht, die Befunde aus dem Mikrozensus zur Ausweitung der gesunden Lebensspanne im Kohortenvergleich zu bestätigen [18, 19, 20]. Das SOEP ermöglicht, im Unterschied zum Mikrozensus, längsschnittliche Analysen auf der Individualebene. Eine erste Arbeit für den Zeitraum 1984 bis 1999 verwendet eine Frage zu funktionellen Beeinträchtigungen (»Behindert Sie Ihr Gesundheitszustand bei der Verrichtung alltäglicher Aufgaben, z. B. Körperpflege, Anziehen oder Aufräumen?« – Antwortvorgaben »stark« vs. »ein wenig« und »gar nicht«) als Indikator für chronische Morbidität. Im Vergleich der Geburtskohorten 1917, 1922 und 1927 zeigen sich eine deutliche Verbesserung der Gesundheit und eine Verringerung des Anteils der gesundheitlich eingeschränkten Lebensjahre (siehe Tabelle 2.5.3.2). Analog zu den Ergebnissen des Mikrozensus sprechen die Ergebnisse ebenfalls für eine absolute Kompression von Morbidität im Kohortenvergleich. Die Methode der Mehrzustandssterbetafeln zeigt zudem, dass der Rückgang auf eine Verringerung der altersspezifischen Inzidenz gesundheitlicher Einschränkungen, nicht aber auf eine veränderte Gesundungschance gesundheitlich eingeschränkter Personen zurückgeht. Dieser Befund bestätigte sich auch in späteren Analysen für die Kohorten 1921, 1927 und 1933 [20]. Im Vergleich verschiedener Morbiditätsindikatoren ist die vorgefundene Verringerung umso stärker, je enger gesundheitliche Einschränkungen definiert werden. Dies entspricht dem Szenario des dynamischen Gleichgewichts von Manton, dass von einer zeitlichen Fixierung der Dauer schwerer gesundheitlicher Einschränkungen vor dem Tod ausgeht. Eine Studie, die chronische Morbidität

Tabelle 2.5.3.1
Entwicklung des Anteils der krankheitsfreien Lebensjahre im Vergleich der Kohorten 1907 bis 1919
Quelle: eigene Berechnungen nach [17], Ergebnisse des Mikrozensus für den Zeitraum 1978 bis 1995

Kohorte	Frauen					Männer				
	59–64 Jahre	65–70 Jahre	71–76 Jahre	77–82 Jahre	83–88 Jahre	59–64 Jahre	65–70 Jahre	71–76 Jahre	77–82 Jahre	83–88 Jahre
1907	71,6%	68,0%	64,9%	65,2%	68,0%	73,3%	71,3%	69,5%	69,4%	70,1%
1913	74,2%	71,2%	70,4%	71,4%		75,1%	73,3%	72,6%	73,3%	
1919	77,1%	75,6%	75,8%			76,8%	76,0%	76,7%		

Tabelle 2.5.3.2
Entwicklung des Anteils Lebensjahre mit funktionellen Einschränkungen im Vergleich der Kohorten 1917 bis 1927
Quelle: [18], Ergebnisse des SOEP für den Zeitraum 1984 bis 1999

Kohorte	Frauen			Männer		
	67–70 Jahre	71–75 Jahre	76–80 Jahre	67–70 Jahre	71–75 Jahre	76–80 Jahre
1917	27,6%	30,6%	34,9%	28,1%	28,8%	29,4%
1922	25,4%	28,8%		24,8%	26,1%	
1927	23,2%			21,4%		

Tabelle 2.5.3.3
Entwicklung der Lebensjahre bei guter Gesundheit und ohne gesundheitliche Beschwerden im Vergleich der Perioden 1984 bis 1986 und 1998
Quelle: eigene Darstellung nach [22], Ergebnisse des LES 1984 bis 1998

	Frauen					Männer				
	LE	HLE	Anteil	DFLE	Anteil	LE	HLE	Anteil	DFLE	Anteil
1984/1986										
45–49 Jahre	34,9	29,5	84,5%	18,7	63,4%	29,3	25,4	86,7%	17,0	66,9%
50–54 Jahre	30,3	25,4	83,8%	16,8	66,1%	25,0	21,5	86,0%	14,7	68,4%
55–59 Jahre	25,8	21,8	84,5%	15,0	68,8%	20,9	17,8	85,2%	12,5	70,2%
60–64 Jahre	21,5	18,5	86,0%	13,2	71,4%	17,1	14,9	87,1%	10,5	70,5%
65–69 Jahre	17,4	15,4	88,5%	11,4	74,0%	13,7	12,2	89,1%	9,0	73,8%
1998										
45–49 Jahre	36,9	30,9	83,7%	22,3	72,2%	31,8	27,4	86,2%	20,5	74,8%
50–54 Jahre	32,3	26,7	82,7%	19,3	72,3%	27,4	23,2	84,7%	17,5	75,4%
55–59 Jahre	27,8	22,5	80,9%	16,6	73,8%	23,1	19,4	84,0%	14,9	76,8%
60–64 Jahre	23,4	19,7	84,2%	14,3	72,6%	19,1	15,8	82,7%	12,3	77,8%
65–69 Jahre	19,1	15,1	79,1%	11,8	78,1%	15,5	12,6	81,3%	10,1	80,2%

LE: fernere Lebenserwartung
HLE: fernere Lebenserwartung bei guter selbsteingeschätzter Gesundheit
DFLE: fernere Lebenserwartung ohne gesundheitliche Beschwerden

haushaltsbezogen operationalisierte, konnte in den alten Bundesländern ebenfalls einen kohortenbezogenen Anstieg der gesunden Lebenszeit nachzeichnen [21].

Anhand des Lebenserwartungssurvey (LES), der vom Bundesinstitut für Bevölkerungsforschung (BIB) verantwortet wurde, liegen für den Zeitraum 1984/1986 bis 1998 Ergebnisse zur Entwicklung der gesunden Lebenserwartung in Westdeutschland vor [22]. Untersucht wurden Männer und Frauen aus den alten Bundesländern im Alter zwischen 45 und 69 Jahren. Die Ergebnisse weisen einen durchschnittlichen Anstieg der allgemeinen Lebenserwartung zwischen 1984 und 1998 von etwa 2,2 bzw. 1,9 Jahren bei Männern und Frauen aus. Die gesunde Lebenserwartung ist anhand des Indikators »guter Gesundheitszustand« um 1,3 bzw. 0,9 Jahre bei Männern und Frauen gestiegen. Für den Indikator »keine gesundheitlichen Beschwerden« zeigt sich ein mittlerer Anstieg von 2,3 bzw. 1,8 Jahren. Insgesamt deuten die Ergebnisse auf Basis des Lebenserwartungssurveys damit auch auf ein Ansteigen der gesunden Lebenserwartung in Deutschland hin. Die

Ergebnisse unterstützen aber kein Entwicklungsszenario vollständig. Für den Morbiditätsindikator »guter Gesundheitszustand« zeigt sich eine leichte (relative) Expansion, für den Indikator »keine Beschwerden« dagegen eine relative Kompression gesundheitlicher Einschränkungen.

Zusammenfassend ist festzustellen, dass die vorliegenden Ergebnisse auf einen Anstieg der gesunden Lebenserwartung seit Ende der 1980er-Jahre hindeuten (für eine ausführliche Darstellung vgl. [23]). Es kam im Zuge der ansteigenden Lebenserwartung zu einer relativen Kompression chronischer Morbidität. Die Befundlage zur Entwicklung der gesunden Lebenserwartung in Deutschland stimmt mit den internationalen Ergebnissen überein. Ein Anstieg zeigt sich anhand unterschiedlicher Datenquellen und auf Basis verschiedener Gesundheitsindikatoren. Im Kohortenvergleich haben sich der Anteil und das Ausmaß der gesundheitlich beeinträchtigten Lebenszeit bei Männern und Frauen insbesondere für starke gesundheitliche Beeinträchtigungen verringert. Damit deutet sich insgesamt eine Entwicklung in Richtung der Kompressionsthese an.

Literatur

1. Gruenberg EM (1977) The failures of success. Milbank Mem Fund Q Health Soc 55 (1): 3–24
2. Olshansky SJ, Ault AB (1986) The fourth stage of the epidemiologic transition: the age of delayed degenerative diseases. Milbank Q 64 (3): 355–391
3. Olshansky SJ, Rudberg MA, Carnes BA et al. (1991) Trading Off Longer Life for Worsening Health: The Expansion of Morbidity Hypothesis. J Aging Health 3 (2): 194
4. Kramer M (1980) The rising pandemic of mental disorders and associated chronic diseases and disabilities. Acta Psychiatr Scand 62 (s285): 382
5. Verbrugge LM (1984) Longer life but worsening health? Trends in health and mortality of middle-aged and older persons. Milbank Mem Fund Q Health Soc 62 (3): 475–519
6. Fries JF (1980) Aging, natural death, and the compression of morbidity. N Engl J Med 303 (3): 130–135
7. Fries JF (1983) The compression of morbidity. Milbank Mem Fund Q Health Soc 61 (3): 397–419
8. Fries JF (1988) Aging, illness, and health policy: implications of the compression of morbidity. Perspect Biol Med 31 (3): 407–428
9. Fries JF (2003) Measuring and Monitoring Success in Compressing Morbidity. Ann Intern Med 139 (5_Part_2): 455
10. Fries JF (2005) Frailty, Heart Disease, and Stroke: The Compression of Morbidity Paradigm. Am J Prev Med 29 (5, Supplement 1): 164
11. Murray CJ, Salomon JA, Mathers C (2000) A critical examination of summary measures of population health. Bull World Health Organ 78 (8): 981–994
12. Molla MT, Madans JH, Wagener DK et al. (2003) Summary measures of population health: Report of findings on methodologic and data issues. National Center for Health Services, Hyattsville, Maryland
13. U.S. Department of Health and Human Services (2007) Part A: General Data Issues Tracking Healthy People 2010 (revised Edition). Government Printing Office: Washington, DC
14. Destatis (2007b) Pflegestatistik 2005 – Pflege im Rahmen der Pflegeversicherung Deutschlandergebnisse. Statistisches Bundesamt, Wiesbaden
15. Colvez A, Blanchet M (1981) Disability trends in the United States population 1966–76: analysis of reported causes. Am J Public Health 71 (5): 464
16. Robine JM, Romieu I, Michel JP (2003b) Trends in Health Expectancies. In: Robine JM, Jagger C, Mathers C et al. (Hrsg) Determining health expectancies. J. Wiley: Chichester, Hoboken, NJ, S 75–101
17. Dinkel RH (1999) Entwicklung und Gesundheitszustand. Eine empirische Kalkulation der Healthy Life Expectancy für die Bundesrepublik auf der Basis von Kohortensterbetafeln. In: Häfner H (Hrsg) Gesundheit – unser höchstes Gut? Springer, Heidelberg, New York, S 61–84
18. Klein T, Unger R (2002) Aktive Lebenserwartung in Deutschland und in den USA. Z Gerontol Geriatr 35 (6): 528
19. Unger R (2003) Soziale Differenzierung der aktiven Lebenserwartung im internationalen Vergleich. Deutscher Universitäts-Verlag, Wiesbaden
20. Unger R (2006) Trends in active life expectancy in Germany between 1984 and 2003 – a cohort analysis with different health indicators. Journal of Public Health 14 (3): 155
21. Ziegler U, Doblhammer G (2007) Cohort Changes in the Incidence of Care Need in West Germany Between 1986 and 2005. European Journal of Population/Revue européenne de Démographie online first
22. Gärtner K, Scholz RD (2005) Lebenserwartung in Gesundheit. In: Gärtner K, Grünheid E, Luy M (Hrsg) Lebensstile, Lebensphasen, Lebensqualität Interdisziplinäre Analysen von Gesundheit und Sterblichkeit aus dem Lebenserwartungssurvey des BIB. VS Verlag für Sozialwissenschaften, Wiesbaden, S 311–331
23. Kroll LE, Lampert T, Lange C, Ziese T (2008) Entwicklung und Einflussgrößen der gesunden Lebenserwartung in Deutschland. WZB Discussion Paper SP I 2008-306

3 Gesundheit im Alter bedingt durch Schicksal, Schichtzugehörigkeit oder Verhalten? Gesundheitsrelevante Lebenslagen und Lebensstile

3.1 Lebenssituationen älter werdender und alter Menschen in Deutschland

Clemens Tesch-Römer, Susanne Wurm

Kernaussagen

1. Gesundheit im Alter wird durch Lebenslage und Lebensstil beeinflusst. Die Lebenslage wird insbesondere durch die soziale Schichtzugehörigkeit bestimmt, also durch Bildung, Einkommen und Vermögen sowie Merkmale der aktuellen bzw. früheren Berufstätigkeit. Der Lebensstil betrifft jene Aspekte der Lebensführung, die durch alltägliche Entscheidungen beeinflusst werden, also zum Beispiel sportliche Aktivität oder Benutzung von Genussmitteln.
2. Das Einkommen älterer und alter Menschen in Deutschland liegt gegenwärtig nahe am Durchschnittseinkommen der Gesamtbevölkerung. Ältere Menschen sind im Vergleich mit anderen Altersgruppen gegenwärtig unterdurchschnittlich von (relativer) Armut betroffen.
3. Auch wenn ältere Menschen nur selten gemeinsam mit ihren Kindern in einem Haushalt leben, halten die Angehörigen einer Familie miteinander Kontakt und unterstützen sich regelmäßig.
4. Die gesellschaftliche Partizipation älterer Menschen ist beträchtlich und deckt ein weites Spektrum an Tätigkeiten ab, etwa im Bereich des bürgerschaftlichen Engagements oder der ehrenamtlichen Tätigkeiten.
5. Menschen in der zweiten Lebenshälfte äußern im Durchschnitt hohe Zufriedenheit. Die Lebenszufriedenheit bleibt bis ins hohe Alter stabil.

Wie gesund ältere Menschen ins Alter kommen und wie gut ihre Gesundheit im Alter ist, wird maßgeblich durch ihre Lebenssituation mitbeeinflusst. Dabei lassen sich grob zwei Aspekte der Lebenssituation unterscheiden. Zum Ersten die Lebenslage einer Person. Diese beinhaltet die soziale Stellung einer Person innerhalb der Gesellschaft. Häufig werden zur Beschreibung der Lebenslage Merkmale der sozialen Schichtzugehörigkeit herangezogen, also insbesondere Bildung, Einkommen und Vermögen sowie Merkmale der aktuellen bzw. früheren Berufstätigkeit. Da Personen in Abhängigkeit von ihrer Lebenslage unterschiedliche Voraussetzungen haben, wird in diesem Zusammenhang von sozialen Unterschieden und soziale Ungleichheiten gesprochen. Soziale Ungleichheit hat hohe Bedeutung für die Gesundheit: Angehörige unterer sozialer Schichten haben schlechtere Gesundheitschancen als Angehörige oberer sozialer Schichten [1]. Eine der im Folgenden zu diskutierenden Fragen lautet: Bleibt die Bedeutung sozialer Ungleichheit im Verlauf des Altwerdens gleich, schwächt sie sich ab oder verstärkt sie sich? Ein zweiter wichtiger Aspekt der Lebenssituation ist der individuelle Lebensstil. Hiermit ist die alltägliche Daseinsgestaltung gemeint, die von kulturellen Eigenarten sowie individuellen Werten und Entscheidungen beeinflusst ist. Mit dem Begriff des Lebensstils werden stärker die Entscheidungs- und Wahlelemente einer individuellen Lebensführung betont: Es liegt (auch) in den Händen der betroffenen Person, wie sie sich ernährt, ob sie raucht und ob sie Sport treibt.

In den nächsten Kapiteln werden die Einflüsse von Lebenslage und Lebensstil auf die Gesundheit älter werdender und alter Menschen im Einzelnen dargestellt. Zuvor aber soll an dieser Stelle ein kurzer Überblick über die Lebenssituationen älter werdender und alter Menschen gegeben werden, wobei auch ein Blick auf mögliche zukünftige Entwicklungen geworfen wird. Im Folgenden geht es darum, einen Eindruck darüber zu vermitteln, wie das Einkommen der heute und zukünftig Älteren ist, wie sie heute und in Zukunft wohnen werden, wie gut ältere Menschen familiär und außerfamiliär sozial eingebettet sind, in welcher Form sie am gesellschaftlichen Leben teilnehmen und wie hoch das subjektive Wohlbefinden ist. Dabei wird die Frage gestellt, wie die Situation älterer Menschen insgesamt einzuschätzen ist und wie stark die Unterschiede innerhalb der Gruppe älter werdender und alter Menschen sind (für ausführliche Darstellungen wird auf die Berichte zur Lage der älteren Generation in der Bundesrepublik Deutschland verwiesen, insbesondere [2, 3, 4]).

3.1.1 Einkommen älterer Menschen

Wie sieht es mit der materiellen Ausstattung älterer Menschen jetzt und in Zukunft aus? Das aktuelle Durchschnittseinkommen älter werdender und alter Menschen liegt gegenwärtig nahe am Durchschnittseinkommen der Gesamtbevölkerung (im Folgenden wird das sogenannte Äquivalenzeinkommen herangezogen). Das Einkommen der 40- bis 85-Jährigen in der Bundesrepublik liegt nach Berechnungen des Alterssurveys im Jahr 2002 bei rund 1.530 Euro (Westdeutschland: 1.610 Euro, Ostdeutschland: 1.230 Euro) und damit um 170 Euro über dem vom Sozio-oekonomischen Panel (SOEP) ausgewiesenen Wert für die Gesamtbevölkerung der Bundesrepublik (1.360 Euro). Das Einkommen im Westen Deutschlands ist höher als im Osten Deutschlands und das Einkommen der Männer höher als das der Frauen [5].

Das Durchschnittseinkommen älterer Menschen setzt sich aus den Zahlungen der gesetzlichen Rentenversicherung, aus Vermögenseinkünften und aus sonstigen bedarfsorientierten und bedürftigkeitsgeprüften Transferzahlungen (z. B. Hilfe zum Lebensunterhalt, Wohnzuschüsse) zusammen. Insbesondere bei den Rentenzahlungen verbirgt sich eine beträchtliche Streuung: So erhielten im Jahr 2006 etwa 50 % der west- wie ostdeutschen Männer eine Rente von weniger als rund 1.000 Euro monatlich – und damit weniger als die sogenannte »Eckrente« (hypothetischer Rentenfall, basierend auf 45 Versicherungsjahren bei durchschnittlichem Bruttoarbeitsentgelt; im Vergleichszeitraum betrug die »Eckrente« in Westdeutschland 1.060 Euro/Monat, in Ostdeutschland 930 Euro/Monat). Bei den Frauen waren es sogar rund 95 %, die eine Rente bezogen, die niedriger als die »Eckrente« war [4].

Betrachtet man nur die unteren Einkommensgruppen, so zeigt sich, dass ältere Menschen in Deutschland gegenwärtig unterdurchschnittlich von (relativer) Armut betroffen sind. Die Armutsrisikoquoten machen deutlich, dass ältere Menschen aktuell weniger von Armut betroffen sind als jüngere Menschen (siehe Tabelle 3.1.1.1; [6]). Während das Armutsrisiko insgesamt in den Jahren zwischen 1998 und 2003 gestiegen ist, ist es bei älteren Menschen (65 Jahre und älter) gesunken. Allerdings ist dabei zu beachten, dass Armut in jüngeren Lebensabschnitten nicht selten ein vorübergehender Zustand ist, z. B. bedingt durch vorübergehende Arbeitslosigkeit; im Alter ist Armut hingegen kaum mehr veränderbar.

Wird die aktuelle materielle Lage älterer Menschen im Durchschnitt betrachtet, stellt sich diese insgesamt als recht gut dar, wobei sich das Ausmaß sozialer Ungleichheiten bis in das hohe Alter nicht verringert. Hinter der durchschnittlich guten Einkommenslage alter Menschen verbergen sich jedoch erhebliche Unterschiede im Einkommen.

Tabelle 3.1.1.1
Armutsrisikoquoten* für verschiedene Bevölkerungsgruppen 1998 und 2003
Quelle: Einkommens- und Verbrauchsstichprobe 1998, 2003, Tabelle entnommen aus [6]

	1998	2003
Differenzierung nach Alter		
bis 15 Jahre	13,8	15,0
16–24 Jahre	14,9	19,1
25–49 Jahre	11,5	13,5
50–64 Jahre	9,7	11,5
65 Jahre und älter	13,3	11,4
Differenzierung nach Erwerbsstatus		
Selbstständige(r)	11,2	9,3
Arbeitnehmer(in)	5,7	7,1
Arbeitslose(r)	33,1	40,9
Rentner(in)/Pensionär(in)	12,2	11,8
Armutsrisikoquote gesamt	12,1	13,5

* Anteil der Personen in Haushalten, deren bedarfsgewichtetes Nettoäquivalenzeinkommen weniger als 60 % des Mittelwertes (Median) aller Personen beträgt (nach neuer OECD-Richtlinie). Im Jahr 2003 beträgt die so errechnete Armutsrisikogrenze 938 Euro.

Insbesondere im Westen Deutschlands zeigen sich große Unterschiede im Renteneinkommen. Zudem haben bestimmte Gruppen von alten Menschen ein erhöhtes Armutsrisiko, insbesondere betroffen sind sehr alte Frauen mit vielen Kindern.

Wie wird sich die Einkommenssituation älterer Menschen in Zukunft gestalten? Im Vergleich zur allgemeinen Einkommensentwicklung in Deutschland haben die Älteren in der Zeit zwischen 1996 und 2002 relative Einkommensverluste hinnehmen müssen. Dies bedeutet nicht, dass es zu absoluten Einkommenseinbußen gekommen ist, sondern vielmehr, dass Ältere zwischen 1996 und 2002 Einkommenszuwächse hatten, die unter den Zuwächsen im gesamtgesellschaftlichen Durchschnitt liegen. Hier ergeben sich erste Anzeichen dafür, dass die Einkommensentwicklung der Älteren von der durchschnittlichen Einkommensentwicklung abgekoppelt werden könnte. Blickt man schließlich weiter in die Zukunft, so lassen sich vor dem Hintergrund der bislang durchgeführten Rentenreformmaßnahmen zwei Aussagen treffen: Es ist zu erwarten, dass in Zukunft die Einkommensverteilung im Alter deutlich ungleicher wird (Einkommensunterschiede werden sich erheblich verstärken). Zudem wird es in Zukunft zunehmend mehr niedrige Einkommen geben. Dies wird es notwendig machen, vermehrt bedarfsorientierte und bedürftigkeitsgeprüfte Leistungen bereit zu stellen, um Einkommensarmut im Alter zu vermeiden bzw. zu bekämpfen.

3.1.2 Wohnsituation und Haushalte älterer Menschen

Der demografische Wandel berührt in direkter Weise die soziale Einbettung älter werdender und alter Menschen, insbesondere innerhalb der Familie. Generationenbeziehungen Älterer werden heute vor allem im »multilokalen Familienverbund« gelebt: Die Angehörigen einer Familie wohnen nicht unbedingt im selben Haushalt, aber sie halten miteinander Kontakt und unterstützen sich regelmäßig [7]. Dabei ist zu berücksichtigen, dass die meisten Deutschen heute in Konstellationen von drei Generationen leben, auch wenn diese in der Regel nicht zusammen wohnen. Hinsichtlich der Wohnsituation kann angenommen werden, dass älter werdende und alte Menschen auch in Zukunft vor allem im eigenen Haushalt leben werden, wobei dies noch stärker als heute Einpersonenhaushalte sein werden. Gegenwärtig liegt der Anteil der Einpersonenhaushalte bei etwa einem Drittel aller Haushalte. Die Entwicklung seit 1991 zeigt eindrücklich, dass der Anteil der Einpersonenhaushalte zugenommen und die Haushaltsgröße abgenommen hat (siehe Abbildung 3.1.2.1; zur historischen Entwicklung siehe [8]).

Während gegenwärtig der größte Teil der 70- bis 75-Jährigen mit dem (Ehe-)Partner bzw. der (Ehe-)Partnerin in Ein-Generationen-Haushalten lebt (im Jahr 2005 waren dies etwa 60 %), verschiebt sich dies in den höheren Altersgruppen: Die über 80-jährigen in Privathaushalten lebenden Menschen wohnen vorwiegend in Einpersonenhaushalten (siehe Tabelle 3.1.2.1). Der Anteil der Zwei-Generationen-Haushalte liegt bei den 70- bis unter 90-Jährigen zum Teil deutlich unter 10 % und steigt erst bei den über 90-Jährigen auf knapp 14 %. Der Anteil alter Menschen, die in Drei-Generationen-Haushalten wohnen, ist noch niedriger: Er liegt in den Altersgruppen der 70- bis unter 90-Jährigen unter 3 % und steigt erst bei den über 90-Jährigen auf etwa 4 %.

Die Formen der Lebenspartnerschaft haben sich in den vergangenen Dekaden tief greifend verändert und werden dies voraussichtlich auch in Zukunft tun. Dabei unterscheidet sich die Lebenssituation zwischen Männern und Frauen erheblich, während regionale Unterschiede zwischen Ost- und Westdeutschland – bis auf die vergleichsweise häufiger geschiedenen ostdeutschen Frauen – nicht sehr groß sind [9]. Die Mehrzahl der älteren Männer ist gegenwärtig verheiratet und zwar auch in der höchsten Altersgruppe der über 80-Jährigen (in diesem Alter sind etwa zwei Drittel aller Männer verheiratet). Der Anteil von ledigen und geschiedenen Männern ist relativ klein. Die Situation für Frauen stellt sich grundlegend anders dar: Mit dem Alter steigt der Anteil der verwitweten Frauen erheblich an (bei den über 80-jährigen Frauen sind fast drei Viertel aller Frauen verwitwet). Der Anteil von ledigen und geschiedenen Frauen ist – im Vergleich zu den Männern – etwas höher. Bisweilen wird die Erwartung geäußert, dass die wachsende Lebenserwartung zu einer Verlängerung von Partnerschaften führen

Abbildung 3.1.2.1
Veränderung des Anteils der Einpersonenhaushalte (in Prozent) sowie der Haushaltsgröße zwischen 1991 und 2006
Quelle: Mikrozensus, GeroStat 2008 – Deutsches Zentrum für Altersfragen

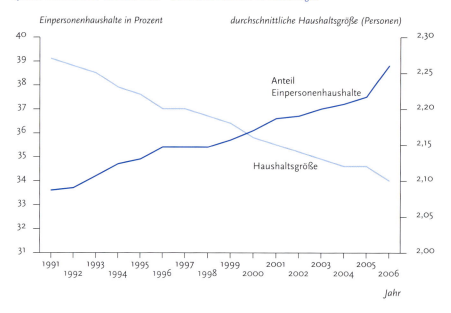

Tabelle 3.1.2.1
Bevölkerung in Haushalten nach Generationenfolge* 2005
Quelle: GeroStat – Deutsches Zentrum für Altersfragen und Mikrozensus

	70–74 Jahre	75–79 Jahre	80–84 Jahre	85–89 Jahre	90 Jahre und älter
Bevölkerung in Haushalten mit 1 Generation (vor allem Ehepaare)	60,6 %	51,3 %	35,8 %	23,5 %	13,8 %
Bevölkerung in Haushalten mit 2 Generationen	8,1 %	6,6 %	6,7 %	8,0 %	13,8 %
Bevölkerung in Haushalten mit 3 und mehr Generationen	1,0 %	1,6 %	2,1 %	2,8 %	4,2 %
Bevölkerung in Einpersonenhaushalten	27,4 %	38,3 %	53,4 %	63,7 %	66,4 %
Bevölkerung in sonstigen Haushalten	2,9 %	2,2 %	2,0 %	2,0 %	1,8 %
Bevölkerung in privaten Haushalten gesamt	100,0 %	100,0 %	100,0 %	100,0 %	100,0 %

Anmerkung: Mit dem Begriff der »Generationenfolge« ist das direkte, geradlinige Abstammungsverhältnis der Haushaltsmitglieder gemeint. 3-Generationenhaushalte sind z. B. Haushalte, in denen drei in direkter Linie miteinander verwandte Personengruppen leben, wie z. B. Großeltern, Eltern und Kinder. Haushalte, die nur aus Ehepaaren bestehen, werden als 1-Generationhaushalte bezeichnet. Zusätzlich können noch andere verwandte und verschwägerte Personen außerhalb der direkten Generationenfolge oder familienfremde Personen in diesem Haushalt leben.

könnte. Allerdings wird auch darauf hingewiesen, dass die Tendenz zu Scheidung und zu lebenslangem Alleinleben möglicherweise zu einem sinkenden Anteil von Männern und von Frauen führen könnte, die mit einem Partner zusammenleben [9]. Doch selbst wenn Paare bis ins neunte Lebensjahrzehnt oder darüber hinaus zusammenleben, wird die partnerschaftliche Unterstützung mit wachsendem Lebensalter fragiler.

3.1.3 Familienbeziehungen und soziale Integration älterer Menschen

Der allergrößte Teil der 40- bis 85-Jährigen Menschen in Deutschland hat Kinder (und dieser Anteil ist zwischen 1996 und 2002 stabil geblieben). Allerdings ist die durchschnittliche Kinderzahl pro Frau in den nachwachsenden Geburtsjahrgängen gesunken [7]. Im Jahr 2002 hatte die älteste Altersgruppe im Alterssurvey (70 bis 85 Jahre) durchschnittlich 2,09 Kinder, die mittlere Altersgruppe (55 bis 69 Jahre) 1,99 Kinder und die jüngste Altersgruppe (40 bis 54 Jahre) 1,64 Kinder. Diese Veränderungen werden in Zukunft gravierende Folgen haben, deren Auswirkungen durch die erhöhte Mobilität der Kindergeneration noch steigen werden. Bislang ist die »multilokale Mehrgenerationenfamilie« recht intakt. Der allergrößte Teil der Eltern (über 90 %) gibt an, dass das nächstwohnende Kind in einem Radius von zwei Stunden Entfernung oder näher vom elterlichen Haushalt lebt. Vergleicht man anhand der Daten des Alterssurveys die Entwicklung zwischen 1996 und 2002, so zeigt sich, dass zwischen 1996 und 2002 in den jüngeren Altersgruppen die Entfernung zwischen alten Eltern und erwachsenen Kindern etwas größer geworden ist – in der ältesten Altersgruppe dagegen ist sie kleiner geworden. Die Kontakthäufigkeit ist ebenfalls hoch: Auch hier nennt der allergrößte Teil der befragten Personen (über 85 %), mit mindestens einem Kind ein- oder mehrmals wöchentlich Kontakt zu haben. Diese Daten zeigen, dass Familien, auch wenn sie nicht unter einem Dach zusammenleben, häufig recht nah beieinander leben und regen Kontakt und Austausch pflegen. Dennoch ist für die Zukunft von einem schwächer werdenden familialen Hilfe- und Unterstützungsnetz auszugehen. Ob andere private Netze – etwa Freunde oder Nachbarn – in Zukunft an die Stelle der Familie treten werden, ist gegenwärtig offen (vgl. Kapitel 4.2).

3.1.4 Bürgerschaftliches Engagement und gesellschaftliche Partizipation älterer Menschen

Die gesellschaftliche Partizipation älterer Menschen und die damit verbundene Produktivität, etwa im Bereich des bürgerschaftlichen Engagements oder der ehrenamtlichen Tätigkeiten, sind beträchtlich. Das freiwillige Engagement älterer Menschen deckt dabei ein weites Spektrum ab, das von Unterstützungsleistungen in der Familie und der Nachbarschaft über freiwillige Aktivitäten in Sportvereinen, Kirchengemeinden und Politik bis zum traditionellen Ehrenamt reicht. Zudem gibt es Unterschiede mit Blick auf die Merkmale jener Personen, die gesellschaftlich aktiv sind und jenen, die dies nicht sind. Insbesondere eine gute Bildung zeichnet jene Gruppe der älteren Menschen aus, die sich ehrenamtlich engagieren. Dies bedeutet aber auch, dass mit den nachwachsenden Geburtsjahrgängen das Potenzial gesellschaftlicher Partizipation wachsen könnte, da sie im Durchschnitt über eine bessere Bildung verfügen.

In der Tat zeigt sich seit Mitte der 1980er-Jahre eine Zunahme des Engagements bei den über 60-Jährigen. Aufgrund unterschiedlicher Definitionen der Begriffe »gesellschaftliche Partizipation«, »bürgerschaftliches Engagement« oder »ehrenamtliche Tätigkeiten« kommen die vorliegenden Studien zu unterschiedlichen Ergebnissen, was den prozentualen Anteil ehrenamtlicher Tätigkeit betrifft. Die vorhandenen Studien weisen aber einheitlich daraufhin, dass das Engagement zugenommen hat: Sowohl der Freiwilligensurvey als auch der Alterssurvey weisen einen Anstieg der Engagementquoten zwischen ihrer ersten und zweiten Befragung aus (siehe Tabelle 3.1.4.1).

Interessant sind schließlich auch geschlechtsspezifische Unterschiede des bürgerschaftlichen Engagements. Bei den Frauen haben sich vor allem in der mittleren Altersgruppe die Engagementquoten stark erhöht: im Freiwilligensurvey von 29 % auf 37 % (Altersgruppe der 55- bis 64-Jährigen), im Alterssurvey von 9 % auf 18 % (Altersgruppe der 55- bis 69-Jährigen). Dagegen sind, je nach Studie, in den beiden benachbarten

Tabelle 3.1.4.1
Beteiligung am bürgerschaftlichen Engagement in verschiedenen Studien
Quelle: [4]

Altersgruppe	Beteiligungsquoten			Bezugsgröße	Quelle
	Frauen	Männer	Gesamt		
Freiwilligensurvey 1999					
45–54 Jahre	36%	45%	40%	freiwilliges Engagement	[10]
55–64 Jahre	29%	41%	35%		
65–74 Jahre	22%	31%	27%		
75 Jahre und älter	–	–	17%		
Freiwilligensurvey 2004					
45–54 Jahre	36%	44%	40%	freiwilliges Engagement	[10]
55–64 Jahre	37%	42%	40%		
65–74 Jahre	27%	39%	32%		
75 Jahre und älter	–	–	19%		
Alterssurvey 1996					
40–54 Jahre	18%	25%	22%	ehrenamtliche Tätigkeiten in Vereinen und Verbänden	[11]
55–69 Jahre	9%	18%	13%		
70–85 Jahre	6%	9%	7%		
Alterssurvey 2002					
40–54 Jahre	23%	22%	23%	ehrenamtliche Tätigkeiten in Vereinen und Verbänden	[12]
55–69 Jahre	18%	23%	21%		
70–85 Jahre	5%	15%	9%		
Zeitbudgeterhebung 1991/1992					
60–69 Jahre	20%	25%	22%	Ausübung eines Ehrenamtes	[13]
70 Jahre und älter	(14%)	(21%)	16%		
Zeitbudgeterhebung 2001/2002					
40–59 Jahre	18%	24%	21%	Ausübung eines Ehrenamtes	[14]
60–64 Jahre	20%	22%	21%		
65–74 Jahre	16%	19%	17%		
75 Jahre und älter	11%	13%	12%		

Werte in Klammern: unsicherer Zahlenwert, da Fallzahl sehr gering

weiblichen Altersgruppen mittlere bis gar keine Anstiege zu verzeichnen. Etwas anders liegt die Situation bei den Männern: Hier liegen die höchsten Zuwächse in der Altersgruppe der 65- bis 74-Jährigen mit einem Anstieg von 31% auf 39% im Freiwilligensurvey bzw. von 9% auf 15% im Alterssurvey (70 bis 85 Jahre). Dennoch ist zu konstatieren, dass insgesamt eher eine Minderheit der Älteren im Bereich des bürgerschaftlichen Engagements aktiv ist [12]. In Zukunft wird es deshalb, insbesondere in den Kommunen, zunehmend bedeutsamer werden, gesellschaftliche Partizipation durch geeignete Maßnahmen zu erhöhen.

3.1.5 Subjektives Wohlbefinden

Nicht allein die objektiven Lebensbedingungen sind relevant für die Beschreibung der Lebenssituation älter werdender und alter Menschen. Das subjektive Erleben der eigenen Lebenssituation bestimmt das individuelle Wohlbefinden und ist damit ein zentraler Bestandteil eines »guten« Lebens im Alter. Menschen in der zweiten Lebenshälfte äußern im Durchschnitt hohe Zufriedenheit. Die Lebenszufriedenheit bleibt bis ins hohe Alter stabil [15]. Vergleicht man die Befragungsergebnisse des Alterssurveys aus den Jahren 1996 und 2002, so kann man feststellen, dass sich über die Zeit eine Annäherung zwischen Ost- und Westdeutschland mit Blick auf das subjektive Wohlbefinden vollzogen hat. Die Zufriedenheit von Menschen, die in den neuen Bundesländern leben, erhöhte sich zwischen 1996 und 2002 stärker als bei Menschen, die in den alten Bundesländern leben, wenngleich auch im Jahr 2002 noch Ost-West-Unterschiede bestanden. Eine Betrachtung des Wohlbefindens in unterschiedlichen sozialen Schichten macht deutlich, dass sich soziale Ungleichheit im Wohlbefinden widerspiegelt: Personen niedriger sozialer Schichten haben eine geringere Lebenszufriedenheit als Personen höherer sozialer Schichten – ein Befund, der auch aus anderen Studien bekannt ist [16].

Die hier dargestellten Befunde des Alterssurveys belegen, dass das subjektive Wohlbefinden, insbesondere die Zufriedenheit mit der eigenen Lebenssituation, bis ins fortgeschrittene Alter hoch bleibt. Dies ist eine positive und optimistische Botschaft. Zugleich sollte hierbei nicht übersehen werden, dass die weitgehende Stabilität der Lebenszufriedenheit in der zweiten Lebenshälfte nicht für alle Lebensbereiche gilt. Während die Beziehung zur eigenen Familie bis ins höhere Lebensalter als gut bewertet wird, sinkt die Bewertung der Freizeitgestaltung und besonders die Bewertung der eigenen Gesundheit ab (siehe Abbildung 3.1.5.1).

Äußern Personen bis ins höhere Lebensalter eine hohe Lebenszufriedenheit, sollte folglich nicht übersehen werden, dass einzelne Lebensbereiche zunehmend schlechter bewertet werden und die mit dem Altern häufiger werdenden Verluste widerspiegeln. Der an sich positiv zu bewertende Befund einer hohen Lebenszufriedenheit auch im höheren Erwachsenenalter sollte deshalb nicht dazu führen, dass ältere Menschen aus dem Blickfeld sozialpolitischer Wachsamkeit geraten.

Abbildung 3.1.5.1
Bewertung einzelner Lebensbereiche im Altersgruppenvergleich
Quelle: Alterssurvey 2002

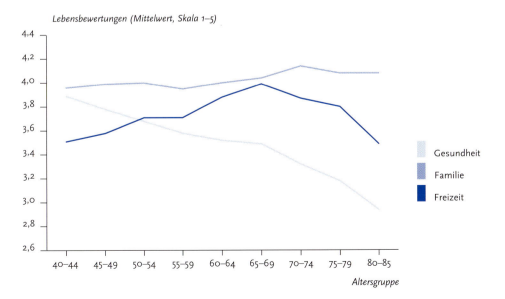

3.1.6 Resümee

Insgesamt kann man konstatieren, dass die Lebenssituation älterer Menschen in Deutschland im Durchschnitt recht gut ist bzw. nahe am Durchschnitt der Gesamtbevölkerung liegt. Dennoch wird deutlich, dass es auch im hohen Lebensalter soziale Ungleichheit gibt. Zugleich sollte aber nicht übersehen werden, dass Ältere heute wie in Zukunft über Kompetenzen verfügen, die für die Gesellschaft wichtig sind. Dies zeigt sich besonders am Beispiel des bürgerschaftlichen Engagements und der gesellschaftlichen Partizipation. Bereits heute muss es darum gehen, diese Potenziale, Fähigkeiten und Interessen älterer Menschen stärker als bisher gesellschaftlich einzubinden.

Literatur

1. Mielck A (2003) Sozial bedingte Ungleichheit von Gesundheitschancen. Zeitschrift für Sozialreform 49 (3): 370–375
2. Bundesministerium für Familie, Senioren, Frauen und Jugend (BMFSFJ) (2001) Alter und Gesellschaft. Dritter Bericht zur Lage der älteren Generation in der Bundesrepublik Deutschland. BMFSFJ (zugleich Bundestagsdrucksache 14/5130), Bonn
3. Bundesministerium für Familie, Senioren, Frauen und Jugend (BMFSFJ) (2002) Vierter Bericht zur Lage der älteren Generation in der Bundesrepublik Deutschland: Risiken, Lebensqualität und Versorgung Hochaltriger – unter besonderer Berücksichtigung dementieller Erkrankungen. BMFSFJ (zugleich Bundestagsdrucksache 14/8822), Bonn
4. Bundesministerium für Familie, Senioren, Frauen und Jugend (BMFSFJ) (2006) Fünfter Bericht zur Lage der älteren Generation in der Bundesrepublik Deutschland: Potenziale des Alters in Wirtschaft und Gesellschaft – Der Beitrag älterer Menschen zum Zusammenhalt der Generationen. BMFSFJ (zugleich Bundestagsdrucksache 16/2190), Bonn
5. Motel-Klingebiel A (2006) Materielle Lagen älterer Menschen – Verteilungen und Dynamiken in der zweiten Lebenshälfte. In: Tesch-Römer C, Engstler H, Wurm S (Hrsg) Altwerden in Deutschland: Sozialer Wandel und individuelle Entwicklung in der zweiten Lebenshälfte. VS Verlag, Wiesbaden, S 155–230
6. Bundesministerium für Gesundheit und Soziale Sicherung (BMGS) (2005) Zweiter Armuts- und Reichtumsbericht. BMGS, Berlin
7. Hoff A (2006) Intergenerationale Familienbeziehungen im Wandel. In: Tesch-Römer C, Engstler H, Wurm S (Hrsg) Altwerden in Deutschland: Sozialer Wandel und individuelle Entwicklung in der zweiten Lebenshälfte. VS Verlag, Wiesbaden, S 231–287
8. Glatzer W (2001) Neue Wohnformen für Junge und Alte. Haushaltstechnisierung in der Generationenperspektive. In: Schader-Stiftung (Hrsg) wohn: wandel. Szenarien, Prognosen, Optionen zur Zukunft des Wohnens. Schader-Stiftung, Darmstadt, S 216–227
9. Mai R, Roloff J (2006) Zukunft von Potenzialen in Paarbeziehungen älterer Menschen – Perspektive von Männern und Frauen. In: Deutsches Zentrum für Altersfragen (Hrsg) Gesellschaftliches und familiäres Engagement älterer Menschen als Potenzial. LIT Verlag, Berlin, S 147–281
10. Gensicke T (2004) Freiwilliges Engagement in Deutschland 1999 bis 2004. Ergebnisse der repräsentativen Trenderhebung zu Ehrenamt, Freiwilligenarbeit und bürgerschaftlichen Engagement. TNS Infratest Sozialforschung (Hrsg), München
11. Kohli M, Künemund H (2001) Partizipation und Engagement älterer Menschen. Bestandsaufnahme und Zukunftsperspektiven. In: Deutsches Zentrum für Altersfragen (Hrsg) Expertisen zum Dritten Altenbericht der Bundesregierung. Leske + Budrich, Opladen, S 117–234
12. Künemund H (2006) Partizipation und Engagement älterer Menschen. In: Deutsches Zentrum für Altersfragen (Hrsg) Gesellschaftliches und familiäres Engagement älterer Menschen als Potenzial. LIT Verlag, Berlin, S 284–431
13. Schwarz N (1996) Ehrenamtliche Tätigkeiten und soziale Hilfeleistungen. In: Bundesministerium für Familie, Senioren, Frauen und Jugend (BMFSFJ) (Hrsg) Zeit im Blickfeld Ergebnisse einer repräsentativen Zeitbudgeterhebung. Kohlhammer, Stuttgart, S 169–178
14. Menning S (2004) Die Zeitverwendung älterer Menschen und die Nutzung von Zeitpotenzialen für informelle Hilfeleistungen und bürgerschaftliches Engagement. Expertise im Auftrag der Sachverständigenkommission »5 Altenbericht der Bundesregierung«, Berlin
15. Tesch-Römer C, Wurm S (2006) Veränderung des subjektiven Wohlbefindens in der zweiten Lebenshälfte. In: Tesch-Roemer C, Engstler H, Wurm S (Hrsg) Altwerden in Deutschland Sozialer Wandel und individuelle Entwicklung in der zweiten Lebenshälfte. VS Verlag, Wiesbaden, S 385–446
16. Bulmahn T (2002) Globalmaße des subjektiven Wohlbefindens. In: Statistisches Bundesamt (Hrsg) Datenreport 2002 Zahlen und Fakten über die Bundesrepublik Deutschland. Bundeszentrale für politische Bildung, Bonn, S 423–631

3.2 Soziale Ungleichheit und Gesundheit im höheren Lebensalter

Thomas Lampert

Kernaussagen

1. Die Aussicht auf ein langes und gesundes Leben ist nach Merkmalen wie Einkommen, Bildung oder Berufsstatus ungleich verteilt.
2. Noch im höheren Lebensalter lässt sich ein Zusammenhang zwischen der sozialen und gesundheitlichen Lage feststellen.
3. Das Ausmaß und Erscheinungsbild der gesundheitlichen Ungleichheit im höheren Lebensalter stellt sich bei Männern und Frauen ähnlich dar.
4. Neben unterschiedlichen materiellen Lebensbedingungen und psychosozialen Belastungen dürften vor allem Unterschiede im Gesundheitsverhalten für die beobachtete gesundheitliche Ungleichheit verantwortlich sein.
5. Im Zuge der demografischen Alterung und der Verbesserung des Gesundheitszustandes der Bevölkerung könnten sich die sozialen Unterschiede im Krankheits- und Sterbegeschehen noch stärker vom mittleren ins höhere Lebensalter verlagern.

3.2.1 Einleitung

Obwohl Deutschland zu den reichsten Ländern der Welt gehört und über sehr gut ausgebaute soziale Sicherungssysteme verfügt, lässt sich ein enger Zusammenhang zwischen der sozialen und der gesundheitlichen Lage der Menschen feststellen. Die Angehörigen statusniedriger Bevölkerungsgruppen sind häufiger von chronischen Krankheiten und Beschwerden, Unfallverletzungen und Behinderungen betroffen. Sie beurteilen ihre Gesundheit und ihr Wohlbefinden schlechter und unterliegen einer höheren vorzeitigen Sterblichkeit als die Angehörigen vergleichsweise besser gestellter Gruppen [1, 2, 3]. Für Großbritannien und die Vereinigten Staaten wird berichtet, dass diese Unterschiede, die auch mit dem Begriff der gesundheitlichen Ungleichheit umschrieben werden, in den letzten Jahrzehnten noch zugenommen haben, trotz steigender Lebenserwartung und besserem Gesundheitszustand der Bevölkerung [4, 5]. In Deutschland fehlt es zwar an Daten, um zeitliche Entwicklungslinien nachzuzeichnen, angesichts der zu beobachtenden Auseinanderentwicklung der Lebensverhältnisse, die sich unter anderem an der Einkommens- und Vermögensverteilung sowie an der Bildungsbeteiligung festmachen lässt [6], ist aber eher von einer Ausweitung als von einer Verringerung der sozialen Ungleichheit im Krankheits- und Sterbegeschehen auszugehen.

In den letzten Jahren wird der Forschung zur gesundheitlichen Ungleichheit ein zunehmend höherer Stellenwert eingeräumt. Mit der Sozialepidemiologie hat sich inzwischen eine eigene Fachrichtung etabliert, die sich schwerpunktmäßig mit dieser Thematik befasst [7]. Trotzdem ist über das Ausmaß und Erscheinungsbild der gesundheitlichen Ungleichheit bei älteren Menschen nur wenig bekannt [vgl. 8, 9]. Die Mehrzahl der Studien konzentriert sich nach wie vor auf die Bevölkerung im Erwerbsalter. Während Kinder und Jugendliche seit einigen Jahren häufiger berücksichtigt werden, finden sich kaum Untersuchungen, die ältere Menschen in den Mittelpunkt der Betrachtung stellen. Ein Grund hierfür dürfte sein, dass von den meisten Sozialepidemiologen die Arbeitswelt als zentraler Entstehungsort gesundheitlicher Ungleichheit erachtet wird und ältere Menschen in der Regel nicht mehr erwerbstätig sind. Außerdem wird häufig davon ausgegangen, dass Krankheit und Tod im höheren Lebensalter Alter primär biologische Ursachen haben und die Bedeutung sozialer Faktoren nur gering ist. Die gerontologische Forschung belegt hingegen, dass der Prozess des Alterns interindividuell sehr unterschiedlich verläuft und die Verfügung über sozioökonomische Ressourcen dabei eine wichtige Rolle spielt [10]. Vor dem Hintergrund der demografischen Alterung bedeutet die Vernachlässigung der Älteren, dass ein immer größerer Anteil der Bevölkerung aus dem Blickfeld der sozialepidemiologischen Forschung gerät und die erzielten Befunde zur gesundheitlichen Ungleichheit an Allgemeingültigkeit verlieren.

Nachfolgend werden Ergebnisse von Analysen zur gesundheitlichen Ungleichheit in der älteren Bevölkerung vorgestellt, die auf Basis von bundesweit repräsentativen Daten der Gesundheitssurveys des Robert Koch-Instituts und des Sozio-oekonomischen Panels des Deutschen Instituts für Wirtschaftsforschung durchgeführt wurden. Außerdem wird auf Routinedaten der Gmünder Ersatzkasse zurückgegriffen, die zwar keine bevölkerungsbezogene Repräsentativität beanspruchen können, da die Mitgliederstruktur selektiv ist, dafür aber im Gegensatz zu den meisten anderen Datengrundlagen eine Betrachtung spezifischer Krankheitsbilder ermöglichen. Die Analysen richteten sich an der Fragestellung aus, wie stark die gesundheitliche Ungleichheit im höheren Lebensalter ausgeprägt ist und ob sich diesbezüglich Veränderungen im Altersgang beobachten lassen. Außerdem wurde danach gefragt, ob in dieser Hinsicht geschlechtsspezifische Unterschiede festzustellen sind. Vorab werden forschungsleitende Hypothesen formuliert und dazu von den vorhandenen Erkenntnissen zu den Ursachen der gesundheitlichen Ungleichheit und deren Veränderung im Alternsverlauf ausgegangen.

3.2.2 Erkenntnisse über die Ursachen der gesundheitlichen Ungleichheit

Sozioökonomische Unterschiede in der Morbidität und Mortalität werden vor allem auf ungleiche materielle Lebensbedingungen, psychosoziale Belastungen, gesundheitsbezogene Einstellungen und Verhaltensmuster sowie personale und soziale Ressourcen zurückgeführt [11, 12, 13]. Im Zusammenhang mit den materiellen Lebensbedingungen wird neben Auswirkungen von Armut unter anderem die Situation am Arbeitsplatz diskutiert. Eine niedrige berufliche Stellung geht mit stärkeren arbeitsbezogenen Gesundheitsgefährdungen einher, die z. B. durch schwere körperliche Arbeit, Nacht- und Schichtarbeit, monotone Arbeitsabläufe, Unfallgefahren oder den Umgang mit toxischen und karziogenen Stoffen und Substanzen hervorgerufen werden [14]. Die Angehörigen sozioökonomisch benachteiligter Gruppen leben zudem häufiger in kleinen und schlecht ausgestatteten Wohnungen. In ihrer Wohnumgebung sind sie stärkeren Luftverschmutzungen und Lärmbelastungen ausgesetzt [15]. In Großbritannien und den Vereinigten Staaten wird auch auf die defizitäre medizinische Versorgung benachteiligter Bevölkerungsgruppen hingewiesen. Aufgrund des hohen Standards des Gesundheitswesens und der auf dem Solidarprinzip basierenden gesetzlichen Krankenversicherung wird Unterschieden in der Verfügbarkeit medizinischer Leistungen und Angebote in Deutschland eine geringere Bedeutung beigemessen [16, 17].

Mit wachsendem Interesse werden die möglichen Langzeitfolgen materieller Benachteiligung in der Kindheit diskutiert. Schlechte Wohnbedingungen und hygienische Verhältnisse, schädigende Umgebungseinflüsse und eine mangelhafte Ernährung können die körperliche und geistige Entwicklung von Kindern nachhaltig beeinflussen. Vermittelt über die Ernährungsweise und das Rauchverhalten der Mutter während der Schwangerschaft kann sich eine benachteiligte Lebenslage bereits auf das Wachstum des Fötus auswirken. In Großbritannien durchgeführte Studien sprechen dafür, dass Armut in der Kindheit die Auftretenswahrscheinlichkeit von z. B. kardiovaskulären und Atemwegserkrankungen im Erwachsenenalter begünstigt [18, 19, 20]. In jedem Fall bedeuten Armutsbedingungen einen schlechten Start ins Leben und vermindern die Gesundheitschancen im weiteren Lebensverlauf [21].

Psychosoziale Belastungen werden in der Sozialepidemiologie zumeist im Zusammenhang mit kritischen Lebensereignissen oder mit dauerhaft erschwerten Lebensumständen untersucht. Kritische Lebensereignisse wie der Verlust der Arbeitsplatzes oder der Tod des Ehepartners machen die Anpassung an eine veränderte Lebenssituation erforderlich und können physiologische Stressreaktionen auslösen, die die Auftretenswahrscheinlichkeit von kardiovaskulären und infektiösen Erkrankungen erhöhen [22, 23]. Dauerhafte Belastungen infolge von z. B. beruflichen Gratifikationskrisen, finanziellen Engpässen oder familiären Konflikten werden oftmals von langanhaltenden Stressreaktionen begleitet, die ebenfalls die Entwicklung von Herz-Kreislauf- und Infektionskrankheiten sowie von Krankheiten der Verdauungsorgane unterstützen [24, 25].

Sozioökonomische Unterschiede im gesundheitsrelevanten Verhalten lassen sich für den Tabak- und Alkoholkonsum empirisch belegen [26, 27, 28]. Daneben dürften Unterschiede in der Ernährungsweise und in der körperlichen Aktivität zu den beobachteten sozioökonomischen Unterschieden in der Morbidität und Mortalität beitragen [29, 30]. Das Gesundheitsverhalten ist in engem Zusammenhang mit gesundheitsbezogenen Einstellungen zu sehen. Die Angehörigen statusniedriger Gruppen weisen seltener eine langfristige Gesundheitsorientierung auf und messen der Gesundheit einen niedrigeren Stellenwert bei als die Angehörigen besser gestellter Gruppen, was sich auch in einer geringeren Inanspruchnahme von Angeboten und Leistungen des Gesundheitswesens niederschlägt [2].

Schließlich könnte die ungleiche Verteilung von personalen und sozialen Ressourcen dazu beitragen, dass die Angehörigen sozioökonomisch benachteiligter Bevölkerungsgruppen einer höheren Mortalität unterliegen. Zu den personalen Ressourcen, die dabei von Bedeutung sein dürften, zählen gesundheitsbezogene Kontrollüberzeugungen, das Selbstwertgefühl und der Kohärenzsinn [31]. Dass soziale Ressourcen, wie z. B. die Integration in vertrauensbasierte soziale Netzwerke und die Unterstützung durch nahestehende Personen, einen gesundheitsschützenden Einfluss haben, wird inzwischen durch zahlreiche Studien belegt [32, 33]. Soziale und personale Ressourcen vermindern nicht nur die Exposition gegenüber stressauslösenden Ereignissen und Situationen, sie beeinflussen auch die Stresswahrnehmung und Stressbewältigung. Daneben kann von positiven Einflüssen auf das Gesundheitsverhalten, das psychosoziale Wohlbefinden und den Umgang mit Krankheiten ausgegangen werden [33, 34].

3.2.3 Hypothesen zur Veränderung der gesundheitlichen Ungleichheit im Alternsverlauf

Mit Blick auf alte und sehr alte Menschen ist danach zu fragen, welche Bedeutung der ungleichen Verteilung von materiellen Lebensbedingungen, psychosozialen Belastungen, gesundheitsrelevanten Verhaltensweisen sowie personalen und sozialen Ressourcen für das Krankheits- und Sterbegeschehen im fortgeschrittenen Alter zukommt. Anknüpfungspunkte bieten hier einzelne in der Gerontologie und Lebenslaufsforschung diskutierte Annahmen über das Zusammenspiel von physiologischen, sozialen und verhaltensbezogenen Veränderungen im Alternsverlauf.

Aus der Lebenslaufsperspektive lässt sich die Annahme vertreten, dass die Auswirkungen von Gesundheitsrisiken und -ressourcen umso stärker sind, je länger sie wirksam waren (»Kumulations-These«). Mit zunehmendem Alter nimmt die mögliche Expositions- und Wirkungsdauer zu und gesundheitsrelevante Einflüsse kumulieren [20, 35]. Beim Rauchen kann sogar davon ausgegangen werden, dass die Auftretenswahrscheinlichkeit von Herz-Kreislauf- und Atemwegserkrankungen mit der Dauer der Exposition exponentiell ansteigt. Einige Mechanismen sind allerdings an bestimmte Lebensphasen geknüpft. Zu denken ist beispielsweise an gesundheitsgefährdende Arbeitsbedingungen, denen man nach dem Ausscheiden aus dem Erwerbsleben nicht länger ausgesetzt ist. Auch wenn langfristige und zeitversetzte Auswirkungen möglich sind, dürfte sich mit dem zeitlichen Abstand zur Exposition der Einfluss auf die Gesundheit vermindern. In Bezug auf die Gesundheitschancen und Krankheitsrisiken der sozioökonomischen Gruppen legt die »Kumulations-These« nichtsdestotrotz eine mit der Dauer der Lebenszeit zunehmende Ungleichheit nahe.

Die so genannte »Double-Jeopardy-These« [36, 37] geht davon aus, dass mit dem Altern einhergehende Verluste und Einbußen die Angehörigen sozioökonomisch benachteiligter Bevölkerungsgruppen stärker oder zumindest früher betreffen. Bezug genommen wird unter anderem auf den Verlust sozialer Rollen, den Tod nahestehender Personen oder das verstärkte Auftreten von chronischen Krankheiten und Beschwerden. Zudem wird vorausgesetzt, dass die sozial Benachteiligten über geringere personale und soziale Ressourcen verfügen, um daraus erwachsende Probleme und Nachteile zu bewältigen oder zu kompensieren. Auch vor diesem Hintergrund wäre also eine Zunahme der gesundheitlichen Ungleichheit im hohen Alter zu erwarten.

Eine genau entgegengesetzte Schlussfolgerung wird durch die »Age-as-a-Leveler-These« nahegelegt [36]. Die Gesundheit im Alter wird in erster Linie als Resultat endogener Alternsprozesse gesehen, in deren Folge sich die organischen Kapizitätsreserven vermindern und die Vulnerabilität und Krankheitsanfälligkeit des menschlichen Organismus zunimmt. Altersspezifische physiologische Veränderungen und pathologische Prozesse können zwar interindividuell unterschiedlich ausgeprägt sein und verlaufen, im sehr hohen Alter – so die Annahme – verringert sich die Variationsbreite aber zusehends. Mit Blick auf das Krankheits- und Sterbegeschehen im hohen Alter wird darauf verwiesen, dass extreme Langlebigkeit bestimmte genetische Dispositionen voraussetzt [38], die unabhängig von sozioökonomischen Merkmalen verteilt sind. Aufgrund dessen wird angenommen, dass sozioökonomische Unterschiede im Krankheits- und Sterbegeschehen von Hochbetagten allenfalls sehr schwach zutage treten.

Die Erwartung einer Angleichung des Sterbegeschehens im hohen Alter wird bisweilen auch mit Prozessen des selektiven Überlebens (»selective survival«) begründet [39, 40]. Da die vorzeitige Sterblichkeit in benachteiligten Bevölkerungsgruppen stärker ausgeprägt ist und vermutlich vor allem vulnerable und kranke Personen betrifft, könnten die sozial Benachteiligten im fortgeschrittenen Alter eine in Bezug auf Gesundheit und fernere Lebenserwartung stärker positiv selektierte Gruppe darstellen. Für möglich gehalten wird sogar, dass die Angehörigen der sozial benachteiligten Gruppen infolge dieses Selektionsprozesses im sehr hohen Alter einem geringeren Mortalitätsrisiko unterliegen als diejenigen aus den sozial besser gestellten Gruppen, es also zu einer Umkehr der Ungleichheit im Krankheits- und Sterbegeschehen kommt (»mortality crossover«; [41]).

Aufgrund der vorangestellten Überlegungen werden vier Hypothesen zur Veränderung sozioökonomischer Mortalitätsdifferenzen im Altersverlauf formuliert. Die erste Hypothese besagt, dass sich der Einfluss des sozioökonomischen Status auf die Morbidität und Mortalität im fortgeschrittenen Alter verstärkt. Diese Annahme wird vor allem durch die Kumulations- und die Double-Jeopardy-These unterstützt. Gemäß der zweiten Hypothese ist von einer Verringerung der gesundheitlichen Ungleichheit im höheren Lebensalter auszugehen. Hierfür sprechen die Age-as-a-Leveler-These, die altersbedingte Abnahme bestimmter, vor allem mit der Erwerbsarbeit verbundener Gesundheitsgefahren, sowie Prozesse des selektiven Überlebens. Die dritte Hypothese unterstellt, dass sich das sozial differenzielle Krankheits- und Sterbegeschehen im Alternsverlauf umkehrt und im hohen Alter die Angehörigen statusniedriger Bevölkerungsgruppen einem geringeren Krankheits- bzw. Sterberisiko unterliegen als die Angehörigen besser gestellter Gruppen. Dies ließe sich als starker Hinweis auf Prozesse des selektiven Überlebens interpretieren. Die vierte Hypothese bezieht sich auf die Möglichkeit, dass der Einfluss sozialer Ungleichheit auf die Gesundheit konstant bleibt, entweder weil die im mittleren Lebensalter wirksamen Mechanismen und Prozesse sich als stabil erweisen bzw. sich nachhaltig auswirken oder weil die zuvor genannten, gegenläufigen Prozesse sich ausgleichen.

3.2.4 Krankheiten und Beschwerden

Im höheren Lebensalter treten viele Krankheiten und Beschwerden vermehrt auf (vgl. hierzu Kapitel 2.1). Aussagen über die Bedeutung von sozialen Unterschieden im Krankheitsgeschehen lassen sich anhand von Daten der Gmünder Ersatzkasse (GEK) treffen. Dazu kann unter anderem zwischen den Pflichtversicherten und den ökonomisch deutlich besser gestellten freiwillig Versicherten unterschieden werden – die Beitragsbemessungsgrenze, die über den Versichertenstatus in der GKV entscheidet, lag im Jahr 2003 bei 41.400 Euro. Der verfügbare Datensatz erlaubt allerdings nur eine Betrachtung der 40- bis 69-jährigen Hauptversicherten. Im Auftreten eines Herzinfarktes zeigen sich, gemessen an der kumulierten Morbiditätsrate im Zeitraum 1990 bis 2003, in der Altersgruppe der 40- bis 49-Jährigen keine signifikanten Unterschiede, bei den 50- bis 59-Jährigen zeichnen sie sich nur relativ schwach ab, während sie bei den 60- bis 69-Jährigen einen deutlichen Niederschlag finden (siehe Abbildung 3.2.4.1). Bei Männern ist die Morbiditätsrate der Pflichtversicherten am Ende des Beobachtungszeitraums in der betrachteten Altersspanne um etwa den Faktor 1,3 erhöht, bei Frauen, die in diesem Alter insgesamt seltener als Männer einen Herzinfarkt erleiden, sogar um den Faktor 3.

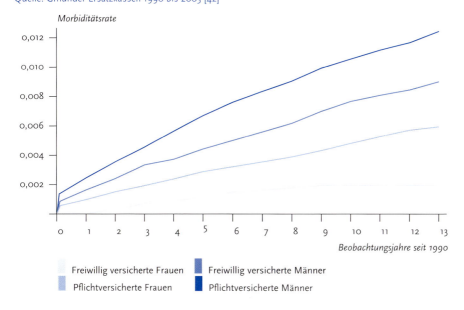

Abbildung 3.2.4.1
Kumulierte Morbiditätsrate für Herzinfarkt bei 60- bis 69-jährigen GEK-Mitgliedern des Jahres 1990 nach Versicherungsstatus und Geschlecht
Quelle: Gmünder Ersatzkassen 1990 bis 2003 [42]

Bei Männern lassen sich außerdem Unterschiede im Auftreten von Lungenkrebs beobachten. Die Unterschiede zwischen den Pflicht- und freiwillig Versicherten zeichnen sich bereits in den Altersgruppen der 40- bis 49-Jährigen und 50- bis 59-Jährigen ab, treten aber bei den 60- bis 69-Jährigen am deutlichsten hervor. Für Frauen lassen sich im Hinblick auf Lungenkrebs und andere relativ selten vorkommende Krankheiten keine vergleichende Aussagen treffen, da die Fallzahl für die freiwillig Versicherten zu gering sind – die GEK hat weitaus mehr männliche als weibliche Mitglieder und der Anteil der freiwillig Versicherten beläuft sich bei Frauen auf lediglich 8 %.

Auch in Bezug auf das Auftreten einer Leberzirrhose lässt sich mit den GEK-Daten nur für Männer eine vergleichende Betrachtung anstellen. Ähnlich wie bei Lungenkrebs zeigen sich die Unterschiede nach dem Versicherungsstatus in allen drei betrachteten Altersgruppen, bei den 60- bis 69-Jährigen sind sie aber am stärksten ausgeprägt. Am Ende des dreizehnjährigen Beobachtungszeitraumes ist die kumulierte Morbiditätsrate bei den pflichtversicherten im Vergleich zu den freiwillig versicherten Männern etwa um den Faktor 2 erhöht.

Soziale Unterschiede im Vorkommen von körperlichen Beschwerden lassen sich mit Daten der Gesundheitssurveys des Robert Koch-Institutes untersuchen. Im telefonischen Gesundheitssurvey 2003 wurde u. a. danach gefragt, ob in den vorausgegangen vier Wochen Schmerzen aufgetreten sind und wie stark diese waren. Bei Männern im Alter von 50 bis 59 Jahren zeigten sich keine Unterschiede nach dem sozialen Status, der über Angaben zum Bildungsniveau, zur beruflichen Stellung und zum Haushaltsnettoeinkommen gemessen wurde [43, 44]. In der Gruppe der 60- bis 69-Jährigen waren Männer aus der niedrigsten Statusgruppe hingegen zweimal häufiger von starken bis sehr starken Schmerzen betroffen als Männer aus der höchsten Statusgruppe. Bei 70-jährigen und älteren Männern betrug dieses Verhältnis sogar 3:1. Bei Frauen zeigte sich sehr starke statusspezifische Unterschiede in den Gruppen der 50- bis 59- und 60- bis 69-Jährigen.

Abbildung 3.2.4.2
Auftreten starker oder sehr starker Schmerzen in den letzten vier Wochen nach sozialem Status, Alter und Geschlecht
Quelle: Telefonischer Gesundheitssurvey 2003

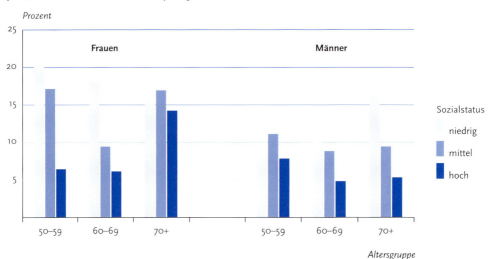

Im höheren Alter hingegen variierte das Schmerzvorkommen nicht mit dem sozialen Status (siehe Abbildung 3.2.4.2).

Separat lässt sich das Auftreten von chronischen Rückenschmerzen und Schwindelgefühlen betrachten. Dass sie schon einmal drei Monate oder länger Rückenschmerzen hatten, wurde von 38,7 % der 50- bis 59-jährigen Männer aus der niedrigen und 25,3 % der gleichaltrigen Männer aus der hohen Statusgruppe angegeben. In der Gruppe der 70-Jährigen und Älteren traf dies mit 26,3 % im Vergleich zu 34,1 % auf etwas weniger Männer der niedrigen als der hohen Statusgruppe zu. Bei Frauen stellen sich die Altersvariationen anders dar: Unter den 50- bis 59-Jährigen liegt die Lebenszeitprävalenz von chronischen Rückenschmerzen in der niedrigen Statusgruppe mit 47,6 % gegenüber 27,7 % deutlich höher als in der hohen Statusgruppe. Unter den 70-jährigen und älteren Frauen fällt dieser Unterschiede mit 45,6 % gegenüber 27,9 % annähernd gleich groß aus.

Von mäßig starkem oder starkem Schwindel waren 19,4 % der 50- bis 59-jährigen Männer mit niedrigem Sozialstatus jemals betroffen. Von den gleichaltrigen Männern aus der hohen Statusgruppe trifft dies auf 18,0 % und damit auf einen ähnlich hohen Anteil zu. In der Gruppe der 70-Jährigen und Älteren sind Erfahrungen mit Schwindel allerdings in der niedrigen Statusgruppe verbreiteter als in der hohen Statusgruppe (41,1 % gegenüber 31,1 %). Bei Frauen zeigt sich sowohl in der Altersgruppe der 50- bis 59-Jährigen als auch der 70-Jährigen und Älteren in der niedrigen Statusgruppe eine höhere Betroffenheit als in der hohen Statusgruppe (36,9 % gegenüber 29,2 % bzw. 50,5 % gegenüber 39,4 %).

3.2.5 Gesundheitsverhalten und Risikofaktoren

Viele der Krankheiten und Beschwerden, die im höheren Lebensalter vermehrt auftreten, stehen im Zusammenhang mit verhaltenskorrelierten Risikofaktoren. Eine besondere Bedeutung kommt dabei dem Rauchen, Bewegungsmangel und starkem Übergewicht (Adipositas) zu. Dass diese Risikofaktoren einem statusspezifischen Verteilungsmuster folgen, lässt sich erneut mit Daten des telefonischen Gesundheitssurveys 2003 zeigen.

Im Allgemeinen gilt: Je niedriger der soziale Status, desto höher ist die Risikoexposition (siehe Tabelle 3.2.5.1). Bei Männern zeichnet sich ein kontinuierliches Statusgefälle allerdings nur

Tabelle 3.2.5.1
Aktuelles Rauchen, sportliche Inaktivität und Adipositas nach sozialem Status, Alter und Geschlecht
Quelle: Telefonischer Gesundheitssurvey 2003

	Rauchen (aktuell)		sportliche Inaktivität (<1-mal pro Woche)		Adipositas (BMI >30)	
	Frauen	Männer	Frauen	Männer	Frauen	Männer
50–59 Jahre						
niedriger Sozialstatus	35,4 %	43,5 %	50,8 %	54,0 %	45,9 %	36,1 %
mittlerer Sozialstatus	29,4 %	34,8 %	35,8 %	43,4 %	29,2 %	27,9 %
hoher Sozialstatus	25,2 %	24,5 %	28,6 %	28,7 %	13,6 %	20,0 %
60–69 Jahre						
niedriger Sozialstatus	14,9 %	34,8 %	43,4 %	65,2 %	48,1 %	30,6 %
mittlerer Sozialstatus	16,4 %	19,3 %	34,4 %	42,5 %	30,7 %	22,3 %
hoher Sozialstatus	11,3 %	16,4 %	27,7 %	36,9 %	19,1 %	20,4 %
70 Jahre und älter						
niedriger Sozialstatus	6,9 %	26,8 %	63,6 %	58,9 %	42,6 %	21,8 %
mittlerer Sozialstatus	8,7 %	14,7 %	53,7 %	52,9 %	30,4 %	28,5 %
hoher Sozialstatus	1,5 %	11,1 %	43,8 %	52,7 %	16,4 %	16,0 %

in der Altersgruppe der 50- bis 59-Jährigen ab. Unter den 60- bis 69-Jährigen ist eine stärkere Verbreitung des Rauchens und der körperlichen Inaktivität in der niedrigen im Vergleich zur hohen Statusgruppe zu beobachten. In der Gruppe der 70-Jährigen und Älteren fällt vor allem der höhere Anteil an Rauchern in der niedrigen Statusgruppe auf. Für das Rauchen sind demnach im Altersgang relativ stabile Ungleichheitsrelationen festzustellen, während sich insbesondere bei der sportlichen Inaktivität eine Verringerung der sozialen Unterschiede im höheren Alter zeigt.

Auch für Frauen sind statusspezifische Unterschiede der Exposition gegenüber den betrachteten Risikofaktoren festzustellen, die sogar noch stärker als bei Männern ausgeprägt sind. Dies gilt insbesondere für die Verbreitung von Adipositas. Beim Rauchen fällt auf, dass die sozialen Unterschiede im höheren Lebensalter zunehmen, was allerdings vor dem Hintergrund des insgesamt relativ geringen Tabakkonsums in diesem Alter zu sehen ist. Dass Frauen mit niedrigem sozialem Status seltener Sport treiben als Frauen mit hohem sozialem Status, zeigt sich in allen betrachteten Altersgruppen in ähnlicher Weise.

3.2.6 Subjektive Gesundheit und gesundheitsbezogene Lebensqualität

Die soziale Ungleichheit der Gesundheitschancen könnte sich in der subjektiven Gesundheit und gesundheitsbezogenen Lebensqualität in besonderem Maße widerspiegeln, da diese auch von individuellen Einstellungen, Wahrnehmungen und Bewertungen abhängen und angenommen werden kann, dass sozial benachteiligte Bevölkerungsgruppen nicht nur stärker von Krankheiten und Beschwerden betroffen sind, sondern auch über geringere personale und soziale Ressourcen verfügen, um diese zu bewältigen ([2]; vgl. auch Kapitel 2.3).

Mit Daten des telefonischen Gesundheitssurveys 2003 lässt sich zeigen, dass Männer und Frauen mit niedrigem sozialem Status zu einem deutlich geringeren Anteil ihren allgemeinen Gesundheitszustand als sehr gut oder gut bewerten. Besonders groß ist der Abstand zu den Angehörigen der hohen Statusgruppe. Da sich aber auch gegenüber der mittleren Statusgruppe signifikante Unterschiede feststellen lassen, kann von einem Statusgradienten gesprochen werden. Sehr stark

Abbildung 3.2.6.1
Sehr guter oder guter allgemeiner Gesundheitszustand nach sozialem Status, Alter und Geschlecht
Quelle: Telefonischer Gesundheitssurvey 2003

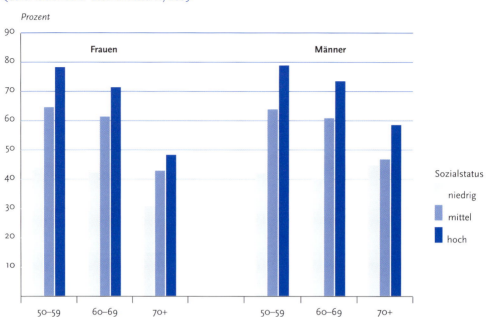

ist dieser bei den 50- bis 59-Jährigen und auch den 60- bis 69-Jährigen ausgeprägt. Bei den 70-Jährigen und Älteren fällt er schwächer aus, zumindest der Unterschied zwischen der niedrigen und hohen Statusgruppe bleibt aber bedeutsam (siehe Abbildung 3.2.6.1).

Um Aussagen zur gesundheitsbezogenen Lebensqualität treffen zu können, wurde im telefonischen Gesundheitssurvey 2003 der SF-8 (Short Form Questionnaire) eingesetzt. Dieses Instrument misst mit Bezug auf die letzten vier Wochen vor der Befragung Beeinträchtigungen in acht Dimensionen der gesundheitsbezogenen Lebensqualität, unter anderem der körperlichen Funktionsfähigkeit, des psychischen Wohlbefindens und der emotionalen Rollenfunktion [45, 46]. Von einer Beeinträchtigung der körperlichen Funktionsfähigkeit wird ausgegangen, wenn Probleme mit der körperlichen Gesundheit zu einer Einschränkung bei normalen Tätigkeiten, wie z. B. zu Fuß gehen oder Treppensteigen, führen. Beeinträchtigungen des psychischen Wohlbefindens beziehen sich auf seelische Probleme, z. B. Angst, Niedergeschlagenheit oder Reizbarkeit. Die emotionale Rollenfunktion wird als beeinträchtigt angesehen, wenn persönliche oder seelische Probleme die Ausübung normaler alltäglicher Tätigkeiten erschweren.

Bei Betrachtung von Beeinträchtigungen, die von den Befragten selbst als ziemlich stark oder stark bewertet werden, zeigt sich in der Tendenz, dass die Angehörigen der niedrigen Statusgruppe stärker betroffen sind als diejenigen der hohen Statusgruppe (siehe Tabelle 3.2.6.1). Sowohl bei Männern als auch bei Frauen findet sich jedoch kein klares Muster in Bezug auf die Veränderung im höheren Alter.

Tabelle 3.2.6.1
Beeinträchtigungen der gesundheitsbezogene Lebensqualität (»stark« oder »ziemlich stark«)
in den letzten 4 Wochen nach sozialem Status, Alter und Geschlecht
Quelle: Telefonischer Gesundheitssurvey 2003

	körperliche Funktionsfähigkeit		psychisches Wohlbefinden		emotionale Rollenfunktion	
	Frauen	Männer	Frauen	Männer	Frauen	Männer
50–59 Jahre						
niedriger Sozialstatus	13,8 %	8,1 %	15,2 %	11,3 %	7,7 %	11,5 %
mittlerer Sozialstatus	8,3 %	8,2 %	11,9 %	7,5 %	5,8 %	7,5 %
hoher Sozialstatus	6,4 %	7,3 %	7,9 %	8,2 %	4,0 %	2,4 %
60–69 Jahre						
niedriger Sozialstatus	11,4 %	12,2 %	10,7 %	8,9 %	6,1 %	3,4 %
mittlerer Sozialstatus	8,2 %	8,5 %	9,3 %	4,6 %	3,4 %	2,6 %
hoher Sozialstatus	7,1 %	7,7 %	6,1 %	1,9 %	4,3 %	3,9 %
70 Jahre und älter						
niedriger Sozialstatus	14,4 %	12,5 %	16,5 %	3,6 %	5,8 %	5,4 %
mittlerer Sozialstatus	17,3 %	8,1 %	10,1 %	3,6 %	6,0 %	4,5 %
hoher Sozialstatus	6,7 %	5,9 %	2,9 %	2,2 %	2,2 %	3,9 %

3.2.7 Lebenserwartung

Das häufigere Auftreten von Krankheiten, Beschwerden und Risikofaktoren in den unteren Statusgruppen korrespondiert mit einer geringeren Lebenserwartung. Aufschluss hierüber gibt eine Studie zu Einkommensunterschieden in der Lebenserwartung, die auf Daten des Soziooekonomischen Panels (SOEP) aus den Jahren 1995 bis 2005 basiert [47]. Als Einkommensindikator wurde das sogenannte Netto-Äquivalenzeinkommen betrachtet, das die Größe und Zusammensetzung des Haushaltes und damit Einsparungen durch gemeinsames Wirtschaften in einem Mehrpersonenhaushalt berücksichtigt. Als arm oder armutsgefährdet gelten gemäß einer auf EU-Ebene erzielten Vereinbarung Personen in Haushalten, deren Netto-Äquivalenzeinkommen weniger als 60 % des Mittelwertes (Median) aller Personen beträgt. Für die Analysen wurden vier weitere Einkommensgruppen gebildet, um auch Unterschiede in der Lebenserwartung oberhalb dieser Armutsrisikogrenze erfassen zu können: 60 % bis unter 80 %, 80 % bis unter 100 %, 100 % bis unter 150 % sowie 150 % und mehr des mittleren Netto-Äquivalenzeinkommens.

Für den Beobachtungszeitraum lässt sich zeigen, dass Männer und Frauen, die einem Armutsrisiko unterliegen, ein im Verhältnis zur höchsten Einkommensgruppe um das 2,7- bzw. 2,4-fache erhöhte Mortalitätsrisiko haben. In der Folge erreichen 31,0 % der Männer und 16,0 % der Frauen aus der Armutsrisikogruppe gar nicht erst das 65. Lebensjahr. Bei Männern und Frauen aus der höchsten Einkommensgruppe liegt der Anteil der vorzeitig Verstorbenen mit 13,0 % bzw. 7,0 % deutlich niedriger (siehe Abbildung 3.2.7.1).

Die Einkommensunterschiede kommen auch in der Lebenserwartung zum Ausdruck, wobei neben der allgemeinen auch die gesunde Lebenserwartung betrachtet wurde (siehe Tabellen 3.2.7.1 und 3.2.7.2). Als gesund wurden die Lebensjahre erachtet, die bei sehr gutem oder gutem selbst eingeschätzten allgemeinen Gesundheitszustand verbracht werden. Im Zeitraum 1995 bis 2005 betrug die mittlere Lebenserwartung bei Geburt für Männer 75,3 und für Frauen 81,3 Jahre. Die Differenz zwischen der höchsten und niedrigsten Einkommensgruppe machte bei Männern 10,8 Jahre

Abbildung 3.2.7.1
Vorzeitige Sterblichkeit von Männern und Frauen vor einem Alter von 65 Jahren nach Einkommen
Quelle: Sozio-oekonomisches Panel und Periodensterbetafel 1995 bis 2005 [47]

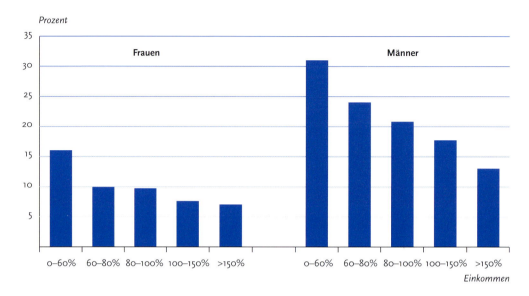

und bei Frauen 8,4 Jahre aus. Männer und Frauen, die das 65. Lebensjahr erreicht haben, konnten damit rechnen, 15,7 bzw. 19,3 weitere Jahre zu leben. Im Vergleich zwischen dem oberen und dem unteren Ende der Einkommensverteilung ergibt sich bei Männern eine Differenz von 7,4 und bei Frauen eine Differenz von 6,3 Jahren. Auch in der gesunden Lebenserwartung finden die Einkommensunterschiede einen deutlichen Niederschlag. Von Geburt an lässt sich der Abstand zwischen der höchsten und der niedrigsten Einkommensgruppe bei Männern mit 14,3 und bei Frauen mit 13,3 Jahre beziffern. Die Einkommensunterschiede in der gesunden Lebenserwartung ab dem Alter von 65 Jahren betragen 5,9 Jahren bei Männern und 5,0 Jahren bei Frauen.

Tabelle 3.2.7.1
Lebenserwartung von Männern bei Geburt und ab einem Alter von 65 Jahren nach Einkommen (Angaben in Jahren)
Quelle: Sozio-oekonomisches Panel und Periodensterbetafeln 1995 bis 2005 [47]

	Lebenserwartung		gesunde Lebenserwartung	
	bei Geburt	ab 65 Jahre	bei Geburt	ab 65 Jahre
Einkommensgruppen				
<60%	70,1	12,3	56,8	10,5
60–80%	73,4	14,4	61,2	12,5
80–100%	75,2	15,6	64,5	13,7
100–150%	77,2	17,0	66,8	14,8
>150%	80,9	19,7	71,1	16,4
Gesamt	**75,3**	**15,7**	**64,8**	**13,6**

Tabelle 3.2.7.2
Lebenserwartung von Frauen bei Geburt und ab einem Alter von 65 Jahren
nach Einkommen (Angaben in Jahren)
Quelle: Sozio-oekonomisches Panel und Periodensterbetafeln 1995 bis 2005 [47]

	Lebenserwartung		gesunde Lebenserwartung	
	bei Geburt	ab 65 Jahre	bei Geburt	ab 65 Jahre
Einkommensgruppen				
<60 %	76,9	16,2	60,5	13,4
60–80 %	81,9	19,8	66,2	16,6
80–100 %	82,0	19,9	68,7	17,0
100–150 %	84,4	21,8	71,4	18,4
>150 %	85,3	22,5	73,8	18,4
Gesamt	81,3	19,3	68,5	16,4

3.2.8 Diskussion

Die empirischen Ergebnisse zeigen, dass auch in der älteren Bevölkerung ein enger Zusammenhang zwischen der sozialen und gesundheitlichen Lage besteht. Dies lässt sich sowohl im Hinblick auf Krankheiten, Beschwerden und Risikofaktoren als auch in Bezug auf die subjektive Gesundheit, gesundheitsbezogene Lebensqualität und fernere Lebenserwartung feststellen. Dabei finden sich nur wenige Anhaltspunkte dafür, dass die gesundheitliche Ungleichheit in der älteren Bevölkerung wesentlich schwächer ausgeprägt ist als in der Bevölkerung im mittleren Lebensalter. Zwar ist in einigen Bereichen im fortgeschrittenen Alter eine Verringerung der sozialen Unterschiede festzustellen, so z. B. bei der Selbsteinschätzung des allgemeinen Gesundheitszustandes, in anderen Bereichen wie der Verbreitung von chronischen Krankheiten und verhaltenskorrelierten Risikofaktoren erweisen sich die Unterschiede aber als relativ stabil oder sie nehmen sogar noch zu. Auch die sozialen Unterschiede in der ferneren Lebenserwartung sind stark ausgeprägt und fallen proportional noch größer aus als die sozialen Unterschiede in der Lebenserwartung bei Geburt. Darüber hinaus ist bemerkenswert, dass die gesundheitliche Ungleichheit bei Frauen ähnlich stark zutage tritt wie bei Männern. Dies steht im Widerspruch zu der in der Sozialepidemiologie vorherrschenden Auffassung, das sich die soziale Ungleichheit der Lebensumstände und des Lebensstils bei Frauen weniger deutlich als bei Männern in den Gesundheitschancen und Krankheitsrisiken widerspiegelt (hierzu z. B. [1]).

Bei der Einordnung der Ergebnisse ist allerdings zu berücksichtigen, dass sich der Altersgruppenvergleich nur bis zu den 70-Jährigen und Älteren erstreckte und die Hochbetagten in dieser Gruppe unterrepräsentiert sind. Eine Angleichung, Nivellierung oder gar Umkehrung der sozialen Unterschiede im Krankheits- und Sterbegeschehen wird wahrscheinlich erst am Übergang vom dritten zum vierten Lebensalter, also etwa ab dem 85. Lebensjahr sichtbar. Dies dürfte zumindest für die im Todesursachenspektrum vorherrschenden Krankheiten und diesen zugrunde liegende Risikofaktoren gelten, da diese den Prozess des selektiven Überlebens steuern. Auch die internationalen Befunde sprechen dafür, dass die gesundheitliche Ungleichheit in den ersten Jahren nach dem Übergang in den Ruhestand erhalten bleibt und sich erst bei den Hochbetagten nicht mehr beobachten lässt. Mit den in Deutschland vorhandenen Daten ist eine Analyse des sozial differenziellen Krankheits- und Sterbegeschehens in der Gruppe der sehr alten Menschen nicht möglich. Die vorgestellten Ergebnisse zeigen somit, dass die gesundheitliche Ungleichheit bis ins Alter relativ stabil bleibt, sie lassen aber keine Aussagen über Veränderungen im weiteren Alternsverlauf zu.

Ebenso ist bei der Ergebnisinterpretation die Möglichkeit von Kohorten- und Periodeneffekten zu berücksichtigen. Die heutigen Alten haben z. B. zu einem großen Teil noch den 2. Weltkrieg und die Nachkriegsjahre erlebt, die sich in mannigfaltiger Weise auf den weiteren Lebenslauf ausgewirkt haben. Auch in anderer Hinsicht haben sie historische Erfahrungen gemacht, die später geborene Kohorten nicht oder in einem früheren Lebensalter teilen. Die kohorten- und periodenspezifischen Erfahrungen spiegeln sich in der gesellschaftlichen Entwicklung und dem Wandel der sozialen Ungleichheit wider. Künftige Altengenerationen werden unter anderen gesellschaftlichen Voraussetzungen gelebt haben und andere Möglichkeiten gehabt haben, individuelle Interessen und auch Gesundheitschancen zu verwirklichen. Vieles spricht dafür, dass sich der Gesundheitszustand der Bevölkerung weiter verbessern und die Lebenserwartung weiter steigen wird. Wenn immer mehr Menschen alt und sehr alt werden, die bislang aufgrund nachteiliger Lebensbedingungen und hohen Belastungen vorzeitig gestorben sind, dann verliert der Prozess des selektiven Überlebens ins Alter an Bedeutung. Dies könnte dazu führen, dass sich die soziale Ungleichheit im Krankheits- und Sterbegeschehen zunehmend vom mittleren ins höhere Lebensalter verlagert, was das gesamte Erscheinungsbild des Alter(n)s nachhaltig verändern würde. Schon aus diesem Grund sollten alte und sehr alte Menschen stärker als bisher in der sozialepidemiologischen Forschung berücksichtigt werden.

Literatur

1. Mielck A (2000) Soziale Ungleichheit und Gesundheit. Empirische Ergebnisse, Erklärungsansätze, Interventionsmöglichkeiten. Hans Huber, Bern Göttingen Toronto Seattle
2. Lampert T, Saß AC, Häfelinger M et al. (2005) Armut, soziale Ungleichheit und Gesundheit. Expertise zum 2. Armuts- und Reichtumsbericht der Bundesregierung. Berlin: Robert Koch-Institut
3. Richter M, Hurrelmann K (2006) Gesundheitliche Ungleichheit – Grundlagen, Probleme, Konzepte. VS Verlag für Sozialwissenschaften, Wiesbaden
4. Pappas G, Queen S, Hadden W et al. (1993) The increasing disparity in mortality between socioeconomic groups in the United States 1960 and 1986. New England Journal of Medicine 329: 103–107
5. Marang-van de Mheen PJ, Davey Smith G, Hart CL et al. (1998) Socioeconomic differentials in mortality among men within Great Britain: time trends and contributory causes. Journal of Epidemiology and Community Health 52: 214–218
6. Bundesministerium für Gesundheit und Soziale Sicherung (BMGS) (2005) Lebensverhältnisse in Deutschland. 2. Armuts- und Reichtumsbericht der Bundesregierung. BMGS, Berlin
7. Mielck A, Bloomfield K (Hrsg) (2001) Sozialepidemiologie. Eine Einführung in Grundlagen, Ergebnisse und Umsetzungsmöglichkeiten. Juventa Verlag, Weinheim München
8. Lampert T, Maas I (2002) Sozial selektives Überleben ins und im Alter. In: Backes GM, Clemens W (Hrsg) Zukunft der Soziologie des Alter(n)s. Leske + Budrich, Opladen, S 219–249
9. Knesebeck O vd (2005) Soziale Einflüsse auf die Gesundheit alter Menschen. Eine deutsch-amerikanische Vergleichsstudie. Hans Huber, Bern
10. Baltes PB, Baltes MM (1994) Gerontologie: Begriff, Herausforderung und Brennpunkte. In: Baltes PB, Mittelstraß J, Staudinger UM (Hrsg) Alter und Altern: Ein interdisziplinärer Studientext. de Gruyter, Berlin, S 1–34
11. Lundberg O (1991) Causal explanations for class inequality in health – an empirical analysis. Social Science & Medicine 32: 385–393
12. Adler NE, Boyce T, Chesney MA et al. (1994) Socioeconomic status and health: The challange of the gradient. American Psychologist 49: 15–24
13. Geyer S (1997) Ansätze zur Erklärung sozial ungleicher Verteilung von Krankheiten und Mortalitäten. Gesundheitswesen 59: 36–40
14. Oppolzer A (1994) Die Arbeitswelt als Ursache gesundheitlicher Ungleichheit. In: Mielck A (Hrsg) Krankheit und soziale Ungleichheit. Leske + Budrich, Opladen, S 125–165
15. Herlyn U (1997) Stadt- und Regionalsoziologie. In: Korte H, Schäfers B (Hrsg) Einführung in die Praxisfelder der Soziologie. Leske + Budrich, Opladen S 243–262
16. Siegrist J (1989) Steps towards explaining social differentials in morbidity: the case of West Germany. In: Fox JA (Hrsg) Health Inequalities in European Countries. Alderslot Gower, S 353–371
17. Janßen C, Grosse Frie K, Ommen O (2006) Der Einfluss von sozialer Ungleichheit auf die medizinische und gesundheitsbezogene Versorgung in Deutschland. In: Richter M, Hurrelmann K (2006) Gesundheitliche Ungleichheit – Grundlagen, Probleme, Konzepte. VS Verlag für Sozialwissenschaften, Wiesbaden, S 141–155
18. Barker DJP (1991) The foetal and infant origins of inequalities in health in Britain. Journal of Public Health and Medicine 13: 64–68
19. Barker DJP (Hrsg) (1992) The foetal and infant origins of adult disease. British Medical Journal Publications, London
20. Kuh D, Ben-Shlomo Y (Hrsg) (2005) A life course approach to chronic disease. Oxford University Press, Oxford
21. Vagerö D, Illsey R (1995) Explaining health inequalities. Beyond Black and Barker. A discussion of some

22. Cohen S, Tyrrell DAJ, Smith AP (1991) Psychological stress in humans and susceptibility to the common cold. New England Journal of Medicine 325: 606–612
23. Theorell T (1992) Life events before and after the onset of premature myocardial infarction. In: Dohrenwend BS, Dohrenwend BP (Hrsg) Stressful life events: Their nature and effects. Wiley, New York, S 101–117
24. Tofler GH, Stone PH, Maclure M et al. (1990) Analysis of possible triggers of acute myocardial infarction. The American Journal of Cardiology 66: 22–27
25. Siegrist J (1996) Soziale Krisen und Gesundheit. Eine Theorie der Gesundheitsförderung am Beispiel von Herz-Kreislauf-Risiken im Erwerbsleben. Hogrefe, Göttingen Bern Toronto Seattle
26. Marmot MG, Davey Smith G, Stansfeld S et al. (1991) Health inequalities among British civil servants: the Whitehall II study. Lancet 337: 1387–1393
27. Stronks K, van de Mheen HD, Looman CWN et al. (1996) Behavioural and structural factors in the explanation of socio-economic inequalities in health: An empirical analysis. Sociology of Health & Illness 18: 653–674
28. Lampert T, Thamm M (2004) Soziale Ungleichheit des Rauchverhaltens in Deutschland. Bundesgesundheitsbl – Gesundheitsforsch – Gesundheitsschutz 47: 1033–1042
29. Kooiker S, Christiansen T (1995) Inequalities in health: The interaction of circumstances and health related behaviour. Sociology of Health & Illness 17: 495–524
30. Lynch JW, Kaplan GA, Salonen JT (1997) Why do poor people behave poorly? Variation in adult health behaviours and psychosocial characteristics by stages of the socioeconomic lifecourse. Social Science & Medicine 44: 809–819
31. Janßen C (2001) Soziale Schicht und gesundheitliche Kontrollüberzeugungen (health locus of control). In: Mielck A, Bloomfield K (Hrsg) Sozial-Epidemiologie. Einführung in die Grundlagen, Ergebnisse und Umsetzungsmöglichkeiten. Juventa, Weinheim, S 184–195
32. Berkman LF, Glass T, Brissette I et al. (2000) From social integration to health: Durkheim in the new millenium. Social Science & Medicine 51: 843–857
33. Siegrist J, Dragano N, Knesebeck O vd (2006) Soziales Kapital, soziale Ungleichheit und Gesundheit. In: Richter M, Hurrelmann K (Hrsg) Gesundheitliche Ungleichheit – Grundlagen, Probleme, Konzepte. VS Verlag für Sozialwissenschaften, Wiesbaden, S 157–170
34. Umberson D (1987) Family status and health behaviors: Social control as a dimension of social integration. Journal of Health and Social Behavior 28: 306–319
35. Blane D (2006) The life course, the social gradient and health. In: Marmot M, Wilkinson R (Hrsg) Social determinants of health. Oxford University Press, Oxford, S 54–77
36. Dowd JJ, Bengtson VL (1978) Aging in minority populations. An examination of the double jeopardy hypothesis. Journal of Gerontology 33: 427–436
37. Markides KS (1983) Minority aging. In: Riley MW, Hess BB, Bond K (Hrsg) Aging in society: Selected reviews of recent research. Erlbaum, Hillsdale, S 115–137
38. Christensen K, Vaupel JW (1996) Determinants of longevity: genetic, environmental and medical factors. Journal of Internal Medicine 240: 333–341
39. Markides KS, Machalek R (1984) Selective survival, aging and society. Archives of Gerontology and Geriatrics 3: 207–222
40. Wing S, Manton KG, Stallard EC et al. (1985) The black/white mortality crossover: Investigations in a community-based study. The Journal of Gerontology 40: 78–84
41. Olshansky SJ (1995) Mortality crossovers and selective survival in human and nonhuman populations. New developments in mortality. The Gerontologist 35: 583–587
42. Voges W, Helmert U, Timm A, Müller R (2004). Soziale Einflussfaktoren von Morbidität und Mortalität. Sonderauswertung von Daten der Gmünder Ersatzkasse im Auftrag des Robert Koch-Instituts. Bremen: Zentrum für Sozialpolitik
43. Winkler J, Stolzenberg H (1999) Der Sozialschichtindex im Bundes-Gesundheitssurvey. Gesundheitswesen 61 (Sonderheft 2): S178–S183
44. Lampert T (2005) Schichtspezifische Unterschiede im Gesundheitszustand und Gesundheitsverhalten. Berliner Zentrum für Public Health, Berlin
45. Ellert U, Lampert T, Ravens-Sieberer U (2005) Messung der gesundheitsbezogenen Lebensqualität mit dem SF-8. Eine Normstichprobe für Deutschland. Bundesgesundheitsbl – Gesundheitsforsch – Gesundheitsschutz 48: 1330–1337
46. Ware JE, Konsinski M et al. (2001) How to score and interpret single-item health status measures: a manual for users of the SF-8TM health survey. Lincoln (RI): Quality Metric Incorporated
47. Lampert T, Kroll LE, Dunkelberg A (2007) Soziale Ungleichheit der Lebenserwartung in Deutschland. Aus Politik und Zeitgeschichte 42: 11–18

3.3 Inanspruchnahmeverhalten

Anke-Christine Saß, Susanne Wurm, Thomas Ziese

Kernaussagen

1. Die Inanspruchnahme ambulanter ärztlicher Versorgungsangebote nimmt mit steigendem Alter zu. Dabei zeigte sich, dass ein höheres Lebensalter einen eigenständigen Einfluss auf die Wahrscheinlichkeit eines Arztbesuches hat. Ein Anstieg ist vor allem hinsichtlich der Nutzung von allgemeinmedizinischen Praxen, Praxen für Innere Medizin und augenärztlichen Praxen zu verzeichnen. Die Inanspruchnahme von Gynäkologie und Zahnmedizin geht hingegen zurück. Altersspezifische Besonderheiten von Erkrankungen und Gesundheitsstörungen stellen besondere Anforderungen an die Betreuung in der (Haus-)Arztpraxis.
2. Über 40 % aller stationär aufgenommenen Patientinnen und -patienten im Jahr 2006 waren 65 Jahre und älter. Sie haben eine im Vergleich zur mittleren Krankenhausverweildauer deutlich längere durchschnittliche Liegezeit. Bei Menschen ab 65 Jahren dominieren Krankheiten des Herz-Kreislauf-Systems und Krebserkrankungen als Einweisungsgründe. Verletzungen spielen in den höchsten Altersgruppen eine zunehmende Rolle.
3. Stationäre Rehabilitationsmaßnahmen werden nach einem deutlichen Rückgang der Teilnahmeraten in etwa zum Zeitpunkt des Rentenbeginns im Alter wieder verstärkt in Anspruch genommen. Krankheiten des Muskel-Skelett-Systems sind bei Menschen ab 65 Jahren die häufigste Ursache für eine stationäre Rehabilitation. Lediglich ein kleiner Teil der Reha-Teilnehmerinnen und -Teilnehmer wird auf einer klinisch geriatrischen Station behandelt.
4. Mehr als vier Fünftel der Pflegebedürftigen im Jahr 2005 waren 65 Jahre und älter. Der Anteil der Pflegebedürftigen steigt dabei von Altersgruppe zu Altersgruppe. Für Frauen ergibt sich ab etwa dem achtzigsten Lebensjahr eine deutlich höhere Pflegequote als für Männer. Mit zunehmendem Alter steigt der Anteil der Leistungsempfänger, die stationäre Pflege in Anspruch nehmen.
5. Arzneimittel wurden im Laufe des Jahres 2007 fast jeder bzw. jedem Versicherten ab 65 Jahren mindestens einmal verordnet. Der überwiegende Teil der Medikamente, die älteren Menschen verordnet werden, dient der Therapie von Herz-Kreislauf-Erkrankungen. Mit dem Alter steigt sowohl die Zahl der Verordnungen als auch die tatsächliche Medikamenteneinnahme (inkl. Selbstmedikation). Es gibt aber Hinweise darauf, dass nicht das Alter sondern die Morbidität den stärksten Einfluss auf die Medikamenteneinnahme hat. Die Arzneimitteltherapie älterer und sehr alter Menschen verlangt viel therapeutische Erfahrung.
6. Die im SGB V verankerten Maßnahmen der Primärprävention (Grippeschutzimpfung) und Früherkennung (Gesundheitsuntersuchung Check-up, Krebsfrüherkennung) werden von älteren Menschen ab 65 Jahren zumeist stärker genutzt als von jüngeren Versicherten. Lediglich die Teilnahmeraten der Krebsfrüherkennung sinken mit zunehmendem Alter. Die Beteiligung der Männer an den verschiedenen Präventionsangeboten liegt im Alter erstmals über der der Frauen.

Günstige gesellschaftliche Rahmenbedingungen und der medizinisch-technische Fortschritt führen dazu, dass die Anzahl der Menschen, die ein hohes Lebensalter erreichen, seit Jahren zunimmt. Aber auch die Älteren, die aktiv und fit sind, brauchen oftmals mehr ärztliche Hilfe als jüngere Menschen. Altersphysiologische Veränderungen münden nicht notwendiger Weise in Krankheiten und Gesundheitsstörungen; vielmehr moderieren Lebensstil, Gesundheitsverhalten, psychosoziale und sozioökonomische Faktoren den Einfluss des Alters auf die Gesundheit (vgl. Kapitel 2.1). Trotzdem treten zahlreiche Krankheiten und Gesundheitsstörungen im Alter häufiger auf und ein Blick ins Wartezimmer des Hausarztes bestätigt: Das deutsche Gesundheitswesen wird von einer großen Zahl älterer Männer und Frauen in Anspruch genommen. Auf sie entfällt ein Großteil der erbrachten Versorgungsleistungen und ein erheblicher Teil der verfügbaren Ressourcen [1].

Das vorliegende Kapitel gibt einen Überblick über das Inanspruchnahmeverhalten der 65-Jährigen und Älteren in Deutschland. Verschiedene Bereiche der gesundheitlichen Versorgung werden beleuchtet – Prävention, ambulante und stationäre Versorgung, Rehabilitation und Pflege sowie die Versorgung mit Arzneimitteln. Anliegen ist es, für jeden einzelnen Bereich aktuelle, repräsentative Zahlen zum Inanspruchnahmegeschehen zusammenzustellen, die auch einen Vergleich mit entsprechenden Angaben für das mittlere Erwachsenenalter erlauben. Analysiert wird auch, ob es zwischen den einzelnen Altersgruppen oberhalb von 65 Jahren Unterschiede in der Inanspruchnahme medizinischer Leistungen gibt und inwieweit sich hierbei Männer und Frauen unterscheiden. Eine weitere wichtige Frage zielt auf den Beitrag des Alters zum Inanspruchnahmegeschehen. Ist bei der Inanspruchnahme medizinischer Leistungen ein eigenständiger Einfluss des Alters nachweisbar? Oder lassen sich scheinbar altersspezifische Inanspruchnahmemuster durch eine schlechtere gesundheitliche Lage erklären?

Daten zum Inanspruchnahmegeschehen stehen aus der amtlichen Statistik zur Verfügung, bevölkerungsbezogene Surveys werden ebenfalls herangezogen. Eine Beschreibung der verwendeten Datenquellen mit Hinweisen auf Restriktionen findet sich am Ende des Buches. Aufgrund unterschiedlicher Erhebungs- und Auswertungsmodi der einbezogenen Daten lassen sich Abweichungen hinsichtlich der verwendeten Altersgruppen (auch für den Vergleich mit dem mittleren Lebensalter) in den folgenden Ausführungen nicht immer vermeiden.

3.3.1 Inanspruchnahme ambulanter Versorgungsangebote

Ambulante Angebote spielen hinsichtlich der medizinischen Versorgung, aber auch bei sozialem oder pflegerischem Unterstützungsbedarf, eine große Rolle [2]. Ein wesentlicher Bereich der Inanspruchnahme ambulanter medizinischer Angebote sind Arztkontakte. Sie nehmen in allen Altersgruppen eine zentrale Stellung für die Nutzung des gesamten Gesundheitssystems ein, denn ausgehend von einem Arztkontakt werden oftmals weitere medizinische Leistungen in Anspruch genommen. Dem Arzt bzw. der Ärztin kommt hierbei eine Steuerungsfunktion zu [2, 3, 4]. Ärzte und Ärztinnen leiten diagnostische und therapeutische Maßnahmen ein, verordnen Arzneimittel, überweisen zum Spezialisten, veranlassen eine Krankenhauseinweisung oder empfehlen eine Rehabilitationsmaßnahme. Im Folgenden wird das Inanspruchnahmegeschehen hinsichtlich der Arztkontakte insgesamt sowie der Hausarzt- und Facharztkontakte dargestellt.

Arztkontakte

Im Jahr 2003 wurden im Rahmen des bundesweit repräsentativen telefonischen Gesundheitssurvey Männer und Frauen in Deutschland danach gefragt, ob sie innerhalb eines Quartals (»in den letzten drei Monaten«) bei einem Arzt waren. Bezogen auf die gesamte Stichprobe der 18-jährigen und älteren Wohnbevölkerung waren innerhalb dieses Zeitraums fast zwei Drittel beim Arzt gewesen [3]. Frauen suchen deutlich häufiger als Männer einen Arzt auf. Unter den 65- bis 84-Jährigen bejahten 79 % die Frage. Die Inanspruchnahmerate der Männer liegt in dieser Altersgruppe etwas über der Rate der Frauen (81 % vs. 78 %). Im Vergleich zum jüngeren und mittleren Erwachsenenalter ist ein deutlicher Anstieg der Wahrscheinlichkeit eines Arztkontaktes zu beobachten: Von den unter 50-Jährigen gingen lediglich 50 % mindestens einmal innerhalb von drei Monaten zum Arzt bzw. zu einer Ärztin.

Bergmann et al. konnten zeigen, dass ein höheres Lebensalter einen eigenständigen Einfluss auf die Wahrscheinlichkeit eines Arztbesuches in den letzten drei Monaten hatte [3]. Außerdem erhöhten beispielsweise das Vorliegen einer der erfragten chronischen Erkrankungen, ein höherer Sozialstatus und ein städtischer Wohnort die Arztinanspruchnahme. Ein guter selbst eingeschätzter Gesundheitszustand und eine höhere psychische und körperliche Lebensqualität wirkten hingegen »protektiv«, d.h. die Wahrscheinlichkeit der Inanspruchnahme war geringer. Zahlreiche weitere potenzielle Einflussfaktoren wurden in ein logistisches Regressionsmodell aufgenommen, unter anderem der Alkoholkonsum und die Art der Krankenversicherung. Sie erwiesen sich im Gegensatz zu den oben genannten Faktoren allerdings nicht als signifikant [3].

Hausarztversorgung und Hausarztkontakte

Etwa 35 % der Patientinnen und Patienten in hausärztlichen Praxen sind 60 Jahre und älter; über die Hälfte der gesamten Leistungen (Punktwerte) von Allgemeinmedizinern und praktischen Ärzten entfallen auf diese Altersgruppe. Diese Ergebnisse aus dem Abrechnungsdatenträger-Panel (ADT-Panel) des Zentralinstituts für die kassenärztliche Versorgung aus dem 1. Quartal 2005 belegen die Präsenz älterer Menschen im System der hausärztlichen Versorgung [5, 6].

Im telefonischen Gesundheitssurvey 2003 wurde auch die hausärztliche Versorgung erhoben. Von den 65- bis 84-Jährigen geben 96 % an, einen Hausarzt zu haben, zu dem sie normalerweise bei gesundheitlichen Problemen gehen. Zwischen Männern und Frauen gibt es keine Unterschiede. Aber nicht nur unter den Älteren ist der Hausarzt für die meisten Befragten der erste Ansprechpartner bei Gesundheitsproblemen. Insgesamt haben fast 92 % aller Erwachsenen einen Hausarzt. Mit dem Alter steigt die Wahrscheinlichkeit, bei einem Hausarzt in Behandlung zu sein [3].

Ist ein Hausarzt vorhanden, wird er von den 65- bis 84-Jährigen durchschnittlich etwas mehr als sechsmal im Jahr aufgesucht, also ungefähr einmal alle zwei Monate. Ältere Männer sind innerhalb eines Jahres etwas seltener beim Hausarzt als Frauen. Mit steigendem Alter nimmt die Häufigkeit der Hausarztbesuche zu: Von knapp sechs Kontakten pro Jahr bei den 65- bis 69-Jährigen auf knapp neun Kontakte bei den 80- bis 84-Jährigen (siehe Tabelle 3.3.1.1). Als Durchschnittswert für die gesamte 18-jährige und ältere Bevölkerung wurde etwa ein Hausarztbesuch pro Quartal ermittelt (4,16 pro Jahr). Wichtig ist bei der Interpretation dieser Werte, dass die Streuung der Anzahl der Arztbesuche recht hoch ist [3]. Selbst unter den 65- bis 84-Jährigen gehen nur wenige Befragte sehr häufig zum Hausarzt. Über die Hälfte der älteren Männer und Frauen sind im letzten Jahr nicht öfter als einmal pro Quartal dort gewesen.

Bergmann et al. konnten zeigen, dass ein u-förmiger Zusammenhang zwischen dem Alter und der Anzahl der Hausarztbesuche besteht, d. h. im mittleren Erwachsenenalter ist die Zahl der Hausarztkontakte am geringsten. Sie identifizierten weitere Faktoren, die zu einer erhöhten Hausarztfrequenz führen, wie z. B. ein niedriger sozialer Statuts, ein hoher Body-Mass-Index, das Vorliegen von chronischen Krankheiten und von Beeinträchtigungen der subjektiven Gesundheit. Insgesamt 15 potenzielle Einflussfaktoren waren im Modell enthalten, neben den genannten waren dies auch Faktoren, die sich nicht als signifikant erwiesen, unter anderem regionale Variablen (Ost/West, Stadt/Land) und Migrationserfahrung. Für Frauen stellte sich allerdings heraus, dass das Alter bei Einbeziehung aller potenziellen Einflussfaktoren keinen eigenständigen Einfluss auf die Häufigkeit der Hausarztbesuche hat, sondern dass vor allem die Zahl der chronischen Krankheiten und die selbst eingeschätzte Gesundheit für die Inanspruchnahme von Bedeutung sind [3].

Die altersspezifischen Besonderheiten von Erkrankungen und Gesundheitsstörungen bei älteren und hochaltrigen Patientinnen bzw. Patienten stellen besondere Anforderungen an die Betreuung in der Hausarztpraxis. Je höher das Alter der Patientinnen und Patienten ist, desto mehr

Tabelle 3.3.1.1
Durchschnittliche Anzahl der Hausarztkontakte in den letzten 12 Monaten nach Alter und Geschlecht 2003
Quelle: Telefonischer Gesundheitssurvey 2003, eigene Berechnungen

Altersgruppe	Hausarztkontakte			
	Mittelwert	Stand.abweichung	Minimum	Maximum
65–74 Jahre	6,05	7,36	0	92
65–69 Jahre	5,78	7,76	0	92
70–74 Jahre	6,31	6,95	0	56
75–84 Jahre	7,24	9,19	0	90
75–79 Jahre	6,54	7,66	0	90
80–84 Jahre	8,77	11,77	0	55
Frauen	6,80	8,13	0	58
Männer	5,91	7,76	0	92
Gesamt (65 Jahre und älter)	6,41	7,98	0	92

dominieren chronische Krankheiten. Viele von ihnen leiden gleichzeitig unter mehreren chronischen Erkrankungen [7]. Das Vorliegen mehrerer (körperlicher) Erkrankungen erhöht wiederum das Risiko für eine psychische Komorbidität (vgl. Kapitel 2.1). Beispielsweise kann ein langjähriger Diabetes mellitus die Ausbildung einer Depression begünstigen [8]. Die Qualität der hausärztlichen Versorgung älterer und alter Patientinnen und Patienten wird kontrovers diskutiert [vgl. 2]. Insbesondere wird dabei auf Lücken bei der Diagnostik und Therapie psychischer Erkrankungen im Alter verwiesen [9]. Mit dem Ziel, die Versorgung chronisch kranker Menschen zu verbessern, wurden in den letzten Jahren strukturierte Behandlungsprogramme, so genannte Disease Management Programme (DMPs), entwickelt. Zurzeit bieten verschiedene Krankenkassen DMPs für Patientinnen und Patienten mit Diabetes mellitus Typ 1 und Typ 2, Brustkrebs, koronarer Herzkrankheit, Asthma bronchiale und chronisch obstruktiver Lungenerkrankung (COPD) an. Auch ältere chronisch kranke Menschen können von der Einschreibung in ein DMP profitieren, denn die Verbesserung der Behandlungskoordination und der Therapiequalität sind inhaltliche Schwerpunkte der Programme.

Fachärztliche Versorgung

Im Alterssurvey 2002 wurden die Teilnehmerinnen und Teilnehmer danach gefragt, welche Fachärzte sie in den letzten 12 Monaten aufgesucht haben. Die Inanspruchnahme von 12 verschiedenen Facharztgruppen wurde erfasst. Abbildung 3.3.1.1 stellt für sechs häufig genutzte Facharztgruppen dar, inwieweit sich die Inanspruchnahme zwischen dem mittleren und höheren Erwachsenenalter unterscheidet. Es wird deutlich, dass die große Mehrheit der älteren Personen mindestens einmal jährlich eine allgemeinmedizinische Arztpraxis aufsucht. Dabei steigt der Anteil von 83 % bei den 45- bis 54-Jährigen auf 93 % bei den 75- bis 84-Jährigen. Über die Altersgruppen hinweg steigt auch der Anteil von Personen, der mindestens einmal jährlich eine Augenarztpraxis aufsucht – dies ist ab der Altersgruppe der 55- bis 64-Jährigen über die Hälfte der älteren Personen. Ebenso steigt über die Altersgruppen hinweg der Anteil der Personen, die mindestens einmal jährlich eine Arztpraxis für innere Medizin aufsuchen; die Nutzung bleibt aber deutlich unter der Inanspruchnahme einer allgemeinmedizinischen oder augenärztlichen Praxis.

In Hinblick auf die Nutzung von Zahnarztpraxen gibt es einen deutlichen, gegenläufigen Alterstrend: Geht die große Mehrheit der 45- bis 64-Jährigen mindestens einmal jährlich zu Zahnärzten (86 %), suchen nur noch rund drei Viertel (78 %) aller 65- bis 74-Jährigen jährlich eine zahnmedizinische Praxis auf. In der Altersgruppe der 75- bis 84-Jährigen sinkt dieser Anteil weiter – nur noch knapp zwei Drittel aller Personen (65 %) dieser Altersgruppe lassen sich wenigstens einmal jährlich zahnmedizinisch untersuchen. Weitere Angaben zu Zahnpflege, Zahnerkrankungen und Zahnersatz finden sich in der aktuellen Mundgesundheitsstudie (DMS IV; [10]), allerdings wurden in diese Studie nur Personen bis zum Alter von 74 Jahren einbezogen (vgl. Abschnitt 2.1.5).

Ein zweiter gegenläufiger Alterstrend ist im Hinblick auf die Inanspruchnahme von gynäkologischen Arztpraxen festzustellen. Ein Vergleich mit Frauen im mittleren Erwachsenenalter macht deutlich, dass ältere Frauen teilweise nicht mehr regelmäßig zu einer Frauenärztin oder einem Frauenarzt gehen: In der Gruppe der 45- bis 54-Jährigen besuchen 84 % mindestens einmal jährlich eine gynäkologische Arztpraxis – dieser Anteil sinkt auf 38 % bei den 75- bis 84-jährigen Frauen. Sowohl die Nutzungsdaten zur Zahnmedizin als auch Gynäkologie machen deutlich, dass mit steigendem Alter wichtige Präventionspotenziale unzureichend genutzt werden – möglicherweise weil die Bedeutung der Gesundheitsvorsorge im Alter unterschätzt wird.

Urologische Praxen werden von Männern hingegen mit steigendem Alter häufiger in Anspruch genommen. Dennoch ist der Anteil der Männer, der eine urologische Praxis aufsucht, selbst in der höchsten Altersgruppe der 75- bis 84-Jährigen (37 %) nicht höher als der Anteil gleichaltriger Frauen, die (mindestens) einmal jährlich eine gynäkologische Praxis aufsuchen (38 %).

Die Frage, ob das Alter ein eigenständiger Einflussfaktor für die Inanspruchnahme von Fachärzten ist, wurde auf der Basis der Daten des Bundes-Gesundheitssurveys 1998 für die unter

Abbildung 3.3.1.1
Inanspruchnahme von Fachärzten in den letzten 12 Monaten (mind. einmal) nach Alter 2002
Quelle: Alterssurvey 2002, eigene Berechnungen

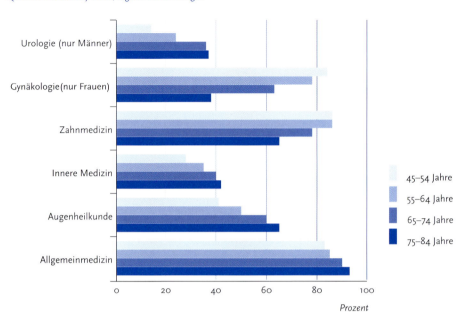

80-jährige Bevölkerung untersucht [4]. Bezüglich der Anzahl der kontaktierten Fachgruppen und der Anzahl der Kontakte bei Internisten in den letzten zwölf Monaten zeigte sich hierbei, dass die wichtigsten Einflussgrößen so genannte »Need-Faktoren« sind (beispielsweise Morbidität und Lebensqualität), die die Inanspruchnahme als Bedarf im weiteren Sinne direkt beeinflussen. Daneben ist das Alter eine bedeutsame Größe. Der Einfluss des Alters bleibt auch dann bestehen, wenn andere Variablen einbezogen werden. Neben den oben genannten sind das beispielsweise der Gesundheitszustand, Risikofaktoren und Versorgungsstrukturen. Bei der Zahl der kontaktierten Fachgruppen besteht zudem eine Wechselwirkung von Alter und Geschlecht. Die Wahrscheinlichkeit, eine Internistin bzw. einen Internisten zu kontaktieren, nimmt sowohl bei Frauen als auch bei Männern mit dem Alter stetig zu. Bezüglich der Zahl der kontaktierten Fachgruppen zeigte sich, dass Frauen mit zunehmendem Alter eine geringere Zahl verschiedener Fachgruppen aufsuchen, während ältere Männer mehr Fachgruppen konsultieren [4].

3.3.2 Nutzung der stationären Versorgung

Ältere Menschen ab 65 Jahren nutzen stationäre Angebote der Gesundheitsversorgung überdurchschnittlich häufig [2]. Aus dem Mikrozensus 2005 geht hervor, dass gut 3 % aller 65-Jährigen und Älteren (mit Angaben zur Gesundheit) innerhalb von vier Wochen vor der Befragung in stationärer Behandlung waren, ältere Männer etwas häufiger als ältere Frauen (Selbstangaben) [11]. Von den Personen zwischen 40 und 64 Jahren wurden nur 1,5 % stationär aufgenommen. In der Berliner Altersstudie, die Anfang der 1990er-Jahre durchgeführt wurde und neben Personen in Privathaushalten auch ältere Menschen einbezog, die in Heimen lebten, wurde ermittelt, dass 21 % aller 70- bis 90-Jährigen mindestens einmal jährlich im Krankenhaus behandelt werden. Die Einweisungsrate nimmt mit dem Lebensalter und steigender Krankheitszahl zu [1, 12].

Detaillierte Angaben zur Inanspruchnahme stationärer Leistungen lassen sich aus der amtlichen Statistik entnehmen. Auch dort ist ein deutlicher Altersgradient erkennbar. In der Krankenhausdiagnosestatistik ist ausgewiesen, dass im Jahr 2006 in der Altersgruppe der 65-Jährigen und Älteren über 7 Millionen Fälle stationär versorgt wurden. Dies entspricht einer Rate von 43.722 Fällen je 100.000 Personen [13]. Zu beachten ist, dass die Zahl der im Krankenhaus behandelten Personen und die Zahl der Krankenhausfälle nicht voll übereinstimmen. Eine Person, die innerhalb eines Jahres mehrmals im Krankenhaus war, wird in der Statistik als »mehrere Fälle« ausgewiesen.

Im Alter zwischen 45 und 64 Jahren gab es weniger als halb so viel stationäre Behandlungsfälle (19.319 Fälle je 100.000) wie bei den Älteren. Betrachtet man das Inanspruchnahmegeschehen innerhalb der Gruppe der älteren Menschen noch etwas differenzierter, wird deutlich, dass die Inanspruchnahmeraten bis zum Alter von 84 Jahren kontinuierlich ansteigen (siehe Abbildung 3.3.2.1). Erst ab einem Alter von 90 Jahren sinken die Raten wieder. In Abbildung 3.3.2.1 ist außerdem ersichtlich, dass die Inanspruchnahme der Männer durchgängig höher liegt als die der Frauen.

Von den rund 7 Millionen Krankenhausfällen bei Personen ab 65 Jahren wurde im Jahr 2006 ein Viertel durch Krankheiten des Herz-Kreislauf-Systems verursacht (24 %). Mit zunehmendem Alter erhöht sich die Inanspruchnahmerate wegen dieser Hauptdiagnose deutlich. In Tabelle 3.3.2.1 sind die Inanspruchnahmeraten je 100.000 Einwohner für sechs verschiedene Hauptdiagnosen zusammengestellt, die in der Gruppe der älteren Menschen besonders häufig auftreten. Krebserkrankungen stehen an zweiter Stelle (13 %). Hier unterscheiden sich die Ergebnisse für die 65-Jährigen und Älteren nicht von den Trends, die für alle stationären Patientinnen und Patienten auf der Basis der Krankenhausdiagnosestatistik ermittelt wurden [13]. Geschlechtsspezifisch zeigt sich allerdings, dass bei Frauen ab 65 Jahren an zweiter Stelle der häufigsten Hauptdiagnosen Verletzungen, Vergiftungen und andere Folgen äußerer

Abbildung 3.3.2.1
Altersstruktur der Krankenhauspatientinnen und -patienten (einschl. Sterbe- und Stundenfälle) – altersspezifische Rate je 100.000 Einwohner nach Geschlecht 2006
Quelle: Krankenhausdiagnosestatistik 2006 [13]

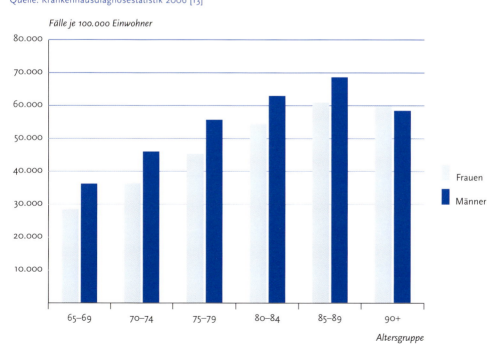

Tabelle 3.3.2.1
Hauptdiagnosen der Krankenhauspatientinnen und -patienten (einschl. Sterbe- und Stundenfälle) –
altersspezifische Rate je 100.000 Einwohner nach Alter und Geschlecht 2006
Quelle: Krankenhausdiagnosestatistik 2006 [13]

	65–69 Jahre	70–74 Jahre	75–79 Jahre	80–84 Jahre	85–89 Jahre	90 Jahre und älter
Frauen						
Krebserkrankungen (C00–D48)	4.555	4.984	5.012	4.562	3.975	2.778
Krankheiten des Kreislaufsystems (I00–99)	5.302	7.855	10.814	13.792	15.884	14.947
Krankheiten des Verdauungssystems (K00–93)	2.953	3.604	4.561	5.671	6.617	6.734
Krankheiten des Muskel-Skelett-Systems und des Bindegewebes (M00–99)	4.222	5.102	5.135	4.154	3.105	1.779
Krankheiten des Urogenitalsystems (N00–99)	1.572	1.810	2.019	2.235	2.546	2.616
Verletzungen, Vergiftungen und andere Folgen äußerer Ursachen (S00–T98)	2.536	3.462	4.951	7.116	9.209	11.304
Männer						
Krebserkrankungen (C00–D48)	6.823	8.271	8.820	8.190	7.434	4.555
Krankheiten des Kreislaufsystems (I00–99)	8.982	12.256	15.321	17.216	18.087	14.322
Krankheiten des Verdauungssystems (K00–93)	3.850	4.682	5.679	6.628	7.365	6.301
Krankheiten des Muskel-Skelett-Systems und des Bindegewebes (M00–99)	3.026	3.472	3.560	3.021	2.447	1.338
Krankheiten des Urogenitalsystems (N00–99)	2.109	2.714	3.313	3.802	4.198	3.810
Verletzungen, Vergiftungen und andere Folgen äußerer Ursachen (S00–T98)	2.240	2.620	3.399	4.494	5.970	6.788

Ursachen stehen. Erst an dritter Stelle folgen die Neubildungen. In der Altersgruppe ab 85 Jahren sind insgesamt knapp 15 % der stationären Aufenthalte Folge von Verletzungen, Vergiftungen und anderen äußeren Ursachen (Männer 10 %, Frauen 17 %).

Die Abteilung, in der die Patientinnen und Patienten den größten Teil ihres Krankenhausaufenthaltes verbringen, wird in der Krankenhausdiagnosestatistik ebenfalls erfasst. Gut die Hälfte der stationären Fälle in der Altersgruppe ab 65 Jahre wurde in der Inneren Medizin behandelt (52 %) und ein Fünftel in einer chirurgischen Fachabteilung (21 %). Mit zunehmendem Alter steigt die Zahl der Patientinnen und Patienten, die auf der Inneren Station liegen, deutlich an bis auf 64 % bei den 90- bis 95-Jährigen. Für Männer und Frauen zeigen sich die gleichen Trends. Die Fachabteilungen Innere Medizin und Chirurgie haben auch bei den jüngeren Krankenhauspatientinnen und -patienten die größte Bedeutung.

Hinzu kommen für die Frauen im jüngeren und mittleren Erwachsenenalter die Gynäkologie und Geburtshilfe. Sehr wenige ältere Menschen (ab 65 Jahre) werden in psychiatrischen Fachabteilungen versorgt (unter 2 %). In jüngerem Alter haben diese Abteilungen größere Bedeutung. Bis zu 11 % der stationären Patientinnen und Patienten werden dort behandelt (Altersgruppe 40 bis 44 Jahre). Psychische Erkrankungen bei Älteren werden von Hausärzten möglicherweise häufiger übersehen und nicht adäquat behandelt [9], gegebenenfalls spielt dies hier ebenfalls eine Rolle.

Die durchschnittliche Verweildauer der Krankenhauspatientinnen und -patienten im Jahr 2006 schwankt stark in Abhängigkeit vom Alter. Die Verweildauer beträgt im Mittel 8,4 Tage und ist damit im Vergleich zum Vorjahr leicht gesunken (um 2 %) [13]. In der Gruppe der älteren Patientinnen und Patienten liegen die Verweildauern z.T. deutlich höher. Bei den 65- bis 74-Jährigen dauerte ein Krankenhausaufenthalt im Mittel 9,4 Tage, bei den 75-Jährigen und Älteren 10,6 Tage. Die Verweildauer der Frauen liegt durchgängig etwas höher als die der Männer. Die längsten Krankenhausaufenthalte wurden für 80- bis 85-jährige Frauen ermittelt. Sie bleiben bei jedem Krankenhausaufenthalt durchschnittlich 11,2 Tage in stationärer Behandlung [13].

Die vorgestellten Daten belegen, dass die Krankenhäuser in Deutschland zunehmend mehr ältere Menschen behandeln. Dies folgt aus dem steigenden Anteil älterer Menschen an der Bevölkerung und aus den höheren Inanspruchnahmeraten im Alter bedingt durch alterskorrelierte Erkrankungen. Über 40 % aller Krankenhauspatientinnen und -patienten im Jahr 2006 waren 65 Jahre und älter [13]. Ein Merkmal von Krankheit im Alter ist, dass der Zeitraum für die Rekonvaleszenz verlängert ist [7]. Außerdem sind ältere Patientinnen und Patienten häufig von mehreren chronischen Erkrankungen betroffen. Daraus resultiert die im Vergleich zur mittleren Krankenhausverweildauer deutlich längere Liegezeit Älterer im Krankenhaus. Die besonders langen Liegezeiten, die bei älteren Frauen beobachtet wurden, könnten auch mit den zumeist geringeren familiären Ressourcen (alleinlebend) dieser Gruppe zusammenhängen. Bezüglich der Diagnosen, die zur Krankenhauseinweisung führen, ergeben sich Übereinstimmungen zwischen den insgesamt am häufigsten stationär behandelten Krankheitsbildern und den Krankheitsbildern älterer Patientinnen und Patienten ab 65 Jahren. Es dominieren die Krankheiten des Herz-Kreislauf-Systems und Krebserkrankungen. Für die Gruppe der Hochaltrigen wurde allerdings festgestellt, dass sie bei einigen Erkrankungen (z. B. Krebserkrankungen) relativ seltener stationär behandelt werden als jüngere Menschen [1, 2, 13]. Die stationäre Versorgung älterer Menschen findet heute überwiegend in Krankenhäusern der Regelversorgung statt. Erfahrungen in der stationären Gesundheitsversorgung zeigen allerdings, dass insbesondere geriatrische Fachabteilungen für eine effektive Behandlung von Gesundheitsstörungen bei Älteren geeignet sind [1]. Die interdisziplinäre Zusammenarbeit medizinischer Fachexperten, die zudem umfassendes Wissen und Erfahrungen bezüglich der physischen und psychischen Besonderheiten des Alters haben, ist der Vorteil dieser Versorgungsform. Leider sind spezielle geriatrische Einrichtungen heute noch nicht allen alten Menschen zugänglich. Laut Krankenhausdiagnosestatistik wurden im Jahr 2006 nur gut 2 % der Behandlungsfälle bei 65-Jährigen und Älteren in der klinischen Geriatrie (als Teil der Inneren Medizin) versorgt [13]. Der Ausbau entsprechender Einrichtungen erfolgte regional sehr unterschiedlich. In den letzten Jahren ist das Angebot an solchen spezialisierten Versorgungsangeboten aber bereits deutlich gewachsen [2].

3.3.3 Teilnahme an Rehabilitationsmaßnahmen

Im Anschluss an die stationäre Behandlung kann eine Rehabilitationsmaßnahme in jedem Alter dazu beitragen, den Therapieerfolg zu sichern. Sie dient der Rehabilitation nach Krankheit, Unfall oder Operation, kann aber auch bei chronischen Leiden oder psychischer Belastung hilfreich sein. Bei der Rehabilitation handelt es sich um eine umfassende Maßnahme, die ärztliche Behandlung und unterschiedliche Therapieformen, zum Beispiel Physiotherapie, Ergotherapie oder Psychotherapie umfasst. Außerdem sind Beratungsangebote integriert, beispielsweise Ernährungsberatung. Alle Maßnahmen sollen individuell am Bedarf der Patientinnen und Patienten ausgerichtet werden. Rehabilitation bei älteren und hochbetagten Menschen erfordert eine Erweiterung des hergebrachten Konzepts der Rehabilitation [14], das vor allem auf die Sicherung der Berufstätigkeit bzw. die Rückkehr in den Arbeitsprozess ausgerichtet ist. Geriatrische Rehabilitation dient demgegenüber der Sicherung von Alltagskompetenz. Der Rehabilitation im Alter kommt jedoch, auch im Hinblick auf eine bedarfsgerechte Versorgung, eine große Bedeutung zu, weil die Mehrzahl der im Alter auftretenden Beeinträchtigungen durch geeignete Rehabilitationsmaßnahmen erheblich abgemildert oder aufgefangen werden können [2]. In der Geriatrie wird zwischen präventiver, allgemeiner und gezielter Rehabilitation unterschieden [14, 15]. Während die ersten beiden Formen die Hinauszögerung des Altersabbaus bzw. die Erhaltung des Status quo bei chronisch kranken Patientinnen und Patienten zum Ziel haben, ist die dritte Form der Rehabilitation krankheitsbezogen ausgerichtet. Es geht darum, verloren gegangene Fähigkeiten durch gezieltes Training

Abbildung 3.3.3.1
Altersstruktur der Patientinnen und Patienten in Vorsorge- und Rehabilitationseinrichtungen – altersspezifische Rate je 100.000 Einwohner nach Geschlecht 2006
Quelle: Statistik der Vorsorge- und Rehabilitationseinrichtungen 2006 [16]

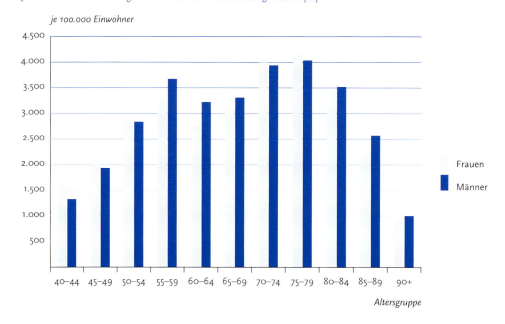

wiederzuerlangen. Bei den im Folgenden dargestellten Zahlen zur Inanspruchnahme handelt es sich schwerpunktmäßig um Maßnahmen der gezielten Rehabilitation, die in spezialisierten Fachabteilungen, beispielsweise der Orthopädie, durchgeführt werden. Aspekte der präventiven und allgemeinen Rehabilitation fließen in die Behandlung ein, jedoch ist der überwiegende Teil der von Älteren aufgesuchten Rehabilitationseinrichtungen nicht speziell geriatrisch ausgerichtet.

In der Statistik der Diagnosedaten der Patientinnen und Patienten in Vorsorge- und Rehabilitationseinrichtungen wurden im Jahr 2006 in der Altersgruppe der 65-Jährigen und Älteren insgesamt 558.608 Fälle vollstationärer Rehabilitation erfasst [16]. Etwas mehr als die Hälfte der Teilnehmer waren weiblich (57 %). Die Inanspruchnahmeraten je 100.000 lassen einen deutlichen Altersgradienten erkennen (siehe Abbildung 3.3.3.1). Die Inanspruchnahme steigt im mittleren Erwachsenenalter an und erreicht zwischen 55 und 59 Jahren einen Höchststand mit über 3.400 Rehabilitanden pro 100.000 Personen.

Nach einem Abfall der Teilnahmequoten ist in der Altersgruppe 75 bis 79 Jahre zunächst wiederum ein Anstieg bis auf ca. 4.100 Rehabilitationen je 100.000 Einwohner zu erkennen. In der höchsten Altersgruppe nimmt die Inanspruchnahme erneut ab. Die Inanspruchnahmeraten der Männer liegen in fast allen Altersgruppen über denen der Frauen.

Über ein Drittel der Patientinnen und Patienten im Alter ab 65 Jahren, die 2006 an einer stationären Rehabilitation teilnahmen, waren wegen Krankheiten des Muskel-Skelett-Systems in einer Reha-Klinik (35 %). Der größte Teil von ihnen, insgesamt ein Viertel aller Rehabilitationsfälle der Altersgruppe, hatte die Maßnahme wegen Arthrose (ICD-10: M15 – 19) verordnet bekommen. Arthrosen des Hüft- und Kniegelenks waren auch mit Blick auf alle Reha-Fälle im Jahr 2006 die häufigsten Hauptdiagnosen (alle Altersgruppen insgesamt).

Ein weiteres Viertel der älteren Teilnehmerinnen und Teilnehmer nahm eine Reha-Maßnahme wegen Krankheiten des Kreislaufsystems

Tabelle 3.3.3.1
Hauptdiagnosen der Patientinnen und Patienten in Vorsorge- und Rehabilitationseinrichtungen (einschl. Sterbe- und Stundenfälle) – altersspezifische Rate je 100.000 Einwohner nach Alter und Geschlecht 2006
Quelle: Statistik der Vorsorge- und Rehabilitationseinrichtungen 2006 [16]

	65–69 Jahre	70–74 Jahre	75–79 Jahre	80–84 Jahre	85–89 Jahre	90 Jahre und älter
Frauen						
Krebserkrankungen (C00–D48)	537	504	421	311	179	48
Krankheiten des Kreislaufsystems (I00–99)	453	653	791	730	513	161
Krankheiten des Muskel-Skelett-Systems und des Bindegewebes (M00–99)	1.310	1.834	1.829	1.219	632	149
darunter:						
Arthrose (M15–19)	906	1.394	1.391	905	439	83
Männer						
Krebserkrankungen (C00–D48)	749	733	517	314	200	60
Krankheiten des Kreislaufsystems (I00–99)	964	1.222	1.321	1.156	835	247
Krankheiten des Muskel-Skelett-Systems und des Bindegewebes (M00–99)	848	1.082	1.146	917	606	172
darunter:						
Arthrose (M15–19)	568	786	827	614	385	89

in Anspruch (23 %). Krebserkrankungen spielen ebenfalls eine relativ große Rolle; 15 % der Patientinnen und Patienten kamen deshalb in die Reha-Klinik. Bei Männern und Frauen bestehen unterschiedliche Schwerpunkte bezüglich der Diagnosen, die zu einer Rehabilitationsmaßnahme führen (siehe Tabelle 3.3.3.1). Die Inanspruchnahmerate der älteren Männer (ab 65 Jahren) ist bei den Kreislaufkrankheiten mehr als doppelt so hoch wie die der Frauen (1.099 vs. 453 je 100.000). Ischämische Herzkrankheiten (ICD-10: I20–25) waren für Männer ab 65 Jahren der häufigste Grund für eine Rehabilitationsmaßnahme. Frauen waren deutlich häufiger wegen Arthrose in einer Reha-Klinik (1.032 vs. 661 je 100.000).

Die Fachabteilung, in der die Patientinnen und Patienten den größten Teil ihrer stationären Rehabilitationsmaßnahme absolvierten, wird in der amtlichen Statistik erfasst. In der Altersgruppe der 65-Jährigen und Älteren (wie auch für alle Reha-Patientinnen und -Patienten insgesamt) haben die Fachabteilungen Innere Medizin und Orthopädie die größte Bedeutung [16]. Entsprechend dem geschlechtsspezifisch unterschiedlichen Diagnosespektrum, das bei älteren Frauen und Männern zum Reha-Aufenthalt führt, werden verschiedene Fachabteilungen belegt. 43 % der älteren Männer werden in einer Inneren Abteilung behandelt, aber nur 31 % der Frauen. In die Orthopädie wird demgegenüber über die Hälfte aller Frauen ab 65 Jahren aufgenommen (52 %), aber nur ein Drittel der Männer. Mit zunehmendem Alter zeigt sich ein deutlicher Anstieg des Anteils der Patientinnen und Patienten, die in einer Inneren Abteilung behandelt werden, und eine deutlich geringere Nutzung orthopädischer Abteilungen. Sehr wenige ältere Menschen werden in Fachabteilungen für Psychiatrie und Psychotherapie versorgt (unter 1 %). In jüngerem Alter haben diese Abteilungen größere Bedeutung. Nach der höchsten Inanspruchnahme im jungen Erwachsenenalter (20 bis 24 Jahre: 24 %) werden in der Altersgruppe 40 bis 44 Jahre immer noch 18 % aller Reha-Patientinnen und -Patienten in psychiatrischen Fachabteilungen behandelt. Dies korrespondiert mit der größeren Häufigkeit von Krankenhausaufenthalten aufgrund von psychischen Erkrankungen bei jüngeren Menschen, die aus der Krankenhausdiagnosestatistik ermittelt werden kann [16].

Ein Blick auf die durchschnittliche Verweildauer der Patientinnen und Patienten in Vorsorge- und Rehabilitationseinrichtungen zeigt, dass sie für Männer und Frauen innerhalb des betrachteten Altersspektrums ab 65 Jahren bei etwa 23 Tagen liegt [16]. Vergleicht man dies mit jüngeren Altersgruppen, so ist tendenziell eine Verkürzung der durchschnittlichen Reha-Dauer zu beobachten (Altersgruppe 20 bis 25 Jahre: 34 Tage; 40 bis 45 Jahre: 29 Tage). Die Analyse der Verweildauern ergab, dass diese stark vom Krankheitsbild abhängen. Beispielsweise verbrachten Patientinnen und Patienten aller Altersgruppen mit psychischen oder Verhaltensstörungen durch Alkohol durchschnittlich 81 Tage in Vorsorge- und Rehabilitationseinrichtungen, bei einer ischämischen Herzkrankheit dauerte der Aufenthalt durchschnittlich nur 22 Tage [16]. Der Anteil der Patientinnen und Patienten mit Diagnosen, die eine längere Verweildauer nach sich ziehen, ist im höheren Alter offenbar etwas geringer, weshalb sich im Altersverlauf eine Abnahme der durchschnittlichen Verweildauer zeigt.

Zusammenfassend zeigen die vorliegenden Daten zur Inanspruchnahme von Rehabilitationsmaßnahmen durch ältere Menschen, dass diese nach einem deutlichen Rückgang der Teilnahmeraten, der in etwa zum Zeitpunkt des Rentenbeginns festzustellen ist, im Alter wieder verstärkt in Anspruch genommen werden, von Männern etwas mehr als von Frauen. Der insgesamt höchste Stand der Rehabilitationsfälle pro 100.000 Einwohner ist in der Altersgruppe 75 bis 79 Jahre zu verzeichnen. Mit zunehmendem Alter ist zudem tendenziell eine Verkürzung der durchschnittlichen Reha-Dauer zu beobachten. Krankheiten des Muskel-Skelett-Systems sind bei den älteren Menschen ab 65 Jahren die häufigste Ursache für eine stationäre Rehabilitation. Daraus leitet sich die Bedeutung der orthopädischen Fachabteilungen für Reha-Maßnahmen bei dieser Altersgruppe ab. Abteilungen für Innere Medizin folgen an zweiter Stelle, insbesondere deshalb, weil Herz-Kreislauf-Erkrankungen bei älteren Männern die häufigste Hauptdiagnose für eine Inanspruchnahme von Rehabilitation darstellen.

Unter dem Oberbegriff Innere Medizin werden auch geriatrische Fachabteilungen erfasst, aber lediglich ein kleiner Teil der älteren Teilnehmerinnen und Teilnehmer von Rehabilitationsmaßnahmen wird auf einer klinisch geriatrischen Station behandelt. Die Inanspruchnahmeraten schwanken stark in Abhängigkeit vom Alter. In der Gruppe der 65-Jährigen und Älteren werden gut 3 % der Patientinnen und Patienten dort betreut, Frauen etwas häufiger als Männer. Der höchste Wert wird für 90-jährige und ältere Männer und Frauen ermittelt: Etwa jede dritte Rehabilitationsmaßnahme (31 %) wurde in einer geriatrischen Fachabteilung durchgeführt, wenngleich die Reha-Teilnehmerzahlen in diesem hohen Alter insgesamt sehr gering sind. In den letzten Jahren ist erfreulicherweise eine Verbesserung des Angebots im Bereich der geriatrisch-rehabilitativen Versorgung zu verzeichnen. Der Ausbau der Kapazitäten erfolgte allerdings regional begrenzt. Die Bedeutung ambulanter rehabilitativer Angebote als Fortführung der geriatrischen Rehabilitation in der Klinik wird in diesem Zusammenhang betont [2].

Zu beachten ist, dass die Daten der amtlichen Statistik lediglich über stationäre Reha-Maßnahmen Auskunft geben (und lediglich Vorsorge- und Rehabilitationseinrichtungen mit mehr als 100 Betten einbezogen werden), während zum Teil auch eine ambulant-wohnortnahe oder kombinierte Durchführung möglich ist, beispielsweise in Tageskliniken. Im Telefonischen Gesundheitssurvey 2003 wurde ermittelt, dass 80 % der älteren Reha-Teilnehmerinnen und -Teilnehmer (65 bis 84 Jahre) die letzte in Anspruch genommene Rehabilitation stationär absolvierten, jede/jeder 10. hatte eine ambulante Reha-Maßnahme, ebenfalls ca. 10 % eine kombinierte Maßnahme (Selbstangaben; unabhängig vom Alter zum Zeitpunkt der Reha-Maßnahme).

Insbesondere bei älteren Patientinnen und Patienten werden Probleme bei der Kontinuität der Versorgung diskutiert. Der Wechsel von einem Versorgungssegment, beispielsweise der akutstationären Behandlung, in ein anderes gelingt nicht immer reibungslos. Sowohl die Überleitung in die häusliche Umgebung als auch die professionelle Weiterbehandlung, zum Beispiel in Einrichtungen der ambulanten oder stationären Rehabilitation, sind betroffen. Ein Fehlen adäquater Angebote der weiterführenden Therapie oder Unterstützung im Alltag kann zum »Drehtüreffekt«, einer Wiedereinweisung ins Krankenhaus, führen [1].

3.3.4 Pflegerische Versorgung älterer Menschen

Unter der Maßgabe, die Strukturen der pflegerischen Versorgung in Deutschland zukunftsfähig zu machen, wurde am 26. Mai 1994 das Gesetz zur sozialen Absicherung des Risikos der Pflegebedürftigkeit beschlossen (Pflege-Versicherungsgesetz, PflegeVG). Damit konnte eine Lücke im sozialen Sicherungssystem der Bundesrepublik geschlossen werden: Pflegebedürftigkeit, die eine Langzeitpflege notwendig macht, wird nun durch die soziale und private Pflegeversicherung abgesichert. Im folgenden Abschnitt zur pflegerischen Versorgung älterer Menschen geht es schwerpunktmäßig um die Langzeitpflege. In welchem Umfang erhalten ältere Menschen Leistungen aus der Pflegeversicherung? Welche Leistungsformen dominieren? Wie stellt sich der Anteil Älterer, die langzeitpflegebedürftig sind, im Vergleich zu anderen Altersgruppen dar? Welche geschlechtsspezifischen Unterschiede sind zu beobachten?

Neben der längerfristigen Pflegebedürftigkeit werden auch im akuten Krankheitsfall pflegerische Leistungen benötigt. Leistungsträger ist in diesem Fall die gesetzliche Krankenversicherung (GKV). Zur Pflege bei Krankheit gehören die häusliche Krankenpflege im ambulanten Bereich sowie die Krankenhauspflege im stationären Bereich. Im Jahr 2006 entfielen laut Krankheitskostenrechnung des Statistischen Bundesamtes insgesamt 7,4 Milliarden Euro auf Einrichtungen der ambulanten Pflege [17]. Analysen zeigen, dass Frauen häusliche Krankenpflege deutlich häufiger als Männer in Anspruch nehmen [18]. Dies wird darauf zurückgeführt, dass Frauen im Schnitt älter werden als Männer und im hohen Alter häufiger allein leben. Altersdifferenzierte Angaben zur Inanspruchnahme von häuslicher Krankenpflege liegen derzeit nicht vor.

Die stationäre Pflege im Krankenhaus ist Teil der Krankenhausbehandlung. Quantitative Aussagen zur Inanspruchnahme können aus den Krankenhauspflegetagen abgeleitet werden, die in der Krankenhausdiagnosestatistik ausgewiesen sind. 145 Millionen Pflegetage wurden im Jahr 2006 durch die Krankenhäuser erbracht, davon entfiel knapp die Hälfte (71 Millionen) auf Menschen ab dem Alter von 65 Jahren. Bezogen auf alle im Jahr 2006 im Krankenhaus behandelten Patientinnen und Patienten entspricht diese Altersgruppe jedoch nur einem Anteil von 41 %. Diese Angaben machen deutlich, dass die durchschnittliche Zahl der Krankenhauspflegetage bei älteren Personen größer als in jüngeren Altersgruppen ist. In Abschnitt 3.3.2 wird darauf näher eingegangen.

Im Jahr 2005 waren 2,13 Millionen Versicherte der sozialen und privaten Pflegeversicherung als pflegebedürftig anerkannt. Als pflegebedürftig werden nach § 14 PflegeVG jene Personen bezeichnet, »die wegen einer körperlichen, geistigen oder seelischen Krankheit oder Behinderung für die gewöhnlichen und regelmäßig wiederkehrenden Verrichtungen im Ablauf des täglichen Lebens auf Dauer, voraussichtlich für mindestens sechs Monate, in erheblichem oder höherem Maße (§ 15 PflegeVG) der Hilfe bedürfen.« Betroffene reichen einen Antrag auf Leistungen der Pflegeversicherung ein und die Pflegekasse fällt auf der Grundlage der Empfehlungen des Medizinischen Dienstes der Krankenversicherung (MDK) die Entscheidung darüber, ob und in welchem Umfang ein Pflegebedarf besteht. Am 01.07.2008 ist das Pflege-Weiterentwicklungsgesetz (PflWG) in Kraft getreten, das die Pflegeversicherung besser auf die Bedürfnisse der Pflegebedürftigen und ihrer Angehörigen ausrichten soll [19]. Das Gesetz sieht unter anderem die Schaffung von Pflegestützpunkten und die Einführung einer Pflegezeit vor. Die ambulante Versorgung soll gestärkt werden. Das Gesetz beinhaltet auch Leistungserhöhungen, insbesondere für Demenzkranke.

Insgesamt 2,6 % der Menschen in Deutschland waren im Jahr 2005 als pflegebedürftig anerkannt [20]. Dabei bestehen ausgeprägte Alters- und Geschlechtsunterschiede (siehe Tabelle 3.3.4.1). In der Gruppe der unter 60-Jährigen liegt der Anteil der Pflegebedürftigen bei Frauen wie Männern unter 1 %. Mit zunehmendem Alter nimmt die Pflegebedürftigkeit stark zu (exponentieller Anstieg). Während bei den 70- bis 74-Jährigen »nur« jede/jeder Zwanzigste pflegebedürftig ist, haben 90- bis 94-Jährige die höchste Pflegequote: Der Anteil der Pflegebedürftigen an allen Menschen dieser Altersgruppe betrug 61 %. Insgesamt waren 82 % aller Pflegebedürftigen 65 Jahre und älter; 33 % 85 Jahre und älter. Auffallend ist, dass Frauen ab ca. dem 80. Lebensjahr eine deutlich höhere Pflegequote aufweisen – also eher pflegebedürftig sind als Männer dieser Altersgruppe. So beträgt z. B. die Pflegequote bei den 90- bis

Tabelle 3.3.4.1
Pflegebedürftige in der jeweiligen Altersgruppe nach Geschlecht 2005
Quelle: Pflegestatistik 2005 [20]

Altergruppe	Frauen	Männer	Gesamt
unter 15 Jahre	0,5 %	0,6 %	0,5 %
15–59 Jahre	0,5 %	0,5 %	0,5 %
60–64 Jahre	1,5 %	1,7 %	1,6 %
65–69 Jahre	2,4 %	2,8 %	2,6 %
70–74 Jahre	4,9 %	4,9 %	4,9 %
75–79 Jahre	10,3 %	8,5 %	9,6 %
80–84 Jahre	22,3 %	15,8 %	20,3 %
85–89 Jahre	39,7 %	26,9 %	36,3 %
90–94 Jahre	65,6 %	43,6 %	60,8 %
95 Jahre und älter	69,3 %	29,0 %	58,5 %
Gesamt	3,4 %	1,7 %	2,6 %

94-jährigen Frauen 66 %, bei den Männern gleichen Alters hingegen »nur« 44 %. Auch bezogen auf alle Altersgruppen ist die deutlich stärkere Betroffenheit der Frauen von Pflegebedürftigkeit feststellbar: 68 % der Pflegebedürftigen sind Frauen [20]. Aus der Altersforschung ist bekannt, dass Frauen oftmals länger leben als Männer, aber von vielen mit dem Alter einhergehenden Erkrankungen und Funktionseinbußen stärker betroffen sind als Männer [18, 21] (vgl. Kapitel 2.2). Dies dürfte nicht nur an der längeren Lebenszeit liegen sondern auch an sozialen Faktoren wie dem Familienstand und der Haushaltsform. Ein Großteil der Frauen ist im Alter allein stehend und war oftmals zuvor erheblichen Belastungen durch die Pflege des Partners ausgesetzt. Zudem spielt die geschlechtsdifferenzierte Ausprägung von Erkrankungen eine Rolle: Während ältere Männer häufiger von Erkrankungen betroffen sind, die mit einer Frühsterblichkeit einhergehen, leiden Frauen öfter unter Erkrankungen, die zwar zu körperlichen Einschränkungen, nicht aber zu vorzeitigem Tod führen [22]. Erreichen ältere Männer ein hohes Alter, haben sie deshalb häufiger als gleichaltrige Frauen eine relativ gute Gesundheit.

Mehr als zwei Drittel (68 % bzw. 1,45 Millionen) der Pflegebedürftigen wurden im Jahr 2005 ambulant, das heißt zu Hause versorgt. 980.000 Pflegebedürftige erhielten ausschließlich Pflegegeld. Sie wurden in der Regel zu Hause allein durch Angehörige gepflegt. Informationen zu pflegenden Angehörigen finden sich im Kapitel 4.2. Weitere 472.000 Pflegebedürftige lebten ebenfalls in Privathaushalten. Bei ihnen erfolgte die Pflege jedoch zum Teil oder vollständig durch ambulante Pflegedienste. 32 % (677.000) wurden in Pflegeheimen betreut [20]. Von den zu Hause versorgten Pflegebedürftigen, die ausschließlich von Angehörigen betreut wurden, waren im Dezember 2005 60 % Frauen (Empfängerinnen von ausschließlich Pflegegeld). Der Frauenanteil in Pflegeheimen war mit 77 % deutlich höher.

Auch von der Schwere der Pflegebedürftigkeit hängt ab, wo pflegebedürftige Personen leben und wer sie versorgt. Das PflegeVG unterscheidet je nach vorliegendem Hilfebedarf drei Stufen der Pflegebedürftigkeit: Pflegestufe I (erhebliche Pflegebedürftigkeit), Pflegestufe II (Schwerpflegebedürftigkeit) und Pflegestufe III (Schwerstpflegebedürftigkeit). Schwerstpflegebedürftige werden eher im Heim versorgt: Der Anteil Pflegebedürftiger mit höchster Pflegestufe (Stufe 3) beträgt im Heim 21 %, bei den zu Hause Versorgten 10 %. Mit dem Alter nimmt der Anteil Schwerstpflegebedürftiger zu: Während unter den 65- bis 70-jährigen Pflegebedürftigen (Männer und Frauen) nur etwa jede/jeder neunte der Pflegestufe 3 zugeordnet wurde (12 %), betrifft dies bei den 95-Jährigen und Älteren jede/jeden fünfte.

Betrachtet man die Angaben aus der amtlichen Statistik speziell für pflegebedürftige 65-jährige und ältere Männer und Frauen, zeigen sich ebenfalls die bereits genannten Trends (siehe Tabelle 3.3.4.2). Von den älteren pflegebedürftigen Frauen zwischen 65 und 69 Jahren wird ein Viertel im Pflegeheim versorgt und von den hochaltrigen Frauen ab 95 Jahre über die Hälfte (55 %). Von den hochaltrigen Männern mit Pflegebedarf in dieser Altersgruppe ist dagegen nur gut ein Drittel in einem Heim untergebracht (38 %), alle anderen werden zu Hause von Angehörigen und/oder Pflegediensten versorgt [20].

Die Art der Versorgung von Personen, die gemäß PflegeVG anerkannt pflegebedürftig sind, begründet den Anspruch auf bestimmte Leistungen aus der Pflegeversicherung. Versicherte, die in einem Pflegeheim leben, haben Anspruch auf vollstationäre Leistungen. Pflegebedürftige, die zu Hause gepflegt werden, können zwischen

Tabelle 3.3.4.2
Art der Betreuung der Pflegebedürftigen nach Alter und Geschlecht 2005, Anteile an allen Pflegebedürftigen der entsprechenden Altersgruppe in %
Quelle: Pflegestatistik 2005, eigene Berechnungen [20]

Altersgruppe	Pflegebedürftige in Pflegeheimen	Pflegebedürftige, zu Hause von ambulanten Pflegediensten betreut	Pflegebedürftige, zu Hause nur von Angehörigen betreut
Frauen			
alle Altersgruppen (0 bis über 95 Jahre)	36,2 %	22,9 %	40,9 %
65–69 Jahre	25,0 %	21,0 %	54,0 %
70–74 Jahre	26,8 %	23,8 %	49,4 %
75–79 Jahre	31,6 %	25,5 %	42,9 %
80–84 Jahre	37,9 %	25,8 %	36,3 %
85–89 Jahre	42,8 %	24,8 %	32,5 %
90–95 Jahre	48,9 %	22,6 %	28,5 %
95 Jahre und älter	54,8 %	20,9 %	24,2 %
Männer			
alle Altersgruppen (0 bis über 95 Jahre)	22,6 %	20,6 %	56,8 %
65–69 Jahre	25,0 %	17,0 %	58,0 %
70–74 Jahre	23,1 %	20,0 %	57,0 %
75–79 Jahre	23,1 %	24,3 %	52,6 %
80–84 Jahre	26,0 %	28,4 %	45,6 %
85–89 Jahre	29,7 %	30,1 %	40,2 %
90–95 Jahre	35,3 %	30,0 %	34,6 %
95 Jahre und älter	37,9 %	29,4 %	32,6 %

den Leistungen eines ambulanten Pflegedienstes (Sachleistung) und dem Pflegegeld (Pflege durch Angehörige) wählen. Das Pflegegeld ist nach wie vor die dominante Leistungsform der Pflegeversicherung: 46 % aller Leistungsempfänger wählten im Jahr 2005 diese Form der Unterstützung bei Pflegebedürftigkeit. In den letzten Jahren ist allerdings eine leichte Trendverschiebung in Richtung professioneller und stationärer Pflege zu beobachten [18, 20]. Dies hängt zum einen mit den hohen Anforderungen zusammen, die eine Pflege zu Hause an die Pflegepersonen stellt. Außerdem finden sich hierin Veränderungen in den Familien- und Haushaltsstrukturen. Die Analysen zur Inanspruchnahme der verschiedenen Leistungsformen der Pflegeversicherung durch Ältere ergeben ein ganz ähnliches Bild wie die bereits präsentierten Daten zur Unterbringung Pflegebedürftiger. Mit zunehmendem Alter steigt der Anteil der Empfängerinnen und Empfänger von Leistungen für die stationäre Pflege. Dementsprechend sinkt im Alter der Anteil der Pflegebedürftigen, die ausschließlich Pflegegeld in Anspruch nehmen, ebenso die Zahl der Personen, die Kombinationsleistungen erhalten. Bei Frauen werden ab dem Alter von 80 Jahren Leistungen zur stationären Pflege häufiger in Anspruch genommen als Pflegegeld und kombinierte Leistungen, bei Männern etwa zehn Jahre später (siehe Tabelle 3.3.4.2).

Welche Erkrankungen sind es hauptsächlich, die bei älteren und sehr alten Menschen zu einer Langzeitpflegebedürftigkeit führen? Bei den 65- bis 79-Jährigen sind Krankheiten des Herz-Kreislauf-Systems, psychische und Verhaltensstörungen (zu dieser Kategorie zählen auch demenzielle Erkrankungen), Krankheiten des Skeletts, der Muskeln und des Bindegewebes sowie Neubildungen die Hauptursachen für die Anerkennung einer Pflegebedürftigkeit (Daten: Pflegeberichterstattung der Medizinischen Dienste 2002 in [18]). Bei beiden Geschlechtern stehen in diesem Alter Herz-Kreislauf-Erkrankungen erster Stelle, bei Frauen folgen psychische Erkrankungen, bei Männern Neubildungen. In der Altersgruppe 80 Jahre und älter wurde am häufigsten die ICD-10 Hauptgruppe »Symptome und abnorme klinische Befunde« als pflegebegründende Diagnose angegeben, unabhängig vom Geschlecht. In der Pflegeberichterstattung der Medizinischen Dienste stellt »Senilität« die häufigste Einzeldiagnose in dieser Hauptgruppe dar [18]. Die Verwendung des Begriffes »Senilität« wird allerdings kritisch diskutiert, zumeist wird damit eine im Alter auftretende Schwäche oder Gebrechlichkeit bezeichnet, die insbesondere auch die geistige Funktionsfähigkeit beeinträchtigt. Nimmt man die psychiatrischen Krankheitsbilder, die unspezifischen Symptome und die bei den Krankheiten des Nervensystems erfasste Alzheimer-Krankheit zusammen, so stellen demenzielle Erkrankungen die häufigste Ursache von Pflegebedürftigkeit dar. Ihr Anteil steigt mit zunehmendem Alter deutlich an. In der Altersgruppe der über 80-Jährigen wird Pflegebedürftigkeit in mehr als 35 % der Fälle durch eine demenzielle Erkrankung begründet [18]. Der Zusammenhang zwischen funktionaler Gesundheit und Pflegebedürftigkeit wird in Kapitel 2.2 erläutert.

Zusammenfassend ist festzustellen, dass die vorhandenen Daten zur Inanspruchnahme von Leistungen zur Pflege auf ausgeprägte Alters- und Geschlechtsunterschiede bei den Leistungsempfängern hinweisen. Mehr als vier Fünftel der Pflegebedürftigen im Jahr 2005 waren 65 Jahre und älter. Der Anteil der Pflegebedürftigen steigt dabei von Altersgruppe zu Altergruppe. Für Frauen ergibt sich ab etwa dem achtzigsten Lebensjahr eine deutlich höhere Pflegequote als für Männer. Mit zunehmendem Alter steigt der Anteil der Leistungsempfänger, die stationäre Pflege in Anspruch nehmen. Ältere Frauen sind aufgrund der höheren Lebenserwartung verbunden mit einem schlechteren Gesundheitszustand und geringeren familiären Ressourcen (allein lebend) häufiger in Pflegeheimen untergebracht. Hervorzuheben ist, dass bei über einem Drittel der ältesten Pflegebedürftigen (über 80 Jahre) die Pflegebedürftigkeit im Zusammenhang mit einer demenziellen Erkrankung steht [18].

Die Frage, wie sich die Inanspruchnahme von Leistungen zur Pflege in den kommenden Jahren entwickeln wird, ist Gegenstand verschiedener Modellrechnungen. Klar ist, dass die demografische Entwicklung in Deutschland zu einer deutlichen Zunahme älterer und sehr alter Menschen führen wird. Daraus kann ganz allgemein geschlussfolgert werden, dass die Zahl derjenigen, die auf pflegerische Leistungen angewiesen sind, zunehmen wird. Wenn die Zahl der Pflegebedürftigen geschätzt werden soll, die im Jahr 2030 oder 2040 Leistungen aus der Pflegeversicherung in Anspruch nehmen, müssen neben den Informationen zur demografischen Entwicklung auch Annahmen über Pflegewahrscheinlichkeiten (Prävalenzen) herangezogen werden. Es bestehen unterschiedliche Auffassungen darüber, wie sich der Gesundheitszustand der älteren und sehr alten Bevölkerung in der Zukunft entwickeln wird (vgl. Kapitel 2.5). Ob Krankheiten, die zur Pflegebedürftigkeit führen, genau so häufig auftreten wie heute oder möglicherweise später bzw. seltener sind, ist Gegenstand verschiedener Hypothesen. Viele Prognosen stimmen jedoch darin überein, dass die Zahl der Pflegebedürftigen bis zum Jahre 2040 zunehmen wird und mit einer steigenden Inanspruchnahme von Leistungen aus der Pflegeversicherung zu rechnen ist [18].

3.3.5 Arzneiverbrauch im Alter

Im Jahr 2006 wurden 39,6 Milliarden Euro für Arzneimittel ausgegeben. Das sind ca. 16 % der gesamten Ausgaben für Gesundheit [23]. Die Ausgaben für Arzneimittel betrugen je Einwohner 480 Euro (eigene Berechnungen nach [23]). Durch die mit dem Alter ansteigende Menge ärztlich verordneter Medikamente stellt der Arzneimittelverbrauch insbesondere in der Gruppe der älteren und sehr alten Menschen einen bedeutenden Kostenfaktor dar. Im folgenden Abschnitt wird die Häufigkeit von Arzneimittelanwendungen im Alter, auch im Vergleich zu jüngeren Altersgruppen dargestellt. Das Spektrum der Medikamente, die von älteren Menschen eingenommen werden, wird beschrieben und es wird der Frage nachgegangen, ob es geschlechtsspezifische Muster des Arzneiverbrauchs gibt. Der Beitrag des Alters und der Beitrag der Morbidität zum erhöhten Arzneimittelkonsum älterer Männer und Frauen werden diskutiert.

Im ersten Teil der Ausführungen steht das Verordnungsgeschehen im Mittelpunkt. Für den Bereich der gesetzlichen Krankenversicherung (GKV) gibt der jährlich erscheinende Arzneiverordnungsreport hierüber Auskunft [24, 25]. Spezielle Auswertungen zum Arzneimittelkonsum Älterer enthält der Arzneimittel-Report der Gmünder ErsatzKasse (GEK-Arzneimittel-Report) [26, 27]. Er wurde für das vorliegende Kapitel ebenfalls herangezogen, obwohl hier nur die Versichertenpopulation der GEK einbezogen ist. Nach den Ausführungen zu Verschreibungen geht es im zweiten Teil des Abschnittes um die tatsächliche Medikamenteneinnahme und um Angaben zur Selbstmedikation, die auf Selbstangaben in Surveys beruhen.

Die Verordnung einer Arzneimitteltherapie ist stark alters- und geschlechtsabhängig [27]. So bekamen insgesamt knapp 74 % aller GEK-Versicherten im Jahr 2007 Arzneimittel verordnet, bei den Frauen lag der Anteil bei 78 %, bei den Männern bei 69 %. Die Verordnungsrate steigt mit zunehmendem Alter deutlich an. Fast jede bzw. jeder Versicherte ab 65 Jahren (92 %) bekam im Laufe des Jahres 2007 mindestens einmal eine Arzneimittelverordnung (Männer 90 %, Frauen 94 %) (siehe Tabelle 3.3.5.1). Geschlechtsspezifische Unterschiede in der Inanspruchnahme gibt es im Alter kaum noch, die Raten gleichen sich an. Im jüngeren und mittleren Erwachsenenalter bekommen dagegen durchgängig deutlich mehr weibliche als männliche GEK-Versicherte Arzneimittel verordnet.

Detaillierter lässt sich der Arzneimittelgebrauch der älteren und sehr alten Menschen über die Abgabemengen (definierte Tagesdosen – DDD) und die Arzneimittelgruppen der verordneten Medikamente beschreiben. Durchschnittlich wurden im Jahr 2006 jedem und jeder Versicherten der GKV 419 definierte Tagesdosen verordnet [28]. Eine definierte Tagesdosis ist eine angenommene mittlere tägliche Dosis eines Medikamentes; berücksichtigt wird hierbei also nicht die tatsächlich verordnete Arzneimitteldosis. Der Umfang der Verordnungen variiert mit dem

Tabelle 3.3.5.1
Versicherte der Gmünder ErsatzKasse mit Arzneiverordnungen nach Alter und Geschlecht 2007
Quelle: Routinedaten der GEK 2007 [27]

Altersgruppe	Frauen	Männer
60–69 Jahre	89,6 %	84,9 %
70–79 Jahre	93,9 %	92,0 %
80–89 Jahre	96,3 %	95,5 %
90–99 Jahre	95,7 %	94,7 %
100 Jahre und älter	100,0 %	100,0 %
Gesamt (0–99 Jahre)	78,4 %	69,4 %

Alter: Die Zahl der DDD liegt bei älteren und sehr alten Menschen deutlich höher als im jüngeren und mittleren Erwachsenenalter. Die niedrigsten Werte weisen die 20- bis 24-jährigen Männer und Frauen auf: 58 Tagesdosen wurden jährlich verordnet (Mittelwert). Der höchste Wert wird im Alter von 80 bis 84 Jahren erreicht: durchschnittlich 1.278 DDD (siehe Tabelle 3.3.5.2). Unter Einbeziehung der gesamten Versichertenpopulation der GKV wurden mit Blick auf die definierten Tagesdosen nahezu durchgängig geschlechtsspezifische Unterschiede gefunden. In fast jeder Altersgruppe werden Frauen mehr Arzneimittel verordnet als Männern (gemessen in DDD). Als Ursache hierfür wird angeführt, dass Männer und Frauen zwar pro Arztbesuch gleich häufig Arzneimittel verord-

Tabelle 3.3.5.2
Arzneiverordnung je Versicherter der GKV nach Alter (definierte Tagesdosen, DDD) 2006
Quelle. Arzneimittelindex des Wissenschaftlichen Instituts der Ortskrankenkassen (WIdO) 2006 [28]

Altersgruppe	definierte Tagesdosen (DDD)
65–69 Jahre	890
70–74 Jahre	1.115
75–79 Jahre	1.270
80–84 Jahre	1.278
85–89 Jahre	1.133
90 Jahre und älter	1.013
Gesamt (0–90 Jahre und älter)	419

net bekommen, Frauen aber deutlich öfter einen Arzt aufsuchen [28]. Darüber hinaus betreiben Frauen vermutlich in größerem Umfang Selbstmedikation.

Die nachfolgende Abbildung 3.3.5.1 verdeutlicht, welche Arzneimittelgruppen den GKV-Patientinnen und -Patienten im Alter am häufigsten verordnet werden. Statt der traditionellen Indikationsgruppen der Roten Liste werden in der Grafik Arzneimittelgruppen auf der Basis des anatomisch-therapeutisch-chemischen Systems (ATC-Systems) der Weltgesundheitsorganisation (WHO) dargestellt [28]. Nach dieser Klassifikation stehen Angiotensinhemmstoffe an der Spitze der verordnungshäufigsten Arzneimittelgruppen, sowohl bei den älteren Patientinnen und Patienten ab 65 Jahren sowie auch bei allen GKV-Versicherten mit Arzneiverordnungen im Jahr 2007. Als Angiotensinhemmstoffe werden ACE-Hemmer und weitere Stoffe zusammengefasst. Keine andere Arzneimittelgruppe wird so häufig für die Behandlung von Herz-Kreislauf-Erkrankungen eingesetzt. Insgesamt dient der überwiegende Teil der in Abbildung 3.3.5.1 enthaltenen Arzneimittelgruppen mit den höchsten DDD pro Patientin/Patient zur Therapie von Herz-Kreislauf-Erkrankungen, zum Beispiel Betarezeptorenblocker, Diuretika und Lipidsenker. Antidiabetika sind ebenfalls unter den sieben Arzneimittelgruppen, die älteren und sehr alten Patientinnen bzw. Patienten besonders oft verordnet werden. Außerdem haben Medikamente zur Behandlung rheumatischer Erkrankungen und gegen Schmerzen in der Altersgruppe der 65-Jährigen und Älteren große Bedeutung [26]. Aus Abbildung 3.3.5.1 geht auch hervor, dass der Arzneiverbrauch im Alter in Bezug auf einzelne Medikamentengruppen nicht gleichmäßig zunimmt. Für Diuretika und Herztherapeuti-

Abbildung 3.3.5.1
Verordnung von Fertigarzneimitteln zu Lasten der gesetzlichen Krankenversicherung nach Alter 2007
(definierte Tagesdosen (DDD) je GKV-Versicherten, Arzneimittelgruppen 2. ATC-Ebene)
Quelle: Arzneimittelindex des Wissenschaftlichen Instituts der Ortskrankenkassen (WIdO) 2007 [29]

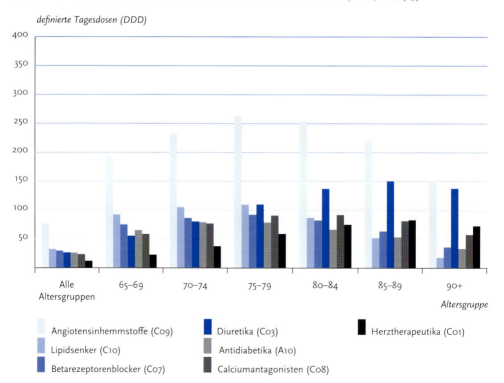

ka steigt er beispielsweise an. Die Verordnungen von Antidiabetika gehen dagegen mit steigendem Alter zurück. Für andere Medikamentengruppen ist nach einem Anstieg ein Rückgang in den höchsten Altersgruppen (ab 80 Jahren) zu beobachten, beispielsweise Angiotensinhemmstoffen und Lipidsenker.

Geschlechtsspezifische Arzneiverordnungen betreffen bei älteren und sehr alten Männern Urologika (Prostataerkrankungen) und Medikamente gegen Gicht, sowie bei Frauen Sexualhormone und Schilddrüsentherapeutika (GEK-Versicherte 2004 [26]). Die Verordnung von Antidepressiva im Alter soll an dieser Stelle noch kurz erwähnt werden, denn Antidepressiva sind eine Arzneimittelgruppe, deren Bedeutung in der Versorgung in den letzten Jahren stark gewachsen ist. Die Wirksamkeit der Wirkstoffe ist allerdings heftig umstritten [27]. Der Anteil der Versicherten mit Antidepressivaverordnung im Jahre 2007 ist bei Frauen nahezu doppelt so hoch wie bei Männern. Bei 65- bis 70-jährigen Frauen beträgt er etwa 12 %, bei gleichaltrigen Männern etwa 5 % (GEK-Versicherte [27]). Der Anteil steigt bei beiden Geschlechtern mit dem Alter deutlich an (90- bis 95-jährige Frauen ca. 19 %, Männer ca. 11 %). Antidepressiva werden allerdings sowohl zur Behandlung von Depressionen und weiteren psychiatrischen Erkrankungen eingesetzt als auch zur Therapie chronischer Schmerzen. Ausgehend von Erkenntnissen darüber, welche Antidepressiva wegen unerwünschter Wirkungen als problematisch für ältere Menschen gelten, wurde ermittelt, dass bei GEK-versicherten Frauen ab 65 Jahren 33 % der verordneten Packungen auf Präparate entfielen, die für diese Altersgruppe nicht empfehlenswert sind [27]. Dies unterstreicht die ärztliche Verantwortung bei der Entscheidung für eine Verordnung von Psychopharmaka.

Die Arzneimitteltherapie älterer und sehr alter Menschen verlangt viel therapeutische Erfahrung, denn ältere Patientinnen und Patienten weisen auf der einen Seite zahlreiche altersspezifische Besonderheiten auf, die für die Therapie von Bedeutung sind, beispielsweise eine nachlassende Nieren- und Leberfunktion, feinmotorische Schwierigkeiten und Einschränkungen beim Erinnerungsvermögen. Andererseits nehmen an klinischen Studien zu Wirkungen (und unerwünschten Wirkungen) der Medikamente oftmals nur Probanden im jungen oder mittleren Erwachsenenalter teil [26, 30]. Im Gegensatz dazu bekommen ältere und sehr alte Männer und Frauen deutlich häufiger und mehr verschiedene Arzneimittel verordnet als junge Menschen.

Die Häufigkeit von Medikationsfehlern, unerwünschten Arzneimittelwirkungen und Arzneimittelinteraktionen nimmt mit steigender Zahl der Wirkstoffe proportional zu. Für geriatrische Patientinnen und Patienten wird empfohlen, nicht mehr als vier Medikamente regelmäßig anzuwenden [26, 30]. Die Auswertung der Verordnung von Arzneimitteln für ältere und sehr alte Versicherte der GEK ergab, dass insbesondere in der Gruppe der sehr alten Frauen von dieser Empfehlung oftmals abgewichen wird: 40 % der weiblichen Versicherten im Alter von 85 bis 90 Jahren erhielten im Jahr 2005 mehr als acht Wirkstoffe [26].

Unerwünschte Arzneimittelwirkungen bei älteren und sehr alten Männern und Frauen wurden von einer Arbeitsgruppe in den USA systematisch ausgewertet. Die Arbeitsgruppe veröffentlichte eine Liste mit Arzneimitteln, deren Anwendung bei älteren Patientinnen und Patienten als problematisch erachtet wird [26]. Für die GEK wurde mit Verordnungsdaten aus dem Jahr 2005 ermittelt, dass 20 % aller versicherten Männer und Frauen ab 65 Jahren, das entspricht 22 % aller Arzneimittelpatientinnen und -patienten, mindestens einen Wirkstoff erhielten, der auf dieser Liste steht. In der betroffenen Gruppe erhielten 20 % der Frauen und über 15 % der Männer sogar mehr als einen Wirkstoff von der Liste [26]. Die GEK leitet aus diesen Ergebnissen zur Arzneimittelverordnung bei 65-Jährigen und Älteren einen dringenden Handlungsbedarf ab [26].

Wichtige neue Erkenntnisse zu diesem Thema, speziell für den deutschen Markt werden in nächster Zeit erwartet, denn das Bundesministerium für Bildung und Forschung fördert seit 2007 mehrere Verbundprojekte, die sich unter anderem speziell mit den Grundlagen für eine Optimierung der Arzneimitteltherapie im höheren Lebensalter befassen [27].

Die bisherigen Ausführungen zur Inanspruchnahme von Arzneimitteln durch ältere Menschen basieren auf Daten, die das Verordnungsgeschehen widerspiegeln. Sie geben Auskunft über Medikamente, die von niedergelassenen Ärztinnen und Ärzten verschrieben und in den Apotheken zu Lasten der GKV bzw. der GEK abgegeben wurden. Nicht verschreibungspflichtige Arzneimittel dürfen ohne Rezept in Apotheken verkauft werden. Seit 2004 (GKV-Modernisierungsgesetz) können sie bis auf wenige Ausnahmen nicht mehr ärztlich verordnet werden, das heißt die Patientinnen und Patienten müssen selbst zahlen. Dadurch werden nicht verschreibungspflichtige Arzneimittel in den Abrechnungsdaten der Krankenkassen nicht erfasst. Sie machen aber einen großen Teil der in Apotheken abgegebenen Packungen aus. Nach Angaben des Bundesverbandes der Arzneimittelhersteller entfielen im Jahr 2007 nur 48 % der abgegebenen Arzneimittelpackungen auf ärztlich verordnete Präparate, für die Rezeptpflicht besteht, 10 % der Packungseinheiten waren verordnete, nicht rezeptpflichtige Medikamente und 43 % dienten der Selbstmedikation.

Außerdem ist von Bedeutung, dass Angaben zur Abgabe von Arzneimitteln nicht den tatsächlichen Verbrauch widerspiegeln. Bei chronischen Krankheiten wird eher als bei akuten Erkrankungen davon ausgegangen, dass die verordneten Medikamente eingenommen werden [31, 32]. Studien zur Compliance zeigten allerdings, dass selbst bei chronischen Krankheiten, wie beispielsweise Hypertonie, Fettstoffwechselstörungen, Diabetes, Rheuma oder Osteoporose die Medikamenteneinnahme von einem großen Teil der Patientinnen und Patienten (zwischen 20 % und 70 %) selbstständig beendet wird [33, 34]. Niedrige Non-Compliance-Raten wurden dagegen für Kontrazeptiva gefunden [33].

Aussagen zum tatsächlichen Arzneimittelkonsum der älteren Bevölkerung, einschließlich der Selbstmedikation lassen sich aus Arzneimittelsurveys ableiten. 1998 wurde in Deutschland ein solcher Survey als Teil des Bundes-Gesundheitssurvey durchgeführt, der Personen bis 79 Jahre einbezog. Es zeigte sich, dass über alle Altersgruppen hinweg insgesamt 70 % aller Männer und Frauen mindestens einmal innerhalb der letzten 7 Tage Arzneimittel angewendet hatten. Im letzten Jahr nahmen nur 9 % gar keine Medikamente ein [35]. Mit steigendem Alter erhöht sich der Anteil der Personen, die in den letzten sieben Tagen Arzneimittel benötigten (siehe Tabelle 3.3.5.3). Der Arzneimittelgebrauch der Frauen erreicht in allen Altersstufen ein höheres Niveau als bei den Männern, ab der Altersgruppe 60 bis 69 Jahre wird dieser Unterschied aber geringer. Auch bezüglich der Anzahl eingenommener Arzneimittel zeigte sich eine deutliche Zunahme mit steigendem Alter. Dieser Trend beginnt wiederum im Vorrentenalter (50 bis 59 Jahre) und setzt sich bis zur höchsten Altergruppe fort. Frauen konsumieren in allen Altergruppen mehr Präparate als Männer. Multimedikation, hier definiert als gleichzeitige Anwendung von zwei und mehr Arzneimitteln, wird mit steigendem Alter erwartungsgemäß häufiger, geschlechtsspezifische Unterschiede verringern sich. Im Arzneimittelsurvey wurde auch erfasst, welche der eingenommenen Medikamente ärztlich verordnet waren

Tabelle 3.3.5.3
Arzneimittelanwendung in den letzten sieben Tagen nach Alter und Geschlecht 1998
Quelle: Bundes-Gesundheitssurvey 1998, eigene Berechnungen [35]

Altersgruppe	Frauen	Männer
Arzneimittelanwender		
60–69 Jahre	89,2 %	82,3 %
70–79 Jahre	92,9 %	87,4 %
durchschnittliche Anzahl eingenommener Arzneimittel pro Arzneimittelanwender		
60–69 Jahre	4,3	3,6
70–79 Jahre	4,8	4,3
Multimedikation (2 und mehr Arzneimittel) bei Arzneimittelanwendern		
60–69 Jahre	86,0 %	80,7 %
70–79 Jahre	85,1 %	89,1 %
Arzneimittelanwender mit ausschließlich ärztlich verordneten Medikamenten		
60–69 Jahre	53,3 %	64,7 %
70–79 Jahre	64,9 %	69,2 %
Arzneimittelanwender mit ausschließlich selbst verordneten Medikamenten		
60–69 Jahre	6,5 %	12,2 %
70–79 Jahre	3,0 %	3,8 %
Arzneimittelanwender mit sowohl ärztlich als auch selbst verordneten Medikamenten		
60–69 Jahre	40,2 %	23,1 %
70–79 Jahre	32,2 %	27,0 %

und welche keinen unmittelbaren Bezug zur Verordnung hatten (Selbstmedikation). Von allen Arzneimittelanwenderinnen und -anwendern nahm knapp die Hälfte selbst verordnete Arzneimittel ein. Bei den Älteren wird der Anteil derer, die nur selbst verordnete Medikamente einnehmen, geringer.

Aus den vorliegenden Daten zum Medikamentenkonsum älterer Menschen ist zusammenfassend erkennbar, dass sowohl die Zahl der Verordnungen als auch die tatsächliche Medikamenteneinnahme mit dem Älterwerden zunimmt. Das wird zum einen am Anteil der Personen deutlich, die Medikamente einnehmen, und zum anderen an der Anzahl der eingenommenen Präparate pro Person. Die Zahl der definierten Tagesdosen liegt bei älteren und sehr alten Menschen deutlich höher als im jüngeren und mittleren Erwachsenenalter. Wenn man jedoch den Einfluss verschiedener Faktoren auf die Medikamenteneinnahme prüft, so ergeben sich Hinweise darauf, dass nicht das Alter sondern die Morbidität den stärksten Einfluss hat. Aus den Daten des Arzneimittelsurvey kann geschlussfolgert werden, dass zunächst die Anzahl der Krankheiten und das Geschlecht ausschlaggebend dafür sind, ob in den letzten sieben Tagen Arzneimittel eingenommen wurden [35, 36].

Obwohl ältere und sehr alte Menschen – vermutlich krankheitsbedingt – mehr Medikamente als Jüngere einnehmen, steigen die Arzneimittelkosten im Alter nicht im erwarteten Umfang, denn die Kosten pro DDD sinken mit zunehmendem Alter [28]. Die Arzneimittel für 65-jährige und ältere Männer und Frauen, die in der GKV versichert sind, kosten in Abhängigkeit von Alter und Geschlecht um 0,7 Euro je DDD (höchster Wert: 1,91 Euro bei 25- bis 29-jährigen Männern, Jahr 2006). Die Arzneitherapie für Männer ist insgesamt deutlich teurer als für Frauen, die Unterschiede nähern sich aber im Altersverlauf an.

3.3.6 Wahrnehmung präventiver Angebote

Nahezu alle epidemiologisch wichtigen Erkrankungen im Alter weisen präventive Potenziale auf [37]. Die Verhütung weit verbreiteter chronischer Beeinträchtigungen, wie zum Beispiel Herz-Kreislauf-Erkrankungen, Diabetes, Atemwegserkrankungen und Osteoporose aber auch die Eindämmung infektiöser Erkrankungen und die Verhinderung von Stürzen sind Ansatzpunkte für die Prävention im Alter (vgl. Kapitel 2.1). Diese kann in Form von primären, sekundären oder tertiären Präventionsmaßnahmen erfolgen. Die Vielzahl von Ansätzen und Handlungsfeldern, die für Gesundheitsförderung und Krankheitsverhütung bei älteren Menschen bestehen, werden bislang in der Öffentlichkeit, in den ärztlichen und pflegerischen Berufen wie auch in der Politik unterschätzt [2, 6, 38]. In Deutschland liegen präventive und gesundheitsförderliche Angebote für Senioren nur vereinzelt vor [38]. Gesetzlich verankert sind einige diagnostische Untersuchungen, die der Krankheitsfrüherkennung dienen. Seit dem 1. April 2005 gibt es zudem das hausärztlich-geriatrische Basisassessment [6].

Im folgenden Abschnitt wird die Inanspruchnahme von Präventionsmaßnahmen beschrieben, die im Fünften Sozialgesetzbuch Gesetzliche Krankenversicherung (SGB V) verankert sind. Dies sind zum einen Impfungen (§ 23 SGB V), hier die Grippeschutzimpfung – eine primärpräventiv ausgerichtete Maßnahme – sowie zwei Angebote der sekundären Prävention: die Gesundheitsuntersuchung »Check-up« (§ 25 Abs. 1 SGB V) und die Krebsfrüherkennung (§ 25 Abs. 2 SGB V). Diese Präventionsmaßnahmen wurden ausgewählt, weil sie für die betrachtete Altersgruppe relevant sind und weil Daten zur Inanspruchnahme zur Verfügung stehen. Es wurde ausgewertet, in welchem Umfang 65-Jährige und Ältere an den genannten Vorsorgemaßnahmen teilnehmen und ob es geschlechtsspezifische Unterschiede gibt. Dabei erfolgte auch ein Vergleich mit den Teilnahmeraten von jüngeren anspruchsberechtigten Personen, um Besonderheiten der Inanspruchnahme durch Ältere herauszuarbeiten.

Einen Schutz vor schweren Infektionskrankheiten, wie zum Beispiel der echten Grippe (Influenza; in Abgrenzung zu »grippalen Infekten«, d. h. Erkältungskrankheiten), bieten Impfungen. Sie zählen zu den effektivsten und kostengünstigsten Präventionsmaßnahmen. Für ältere und sehr alte Menschen ist insbesondere von Bedeutung, dass Impfungen Krankheitskomplikationen und schwere Krankheitsverläufe bei Risikopatienten verhindern. Für viele Seniorinnen und Senioren ist durch chronische Erkrankungen oder ein hohes Lebensalter die Wahrscheinlichkeit, sich zu infizieren bzw. besonders schwer zu erkranken, erhöht. Die Ständige Impfkommission (STIKO) am Robert Koch-Institut gibt regelmäßig aktualisierte Empfehlungen zu Impfungen heraus. Die jährliche Grippeschutzimpfung wird von der STIKO für alle über 60-Jährigen empfohlen. Die meisten gesetzlichen Krankenkassen übernehmen die Kosten. Eine Impfpflicht besteht in Deutschland jedoch nicht [39].

Im Mikrozensus 2003 wurde letztmalig die Beteiligung an der Grippeschutzimpfung erfragt. In der Grippesaison 2002/2003 waren demnach 42 % der 65-Jährigen und Älteren geimpft, Männer ebenso häufig wie Frauen. Im Vergleich zum mittleren Lebensalter ist ein Anstieg der Inanspruchnahmezahlen festzustellen. Nur knapp ein Fünftel der 40- bis 64-jährigen Männer und Frauen nahm in der Grippesaison 2002/2003 an der Schutzimpfung teil (Männer 18 %, Frauen 20 % [40]). Die höchsten Inanspruchnahmeraten wurden für Männer und Frauen ab 75 Jahren ermittelt (Männer 47 %, Frauen 43 %).

Gesundheitsuntersuchungen (»Check-up«) dienen insbesondere der Früherkennung von Herz-Kreislauf-Leiden, Diabetes mellitus und Nierenkrankheiten. Auch die für diese Erkrankungen maßgeblichen Risikofaktoren, wie beispielsweise Zigarettenkonsum, Bluthochdruck und Übergewicht, sollen bei der Untersuchung festgestellt werden. Der Check-up umfasst die Erhebung der Krankengeschichte (Anamnese), körperliche Untersuchungen und Laboruntersuchungen von Blut und Urin. Im Anschluss an die Untersuchung können ggf. weitergehende diagnostische und therapeutische Schritte eingeleitet werden. Das Ergebnisgespräch mit der Patientin bzw. dem Patienten sollte Anstoß zum Abbau lebensstilbezogener Gesundheitsrisiken geben [41].

Die Check-up-Untersuchungen wurden (unter Berücksichtigung der geschätzten vorjährigen Teilnehmerzahlen) im Jahr 2006 von 23 % aller weiblichen und 26 % aller männlichen Versicherten in Anspruch genommen [42]. Damit hat sich die Teilnahmerate langfristig deutlich erhöht [39, 43]. Die Teilnahme im Jahr 2006 zeigt einen deutlichen Altersgradienten. Während in den jüngeren Altersgruppen die Beteiligung an der Check-up-Untersuchung zunächst gering ausfällt, nimmt sie mit dem Alter bei beiden Geschlechtern zu. Ab einem Alter von 75 Jahren sinkt die Inanspruchnahmequote bei beiden Geschlechtern wieder (Untersuchungsintervall beträgt zwei Jahre; Tabelle 3.3.6.1).

Das Krebsfrüherkennungsprogramm der gesetzlichen Krankenversicherung zielt auf bestimmte Krebsarten, die im Vor- oder Frühstadium durch diagnostische Maßnahmen zuverlässig erfasst und auch mit Blick auf die finanziellen und strukturellen Ressourcen wirksam behandelt werden können. Gesetzlich versicherte Frauen haben jährlich Anspruch auf Vorsorgeuntersuchungen für Krebserkrankungen der Genitalorgane, Brust, Haut, Rektum (Enddarm) und Dickdarm. Ab 55 Jahren kann im Rahmen der Darmkrebsfrüherkennung auch eine Darmspiegelung erfolgen. Sie wird zweimal im Abstand von zehn Jahren angeboten. Die 50- bis 69-jährigen Frauen können zudem zweijährlich am Mammografie-Screening (Früherkennung von Brustkrebs) teilnehmen. Männern werden jährliche Früherkennungsuntersuchungen von Prostata, äußeren Genitalorganen, Haut, Rektum und Dickdarm (auch Darmspiegelung) angeboten [39].

Knapp die Hälfte aller anspruchsberechtigten Frauen (48 %) und deutlich weniger Männer (21 %) nahmen im Jahr 2006 an Krebsfrüherkennungsuntersuchungen (KFU) teil [42]. Die Teilnahme an der Krebsfrüherkennung ist stark altersabhängig. Die höchsten Teilnahmeraten werden bei jüngeren Frauen zwischen 25 und

Tabelle 3.3.6.1
Inanspruchnahme der Gesundheitsuntersuchung (Check-up) nach Alter und Geschlecht (auf Vorjahresteilnahme adjustiert) 2006
Quelle: Teilnahmeschätzung 2006 auf der Basis von Abrechnungsdaten verschiedener Kassenärztlicher Vereinigungen [42]

Altersgruppe	Frauen	Männer
50–54 Jahre	26,6 %	22,6 %
55–59 Jahre	30,7 %	27,0 %
60–64 Jahre	27,9 %	25,5 %
65–69 Jahre	32,2 %	30,9 %
70–74 Jahre	32,8 %	32,6 %
75–79 Jahre	27,2 %	29,0 %
80 Jahre und älter	19,8 %	24,6 %

Abbildung 3.3.6.1
Teilnahme an der Krebsfrüherkennung nach Alter und Geschlecht 2006
Quelle: Teilnahmeschätzung 2006 auf der Basis von Abrechnungsdaten verschiedener Kassenärztlicher Vereinigungen [42]

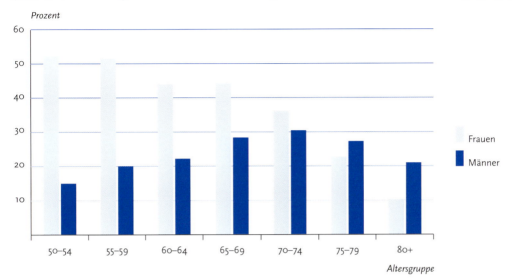

29 Jahren festgestellt. Mit zunehmendem Alter sinkt die Beteiligung, vor allem jenseits des 60. Lebensjahres. In der Altersgruppe 65 bis 69 Jahre nimmt bereits weniger als die Hälfte der Frauen an Krebsfrüherkennungsuntersuchungen teil (44 %), von den Frauen ab 80 Jahren nur jede Zehnte (siehe Abbildung 3.3.6.1). Die regelmäßige Inanspruchnahme einer Gynäkologin/eines Gynäkologen im jungen und mittleren Erwachsenenalter könnte eine Ursache dafür sein, dass bei jüngeren Frauen jährlich Krebsfrüherkennungsuntersuchungen durchgeführt wurden. Im Alter stehen andere Facharztgruppen im Vordergrund des ambulanten Inanspruchnahmegeschehens (vgl. Abschnitt 3.3.1). Die Akzeptanz der KFU bei Männern ist in jüngeren Berechtigungsjahren zunächst gering, unter den 50- bis 54-jährigen Männern beispielsweise nur 15 %. Sie nimmt jedoch mit dem Alter zu (70- bis 74-jährige Männer 30 %), um jenseits von 75 Jahren wieder zu sinken. In der Altersgruppe 75 bis 79 Jahre ist der Anteil der Männer, die an der Krebsfrüherkennung teilnehmen, erstmals höher als der Anteil der Frauen.

Aus dem Spektrum der Früherkennungsuntersuchungen, die auf einzelne Krebslokalisationen abzielen, wird im Folgenden die Darmkrebsfrüherkennung beispielhaft herausgegriffen. Darmkrebs ist eine Krankheit des alten Menschen – Männer erkranken im Mittel mit 69 Jahren, Frauen mit 75 Jahren. Der Anteil dieser Lokalisation an allen Krebstodesfällen ist hoch: Im Jahr 2004 war Darmkrebs die zweithäufigste Ursache für einen Krebstod bei Männern und Frauen (12 % der Todesfälle bei Männern, 14 % bei Frauen [44]). Ab dem 50. Lebensjahr können gesetzlich Versicherte jährlich einen Test auf verstecktes Blut im Stuhl, einen sogenannten Okkultbluttest, durchführen lassen. Das Krebsfrüherkennungsprogramm der gesetzlichen Krankenversicherung für Darmkrebs wurde im Jahr 2002 erweitert, neu ist das Angebot zur Darmspiegelung für Männer und Frauen ab 55 Jahren. Nach zehn Jahren kann eine zweite Früherkennungs-Koloskopie durchgeführt werden. Von diesem Angebot machten bisher nur wenige anspruchsberechtigte Personen Gebrauch. Die höchste Inanspruchnahmerate wurde mit knapp 16 % im Zeitraum 2003 bis 2006 bei Frauen im Alter von 60 bis 64 Jahren ermittelt (siehe Abbildung 3.3.6.2). Mit zunehmendem Alter sinkt die Rate deutlich, bei 80-jährigen und älteren Frauen beispielsweise auf 3 %. In den unteren Altersgruppen (bis 65 Jahre) ist

Abbildung 3.3.6.2
Teilnahme an der Darmkrebsfrüherkennung (Darmspiegelungen) nach Alter und Geschlecht 2003 bis 2006
Quelle: Teilnahmeschätzung 2003 bis 2006 auf der Basis von Abrechnungsdaten verschiedener Kassenärztlicher Vereinigungen [42]

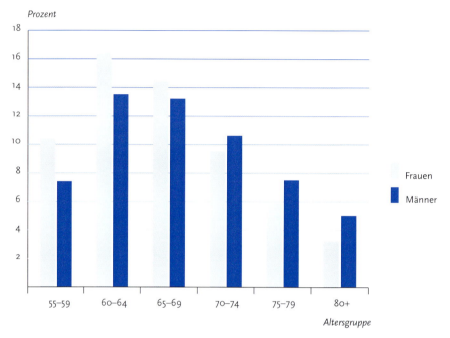

die Akzeptanz des Früherkennungsangebots unter den Frauen stärker ausgeprägt als unter den Männern. So haben in der Altersgruppe der 55- bis 59-jährigen Versicherten 10 % der Frauen und nur 7 % der Männer eine solche Untersuchung in den vergangenen vier Jahren in Anspruch genommen. In den höheren Altersgruppen kehrt sich der geschlechtsspezifische Unterschied hinsichtlich der jemaligen Teilnahme am Koloskopie-Screening zugunsten der Männer um.

Zum Teil ist die mangelhafte Inanspruchnahme vermutlich darauf zurückzuführen, dass es die Vorsorge-Darmspiegelung im Rahmen der Krebsfrüherkennung der GKV erst seit wenigen Jahren gibt und nicht alle Versicherten ausreichend darüber informiert sind. In den Qualitätsanforderungen für die Krebsfrüherkennung (»Krebsfrüherkennungs-Richtlinien« des Bundesausschusses der Ärzte und Krankenkassen) wurde dies aufgegriffen: Ab dem Alter von 50 Jahren sollen gesetzlich versicherte Frauen und Männer in insgesamt zwei Gesprächen über Ziel und Zweck der Früherkennung von Krebserkrankungen des Darms informiert werden [45]. Dabei geht es auch um Fragen der Effektivität der Untersuchung, um daraus erwachsende Belastungen und Risiken sowie um das Vorgehen bei positivem Befund.

Die Prävention verbreiteter chronischer Erkrankungen wird im Alter als der zentrale Ansatzpunkt für die zukünftige Gesundheit, Unabhängigkeit und Mobilität gesehen [38]. Die in diesem Abschnitt dargestellten, im SGB V verankerten Maßnahmen der Primärprävention und Früherkennung werden von älteren Menschen ab 65 Jahren stärker genutzt als von jüngeren Versicherten. Lediglich die Teilnahmeraten der Krebsfrüherkennung sinken mit zunehmendem Alter. Auffällig ist, dass die Beteiligung der Männer an den verschiedenen Präventionsangeboten im Alter erstmals über denen der Frauen liegt. Insgesamt ist allerdings festzustellen, dass die Teilnahmeraten noch nicht zufrieden stellend sind. Dies gilt insbesondere für die Krebsfrüherkennung vor dem Hintergrund, dass zahlreiche Krebsarten verstärkt bei älteren Männern und Frauen auftreten.

3.3.7 Ausblick

Die Realisierung der Gesundheitspotenziale älterer Menschen ist erst dann umfassend möglich, wenn neben der Verhütung von Krankheiten und gesundheitlichen Einschränkungen der gesamte Prozess des Älterwerdens mit drohenden oder bereits vorliegenden körperlichen und mentalen Einschränkungen berücksichtigt wird [6, 37]. Vorhandene Präventionsangebote müssen an den spezifischen Bedürfnissen Älterer ausgerichtet werden [2]. Eine Erweiterung des bestehenden Angebots um spezielle Präventionsmaßnahmen für ältere und sehr alte Menschen wird ebenfalls empfohlen [6].

Für die Konzeption von Präventionsangeboten ist die Kenntnis der Versorgungsstrukturen, die ältere Menschen nutzen, von großem Wert, beispielsweise wenn es um die Frage geht, ob der Zugang über einen bestimmten Facharzt für die Vermittlung einer Präventionsbotschaft der beste ist. Angaben zur Inanspruchnahme ambulanter und stationärer Angebote, die Teilnahme an Rehabilitationsmaßnahmen und die Beantragung von Leistungen aus der Pflegeversicherung durch Ältere können außerdem als Begründung für die Notwendigkeit einer Präventionsmaßnahme herangezogen werden oder als Instrument der Erfolgskontrolle dienen. Die im vorliegenden Kapitel zusammengetragenen Informationen zum Inanspruchnahmeverhalten der 65-Jährigen und Älteren in Deutschland können eine Basis dafür darstellen.

Die Verfügbarkeit aussagekräftiger Daten ist eine Voraussetzung für die realitätsnahe Abbildung des Inanspruchnahmegeschehens. Die Daten sollten deutschlandweit repräsentativ für die ältere Bevölkerung sein und es ermöglichen, das Inanspruchnahmeverhalten in Beziehung zu wichtigen Einflussfaktoren, wie Alter, Geschlecht, gesundheitliche und soziale Lage, zu setzen. Statistiken und darauf basierende wissenschaftliche Analysen, die diesen hohen Anforderungen genügen, liegen zurzeit noch nicht für alle Bereiche des Versorgungsgeschehens vor.

Interessante Perspektiven für zukünftige Forschungsprojekte ergeben sich u. a. aus der Frage, ob allein der Gesundheitszustand die Inanspruchnahme gesundheitlicher, medizinischer und pflegerischer Dienstleistungen beeinflusst oder ob sich das Alter zusätzlich auswirkt. Wenn man argumentiert, dass mit dem Alter der Gesundheitszustand schlechter wird, dann erhöht sich mit zunehmendem Alter die Inanspruchnahme zunächst indirekt. Für einige Aspekte des Inanspruchnahmegeschehens, u. a. die ambulanten Arztkontakte, zeigte sich allerdings in Studien bei bestimmten Personengruppen ein eigenständiger Einfluss des Alters. Für andere Sektoren der Gesundheitsversorgung stehen solche Analysen noch aus.

Eine andere wichtige Frage ist, ob sich das Inanspruchnahmeverhalten von Männern und Frauen unterscheidet. Während geschlechtsspezifische Analysen bereits für viele Bereiche des Versorgungsgeschehens vorliegen, ist eine Zuspitzung der Fragestellung von besonderem Interesse: Werden – bei gleichem Gesundheitszustand – Männer oder Frauen durch die Inanspruchnahme von Dienstleistungen benachteiligt? In diesem Kontext ergibt sich auch die Frage, ob das Inanspruchnahmeverhalten älter werdender und alter Männer und Frauen »adäquat« ist. Suchen sie mit ihren Beschwerden den richtigen Ansprechpartner innerhalb des medizinischen Versorgungssystems auf, und werden sie adäquat überwiesen oder weiterbehandelt?

Der Zusammenhang zwischen sozialer Lage und Nutzung des Gesundheitssystems durch ältere Menschen verdient in Zukunft ebenfalls stärkere Berücksichtigung. In Forschungsprojekten zu sozialer Ungleichheit in der medizinischen und gesundheitsbezogenen Versorgung werden kaum Unterschiede entlang des sozialen Status gefunden (Überblick bei [46]). Kaum eine Studie bezieht allerdings schwerpunktmäßig ältere und sehr alte Menschen ein.

Vor dem Hindergrund der Veränderungen im Altersspektrum der Bevölkerung und der aktuellen Modifikation im System der Gesundheitsversorgung bleibt der Bereich der Inanspruchnahme von Gesundheitsleistungen durch Ältere ein spannendes Gebiet. Es ist eine interessante und wichtige Aufgabe, die diesbezüglichen Entwicklungen, speziell in ihren Auswirkungen auf das

Inanspruchnahmeverhalten älterer Menschen in Deutschland zu beobachten und mit wissenschaftlichen Untersuchungen zu begleiten. Mit Sicherheit kann heute schon gesagt werden, dass alle Bereiche der Prävention auch und gerade für alte und älter werdende Menschen in unserer Gesellschaft einen großen Bedeutungszuwachs erhalten werden. Ausführungen dazu finden sich im anschließenden Kapitel 3.4.

Literatur

1. Winter MHJ, Maaz A, Kuhlmey A (2006) Ambulante und stationäre medizinische Versorgung im Alter. Bundesgesundheitsbl – Gesundheitsforsch – Gesundheitsschutz 49: 557–582
2. Garms-Homolová V, Schaeffer D (2003) Einzelne Bevölkerungsgruppen: Ältere und Alte. In: Schwartz FW, Badura B, Busse R et al. (Hrsg) Das Public-Health-Buch. Gesundheit und Gesundheitswesen, Urban & Fischer, München Jena, S 675–686
3. Bergmann E, Kalcklösch M, Tiemann F (2005) Inanspruchnahme des Gesundheitswesens. Erste Ergebnisse des telefonischen Gesundheitssurvey 2003. Bundesgesundheitsbl – Gesundheitsforsch – Gesundheitsschutz 48 (12): 1365–1373
4. Thode N, Bergmann E, Kamtsiuris P et al. (2005) Einflussfaktoren auf die Inanspruchnahme des deutschen Gesundheitswesens und mögliche Steuerungsmechanismen. Bundesgesundheitsbl – Gesundheitsforsch – Gesundheitsschutz 48 (3): 296–306
5. Zentralinstitut für die kassenärztliche Versorgung in der Bundesrepublik Deutschland (2005) ZI-Panel zur Morbiditätsanalyse: Basisstatistik. Nach dem ICD-10-GM-Schlüssel codierte Diagnosen von Ärzten aus dem ADT-Panel des Zentralinstituts in der Kassenärztlichen Vereinigung Nordrhein, 1. Quartal 2005. Zentralinstitut für die kassenärztliche Versorgung in der Bundesrepublik Deutschland, Berlin
6. Walter U, Schneider N, Bisson S (2006) Krankheitslast und Gesundheit im Alter. Herausforderungen für die Prävention und gesundheitliche Versorgung. Bundesgesundheitsbl – Gesundheitsforsch – Gesundheitsschutz 49: 537–546
7. Rentelen-Kruse W (2001) Epidemiologische Aspekte der Morbidität im Alter. Z Gerontol Geriatr 34: 10–15
8. Bundesministerium für Familie, Senioren, Frauen und Jugend (BMFSFJ) (2002) Vierter Bericht zur Lage der älteren Generation. BMFSFJ, Berlin
9. Kruse A (2006) Alterspolitik und Gesellschaft. Bundesgesundheitsbl – Gesundheitsforsch – Gesundheitsschutz 49: 513–522
10. Institut der Deutschen Zahnärzte (IDZ) (2006) Vierte Deutsche Mundgesundheitsstudie (DSM IV) Institut der Deutschen Zahnärzte (IDZ) im Auftrag von Bundeszahnärztekammer und Kassenzahnärztlicher Bundesvereinigung. Köln
11. Statistisches Bundesamt (2006) Mikrozensus 2005 – Fragen zur Gesundheit www.destatis.de (Stand: 17.11.2008)
12. Linden M, Gilberg R, Horgas AL et al. (1996) Die Inanspruchnahme medizinischer und pflegerischer Hilfe im Alter. In: Mayer KU, Baltes PB (Hrsg) Die Berliner Altersstudie, 1. Aufl. Akademie Verlag, Berlin, S 475–495
13. Statistisches Bundesamt (2008) Diagnosedaten der Patienten und Patientinnen in Krankenhäusern (einschl. Sterbe- und Stundenfälle) 2006. Statistisches Bundesamt, Wiesbaden
14. Steinhagen-Thiessen E, Gerok W, Borchelt M (1994) Innere Medizin und Geriatrie. In: Baltes PB, Mittelstraß J, Staudinger U (Hrsg) Alter und Altern: Ein interdisziplinärer Studientext zur Gerontologie. Walter de Gruyter, Berlin New York
15. Steinmann B (1976) Die Rehabilitation im Alter. Zeitschrift für Gerontologie 195–197
16. Statistisches Bundesamt (2008) Diagnosedaten der Patienten und Patientinnen in Vorsorge- oder Rehabilitationseinrichtungen 2006. Statistisches Bundesamt, Wiesbaden
17. Statistisches Bundesamt (2008) Gesundheit. Krankheitskosten 2002, 2004, 2006. Statistisches Bundesamt, Wiesbaden
18. Robert Koch-Institut (Hrsg) (2004) Pflege. Schwerpunktbericht der Gesundheitsberichterstattung des Bundes. Robert Koch-Institut, Berlin
19. Gesetz zur strukturellen Weiterentwicklung der Pflegeversicherung (Pflege-Weiterentwicklungsgesetz – PfWG) (2008) BGBl Teil 1, Nr. 52: 2185–2208
20. Statistisches Bundesamt (2007) Pflegestatistik 2005 – Pflege im Rahmen der Pflegeversicherung – Deutschlandergebnisse. Statistisches Bundesamt, Wiesbaden
21. Murtagh KN, Hubert HB (2004) Gender Differences in Physical Disability Among an Elderly Cohort. Am J Public Health 94 (8): 1406–1411
22. Verbrugge LM (1982) Sex differentials in health. Public Health Rep 97 (5): 417–437
23. Statistisches Bundesamt (2008) Gesundheitsausgaben: 245 Milliarden Euro im Jahr 2006 für Gesundheit ausgegeben www.destatis.de (Stand: 19.11.2008)
24. Schwabe U, Paffrath D (Hrsg) (2006) Arzneiverordnungs-Report 2005. Springer, Berlin
25. Schwabe U, Paffrath D (Hrsg) (2008) Arzneiverordnungs-Report 2007. Springer, Berlin
26. Glaeske G, Janhsen K (2006) GEK-Arzneimittel-Report 2006. Asgard-Verlag, St. Augustin
27. Glaeske G, Schicktanz C, Janhsen K (2008) GEK-Arzneimittel-Report 2008. Asgard-Verlag, St. Augustin
28. Coca V, Nink K, Schröder H (2008) Arzneimittelverordnungen nach Alter und Geschlecht. In: Schwabe U, Paffrath D (Hrsg) Arzneiverordnungs-Report 2007. Springer, Berlin, S 905–918
29. Wissenschaftliches Institut der Ortskrankenkassen (WIdO) (2008) Arzneimittelindex 2007 www.gbe-bund.de (Stand: 19.11.2008)
30. Borchelt M (2005) Wichtige Aspekte der Pharmakotherapie beim geriatrischen Patienten. Bundesgesundheitsbl – Gesundheitsforsch – Gesundheitsschutz 5: 593–598

31. Nink K, Schröder H (2006) Arzneimittelverordnungen nach Alter und Geschlecht. In: Schwabe U, Paffrath D (Hrsg) Arzneiverordnungs-Report 2005. Springer, Berlin, S 980–992
32. Bronder E, Klimpel A (2001) Unverbrauchte Arzneimittel. DAZ 141 (6): 677–682
33. Sachverständigenrat zur Begutachtung der Entwicklung im Gesundheitswesen (2002) Addendum zum Gutachten 2000/2001: Bedarfsgerechtigkeit und Wirtschaftlichkeit – Band I bis III: Zur Steigerung von Effizienz und Effektivität der Arzneimittelversorgung in der gesetzlichen Krankenversicherung (GKV). Nomos Verlagsgesellschaft, Baden-Baden
34. Sachverständigenrat zur Begutachtung der Entwicklung im Gesundheitswesen (2005) Koordination und Qualität im Gesundheitswesen. Drucksache 15/5670 http://dip21.bundestag.de/dip21/btd/15/056/1505670.pdf (Stand: 26.11.2008)
35. Robert Koch-Institut (Hrsg) (2003) Bundes-Gesundheitssurvey: Arzneimittelgebrauch. Beiträge zur Gesundheitsberichterstattung des Bundes. Robert Koch-Institut, Berlin
36. Knopf H (2007) Auswertungen zum Arzneimittelgebrauch älterer Menschen auf der Basis des RKI-Arzneimittelsurveys 1998, unveröffentlicht
37. Robertz-Grossmann B (2006) Wissen umsetzen. Aufgaben und Aktivitäten der Arbeitsgruppe 3 »Gesund altern« des Deutschen Forums Prävention und Gesundheitsförderung. Bundesgesundheitsbl – Gesundheitsforsch – Gesundheitsschutz 49 (6): 523–528
38. Schwartz FW, Walter U (2003) Altsein – Kranksein? In: Schwartz FW, Badura B, Busse R et al. (Hrsg) Das Public-Health-Buch. Gesundheit und Gesundheitswesen. Urban & Fischer, München Jena, S 163–180
39. Robert Koch-Institut, Statistisches Bundesamt (2006) Gesundheit in Deutschland. Kap. 3 Was leistet das Gesundheitswesen für Prävention und Gesundheitsförderung? Robert Koch-Institut, Berlin
40. Statistisches Bundesamt (2004) Mikrozensus 2003 – Grippeschutzimpfung seit Ende April 2002 www.destatis.de (Stand: 22.06.2006)
41. Robert Koch-Institut (Hrsg) (2009) Früherkennung. Gesundheitsberichterstattung des Bundes. Robert Koch-Institut, Berlin (in Vorbereitung)
42. Zentralinstitut für die kassenärztliche Versorgung in der Bundesrepublik Deutschland (2008) Beteiligung an gesetzlichen Früherkennungsprogrammen bei gesetzlich Versicherten jenseits des 50. Lebensjahres. Teilnahmeschätzungen für das Jahr 2006. Sonderauswertung, unveröffentlicht
43. Altenhofen L (2005) Hochrechnung zur Akzeptanz von Gesundheitsuntersuchungen und Krebsfrüherkennungsuntersuchungen bei gesetzlich Versicherten. Zentralinstitut für die kassenärztliche Versorgung in der Bundesrepublik Deutschland (ZI) (Hrsg), Berlin
44. Gesellschaft der epidemiologischen Krebsregister e.V. (GEKID), Robert Koch-Institut (Hrsg) (2008) Krebs in Deutschland. Häufigkeiten und Trends. Robert Koch-Institut, Berlin
45. Bundesausschuss der Ärzte und Krankenkassen (2008) Richtlinien des Bundesausschusses der Ärzte und Krankenkassen über die Früherkennung von Krebserkrankungen (»Krebsfrüherkennungs-Richtlinien«), in der Fassung vom 26.04.1976, zuletzt geändert am 19.06.2008, in Kraft getreten am 04.09.2008, Bundesanzeiger Nr. 133: 3236
46. Janssen C, Grosse K, Ommen O (2006) Der Einfluss sozialer Ungleichheit auf die medizinische und gesundheitsbezogene Versorgung in Deutschland. In: Richter M, Hurrelmann K (Hrsg) Gesundheitliche Ungleichheit. VS Verlag für Sozialwissenschaften, Wiesbaden, S 141–155

3.4 Wie wichtig ist Prävention?

Benjamin Schüz, Susanne Wurm

Kernaussagen

1. Prävention umfasst neben der Vermeidung von (Folge-)Erkrankungen auch die Vorbeugung von Verschlechterungen der Gesundheit und die Vermeidung von Beeinträchtigungen und Behinderungen.
2. Diese Formen von Prävention sind auch bei alten und hochbetagten Menschen möglich und wichtig. Im Mittelpunkt stehen hierbei besonders jene Einflussgrößen, die für die Gesundheit im Alter zentral sind und durch eine Veränderung zugänglich sind.
3. Solche Maßnahmen müssen systematisch geplant, durchgeführt und evaluiert werden, um den unterschiedlichen Altersverläufen und Lebensumständen im Alter gerecht zu werden.

Die Weltgesundheitsorganisation weist der Prävention im Alter im Rahmen ihres Grundlagenpapiers »Gesundheit im 21. Jahrhundert« zentrale Bedeutung zu und formuliert darin den Anspruch, älteren Menschen Gesundheit, Selbstwertgefühl, Unabhängigkeit und aktive Beiträge zum Gesellschaftsleben zu ermöglichen [1]. So wird deutlich, dass Prävention auch im höheren und höchsten Alter noch möglich und wichtig ist. Allerdings sollte bei dieser Zielgruppe der Präventionsbegriff so weit gefasst werden, dass er außer der Vorbeugung von Erkrankungen vor allem die Vorbeugung von Verschlechterungen des Gesundheitszustandes umfasst. Dann sind auch noch bei Personen mit erheblichen körperlichen und kognitiven Beeinträchtigungen durch geeignete Maßnahmen wie der geriatrischen Rehabilitation und aktivierenden Pflege durchaus beeindruckende präventive gesundheitliche Effekte möglich.

In diesem Kapitel werden Ansatzpunkte für Prävention im Alter entwickelt, mögliche Ziele und Inhalte von präventiven Maßnahmen diskutiert und aufgezeigt, welche Schritte in der Entwicklung von präventiven Maßnahmen für alte Menschen berücksichtigt werden sollten.

3.4.1 Einflüsse auf Gesundheit und Krankheit im Alter

Um Ansatzpunkte für präventive Maßnahmen zu finden, müssen zunächst die Einflussgrößen für Gesundheit und die Entstehung von Krankheiten im Alter identifiziert werden. Dabei ist zu beachten, dass Gesundheit bei älteren Menschen einen anderen Stellenwert hat als in jüngeren Altersgruppen [2]. Zudem verändert sich die inhaltliche Bedeutung von Gesundheit: Während bei jüngeren Menschen Gesundheit hauptsächlich die Abwesenheit von Erkrankungen bedeutet, stehen mit zunehmendem Alter eher Beschwerdefreiheit und die Abwesenheit von körperlichen Einschränkungen im Vordergrund [3]. Dementsprechend unterscheiden sich auch die Dimensionen und Einflussgrößen für Gesundheit im Alter von denen jüngerer Menschen [4] (vgl. Kapitel 2.3) Für die Prävention von Erkrankungen heißt das, dass zusätzliche Faktoren berücksichtigt werden müssen. Bei der Entstehung von Krankheiten im Alter sind nämlich neben konstanten, unveränderlichen (z. B. genetische Disposition) und variablen Faktoren (z. B. Umwelteinflüsse und verhaltensbedingte Risikofaktoren) auch allgemeine altersphysiologische Veränderungen des Körpers wichtige Einflussgrößen, die mit den anderen Faktoren während der Krankheitsentstehung und Genesung interagieren [5].

Diese Interaktionen können sich auf die Entwicklung von Krankheiten auswirken. Zum Beispiel können Personen mit Laktoseunverträglichkeit (genetische Prädisposition, also ein konstanter Faktor) nur wenig Milch und Milchprodukte zu sich nehmen und leiden deshalb möglicherweise unter Kalziummangel. Dies kann dann mit der Abnahme der mineralischen Knochendichte im Alter (Osteoporose; altersphysiologische Veränderung) interagieren und so das Risiko für Knochenbrüche erhöhen. Aber auch beim Zusammentreffen von altersphysiologischen Veränderungen (z. B. Verringerung des Herzvolumens und der Arterienelastizität) mit variablen Faktoren (z. B. Rauchen als verhaltensbezogener Risikofaktor)

Abbildung 3.4.1.1
Faktoren in der Entstehung von Krankheit im Alter
Quelle: modifiziert nach [5]; eigene Darstellung

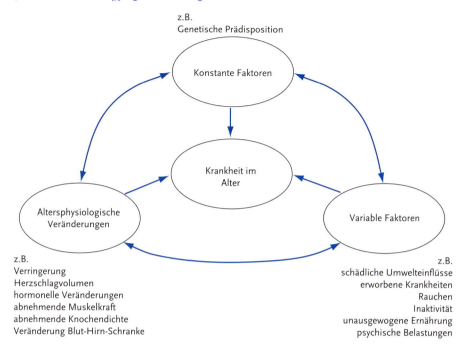

kann das Risiko von Erkrankungen deutlich ansteigen (z. B. kardiovaskuläre Akuterkrankungen wie Herzinfarkt).

Diese Interaktionen zeigen zugleich auf, wie und an welchen Stellen durch Veränderungen der Faktoren Einfluss auf die Entstehung von Krankheiten genommen werden kann. Zwar lassen sich konstante Faktoren wie genetische Prädispositionen nicht grundsätzlich verändern. Und auch altersphysiologische Veränderungen des Körpers lassen sich nicht vollständig vermeiden, sondern bestenfalls verlangsamen. Immerhin aber lassen sich die variablen Einflussgrößen modifizieren – vor allem dann, wenn es sich um verhaltensbezogene Risikofaktoren handelt.

Gesundheitlich relevante Verhaltensweisen wie Rauchen, Alkoholkonsum, mangelnde körperliche Aktivität, unausgewogene Ernährung und unregelmäßige Einnahme von Medikamenten haben sich in verschiedenen Studien als die wichtigsten veränderbaren Einflussgrößen für gesundes Altern herausgestellt [6]. So wird beispielsweise regelmäßige körperliche Aktivität in allen Altersgruppen empfohlen, entgegen oft gehörter Meinungen sogar bei sehr alten und gebrechlichen Menschen, wenn die individuellen Möglichkeiten berücksichtigt werden [7].

3.4.2 Ziele und Inhalte von Prävention im Alter

Bei der Zielgruppe alter Menschen wird deutlich, dass hier die Ziele von Prävention weiter als lediglich die Vorbeugung von Krankheit gefasst werden müssen. Die oft gebräuchliche Unterteilung von Prävention in Primär-, Sekundär- und Tertiärprävention stößt (nicht nur) in dieser Zielgruppe an ihre Grenzen. In der Altersgruppe von 70 bis 85 Jahren leiden die meisten Personen an einer oder mehreren Erkrankungen, mehr als ein Viertel dieser Altersgruppe haben sogar fünf und mehr Erkrankungen gleichzeitig [8] (vgl. Kapitel 2.1). Dies unterstreicht, dass das Ziel einer generellen Krankheitsvermeidung in dieser Gruppe schwer zu realisieren ist [9]. Andererseits ist bis ins hohe Alter Primärprävention im Sinne von Krankheitsvermeidung möglich, wenn es um die Vermeidung von spezifischen Krankheiten geht.

Die Ziele von Prävention im Alter umfassen deshalb sowohl (1.) die Vorbeugung bzw. Verzögerung spezifisch altersbedingter Veränderungen und altersspezifischer Erkrankungen (z. B. vaskuläre Demenz) als auch (2.) die Vorbeugung von nicht unbedingt altersbedingten Erkrankungen, die aber im Alter mit höherer Wahrscheinlichkeit auftreten (wie z. B. Gelenkserkrankungen, Diabetes, Krebserkrankungen oder kardiovaskulärer Erkrankungen). Außerdem geht es (3.) um die Verringerung krankheitsbedingter Probleme und (4.) die Vorbeugung von Verschlechterungen des Allgemeinzustands.

Diese Präventionsziele können, wie oben angeführt, am besten über die Änderung verhaltensbezogener Risikofaktoren erreicht werden. Die Änderung verhaltensbezogener Risikofaktoren ist allerdings bei allen Altersgruppen zu empfehlen und nicht nur im Alter eine vielversprechende Präventionsstrategie [10]. Im Alter gehören dazu neben körperlicher Aktivität, einer ausgewogenen Ernährung, dem Einstellen des Rauchens, höchstens moderatem Alkoholkonsum und der regelmäßigen Einnahme von Medikamenten auch der Besuch von Therapie- und Vorsorgemaßnahmen wie beispielsweise Physiotherapie oder Krebsvorsorgeuntersuchungen [6, 11].

Eine ausgewogene Ernährung mit angemessener Kalorienzufuhr kann ebenfalls dazu beitragen, das Risiko für verschiedene Krebserkrankungen [12] oder das Risiko von kardiovaskulären Erkrankungen [13] bei älteren Menschen zu senken. Körperliche Aktivität im Alter kann dazu beitragen, Folgen von Krebserkrankungen wie das Fatigue-Syndrom zu mindern [14] oder der Gebrechlichkeit auch noch im hohen Alter vorzubeugen [15].

Viele dieser allgemeinen gesundheitsförderlichen Verhaltensweisen wirken auch auf altersspezifische Erkrankungen. Die Vermeidung von Fettleibigkeit (BMI ≥ 30) beugt beispielsweise nicht nur kardiovaskulären Erkrankungen und Diabetes vor, sondern ist auch mit geringerem Risiko für das Auftreten einer vaskulären Demenz oder der Alzheimerschen Erkrankung assoziiert [16].

Allerdings müssen Maßnahmen, die auf die Änderung solcher verhaltensbezogenen Risikofaktoren abzielen, altersphysiologische Veränderungen mit einbeziehen. So ist es beispielsweise wichtig, bei Ernährungsumstellungen zur Gewichtsreduktion darauf zu achten, dass ausreichend Mineralien zur Vorbeugung von Knochenschwund zugeführt werden [17]. Außerdem müssen für die konkrete inhaltliche Ausgestaltung von Maßnahmen die besonderen Bedürfnisse der betreffenden älteren Zielgruppe berücksichtigt werden, zum Beispiel in Bezug auf Schriftgröße bei Druckpublikationen, optische Gestaltung von Plakaten und Filmen und besonders auf das Alter von Rollenmodellen [18]. Ein Beispiel für die systematische Entwicklung einer präventiven Maßnahme im Alter findet sich in Tabelle 3.4.3.1.

3.4.3 Konzeption und Entwicklung präventiver Maßnahmen: Ein protokollbasierter Ansatz (Intervention Mapping)

Präventive Maßnahmen müssen systematisch entwickelt werden, um möglichst viele Personen der anvisierten Zielgruppe möglichst effektiv zu erreichen. Generell gilt für alle präventiven Maßnahmen, dass sie sich nur sinnvoll konzipieren, durchführen und im Sinne von Wirksamkeitsprüfung, Qualitätssicherung und Qualitätsverbesserung evaluieren lassen, wenn ihnen ein klar umrissenes Wirkmodell zugrunde liegt [19, 20]. Ein solches Wirkmodell umfasst alle Schritte der Konzeption, Entwicklung, Durchführung und Evaluation von präventiven Maßnahmen und ist z. B. im Intervention Mapping – Ansatz als nachvollziehbares Protokoll realisiert und anwendungsorientiert dargestellt [20].

Dieses Protokoll läuft in sechs Schritten ab (siehe Tabelle 3.4.3.1).

Der erste Schritt ist eine Bedarfsanalyse, in der geklärt wird, welche Ziele die präventive Maßnahme eigentlich erreichen soll. Dabei gilt: Je klarer die Ziele umrissen sind (z. B. Reduktion der Inzidenz von kardiovaskulären Erkrankungen um 30 %), desto besser können die entsprechenden Maßnahmen geplant werden. Die Zielgruppe von präventiven Maßnahmen muss in diesem Schritt sowohl in Bezug auf die Personen (z. B. In welcher Altersgruppe ist das Risiko für kardiovaskuläre Er-

Tabelle 3.4.3.1
Beispiel für das Vorgehen bei der Entwicklung einer präventiven Maßnahme für die Senkung der Inzidenz kardiovaskulärer Erkrankungen bei älteren Menschen
Quelle: Intervention Mapping nach [20]

Schritt		Inhalte	Quellen
1	Bedarfsanalyse	kardiovaskuläre Erkrankungen sind eine der Haupttodesursachen bei Menschen über 65 Jahren	Mortalitäts- und Morbiditätsdaten, z. B. [21]
	Zielgruppe definieren	Menschen über 65 Jahren	
	Setting bestimmen	Wohn- und Interventionssituation, z. B. ▸ eigene Wohnung ▸ Hausarztpraxis ▸ stationäre Pflege	
2	Einflussgrößen für Präventionsziele identifizieren	Gesundheitsverhaltensweisen, z. B. ▸ moderate körperliche Aktivität (z. B. 3-mal wöchentlich 30 Minuten) ▸ regelmäßige Einnahme von angebrachten Medikamenten	systematische Überblicksarbeiten, z. B. [13, 22]
3	Einflussgrößen für Verhalten in Zielgruppe identifizieren	Einflussgrößen auf körperliche Aktivität bei älteren Menschen: ▸ psychische/individuelle Faktoren (z. B. Selbstwirksamkeit, Erfahrung mit körperlicher Aktivität) ▸ programmbezogene Faktoren (z. B. Struktur, Kosten für Teilnehmer, sozialer Austausch) ▸ Umweltfaktoren (z. B. soziale Unterstützung)	systematische Überblicksarbeiten, z. B. [23]
	Maße für Einflussgrößen und Verhalten finden	valide und reliable Messinstrumente, z. B. körperliche Aktivität: ▸ Schrittzähler ▸ Selbstauskunft	systematische Überblicksarbeiten, z. B. [24]
4	Maßnahmen zur Veränderung dieser Einflussgrößen entwickeln	Stärkung von persönlichen Ressourcen, z. B. Selbstwirksamkeit: ▸ Übung ▸ gezielte Erfolgserlebnisse durch niedrigschwellige Angebote	systematische Überblicksarbeiten, empirische Evidenz, z. B. [25], theoriebasiertes Vorgehen, z. B. [26]
5	Plan zur Implementierung der Maßnahme	▸ Identifikation von Multiplikatoren für Maßnahme, z.B. Hausärzte ▸ Einflussgrößen auf Akzeptanz der Maßnahme durch Multiplikatoren identifizieren, z. B. Überzeugungen über die Wirksamkeit der Maßnahme bei den Ärzten	systematische Überblicksarbeiten, empirische Evidenz, z. B. [27], Protokolle, z. B. [28]
6	Evaluationsplan entwickeln	Festlegen, zu welchen Zeitpunkten welche Teile des Programmes evaluiert werden. Fragen festlegen, z. B. ▸ Wie viele Personen aus der Zielgruppe hat die Maßnahme erreicht?	

kontinuierliche Evaluation der Teilschritte

krankungen am höchsten?) als auch das Setting (z. B. Hausarztpraxis? Ambulante Pflegedienste? Freizeitangebote?) identifiziert werden.

Im zweiten Schritt können mithilfe epidemiologischer Daten klare Einflussgrößen für die Präventionsziele in dieser Zielgruppe definiert werden (z. B. Verhalten: dreimal wöchentlich für 30 Minuten moderate körperliche Aktivität, weil das die Inzidenz von kardiovaskulären Erkrankungen bei älteren Menschen senkt).

Im dritten Schritt werden für diese Einflussgrößen aus der wissenschaftlichen Literatur – am Besten aus systematischen Überblicksarbeiten (systematic reviews) – evidenzbasierte Einflussgrößen abgeleitet (z. B. soziale Unterstützung, Selbstwirksamkeit), deren Zusammenwirken in einem theoretischen Modell spezifiziert und dadurch überprüfbar wird.

Für die spezifischen Charakteristika einer älteren Zielgruppe können dann in einem vierten Schritt evidenzbasierte Maßnahmen zur gezielten positiven Beeinflussung dieser Faktoren entwickelt werden. In diesem Schritt ist die Fundierung der Maßnahmen in wissenschaftlicher Evidenz und Theorie unverzichtbar, weil sonst keine inhaltlichen Wirksamkeitsanalysen möglich sind. Gleichzeitig müssen, um die präventive Maßnahme evaluieren zu können, valide und reliable Maße sowohl für die Verhaltenskriterien als auch für die evidenzbasierten Einflussgrößen gefunden und kontinuierlich miterhoben werden. Ohne die Messung dieser Bestandteile kann später nicht genau untersucht werden, ob und aus welchen Gründen eine präventive Maßnahme gewirkt hat [20].

Im fünften Schritt werden die Multiplikatoren identifiziert, die in dem beabsichtigten Setting die Maßnahme tatsächlich durchführen. Damit dieser Schritt erfolgreich verläuft, muss, ähnlich wie im zweiten und dritten Schritt durch systematisches Sichten von Theorie und empirischer Evidenz bestimmt werden, welche Faktoren das Verhalten der Multiplikatoren im Hinblick auf die Durchführung der Maßnahme günstig beeinflussen können. Beispielsweise muss in diesem Schritt überlegt werden, welche Form und welche Inhalte entsprechende Instruktionen für Hausärzte oder Pflegepersonal haben müssen, damit diese die Maßnahme tatsächlich wie geplant durchführen.

Schlussendlich sollte im sechsten Schritt ein Evaluationsplan für die gesamte Maßnahme erstellt werden, der z. B. spezifiziert, zu welchen Zeitpunkten welche Teile der Maßnahme evaluiert werden (Prozessevaluation) und wann die gesamte Maßnahme im Sinne einer Ergebnisevaluation nach welchen Kriterien bewertet werden soll. Durch eine kontinuierliche Evaluation kann beispielsweise untersucht werden, wie viele Personen aus der anvisierten Zielgruppe das Programm tatsächlich erreicht hat, oder ob die Maßnahmen vor Ort so wie geplant durchgeführt worden sind.

Das Beispiel für das protokollbasierte Vorgehen für das Entwickeln einer präventiven Maßnahme für Ältere in Tabelle 3.4.3.1 zeigt auch auf, dass bereits bestehende Programme für andere Zielgruppen, z. B. jüngere Erwachsene nicht ohne weiteres (und vor allem nicht ohne Untersuchungen zur Wirksamkeit) auf ältere Erwachsene übertragen werden können.

Leider gibt es bislang nur wenige kontrollierte Studien und daher auch wenige systematische Überblicksarbeiten, die sich gezielt mit den Faktoren beschäftigen, die gesundheitsförderliche Verhaltensweisen bei älteren Menschen stärken. Hier besteht noch erhebliches Forschungspotenzial.

3.4.4 Geriatrische Rehabilitation und aktivierende Pflege

Die geriatrische Rehabilitation und aktivierende Pflege stellen spezifische Maßnahmen dar, die auch vor dem Hintergrund eines systematischen Wirkmodells am besten eingesetzt werden können, weil so die Zielgruppen identifiziert werden können, bei denen diese Maßnahmen am meisten Erfolg versprechen.

Die interdisziplinäre geriatrische Rehabilitation [29] zielt auf möglichst weit gehende Wiederherstellung von Selbstständigkeit (im Falle der Schlaganfallrehabilitation beispielsweise der Wiederherstellung von Kommunikation, Mobilität und basalen Aktivitäten des täglichen Lebens wie selbstpflegerische Tätigkeiten), führt aber auch präventive Maßnahmen wie die Anleitung zu adäquatem Gesundheitsverhalten durch.

Bei Personen, die aufgrund von körperlichen oder kognitiven Einschränkungen auf Pflege und kontinuierliche Unterstützung angewiesen sind, werden eher Familienangehörige, Pflegepersonal oder andere Personen, die Verantwortung für die Gesundheit Pflegebedürftiger übernommen haben, Zielgruppe präventiver Maßnahmen. Diese Maßnahmen zielen dann darauf ab, diesen Helfern Wissen darüber zu vermitteln, welche präventiven Maßnahmen bei hilfe- und pflegebedürftigen Personen sinnvoll und angebracht sind. Studien zeigen beispielsweise, dass die Bewohner von Pflegeeinrichtungen im Hinblick auf die Erhaltung von geistiger und körperlicher Gesundheit von Präventionsmaßnahmen in Gruppenveranstaltungen profitieren können, wenn die kognitiven Ressourcen dafür noch gegeben sind

[30]. Bei Personen mit starken Einschränkungen kann aktivierende Pflege, die neben versorgenden auch präventive und rehabilitative Maßnahmen umfasst, dabei helfen, verbleibende Selbständigkeit zu stabilisieren, Mobilität zu verbessern und Stürzen vorzubeugen [31].

3.4.5 Fazit

Angesichts der beeindruckenden Zunahme der Lebenserwartung stellt sich die Frage, ob diese zusätzlichen Jahre längere Krankheit am Ende des Lebens oder einen Zugewinn an aktiven Jahren mit hoher Lebensqualität bedeuten. Verschiedene Studien legen nahe, dass auch noch im hohen Alter durchgeführte Präventionsmaßnahmen Krankheiten vermeiden und einen Zugewinn an aktiver Lebenserwartung bedeuten können. Dies macht die Potentiale für Prävention im Alter deutlich: Durch gesundheitsförderliche Verhaltensweisen, die in gut konzipierten Präventionsmaßnahmen gezielt gefördert werden, kann die Zunahme der Lebenserwartung auch wirklich ein Zugewinn an guten und gesunden Jahren sein.

Literatur

1. Weltgesundheitsorganisation (WHO) (1999) Gesundheit 21 – Gesundheit für alle im 21. Jahrhundert Weltgesundheitsorganisation Regionalbüro für Europa, Kopenhagen
2. Westerhof GJ, Kuin Y, Dittmann-Kohli F (1998) Gesundheit als Lebensthema. Zeitschrift für Klinische Psychologie 27 (2): 136–142
3. Millstein SG, Irwin CE (1987) Concepts of health and illness: Different constructs or variations on a theme? Health Psychology 6 (6): 515–524
4. Spiro A III (2007) The relevance of a lifespan developmental approach to health. In: Aldwin CM, Park CL, Spiro A III (Hrsg) Handbook of Health Psychology and Aging. Guilford, New York, S 75–96
5. Weyerer S, Ding-Greiner C, Marwedel U et al. (2008) Epidemiologie körperlicher Erkrankungen und Einschränkungen im Alter. Kohlhammer, Stuttgart
6. Peel NM, McClure RJ, Bartlett HP (2005) Behavioral Determinants of Healthy Aging. American Journal of Preventive Medicine 28 (3): 298–304
7. Nelson ME, Rejeski WJ, Blair SN et al. (2007) Physical Activity and Public Health in Older Adults: Recommendation from the American College of Sports Medicine and the American Heart Association. Medicine & Science in Sports & Exercise 39 (8): 1435–1445
8. Wurm S, Tesch-Römer C (2006) Gesundheit, Hilfebedarf und Versorgung. In: Tesch-Römer C, Engstler H, Wurm S (Hrsg) Altwerden in Deutschland: Sozialer Wandel und individuelle Entwicklung in der zweiten Lebenshälfte. VS Verlag für Sozialwissenschaften, Wiesbaden, S 329–384
9. Wurm S, Tesch-Römer C (2009) Prävention im Alter. In: Bengel J, Jerusalem M (Hrsg) Handbuch der Gesundheitspsychologie und Medizinischen Psychologie. Hogrefe, Göttingen, S 317–327
10. Khaw KT, Wareham N, Bingham S et al. (2008) Combined impact of health behaviours and mortality in men and women: the EPIC-Norfolk prospective population study. PLoS Medicine 5 (1): e12
11. Aldwin CM, Spiro A III, Park CL et al. (2006) Health, Behavior, and Optimal Aging: A Life Span Developmental Perspective. Handbook of the psychology of aging (6th ed). Elsevier, Amsterdam, Netherlands, S 85–104
12. Rivlin RS (2007) Keeping the young-elderly healthy: is it too late to improve our health through nutrition? The American Journal of Clinical Nutrition 86 (5): 1572S–1576S
13. Andrawes WF, Bussy C, Belmin J (2005) Prevention of cardiovascular events in elderly people. Drugs & Aging 22 (10): 859–876
14. Luctkar-Flude MF, Groll DL, Tranmer JE et al. (2007) Fatigue and physical activity in older adults with cancer: a systematic review of the literature. Cancer Nursing 30 (5): E35–E45
15. Fiatarone MA, O'Neill EF, Ryan ND et al. (1994) Exercise training and nutritional supplementation for physical frailty in very elderly people. The New England Journal of Medicine 330 (25): 1769–1775
16. Kivipelto M, Ngandu T, Fratiglioni L et al. (2005) Obesity and vascular risk factors at midlife and the risk of dementia and Alzheimer disease. Archives of Neurology 62 (10): 1556–1560
17. McTigue KM, Hess R, Ziouras J (2006) Obesity in Older Adults: A Systematic Review of the Evidence for Diagnosis and Treatment. Obesity 14 (9): 1485–1497
18. Resnicow K, Braithwaite RL, Dilorio C et al. (2002) Applying theory to culturally diverse and unique populations. In: Glanz K, Lewis FM, Rimer BK (Hrsg) Health behavior and health education: Theory, research and practice. 3. Aufl. Jossey-Bass, San Francisco, S 485–509
19. Schüz B, Renneberg B (2006) Theoriebasierte Strategien und Interventionen in der Gesundheitspsychologie. In: Renneberg B, Hammelstein P (Hrsg) Gesundheitspsychologie. Springer, Berlin Heidelberg, S 123–142
20. Bartholomew LK, Parcel GS, Kok G et al. (2006) Planning health promotion programs: An intervention mapping approach. 2. Aufl. Jossey-Bass, San Francisco, CA, US
21. Mokdad AH, Marks JS, Stroup DF et al. (2004) Actual Causes of Death in the United States, 2000. JAMA: Journal of the American Medical Association 291 (10): 1238–1245

22. Schuler G (2005) Körperliche Aktivität. Zeitschrift für Kardiologie 94 Suppl 3: III/11–14
23. King AC (2001) Interventions to promote physical activity by older adults. Journals of Gerontology: Series A: Biological Sciences and Medical Sciences 56 (11): 36–46
24. Bernstein M, Sloutskis D, Kumanyika S et al. (1998) Data-based approach for developing a physical activity frequency questionnaire. American Journal of Epidemiology 147 (2): 147–154
25. McAuley E, Morris KS, Motl RW et al. (2007) Long-term follow-up of physical activity behavior in older adults. Health Psychology 26 (3): 375–380
26. Bandura A (1997) Self-efficacy: The exercise of control New York. NY, US: W H Freeman/Times Books/Henry Holt and Co
27. Walker AE, Grimshaw JM, Armstrong EM (2001) Salient beliefs and intentions to prescribe antibiotics for patients with a sore throat. British Journal of Health Psychology 6 (4): 347–360
28. Eccles M, Grimshaw J, Walker A et al. (2005) Changing the behavior of healthcare professionals: the use of theory in promoting the uptake of research findings. Journal of Clinical Epidemiology 58 (2): 107–112
29. Leistner K, Bublitz T (2004) Geriatrische Rehabilitation in der Bundesrepublik Deutschland: Versorgungspolitische und strukturelle Aspekte aus Sicht der gesetzlichen Krankenversicherung. Die Rehabilitation 43: 296–303
30. Qualls SH, Benight CC (2007) The role of clinical health geropsychology in the health care of older adults. In: Aldwin CM, Park CL, Spiro A III (Hrsg) Handbook of Health Psychology and Aging. S 367–390
31. Oswald WD, Ackermann A, Gunzelmann T (2006) Effekte eines multimodalen Aktivierungsprogrammes (SimA-P) für Bewohner von Einrichtungen der stationären Altenhilfe. Zeitschrift für Gerontopsychologie & -psychiatrie 19: 89–101

4 Systeme mit Altersschwäche? Angebote gesundheitlicher und pflegerischer Versorgung für alte Menschen

4.1 Angebote der ambulanten und stationären Versorgung

Sabine Maria List, Livia Ryl, Torsten Schelhase

Kernaussagen

1. Hausärztinnen und -ärzte sind vor allem für ältere Menschen wichtige Ansprechpartner für gesundheitliche Fragen. Durch die Konzentration von Ärztinnen und Ärzten in Ballungsgebieten und das relativ hohe Durchschnittsalter der niedergelassenen Medizinerinnen und Mediziner kann es zukünftig in ländlichen Regionen der neuen Bundesländer sowie Nordwest-Deutschland zu einer Unterversorgung insbesondere mit Hausärztinnen und -ärzten kommen.
2. Die Struktur der professionellen ambulanten und stationären Pflegeangebote spiegelt zahlenmäßig den steigenden Bedarf vor allem an stationärer Betreuung älterer Personen wider. Die Mehrzahl der in diesem Bereich Beschäftigten hat eine Altenpflegeausbildung absolviert. Deutliche Defizite bestehen allerdings noch in Bezug auf einige Aspekte der Versorgungsqualität.
3. Personen ab 65 Jahren stellen in vielen Bereichen die größte Nutzergruppe der akutstationären Versorgung dar. Die Zahl der Krankenhausbetten ist im internationalen Vergleich in allen Bundesländern hoch. Die regional unterschiedliche Struktur der Krankenhausversorgung (z. B. in den neuen Bundesländern relativ wenige Kliniken mit vielen Betten) bedingt teilweise lange Anfahrtswege für die Patientinnen und Patienten. Die Verweildauerverkürzungen und andere strukturelle Veränderungen im stationären Sektor machen in Hinblick auf die optimale Versorgung der älteren Bevölkerung sowohl einen vermehrten Einsatz (früh-)rehabilitativer Maßnahmen als auch einen integrativen Ausbau der poststationären ambulant-ärztlichen, rehabilitativen und pflegerischen Versorgung notwendig.
4. Die Rehabilitationspotenziale älterer und alter Menschen werden nicht ausreichend genutzt. Vor allem ambulante, wohnortnahe oder zugehende Angebote stehen nur in geringem Umfang zur Verfügung. Die Versorgung multimorbider Personen mit altersbedingt eingeschränkten Ressourcen erfordert eine geriatrische Basiskompetenz aller beteiligten Therapeutinnen und Therapeuten sowie abgestufte geriatrische Angebote mit multiprofessionellen Behandlungsteams. Die geriatrischen Versorgungsstrukturen unterscheiden sich sehr stark zwischen den Bundesländern.

Betrachtet man das Angebot der medizinischen und pflegerischen Versorgung wird schnell deutlich, dass nur wenige gesundheitsbezogene Angebote direkt und explizit für ältere und alte Menschen konzipiert sind. Eine Ausnahme bildet hier lediglich die geriatrische Versorgung, die definitionsgemäß auf diese Bevölkerungsgruppe ausgerichtet ist. In einigen Bereichen, vor allem in der Pflege, ist jedoch die Mehrzahl oder zumindest ein großer Teil der Klientinnen und Klienten 65 Jahre oder älter (vgl. Kapitel 3.3). Im Idealfall orientiert sich die medizinisch-geriatrische und pflegerische Versorgung älterer Menschen nicht an den Sektoren des Gesundheitssystems, sondern am konkreten Hilfebedarf der Betroffenen und hat den Erhalt bzw. die Wiedererlangung der Selbständigkeit zum Ziel. Wenngleich es Beispiele für solche integrativen Versorgungsangebote gibt, lässt sich die Mehrzahl entweder dem ambulanten oder dem stationären Bereich zuordnen. Da auch die zur Verfügung stehenden Daten sowie die rechtlichen und abrechnungstechnischen Rahmenbedingungen dieser Unterteilung folgen und es der übrigen Gliederung des vorliegenden Buches entspricht, werden im Weiteren die ambulanten medizinischen und pflegerischen Angebote für ab 65-Jährige getrennt von den stationären dargestellt.

4.1.1 Ambulante Versorgung

Vertragsärztliche Versorgung

Über 65-Jährige konsultieren außer ihren Hausärztinnen und -ärzten am häufigsten Ärztinnen und Ärzte für Augen-, Zahn- und Frauenheilkunde sowie Urologie und (fachärztliche) Internistinnen und Internisten (vgl. Kapitel 3.3). Während die Rate der Zahnarzt- und Gynäkologenkontakte mit zunehmendem Alter sinkt, steigt sie bei den übrigen Arztgruppen. Wie vielfach beschrieben gibt es eine Unterversorgung alter Menschen mit psychischen und neurologischen Krankheitsbildern, bei der schmerztherapeutischen und palliativen Betreuung sowie hinsichtlich aufsuchender ärztlicher Betreuung (Hausbesuche) [1, 2]. Zudem wird ein erheblicher Nachholbedarf in der geriatrischen Weiter- und Fortbildung gesehen [3].

Wichtig sind außer der theoretischen Verfügbarkeit einer qualifizierten Ärztin bzw. eines Arztes die tatsächlichen Zugangsbedingungen: Erkennen des fachärztlichen Versorgungsbedarfes (z. B. durch den Hausarzt bzw. die Hausärztin), Entfernung und Verkehrsanbindung der Praxis, Organisation von Transport und Begleitung, Bereitschaft zu Hausbesuchen, regionale Struktur der Heil- und Hilfsmittelversorgung, etc. Es gibt Hinweise darauf, dass die Zahl der von niedergelassenen (Haus-)Ärztinnen und Ärzten durchgeführten Hausbesuche in den letzten Jahren deutlich rückläufig ist [4, 5]. Vor allem die ärztliche Versorgung von (Pflege-)Heimbewohnerinnen und -bewohnern ist häufig unbefriedigend. So genannte Heimärztinnen und -ärzte sollen zukünftig dabei helfen, die Qualität der medizinischen Betreuung in stationären Pflegeeinrichtungen zu verbessern (§ 119b SGB V, mit dem Gesetz zur strukturellen Weiterentwicklung der Pflegeversicherung 2008 eingeführt).

Tabelle 4.1.1.1 ist die Entwicklung der für die Betreuung älterer Personen wichtigsten Arztgruppen zu entnehmen. Diese Daten belegen zwar für den Zeitraum 2000 bis 2007 einen leichten Anstieg der Zahl ambulant tätiger Ärztinnen und Ärzte insgesamt sowie in allen dargestellten Fachgebieten außer der Neurologie. Einerseits variiert die Arztdichte regional jedoch beträchtlich, andererseits ist die Altersstruktur der derzeit niedergelassenen Hausärztinnen und -ärzte relativ ungünstig und der fachärztliche Zuwachs übersteigt den hausärztlichen. Der Zuzug ausländischer Ärztinnen und Ärzte wirkt (vor allem allerdings im stationären Bereich) teilweise kompensierend. Besonders in ländlichen Bezirken Ost- und Norddeutschlands nimmt die Hausarztdichte ab. Betroffen sind in erster Linie Gegenden mit schwacher Infrastruktur und einem eher überdurchschnittlichen Anteil älterer Personen. Außer mit sinkenden Hausarztzahlen wird auch mit rückläufigen Zahlen bei den Ärztinnen und

Tabelle 4.1.1.1
Zahl ambulant tätiger Ärztinnen und Ärzte ausgewählter Fachgebiete bzw. Zusatzqualifikationen 2000 und 2007
Quelle: Ärztestatistik der Bundesärztekammer [8]

	2000	2007
Gesamt	128.488	137.538
Augenheilkunde	5.375	5.575
Frauenheilkunde und Geburtshilfe	10.074	10.647
Innere Medizin und Allgemeinmedizin (Haus- und Fachärzte)*	51.030	58.186
davon:		
Innere mit Schwerpunkt Geriatrie	0	1
Nervenheilkunde bzw. Neurologie	3.598	3.511
Urologie	2.625	2.842
ohne Gebiet	19.432	14.373
Ärztinnen und Ärzte mit Zusatz-Bezeichnung		
Schmerztherapie	482	1.464
Palliativmedizin	0	808
Zahnärztinnen und -ärzte**	60.366	63.100

* Da im zeitlichen Verlauf die Klassifikation der ärztlichen Subdisziplinen in diesem Bereich mehrfach geändert wurde, steht für den Vergleich nur die Gesamtzahl aller Ärztinnen und Ärzte mit internistischer bzw. allgemeinärztlicher Qualifikation zur Verfügung. Die Angabe schließt daher neben den Hausärztinnen und -ärzten auch die fachärztlich tätigen Internistinnen und Internisten ein, wobei deren Zugang den der hausärztlich tätigen Medizinerinnen und Mediziner übersteigt.

** alle in Praxen tätigen Zahnärztinnen und -zahnärzte (niedergelassene plus angestellte)

Ärzten für Augenheilkunde, Gynäkologie, Neurologie und Dermatologie gerechnet [6, 7].

Sowohl die Altersverteilung der Hausärztinnen und -ärzte als auch allgemeine Trends der ärztlichen Berufsausübung (u.a. steigende Zahl patientenfern oder im Ausland tätiger Ärztinnen und Ärzte, größeres Interesse an geregelten Arbeitszeiten) lassen für die nächsten Jahre eher eine Verschlechterung der Situation erwarten. Darüber hinaus entsteht durch die demografische und gesellschaftliche Entwicklung ein zusätzlicher Bedarf an hausärztlicher Versorgung. Beide Effekte werden vermutlich zu einem Mehrbedarf an Hausärztinnen und -ärzten führen, soll der gegenwärtige Versorgungsstand aufrechterhalten werden. Mit der Einführung flexiblerer berufsrechtlicher Rahmenbedingungen (z.B. Teilzeitniederlassungen, Dependancen), neuen Versorgungsmodellen (z.B. Medizinische Versorgungszentren), Optimierung der Aus-, Weiter- und Fortbildung sowie finanziellen Anreizen soll versucht werden, der sich abzeichnenden Entwicklung entgegen zu steuern [9].

Bei alten Menschen bestehen häufig mehrere Erkrankungen gleichzeitig (Multimorbidität), viele von ihnen leiden an chronischen Schmerzen oder Lebenszeit begrenzenden Krankheiten, zudem weisen 13 % der 80- bis 84-Jährigen und 24 % der 85- bis 89-Jährigen eine Demenz auf [10]. Daher sind für sie außer den bereits genannten Haus- bzw. Fachärztinnen und -ärzten besonders geriatrisch, schmerztherapeutisch und palliativmedizinisch qualifizierte Ärztinnen und Ärzte wichtig. Fachärztinnen und -ärzte unterschiedlicher Gebiete können sich in diesen drei Bereichen qualifizieren (Ausnahme: in Brandenburg und Sachsen-Anhalt gibt es auch die Facharztbezeichnung »Innere Medizin mit Schwerpunkt Geriatrie«) (siehe Tabelle 4.1.1.2).

Die Zahl der geriatrisch qualifizierten Medizinerinnen und Mediziner ist der Ärztestatistik der Bundesärztekammer nicht zu entnehmen, da früher auch die fakultative Weiterbildung »Klinische Geriatrie« erworben werden konnte. Diese ist weiter verbreitet als die neuere Zusatzbezeichnung »Geriatrie«, sie wurde jedoch nicht zentral erfasst. Lübke et al. führten daher im Sommer 2007 eine Abfrage bei allen Landes- bzw. Bezirksärztekammern durch, um die Gesamtzahl aller geriatrisch weitergebildeten Ärztinnen und Ärzte zu erheben [3]. Danach verfügten in 2007 rund 2.000 Ärztinnen und Ärzte über eine entsprechende formale Qualifikation (siehe Tabelle 4.1.1.2). Von diesen sollen jedoch lediglich 377 ambulant tätig sein. Während die Mehrzahl der Geriaterinnen und Geriater also an Kliniken arbeitet, verteilen sich die schmerztherapeutisch oder palliativmedizinisch ausgebildeten Ärztinnen und Ärzte relativ gleichmäßig auf den stationären und den ambulanten Versorgungsbereich. Die regionale Verteilung der geriatrisch qualifizierten Medizinerinnen und Mediziner nach Bundesländern erweist sich als sehr inhomogen (siehe Tabelle 4.1.1.2).

Angaben dazu, wie viele Psychiaterinnen und Psychiater bzw. Psychotherapeutinnen und -therapeuten schwerpunktmäßig gerontopsychiatrisch tätig bzw. qualifiziert sind, liegen nicht vor. In die Betreuung psychisch kranker alter Menschen sind in regional unterschiedlichem Ausmaß auch die Sozialpsychiatrischen Dienste eingebunden. Die von diesen kommunal getragenen Einrichtungen betreuten Personen leiden zumeist an Demenz, Alkoholabhängigkeit und/oder Psychosen [1]. Ambulante Psychotherapien bei Versicherten ab 65 Jahren sind selten (z.B. 0,1 % der 75 bis 79 Jahre alten GEK-versicherten Männer und 0,3 % der gleichaltrigen Frauen) [11].

Die Zahl der in Praxen ambulant tätigen Zahnärztinnen und -ärzte ist in den letzten Jahren kontinuierlich leicht angestiegen auf ca. 63.000 im Jahr 2007 [12]. Die vierte Mundgesundheitsstudie belegt, dass 65- bis 74-Jährige bis zum Untersuchungszeitpunkt 2006 weniger Zähne verloren hatten als gleichaltrige Teilnehmerinnen und Teilnehmer der 1997 durchgeführten Studie (14,2 versus 17,6 fehlende Zähne) [13]. Die Raten an Wurzelkaries und mittelschwerer bis schwerer Parodontitis (entzündlich bedingte Zerstörung des Zahnhalteapparates) sind dagegen gestiegen (von 15,5 % auf 45,0 % bzw. von 64,1 % auf 87,8 %). Entsprechend hohe Behandlungsbedarfe ergeben sich, die sich auch in die Altersgruppe der über 74-Jährigen erstrecken. Deren jährliche Zahnarztkontaktraten sind jedoch niedriger als die jüngerer Personen (vgl. Abbildung 3.3.1.1 in Kapitel 3.3).

Tabelle 4.1.1.2
Anzahl der geriatrisch weitergebildeten Ärztinnen und Ärzte nach Bundesland (alle Tätigkeitsbereiche, Stand: Sommer 2007)
Quelle: [3]

Bundesland	fakultative Weiterbildung klinische Geriatrie	Zusatz-weiterbildung Geriatrie	Schwerpunkt Geriatrie/ Innere Medizin	geriatrische Weiterbildung insgesamt (absolut)	geriatrische Weiterbildung je 100.000 Einwohner	geriatrische Weiterbildung je 100.000 Einwohner ab 65 Jahre
Baden-Württemberg	416	5	0	421	3,9	20,9
Bayern	224	14	2	240	1,9	10,2
Berlin	97	1	0	98	2,9	16,1
Brandenburg	4	4	18	26	1,0	4,9
Bremen	11	1	0	12	1,8	8,7
Hamburg	46	3	0	49	2,8	15,0
Hessen*	k. A.	k. A.	k. A.	247	4,1	21,0
Mecklenburg-Vorpommern	34	4	0	38	2,2	10,9
Niedersachsen*	k. A.	k. A.	k. A.	89	1,1	5,6
Nordrhein-Westfalen	434	103	25	562	3,1	15,8
Rheinland-Pfalz**	53	6	4	73	1,8	9,0
Saarland	15	4	0	19	1,8	8,4
Sachsen	69	7	0	76	1,8	7,7
Sachsen-Anhalt	39	4	10	53	2,1	9,6
Schleswig-Holstein	51	12	0	63	2,2	10,9
Thüringen	14	6	0	20	0,8	4,0
Deutschland gesamt	1.507***	174***	59***	2.086	2,5	13,0

* nur Gesamtzahl der geriatrisch weitergebildeten Ärztinnen und Ärzte verfügbar
** aus Kammerbezirk Trier nur Gesamtzahl der geriatrisch weitergebildeten Ärztinnen und Ärzte verfügbar
*** ohne Hessen, Niedersachsen und KV-Kammerbezirk Trier

Heil- und Hilfsmittelversorgung

Besondere Bedeutung für ältere Personen hat aufgrund alterstypischer Beschwerdebilder die Versorgung mit Heil- und Hilfsmitteln. Die Zahl der mit der Heilmittelerbringung befassten Therapeutinnen und Therapeuten (z. B. Physiotherapeutinnen und -therapeuten) und der Gesundheitshandwerkerinnen und -handwerker (z. B. Optikerinnen und Optiker, Orthopädiemechanikerinnen und -mechaniker), die für die Versorgung mit Hilfsmitteln wichtig sind, lässt sich zum Teil der Gesundheitspersonalrechnung des Statistischen Bundesamtes entnehmen (siehe Tabelle 4.1.1.3).

Viele Berufsgruppen werden jedoch nicht gesondert ausgewiesen. Dies betrifft z. B. Logopädinnen und Logopäden sowie Ergotherapeutinnen und -therapeuten, deren Leistungen u. a. häufig bei Schlaganfallpatienten und -patientinnen indiziert sind. In Deutschland sollen derzeit ca. 35.000 Ergotherapeutinnen und -therapeuten tätig sein [15]. Diese wurden überwiegend an Berufsfachschulen ausgebildet; nur wenige Hundert haben bislang einen der neu eingeführten Bachelor-Studiengänge für Ergotherapie abgeschlossen. Rund 13.000 Personen sollen als Sprachheiltherapeutinnen und -therapeuten behandelnd tätig sein; hinzukommen ca. 4.000 Sprachheillehrer und -lehrerinnen, die in erster Linie im Ausbildungsbereich arbeiten. Das Spektrum der sprachheilkundlichen Ausbildungswege und Berufsbezeichnungen ist recht groß. Neben der zahlenmäßig größten Gruppe der Logopädinnen und Logopäden gibt es

Tabelle 4.1.1.3
Zahl der in Deutschland tätigen Personen mit Bezug zur Heil- und Hilfsmittelerbringung 2000 und 2006
Quelle: [14]

Beschäftigte in 1.000	Gesundheitswesen gesamt		ambulante Pflege		stationäre Pflege	
	2000	2006	2000	2006	2000	2006
Berufe im Gesundheitswesen gesamt	4.087	4.306	187	215	468	561
Gesundheitsdienstberufe	2.134	2.299	89	105	85	99
Physiotherapeuten/innen, Masseure/Masseurinnen, med. Bademeister/innen	116	144	2	2	2	3
davon:						
Physiotherapeuten/innen	61	85	1	1	1	2
therapeutische Berufe a. n. g.	51	77	1	1	4	6
Gesundheitshandwerker/innen	137	134	–	–	–	–
davon:						
Augenoptiker/innen	40	40	–	–	–	–
Orthopädiemechaniker/innen	11	12	–	–	–	–
Zahntechniker/innen	69	66	–	–	–	–
sonstige Gesundheitshandwerker/innen	16	16	–	–	–	–

u. a. Patholinguistinnen und -linguisten, Sprachwissenschaftlerinnen und -wissenschaftler sowie Atem-, Sprech- und Stimmlehrerinnen und -lehrer. Akademische Ausbildungswege existieren neben fachschulischen. Es bestehen sowohl hinsichtlich der Verteilung der verschieden Qualifikationen als auch der Versorgungsdichte relativ große regionale Unterschiede, die mit den vor Ort angebotenen Ausbildungsmöglichkeiten korrespondieren. Die dreijährige staatlich anerkannte Physiotherapieausbildung gemäß Masseur- und Physiotherapeutengesetz kann nach einem einheitlichen Curriculum an ca. 250 Schulen in Deutschland durchlaufen werden. Im Jahr 2007 schlossen rund 7.000 Personen eine solche Ausbildung erfolgreich ab [15].

Informationen darüber, wie viele Heil- und Hilfsmittelbringer geriatrisch qualifiziert bzw. auf den speziellen Versorgungsbedarf älterer und alter Menschen eingerichtet sind und wie viele gegebenenfalls ihre Leistungen im Wohnumfeld der Betroffenen erbringen (können), liegen nicht vor. Ältere Personen können die Angebote dieser Berufsgruppen aufgrund ihrer Beeinträchtigungen (z. B. eingeschränkte Mobilität oder Demenz) teilweise nur eingeschränkt nutzen. Zudem ergeben sich unter Alltagsbedingungen nicht selten Termin- und Koordinationsprobleme bei der Heilmittelerbringung, insbesondere wenn diese relativ hochfrequent erfolgen muss oder mehrere Berufsgruppen beteiligt werden sollen.

Die Bedeutung der nicht-ärztlichen bzw. nicht-psychotherapeutischen oder pflegerischen Berufe für ältere Menschen lässt sich indirekt zum Teil über altersspezifizierte Daten zur Verordnung von Hilfs- und Heilmitteln erschließen. Während Hilfsmittelverordnungen (z. B. Seh-, Hör- und Gehhilfen, Bandagen, Inkontinenzmaterialien) mit dem Alter deutlich zunehmen, bleibt der Anteil an Versicherten mit Heilmittelverordnungen (z. B. physiotherapeutische, logopädische und podologische Leistungen) ab der Altersgruppe der 50- bis 60-Jährigen recht konstant bei knapp einem Viertel der Versicherten (siehe Abbildungen 4.1.1.1 und 4.1.1.2). Hinter letztgenannter empirischer Beobachtung, die auch im DZA-Alterssurvey 2002 gemacht wurde (vgl. Kapitel 3.3), verbergen sich vermutlich ungenutzte Rehabilitationspotenziale alter Menschen [16]. Auswertungen von Verordnungsdaten der AOK weisen in die gleiche Richtung [15].

Abbildung 4.1.1.1
Erwachsene GEK-Versicherte (ab 50 Jahre) mit mindestens einer Heil-, Hilfs- oder Pflegehilfsmittelverordnung im Jahr 2006*
Quelle: GEK Heil- und Hilfsmitteldaten [17]

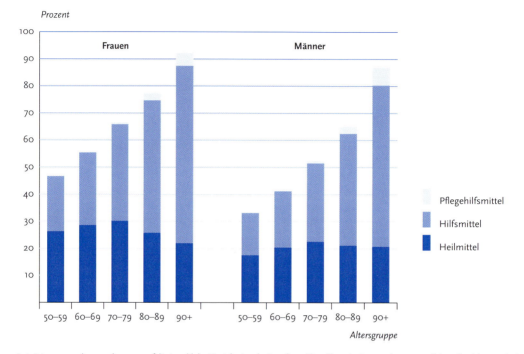

* Leistungsverordnungen bezogen auf die Anzahl der Versicherten der jeweiligen Altersklasse in Prozent; bezogen auf einen Versicherten sind Verordnungen aus allen drei Leistungsbereichen möglich. Neben den zu Lasten der GKV verordnungsfähigen Heil- und Hilfsmitteln können so genannte Pflegehilfsmittel (z. B. Einmalhandschuhe, Notrufsysteme, Lagerungsrollen) zu Lasten der gesetzlichen Pflegeversicherung verschrieben werden.

Geriatrische und rehabilitative Versorgung

In der medizinischen Versorgung alter Menschen sind geriatrische und rehabilitative Konzepte und Angebote eng verknüpft. Sie zielen darauf ab, die körperlichen, geistigen und sozialen Fähigkeiten zu bewahren oder wieder zu erlangen, die für ein selbstständiges Leben notwendig sind. Nach Steinhagen-Thiessen et al. ist Geriatrie zwar nicht mit Rehabilitation gleichzusetzen, »aber es gibt keine Geriatrie ohne Rehabilitation« [18]. Daher werden in diesem Abschnitt die ambulante geriatrische und die rehabilitative Versorgung gemeinsam dargestellt. Tages- bzw. teilstationäre Angebote werden im Abschnitt 4.1.2 besprochen.

Die körperlichen und psychischen Besonderheiten alter Menschen machen häufig ein spezifisch adaptiertes therapeutisch-pflegerisches Vorgehen notwendig. Beispielsweise verändern physiologische Alterungsprozesse die Verstoffwechslung und Wirkung von Medikamenten, Erkrankungen können untypisch bzw. mit uncharakteristischen Symptomen verlaufen und für jüngere Menschen triviale Krankheitsereignisse führen oft zum Verlust der Fähigkeit zur selbständigen Versorgung. Allerdings bedürfen längst nicht alle Menschen ab dem 65. Lebensjahr automatisch spezieller geriatrischer Behandlung. Mehr als das kalendarische Alter kennzeichnen Multimorbidität und eingeschränkte Ressourcen die Situation und den Therapiebedarf geriatrischer Patientinnen und Patienten. Diese komplexen Zusammenhänge erfordern auf der Basis eines breiten medizinischen Wissens die Einbeziehung

Abbildung 4.1.1.2
Erwachsene GEK-Versicherte (ab 50 Jahre) mit mindestens einer Heilmittelverordnung für Physiotherapie, Logopädie, Ergotherapie oder Podologie* im Jahr 2006
Quelle: GEK Heil- und Hilfsmitteldaten [17]

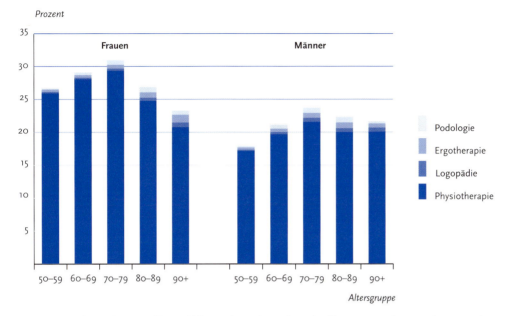

* Leistungsverordnungen bezogen auf die Anzahl der Versicherten der jeweiligen Altersklasse in Prozent; bezogen auf einen Versicherten sind Verordnungen aus allen drei Leistungsbereichen möglich.

verschiedener Professionen in den Behandlungsprozess. So bildet – unabhängig vom Ort oder der sozialrechtlichen Zuordnung der Leistungserbringung – das therapeutische Team das Herzstück der geriatrischen Versorgung. Diesem sollten neben geriatrisch qualifizierten Ärztinnen und Ärzten sowie Pflegekräften auch Personen mit physio- und ergotherapeutischer, logopädischer und neuropsychologischer Ausbildung angehören. Außerdem müssen u. a. Diät- und Sozialberatung zur Verfügung stehen. Die verschiedenen Leistungen sollten koordiniert und ständig an den wechselnden individuellen Bedarf der Betroffenen angepasst werden.

Die Geriatrie ist geprägt von einer ganzheitlichen, an den vorhandenen Fähigkeiten und Potenzialen alter Menschen orientierten Betrachtungs- und Handlungsweise. Ihre Zielkategorien sind weniger Heilung und Lebensverlängerung denn Selbständigkeit, Lebensqualität und Linderung von Beschwerden. Kernelemente des geriatrischen Behandlungskonzeptes stellen spezielle Assessments (Testverfahren) und individuell erstellte Behandlungspläne dar [19, 20].

Mittels standardisierter Erhebungsinstrumente werden Leistungseinbußen und Beschwerden bzw. Fähigkeiten und (Reha-)Potenziale in den Bereichen Sinneswahrnehmung, Bewegung, Kontinenz, Ernährung, Kognition, emotionales Befinden, soziale Unterstützung und Aktivitäten des täglichen Lebens erfasst. Zu diesem so genannten geriatrischen Basisassessment gehören die Durchführung bzw. Bestimmung des Barthel- und FIM (Functional Independence-Measure)-Index, des IADL-Fragebogens (Instrumental Activities of Daily Living nach Lawton und Brody), des Gedächtnistests nach Folstein (Mini-Mental-State-Examination, MMSE), der Geriatrischen Depressionsskala (GDS), eines Sozialfragebogens, des Mobilitätstests nach Tinetti, des

»Timed-Up-and-Go«-Tests sowie der Uhr-Ergänzungstest und die Messung der Handkraft. Bei Bedarf kommen weitere Assessments hinzu (z. B. zur sprachlichen Kommunikationsfähigkeit). Der Zeitbedarf für die (teilweise an geschultes nichtärztliches Personal delegierbare) Durchführung des Basisassessments liegt bei mindestens 45 bis 60 Minuten. Die Ergebnisse der Tests liefern nicht nur wichtige Informationen für die Behandlungsplanung, sondern werden z. T. auch zur Verlaufskontrolle und Ergebnismessung verwendet. Eine Übersicht über die gebräuchlichen geriatrischen Assessment-Instrumente hat z. B. das Kompetenz-Centrum Geriatrie beim Medizinischen Dienst der Krankenversicherung Nord bereit gestellt [21].

Dem Bedarf an abgestuften und vernetzten Angeboten für die geriatrisch ausgerichtete ambulante (und teilstationäre) Versorgung wird zunehmend von Gesetzgeber, Kostenträgern und Leistungserbringern Rechnung getragen. Die Rahmenempfehlungen zur ambulanten geriatrischen Rehabilitation der Spitzenverbände der Krankenkassen enthalten genaue Vorgaben zur inhaltlichen und strukturellen Gestaltung der Maßnahmen [22]. Im Sommer 2007 wurde darüber hinaus die mobile (zugehende) geriatrische Rehabilitation neu als GKV-Regelleistung gesetzlich verankert (§40 Absatz 1 SGB V) [23]. Multiprofessionelle geriatrisch geleitete Teams versorgen dabei Betroffene in ihrem gewohnten Lebensumfeld [24]. Im Gegensatz zu diesem zugehenden Angebot setzt die vereinzelt etablierte konventionelle ambulante geriatrische Rehabilitation voraus, dass die Patientinnen und Patienten das Rehabilitationszentrum besuchen können. Seitens der Kassenärztlichen Bundesvereinigung wurde zudem auf der Grundlage des §73c SGB V für den ambulanten Bereich ein Konzept für eine so genannte ambulante geriatrische Komplexbehandlung entwickelt. Dabei sollen Hausärztin bzw. -arzt der Betroffenen eng mit einem geriatrisch qualifizierten multiprofessionellen Team zusammenarbeiten. Allerdings müssen die älteren Menschen auch zur Wahrnehmung eines solchen Angebotes in der Lage sein, die Behandlungsräume des Teams aufzusuchen [25].

Die meisten beschriebenen ambulanten Versorgungsangebote sind so neu, dass außerhalb von Modellprojekten (siehe z. B. für die ambulante geriatrische Rehabilitation [26]) bislang keine Versorgungsverträge zwischen Kostenträgern und Leistungserbringern abgeschlossen wurden. Die zur Leistungserbringung nötige Infrastruktur ist faktisch noch nicht verfügbar. Uhlig gibt für das Jahr 2000 die Zahl ambulanter geriatrischer Rehabilitationseinrichtungen bundesweit mit lediglich 12 und die mobiler ambulanter geriatrischer Dienste mit 10 an [27]. Die Versorgung geriatrischer Patienten erfolgt daher bislang vor allem (teil-)stationär (vgl. Abschnitt 4.1.2) oder beschränkt sich (häufig ohne Hinzuziehung geriatrisch qualifizierter Expertinnen oder Experten und/oder ohne standardisiertes geriatrisches Assessment) auf die Verordnung von Einzelleistungen aus dem Heil- und Hilfsmittelbereich (siehe Abbildungen 4.1.1.1 und 4.1.1.2). Den verschiedenen Versorgungsformen können unterschiedliche Grade an Einschränkungen der Selbständigkeit (aufgrund der bestehenden Beeinträchtigungen bzw. verstärkt durch die Art der Versorgung) und der Nähe zum gewohnten Lebensumfeld zugeordnet werden (siehe Abbildung 4.1.1.3).

Von der Geriatrie abzugrenzen ist die Gerontologie als Wissenschaft vom Altern des Menschen. Viele Absolventinnen und Absolventen der erst vor einigen Jahren in Deutschland eingeführten Studiengänge arbeiten in Aufgabengebieten mit Bezug zu dieser Bevölkerungsgruppe (z. B. kommunale Verwaltung, Wohlfahrtsverbände, Altenhilfe, Pflegeeinrichtungen und Sozialdienste). Angeboten werden sowohl grundständige als auch postgraduierte Ausbildungswege an derzeit 13 Universitäten und Fachhochschulen. Wie viele Gerontologinnen und Gerontologen mittlerweile in Deutschland tätig sind und welche praktische Bedeutung sie für die Versorgung alter Menschen haben, ist nicht statistisch erfasst.

Die gesetzlich verankerten Grundsätze »Reha vor Pflege« und »Reha in der Pflege« werden zwar zunehmend in der Versorgung berücksichtigt. So empfahl beispielsweise der Medizinische Dienst der Krankenkassen (MDK) in Bayern im 1. Halbjahr 2007 in 26 % der Pflegebegutachtungen (Einzel-)Leistungen mit rehabilitativen Zielsetzungen (vorwiegend Physiotherapie, z. T. als Fortführung bereits verordneter Maßnahmen) [28]. Allerdings werden solche Empfehlungen in der ambulanten Versorgung oft nicht umgesetzt. Auch erfolgen die verschiedenen Leistungen immer noch unko-

Abbildung 4.1.1.3
Abgestufte rehabilitative geriatrische Versorgung
Quelle: eigene Darstellung

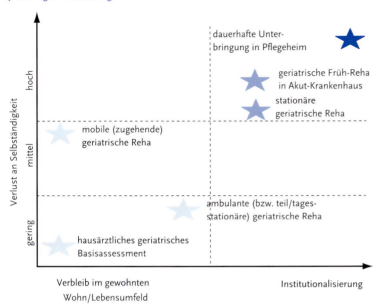

ordiniert und das Rehabilitationspotenzial älterer Menschen wird nicht ausgeschöpft [29].

Kostenträger von Rehabilitationsmaßnahmen sind die Gesetzliche Rentenversicherung sowie für über 65-jährige bzw. berentete Personen in erster Linie die Gesetzliche Krankenversicherung. Rehabilitation als Pflichtleistung der GKV wurde erst 2007 mit dem GKV-Wettbewerbsstärkungsgesetz eingeführt (§ 11 Absatz 2 SGB V). Bundesweite Statistiken zur Anzahl und Ausrichtung ambulanter Reha-Einrichtungen sind nicht verfügbar. Es gibt lediglich Listen mit Vertragspartnern einzelner Kostenträger bzw. inoffizielle Verzeichnisse von Leistungsanbietern [30]. Ein allgemeines (sektorenübergreifendes) Verzeichnis von geriatrischen Einrichtungen findet sich unter www.kcgeriatrie.de/kliniken.htm [31]. Die amtlichen Statistiken erfassen die (teil-)stationären Reha-Einrichtungen [32, 33] (vgl. Abschnitt 4.1.2). Aussagen zur Verteilung der ambulanten Reha-Leistungen nach Alter, Geschlecht, Dauer oder Indikation sind daher kaum möglich.

Anhand der Ausgaben-Statistik des für Ältere relevanten Kostenträgers GKV kann lediglich indirekt auf die Bedeutung ambulanter Rehabilitation für ab 65-Jährige geschlossen werden. Die Ausgaben der Gesetzlichen Krankenversicherung für rehabilitative und Vorsorgeleistungen sind demnach seit 1991 von ca. 1,5 Milliarden Euro auf 2,55 Milliarden Euro im Jahr 2007 gestiegen. Davon entfielen rund 2 Milliarden Euro auf stationäre Reha-Leistungen (überwiegend Anschlussheilbehandlungen bzw. -rehabilitationen nach einem Akutereignis, z. B. einer Hüftgelenksoperation oder einem Herzinfarkt) und nur ca. 111 Millionen Euro auf die ambulante Rehabilitation. Deren Ausgabenanteil ist in den vergangenen Jahren kaum gestiegen (siehe Abbildung 4.1.1.4). Die Gesamtaufwendungen der GKV für Vorsorge und Rehabilitation liegen weiterhin deutlich unter denen der Rentenversicherung (2,55 versus 3,59 Milliarden Euro im Jahr 2007) [34, 35].

Disease Management Programme

Um die Versorgung chronisch kranker Menschen zu verbessern, wurden am 1. Januar 2002

Abbildung 4.1.1.4
Ausgaben der GKV für Vorsorge- und Rehabilitationsmaßnahmen nach Leistungsbereichen 1996 bis 2007
Quelle: [34]

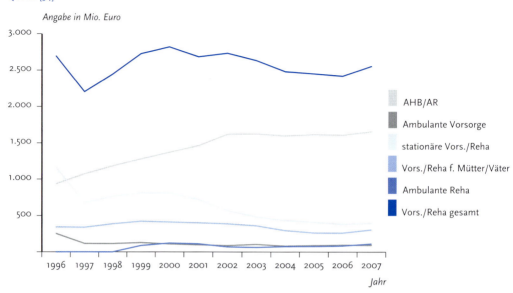

mit dem »Gesetz zur Reform des Risikostrukturausgleichs in der gesetzlichen Krankenversicherung« die strukturierten Behandlungsprogramme für Menschen mit bestimmten chronischen Erkrankungen – so genannte Disease Management Programme (DMP) – eingeführt. DMP dienen der Koordination der Behandlung und Betreuung bei chronischer Erkrankung über die Grenzen der einzelnen Leistungssektoren hinweg. Dies geschieht auf der Grundlage von medizinischer Evidenz, um insgesamt gesehen die Behandlung der Erkrankung zu verbessern sowie Beeinträchtigungen und Folgeerkrankungen zu vermeiden bzw. zu reduzieren. Als weitere Ziele der DMP sind die Sicherstellung einer bedarfsgerechten und wirtschaftlichen Versorgung sowie der Abbau von Über-, Unter- und Fehlversorgung im Gesundheitssystem zu nennen [36]. Derzeit existieren DMP für Diabetes mellitus Typ 1 und 2, Brustkrebs, Koronare Herzkrankheit, Asthma und Chronisch obstruktive Lungenerkrankungen. Aufgrund der großen Zahl älterer und alter Menschen, die an diesen Erkrankungen leiden, haben Disease Management Programme das Potenzial die (ambulante) Versorgung dieser Bevölkerungsgruppe zu verbessern.

Nach Angaben des Bundesversicherungsamtes waren bis September 2007 insgesamt 14.000 Verträge zu Disease Management Programmen zugelassen oder wieder zugelassen worden. In mindestens eines dieser Programme hatten sich im Jahr 2006 ca. 2,4 der 70 Millionen GKV-Versicherten eingeschrieben (siehe Tabelle 4.1.1.4). Informationen zur Zahl der Ärztinnen und Ärzte sowie der anderen Leistungserbringerinnen und -erbringer (z. B. Kliniken), die an den DMP mitwirken, stehen nicht zur Verfügung.

Zwei Drittel der DMP-Teilnehmerinnen und -Teilnehmer waren 65 Jahre oder älter. Während im Durchschnitt lediglich ca. 3,4 % der GKV-Versicherten in ein DMP eingeschrieben waren, traf dies auf bis zu 13 % der 72 bis 78 Jahre alten Personen zu. Unter den noch älteren Versicherten sank die Teilnahmerate allerdings rasch (siehe Abbildung 4.1.1.5). Erste Ergebnisse der gesetzlich vorgeschriebenen Programmevaluationen weisen auf eine Verbesserung bestimmter Zielparameter bei den Teilnehmerinnen und Teilnehmern hin [37]. Aus methodischen Gründen sind solche erst nach Einführung der Programme durchgeführten Untersuchungen allerdings umstritten.

Tabelle 4.1.1.4
Anzahl zugelassener DMP nach Indikation und Anzahl der Teilnehmerinnen und Teilnehmer*
Quelle: [36, 38]

Indikation	DMP möglich seit	Zulassungen Stand 9/2007	Anzahl der Teilnehmerinnen und Teilnehmer 2006
Diabetes mellitus Typ 2	Juli 2002	3.325	1,73 Mio.
Brustkrebs	Juli 2002	2.846	54.500
koronare Herzkrankheit	Mai 2003	3.016	536.000
Diabetes mellitus Typ 1	März 2003	1.952	23.000
Asthma	Januar 2005	1.428	10.000**
chronisch obstruktive Lungenerkrankung	Januar 2005	1.416	8.000**

* Die Zahl der Teilnehmerinnen und Teilnehmer wird vom Bundesversicherungsamt anhand der gemeldeten Einschreibungstage ermittelt. Nach dieser Zählweise kann also »ein Teilnehmer« mehreren Teilnehmerinnen oder Teilnehmern entsprechen, die jeweils nur für einen begrenzten Zeitraum innerhalb eines Jahres in das entsprechende DMP eingeschrieben waren.
** wegen ihres späten Beginns wurden diese DMP noch nicht im Risikostrukturausgleich der Gesetzlichen Krankenversicherung für das Jahr 2006 berücksichtigt

Abbildung 4.1.1.5
Altersverteilung der Teilnehmerinnen und Teilnehmer an mindestens einem Disease Management Programm in Prozent von allen GKV-Versicherten der jeweiligen Altersgruppe 2006
Quelle: Daten des Bundesversicherungsamtes (BVA) [38]

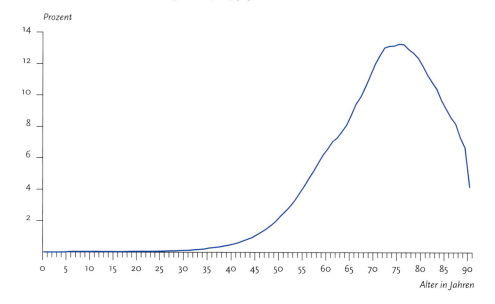

Detaillierte Informationen über die teilnehmenden Versicherten liegen bislang auf Bundesebene nicht vor. Verfügbar sind lediglich Auswertungen einzelner Krankenkassen(verbände) entsprechend der gesetzlichen Verpflichtung zur Evaluation der DMP. Nach Daten des AOK-Bundesverbandes betrug beispielsweise das durchschnittliche Alter der Versicherten bei Einschreibung in ein Disease Management Programm für Diabetes mellitus Typ 2 im Zeitraum 2003 bis 2006 67 Jahre. Der Frauenanteil lag bei 55 % [37].

Professionelle ambulante Pflege

Da sich zwei umfangreiche Abschnitte des vorliegenden Buches ausführlich mit den Themenbereichen Pflegebedürftigkeit (vgl. Kapitel 2.2) und Inanspruchnahme von Pflegeleistungen (vgl. Kapitel 3.3) befassen, konzentrieren sich die Darstellungen an dieser Stelle auf die Beschreibung der Angebotsstrukturen.

Von den derzeit rund 2,1 Millionen Menschen, die Leistungen der sozialen oder privaten Pflegeversicherung erhalten, werden etwa 1,4 Millionen ambulant versorgt. Die zwischen Ende 2003 und Ende 2006 zu verzeichnende Zunahme ambulanter Pflegefälle um 2,2 % bleibt deutlich hinter der Entwicklung der stationären Pflegebedürftigkeit zurück, die im selben Zeitraum um 7,3 % stieg. Der Großteil (59 %) der ambulant Pflegebedürftigen in der sozialen Pflegeversicherung wurde Ende 2006 der Pflegestufe I zugeordnet. Leistungen gemäß Pflegestufe II bzw. III erhielten 32 % bzw. 9 % [39].

In der Pflegestatistik des Statistischen Bundesamtes werden ambulante Pflegedienste erfasst, die durch einen Versorgungsvertrag nach §72 SGB XI (Gesetzliche Pflegeversicherung) zur Pflege zugelassen sind oder Bestandsschutz nach §73 Abs. 3 und 4 SGB XI genießen [39]. Nach dieser Statistik waren zum 15. Dezember 2005 in Deutschland insgesamt rund 11.000 ambulante Pflegedienste zugelassen. Vom VdAK veröffentlichte Daten weichen hiervon etwas ab: Mit Stichtag jeweils zum 1. Januar eines Jahres wurden für 2005 11.643 ambulante Pflegedienste gezählt (2007: 12.028). Im zeitlichen Verlauf seit 1997 ist die Zahl ambulanter Pflegedienste mit Ausnahme eines leichten Anstiegs in den Jahren 2000 bis 2003 nahezu konstant geblieben [40]. Die Mehrzahl der Pflegedienste befindet sich mittlerweile in privater Trägerschaft (58 %). Der Anteil der freigemeinnützigen Träger wie Diakonie oder Caritas belief sich 2005 auf 41 %. Insgesamt werden 55 % der Pflegebedürftigen durch die freigemeinnützigen Pflegedienste versorgt, 43 % durch private Pflegedienste. Pro Einrichtung betreuen die freigemeinnützigen Dienste durchschnittlich mehr Klientinnen und Klienten als die privat getragenen. Öffentliche Träger spielen in diesem Marktsegment weder hinsichtlich der Anzahl an Diensten noch der versorgten Personen eine nennenswerte Rolle. Im zeitlichen Verlauf seit 1999 nahm die Zahl der privaten Anbieter und der von ihnen versorgten pflegebedürftigen Frauen und Männer zu. Der Anstieg bei den Leistungsempfängerinnen und -empfängern wurde durch eine Kapazitätsausweitung der einzelnen Dienste aufgefangen: Während 1999 ein Pflegedienst im Mittel 38 Menschen betreute, waren es sechs Jahre später 43 (siehe Tabelle 4.1.1.5).

Fast alle ambulanten Pflegedienste bieten sowohl Leistungen nach SGB XI (Pflegeleistungen der Pflegeversicherung) als auch häusliche Krankenpflege nach SGB V (Pflegeleistungen der Gesetzlichen Krankenversicherung) an. Einige wenige Einrichtungen sind organisatorisch an Wohneinrichtungen (9 %) oder Pflegeheime (6 %) angeschlossen.

Tabelle 4.1.1.5
Entwicklung der ambulanten Pflegedienste nach Träger und Anzahl der versorgten pflegebedürftigen Frauen und Männer 1999 und 2005
Quelle: Pflegestatistik [39]

	Pflegedienste		Pflegebedürftige		Pflegebedürftige pro Pflegedienst	
	1999	2005	1999	2005	1999	2005
Gesamt	10.820	10.977	415.289	471.543	38	43
nach Trägern						
privat	5.504	6.327	147.804	203.142	27	32
frei- gemeinnützig	5.103	4.457	259.648	259.703	51	58
öffentlich	213	193	7.837	8.698	37	45

Für ambulante Pflegedienste, die Leistungen zu Lasten der Pflegeversicherungen abrechnen können, arbeiten ca. 214.000 Menschen. Davon sind die Mehrzahl Frauen (88 %). Meist handelt es sich um Teilzeitbeschäftigungsverhältnisse (71 %), nur jede vierte Beschäftigte bzw. jeder vierter Beschäftigte (26 %) arbeitet in Vollzeit. Neben diesen Personen werden im Bereich der ambulanten Pflege rund 1 % Zivildienstleistende sowie Auszubildende, Praktikantinnen und Praktikanten oder Helferinnen und Helfer im freiwilligen sozialen Jahr (insgesamt 2 %) beschäftigt. Informationen zu Berufsabschlüssen der Beschäftigten in den ambulanten Pflegediensten lassen sich ebenfalls der Pflegestatistik entnehmen: Kranken- und Altenpflegekräfte sind dabei die am stärksten vertretenen Berufsgruppen. Knapp 80 % des Zuwachses an Beschäftigten zwischen 1999 und 2005 rekrutierte sich aus diesen Berufsgruppen (siehe Tabelle 4.1.1.6).

Zwei Drittel des Personals (147.973 Personen) werden hauptsächlich in der Grundpflege eingesetzt, 29.853 Beschäftigte arbeiten in der hauswirtschaftlichen Versorgung. Tätigkeiten in der Verwaltung und Geschäftsführung üben 11.666 Personen aus (siehe Abbildung 4.1.1.6). Der Anstieg der Mitarbeiterzahlen im Vergleich der Jahre 1999 und 2005 entfiel vor allem auf den Bereich der Grundpflege (plus 28.585 Beschäftigte).

Zur Frage, in welchem Umfang ambulante Pflegeleistungen privat finanziert und von wem

Tabelle 4.1.1.6
Berufsabschlüsse der bei ambulanten Pflegediensten beschäftigten Personen 1999 und 2005
Quelle: Pflegestatistik [39]

	1999	2005
Berufsabschlüsse gesamt	183.782	214.307
staatlich anerkannte/r Altenpfleger/in	25.456	36.484
staatlich anerkannte/r Altenpflegehelfer/in	3.869	5.010
Krankenschwester, Krankenpfleger	58.144	71.425
Krankenpflegehelfer/in	10.243	8.698
Kinderkrankenschwester, Kinderkrankenpfleger	4.384	6.309
Heilerziehungspfleger/in, Heilerzieher/in	436	729
Heilerziehungspflegehelfer/in	168	190
Heilpädagogin, Heilpädagoge	93	97
Ergotherapeut/in	132	229
sonstiger Abschluss im Bereich der nichtärztlichen Heilberufe	2.805	3.071
sozialpädagogischer/ sozialarbeiterischer Berufsabschluss	1.539	1.485
Familienpfleger/in mit staatlichem Abschluss	1.866	1.819
Dorfhelfer/in mit staatlichem Abschluss	179	130
Abschluss pflegewissenschaftliche Ausbildung an Fachhochschule oder Universität	420	658
sonstiger pflegerischer Beruf	15.823	18.925
Fachhauswirtschafter/in für ältere Menschen	1.114	872
sonstiger hauswirtschaftlicher Berufsabschluss	4.102	4.435
sonstiger Berufsabschluss	32.164	36.394
ohne Berufsabschluss/ noch in Ausbildung	20.845	17.347

Abbildung 4.1.1.6
Tätigkeitsbereich der Beschäftigten in der ambulanten Versorgung (Angaben in Prozent aller Beschäftigten)
Quelle: Pflegestatistik [39]

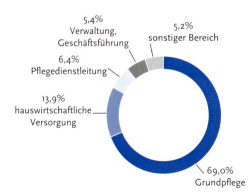

sie erbracht werden, stehen nur eingeschränkt Informationen zur Verfügung. Laut einer im Auftrag des Bundesministeriums für Familie, Senioren, Frauen und Jugend (BMFSFJ) durchgeführten repräsentativen Studie zu Pflegearrangements in Privathaushalten nehmen 23 % der Haushalte privat finanzierte Dienstleistungen mehrfach wöchentlich in Anspruch. Dies betrifft jedoch vor allem Hilfen im Haushalt, bei den Mahlzeiten und anderen Alltagsverrichtungen. Für pflegerische Tätigkeiten im engeren Sinne wird dagegen hauptsächlich auf Familienangehörige bzw. professionelle Dienstleisterinnen und Dienstleister, die über die Leistungen der Pflegeversicherung abgedeckt werden, zurückgegriffen. Das Spektrum der individuell getroffenen Pflegearrangements erweist sich dabei als sehr groß und schließt vielfach befreundete oder in der Nachbarschaft lebende Menschen sowie ehrenamtliche Helferinnen und Helfer ein [41]. Daneben hat sich jedoch ein grauer Markt für den privaten Zukauf von Pflegeleistungen etabliert, der u. a. die Beschäftigung ausländischer Hilfskräfte mit oder ohne pflegerische Ausbildung einschließt. Insgesamt werden Dienstleistungen und Produkte, die auf den Bedarf der älteren und alten Bevölkerung abgestimmt sind, als Wachstumsbranchen beschrieben [42, 43].

Prognosen gehen bis 2030 von einem Anstieg der Zahl der Pflegebedürftigen um ca. 60 % aus. Unter ihnen wird der Anteil der 85-jährigen oder älteren Personen von 33 % im Jahr 2005 auf 48 % im Jahr 2030 zunehmen [44]. Daraus resultiert eine deutlich steigende Nachfrage nach Pflegedienstleistungen, sowohl im ambulanten als auch (in vermutlich noch größerem Ausmaß) im stationären Pflegesektor. Die Angebote müssen entsprechend weiterentwickelt und dem Bedarf, beispielsweise hinsichtlich der speziellen Anforderungen bei der Pflege Demenzkranker oder dem Wunsch nach Flexibilisierung der Leistungen, angepasst werden (vgl. Kapitel 2.2 und 3.3).

Die Qualität der professionellen ambulanten Pflege wird vom Medizinischen Dienst der Krankenversicherung bzw. von Sachverständigen der Pflegekassen geprüft und die Ergebnisse werden zusammenfassend veröffentlicht [45]. Mit dem Pflege-Weiterentwicklungsgesetz wurde neu eingeführt, dass zukünftig alle Einrichtungen ihre Prüfergebnisse in standardisierter Form veröffentlichen (§ 115 Abs. 1a SGB XI). Dies soll zu mehr Transparenz für die Pflegebedürftigen und ihre Angehörigen und zur Verbesserung der Pflegequalität führen. Die bislang vorliegenden Daten weisen zwar auf positive Entwicklungen im Vergleich der Erhebungszeiträume 2003 versus 2006 hin. Insgesamt lässt die Versorgungsqualität jedoch zu wünschen übrig. Große Defizite werden z. B. hinsichtlich der Vorbeugung von Druckgeschwüren (Mängel bei 42 % der untersuchten Pflegebedürftigen), der angemessenen Ernährung und Flüssigkeitsversorgung (Defizite bei 30 %), der Inkontinenzversorgung (unzureichende Versorgung in 22 % der Fälle) und bei der Betreuung von Personen mit gerontopsychiatrischen Beeinträchtigungen (26 %) gesehen. Auffällige Schwächen zeigen sich darüber hinaus bei der Implementierung von Maßnahmen der Struktur- und Prozessqualität. So sind nur 59 % der Beschäftigten die innerhalb ihrer Einrichtung entwickelten Pflegekonzepte bekannt und in knapp einem Drittel der Einrichtungen werden Mitarbeiterinnen oder Mitarbeiter mit Aufgaben betraut, für die sie nicht hinreichend qualifiziert sind.

4.1.2 Stationäre Versorgung

Die stationäre Versorgung greift in dem Moment, in dem eine ambulante Versorgung nicht mehr ausreicht oder gewährleistet werden kann. Beide Sektoren sind nicht als völlig getrennte Bereiche anzusehen, sondern vielmehr als sich ergänzende Versorgungsformen zwischen denen es zumindest im Idealfall Übergänge gibt, die dem individuellen Bedarf gerecht werden. Die Darstellung des stationären Angebots wird im Folgenden in die Bereiche Akut-Krankenhäuser, Vorsorge- und Rehabilitationseinrichtungen, Geriatrie und Pflegeeinrichtungen gegliedert.

Akut-Krankenhäuser

Krankenhäuser sind nicht nur für Personen ab 65 Jahren da, doch diese stellen die größte Nutzergruppe: rund 7 Millionen der ca. 17 Millionen Behandlungsfälle des Jahres 2006 (41 %) betraf diese Altersgruppe (zum Vergleich: ca. 20 % der Allgemeinbevölkerung ist 65 Jahre oder älter). Ihr Anteil an den Krankenhausfällen lag im Jahr 2000 noch bei 35 %. In bestimmten Fachabteilungen wird der Durchschnittswert für die ältere Bevölkerung über- bzw. unterschritten. Die zahlenmäßig meisten (ca. 3,6 Millionen) stationären Behandlungsfälle, welche die Altersgruppe ab 65 Jahre betreffen, werden in internistischen Fachabteilungen versorgt. Dies ist im wesentlich auf das für ältere Personen typische Erkrankungsspektrum zurückzuführen, bei dem Herz-Kreislauf-, Krebs-, Stoffwechsel- und Atemwegserkrankungen dominieren (vgl. Kapitel 3.3). Daneben führen akute und chronische Krankheiten des Bewegungsapparates (z. B. sturzbedingte Verletzungen und Arthrose) viele ältere und alte Menschen ins Krankenhaus. Dort werden sie häufig in (unfall-)chirurgischen oder orthopädischen Fachabteilungen versorgt. In chirurgischen Subdisziplinen wie der Herz- oder Gefäßchirurgie überwiegen Personen ab 65 Jahren. Gleiches gilt für die Bereiche Augenheilkunde und Urologie (siehe Tabelle 4.1.2.1) [46]. Intensiv- und palliativmedizinische Betten sowie Spezialeinheiten für die Behandlung von Schlaganfallpatienten (Stroke Units) werden zu jeweils über 60 % von ab 65 Jahre alten Patientinnen und Patienten belegt [47].

Tabelle 4.1.2.1
Anteil der 65 Jahre und älteren Patientinnen und Patienten im Akut-Krankenhaus nach Abteilungen 2006*
Quelle: Krankenhausstatistik [46]

Fachabteilungen	Anzahl Behandlungsfälle		Anteil ab 65 Jahre
	Gesamt	ab 65 Jahre	
Gesamt	17.142.476	7.043.287	41,1 %
Innere Med. gesamt	5.940.090	3.643.088	61,3 %
davon:			
Kardiologie	841.729	520.572	61,8 %
Neprologie	82.424	48.539	58,9 %
Chirurgie gesamt	3.590.366	1.510.209	42,1 %
davon:			
Unfallchirurgie	692.084	277.043	40,0 %
Gefäßchirurgie	170.399	93.874	55,1 %
Orthopädie	657.060	278.442	42,4 %
Herzchirurgie	58.244	37.554	64,5 %
Augenheilkunde	331.542	223.951	67,5 %
Neurologie	621.105	289.666	46,6 %
Urologie	658.411	352.028	53,5 %
Psychiatrie und Psychotherapie	725.843	132.627	18,3 %

* Gezählt wird im Rahmen der Krankenhausdiagnosestatistik die Fachabteilung mit der längsten Aufenthaltsdauer. Da Patientinnen und Patienten teilweise mehrere Abteilungen durchlaufen (z. B. kurzer Aufenthalt in der Chirurgie, dann längerer in der Inneren) kann die tatsächliche Altersstruktur einzelner Fachabteilungen von dieser Darstellung abweichen.

Knapp 50 % aller abgerechneten Aufenthaltstage entfallen auf die ältere Bevölkerung. Ihr überproportionaler Anteil an den Behandlungstagen erklärt sich aus ihrer im Vergleich zu jüngeren Personen längeren durchschnittlichen Verweildauer. Während diese bezogen auf alle stationär behandelten Patientinnen und Patienten 2006 bei 8,5 Tagen lag, verbrachten solche, die 65 Jahre oder älter waren, im Mittel 10 Tage im Krankenhaus. Etwa ein Fünftel aller Deutschen zwischen 70 und 90 Jahren wird mindestens einmal im Jahr stationär behandelt (vgl. Kapitel 3.3). Von den 389.339 Menschen, die 2006 im Krankenhaus verstarben, waren 81 % 65 Jahre oder älter. Damit sind Kliniken für fast die Hälfte aller Deutschen dieser Altersgruppe der Ort, wo sie sterben. Sieht man also von einigen Ausnahmen wie Kinderheilkunde, Geburtshilfe/Gynäkologie und Psychiatrie ab, ist der Alltag in Akutkrankenhäusern geprägt von der Versorgung und dem Sterben vor allem älterer und alter Menschen.

Die schrittweise Einführung der so genannten Diagnose bezogenen Fallpauschalen (Diagnosis Related Groups, DRG) als Abrechnungsgrundlage der Akutkliniken hat einen starken Einfluss auf die Entwicklung der stationären Krankenversorgung in Deutschland. Seit 2004 rechnen die Krankenhäuser nicht mehr nach tagesgleichen Pflegesätzen ab, sondern auf der Basis von Fallgruppen, die jährlich anhand der Daten einer Kalkulationsstichprobe für ökonomisch ähnlich gelagerte Fälle festgelegt werden. Ziel ist es, die früher zwischen Krankenhausträgern und Kassen ausgehandelten Budgets mit den daraus resultierenden Tagessätzen durch ein wettbewerbsorientierteres System abzulösen, bei dem die Kliniken gleiche Preise für gleiche Leistungen erzielen. Dadurch stehen viele Krankenhäuser unter enormem finanziellem Druck und müssen teilweise weitgehende Umstrukturierungen vornehmen, um wirtschaftlicher zu arbeiten. Einige der Folgen sind z. B. die Schließung unrentabler Abteilungen oder gar ganzer Kliniken, Wechsel der Träger bzw. der Rechtsform, Bildung von Kooperationen, Auslagerung von Leistungen, Betten- und Personalabbau, Ausweitung des Leistungsangebotes sowie interne Umstrukturierungen und Änderungen der Ablauforganisation.

Diese Veränderungsprozesse sind im Hinblick auf die Versorgung älterer Personen in mehrfacher Hinsicht relevant: Vor allem rechnet es sich für die Krankenhäuser nicht mehr, Patientinnen und Patienten länger als unbedingt nötig zu behalten, da die ab einem definierten Aufenthaltstag gezahlten Zuschläge in aller Regel nicht die entstehenden Mehrkosten ausgleichen. Für die Leistungserbringer ist es ökonomisch sinnvoll, die Verweildauer an der durchschnittlichen Verweildauer der jeweils zutreffenden Fallpauschale auszurichten. Die Kliniken haben also ein Interesse daran, die Patientinnen und Patienten möglichst rasch zu entlassen. Je älter Menschen jedoch sind, desto länger liegen sie meist im Krankenhaus, weil ihre Versorgung komplexer ist und sie mehr Zeit zur Erholung benötigen. Unter Umständen bestehen noch Einschränkungen der Selbstversorgungsfähigkeit, die dann bei rascher Entlassung ambulant oder z. B. in Übergangspflegeeinrichtungen abgefangen werden müssen. Außerdem kann die Straffung innerbetrieblicher Abläufe (z. B. mehrere Untersuchungen an einem Tag oder Aufnahme unmittelbar am geplanten Operationstag) für ältere Personen belastender sein als die früher übliche Vorgehensweise. Zudem sind die Ärztinnen und Ärzte sowie das Pflegepersonal durch die eingetretene Arbeitsverdichtung (Verweildauerverkürzung plus Fallzahlsteigerung) und die Zunahme (patientenferner) administrativer Tätigkeiten belastet. Es besteht die Gefahr, dass sie den Bedürfnissen älterer Patientinnen und Patienten weniger gerecht werden können. Diese möglichen Auswirkungen wurden bereits im Vorfeld bzw. bei Einführung der DRG intensiv diskutiert [48, 49]. Allerdings ist bei der Bewertung beispielsweise der Verweildauerverkürzungen (siehe Abbildung 4.1.2.1) zu berücksichtigen, dass kaum jemand gerne länger als nötig im Krankenhaus liegt und viele Menschen froh sind, wenn sie so schnell wie möglich wieder in ihrer gewohnten Umgebung sein können.

Die im Folgenden dargestellte Entwicklung des stationären Versorgungsangebotes in Deutschland ist vor dem Hintergrund der hier nur ansatzweise beschriebenen Wirkungen der pauschalierten Vergütung zu betrachten. Einen guten Überblick über verschiedene Aspekte der Veränderungen geben beispielsweise die vom wissenschaftlichen Institut der AOK herausge-

Abbildung 4.1.2.1
Entwicklung wichtiger Kennzahlen der stationären Krankenhausversorgung 1991 bis 2006
Quelle: Krankenhausstatistik [51]

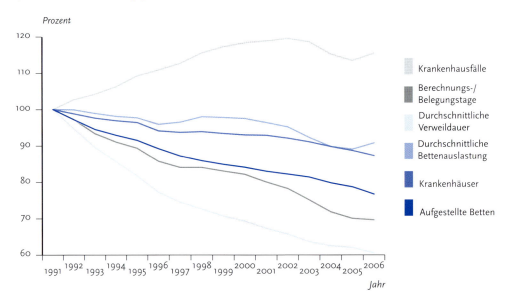

gebenen Krankenhaus-Reporte [48, 49]. Details zum deutschen DRG-System finden sich auf der Homepage des für die Kalkulation der Fallpauschalen zuständigen Instituts für das Entgeltsystem im Krankenhaus [50].

Die wichtigsten Kennzahlen zum Krankenhausbereich (Zahl der Krankenhäuser, Fallzahl, Berechnungs- und Belegungstage, durchschnittliche Verweildauer, aufgestellte Betten, durchschnittliche Bettenauslastung) und ihre relative Entwicklung zwischen 1991 und 2006 sind in Abbildung 4.1.2.1 gemeinsam dargestellt, da zwischen ihnen Wechselbeziehungen bestehen.

Im Jahr 2006 gab es insgesamt 2.104 Krankenhäuser in Deutschland. Gegenüber 1991 ging deren Zahl um 13 % zurück. Nicht in jedem Fall wurde jedoch eine Einrichtung tatsächlich ganz geschlossen: Im Zuge der durch die Einführung der Fallpauschalen ausgelösten Umstrukturierungen handelt es sich zum Teil auch um Rückgänge aufgrund von Fusionen. Eine zuverlässige Aussage darüber, wie viele Kliniken wirklich komplett geschlossen wurden, wäre nur auf der Basis von Einzelrecherchen möglich [52]. Die Umstrukturierungen spiegeln sich auch in der veränderten Verteilung der Krankenhausträger [53]: Während 1991 noch 1.110 Kliniken in öffentlicher Trägerschaft geführt wurden, traf dies 15 Jahre später nur noch auf 717 Krankenhäuser (34 %) zu. Bei den in öffentlicher Trägerschaft verbliebenen Einrichtungen erfolgte zudem häufig ein Wechsel der Rechtsform. Gut die Hälfte der öffentlichen Häuser war 2006 privat-rechtlich organisiert, von den in öffentlich-rechtlicher Trägerschaft verbliebenen Kliniken war ein Teil rechtlich selbstständig. Auch die Zahl der freigemeinnützigen Krankenhäuser nahm ab: von 943 auf 803. Dagegen stieg zwischen 1991 und 2006 die Anzahl der privat getragenen akutstationären Einrichtungen von 358 auf 584 Krankenhäuser.

Im selben Zeitraum wurde die Bettenzahl um 23 % auf 510.767 reduziert. Dies entspricht einer Bettendichte (Anzahl aufgestellter Krankenhausbetten pro 100.000 Einwohner) von 620 (1991: 832). Im internationalen Vergleich gehört Deutschland damit immer noch zu den Ländern mit der höchsten Dichte akutstationärer Betten [54]. Da die Zahl der aufgestellten Betten stärker sank als die der Krankenhäuser, fiel im betrachteten Zeitraum die durchschnittliche Bettenzahl pro Klinik von 276 auf 243. Krankenhäuser in öffentlicher Trägerschaft sind durchschnittlich größer (364 Betten) als freigemeinnützige (224 Betten) oder private Einrichtungen (119 Betten). Knapp die Hälfte der Betten (51 %) befindet sich somit in öffentlicher Trägerschaft. Die Zahl der 500 oder mehr Betten führenden Krankenhäuser ist mit 248 von 2.104 zwar relativ klein, dennoch halten sie insgesamt knapp 40 % der in Deutschland aufgestellten Betten vor.

Entgegengesetzt zur Entwicklung der übrigen in Abbildung 4.1.2.1 dargestellten Kennzahlen stieg die Zahl der Behandlungsfälle von 1991 zunächst bis 2002 deutlich an. Seit 2003 ist sie leicht rückläufig bzw. in den Jahren 2004 bis 2006 nahezu konstant (2006: ca. 17 Millionen Fälle). Der leichte Fallzahlrückgang seit 2002 ist einerseits z. T. durch Änderungen der Falldefinition aufgrund der Einführung des DRG-Systems zu erklären: So werden z. B. Wiederaufnahmen innerhalb bestimmter Zeiträume mit ähnlichem Behandlungsanlass abrechnungstechnisch zusammengeführt und als ein Fall gezählt. Andererseits erfolgen in zunehmendem Umfang früher stationär durchgeführte Maßnahmen ambulant (z. B. kleinere operative Eingriffe). Die durchschnittliche Verweildauer sank zwischen 1991 und 2006 von 14 auf 8,5 Tage (39 %). Aufgrund der gegenläufigen Entwicklung der Fallzahlen verringerte sich im selben Zeitraum die Zahl der Belegungs- bzw. Berechnungstage lediglich um ca. 30 % (von 204,2 Millionen auf 142,3 Millionen). Trotz der bereits erfolgten Bettenreduzierungen nahm die Bettenauslastung von 84 auf 76 % ab.

Wenngleich durch die fallpauschalierte Vergütung ein Anreiz zur Verkürzung der Verweildauer gegeben ist, setzte der Rückgang der durchschnittlichen Aufenthaltsdauer bereits deutlich vor Einführung der DRG ein. Dies entspricht dem internationalen Trend und spiegelt nicht zuletzt auch den medizinischen Fortschritt wider. Effektivere, zeitsparende und schonendere diagnostische und therapeutische Verfahren sowie Qualitätsverbesserungen durch die Optimierung organisatorischer Abläufe tragen ebenso dazu bei, dass die Verweildauer sinkt, wie ökonomische Anreize. Eine Verschlechterung der stationären Versorgung ist daher aus den Veränderungen der Kennzahlen allein nicht abzuleiten.

Die regionale Verteilung des stationären Versorgungsangebotes erweist sich als relativ inhomogen, wobei die Varianz der Krankenhausdichte pro 100.000 Einwohner tendenziell größer ist als die der Bettendichte. Letztere hat sich (vor dem Hintergrund der oben beschriebenen allgemeinen Trends) im Verlauf der letzten Jahre zunehmend angeglichen (siehe Abbildung 4.1.2.2).

Vor allem im Osten Deutschlands dominieren eher größere Einrichtungen bei einer ähnlichen Bettendichte wie in vielen westlichen Bundesländern. Dadurch kann in (dünnbesiedelten) ostdeutschen Flächenländern wie Brandenburg und Sachsen-Anhalt die Entfernung zum nächstgelegenen Krankenhaus relativ groß sein. Dies belastet besonders die ältere Bevölkerung, vor allem wenn jüngere Familienmitglieder fortgezogen, der öffentliche Nahverkehr ausgedünnt und die ambulanten Versorgungsmöglichkeiten begrenzt sind. Die niedrigste Bettendichte weisen jedoch Niedersachsen, Schleswig-Holstein und Baden-Württemberg auf, deren Krankenhäuser im Durchschnitt kleiner sind als die in den neuen Bundesländern. Bei der Bewertung der Bettendichte ist zu berücksichtigen, dass vor allem die stationären Einrichtungen der Stadtstaaten in nicht unerheblichem Umfang eine Versorgungsfunktion für das Umland übernehmen.

Die amtliche Statistik enthält einige Informationen über die Zahl der an Akutkrankenhäusern verfügbaren medizinischen Großgeräte wie z. B. Computer- und Kernspintomografen, Bestrah-

Abbildung 4.1.2.2
Anzahl der akutstationären Krankenhausbetten pro 100.000 Einwohner (Bettendichte) im regionalen Vergleich 2006
Quelle: Krankenhausstatistik [51]

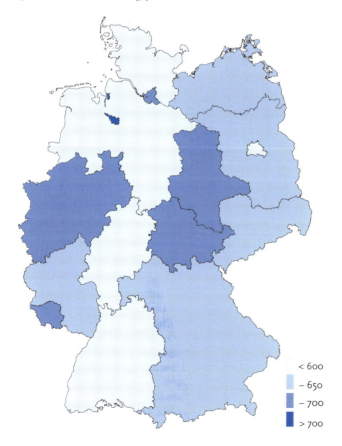

lungsgeräte, Herzkatherplätze oder Herz-Lungen-Maschinen [51]. So zeigt sich beispielsweise, dass die Ausstattung mit einem Computertomografen zumindest in Krankenhäusern ab ca. 300 Betten nahezu zum Standard geworden ist. Außerdem ist die technische Ausstattung umso aufwändiger je größer die Klinik ist und hängt von den vorgehaltenen Fachabteilungen ab. Mit dem Wegfall der so genannten Großgeräteplanung, einem sinkenden Anteil der Länder an der Finanzierung der Krankenhäuser, der größeren Freiheit vieler Krankenhäuser hinsichtlich der Verwendung der ihnen zur Verfügung stehenden Mittel und neuer technischer Möglichkeiten (z. B. Fernbefundung digitalisierter Computertomografien) sowie einer Vielfalt von ambulant-stationären Kooperationsformen (z. B. radiologische, strahlentherapeutische oder kardiologische Praxen in Kliniken, welche den Krankenhäusern ihre Geräte zur Verfügung stellen bzw. bestimmte Leistungen für die Kliniken erbringen) sagen diese Daten wenig über die tatsächliche Versorgung der Bevölkerung aus.

Die Krankenhäuser meldeten 2006 insgesamt fast 792.000 Beschäftigte (Vollkräfte im Jahresdurchschnitt, Teilzeitkräfte bzw. geringfügig Beschäftigte werden entsprechend ihrer Arbeitszeit auf volle Stellen umgerechnet). Davon gehörten 124.000 Vollkräfte dem ärztlichen Personal und 299.328 dem Pflegedienst an. Rund 370.000 Beschäftigte verteilten sich auf andere Gruppen (siehe Tabelle 4.1.2.2). Hinzukommen knapp 100.000 Auszubildende in verschiedenen Berufen.

Zwischen 1991 und 2006 wurden in den Krankenhäusern über 112.000 Vollkräfte-Äquivalente im nichtärztlichen Bereich abgebaut. Gut 26.000 Vollzeitstellen entfielen davon auf den Pflegedienst, der medizinisch-technische Dienst war dagegen nicht betroffen (plus ca. 600 Vollkräfte). Das heißt, der Personalabbau im Krankenhaus ging vor allem zu Lasten von Haus-, Wirtschafts- und Versorgungs- sowie technischem Dienst. Trotz des gestiegenen Verwaltungsaufwands blieb die Zahl der Verwaltungsangestellten nahezu konstant bei ca. 70.000 Vollkräften. Im selben Zeitraum wurden ca. 25.000 ärztliche Vollzeitstellen neu geschaffen. Während im ärztlichen Dienst mehrheitlich Männer arbeiten (ca. 61 %), sind im nichtärztlichen Bereich überwiegend Frauen beschäftigt (80 %). Teilzeitbeschäftigungsverhält-

Tabelle 4.1.2.2
Personal in Krankenhäusern nach Funktion 2006
Quelle: Krankenhausstatistik [51]

	Anzahl
Personal gesamt	791.914
ärztliches Personal gesamt	123.715
nichtärztliches Personal gesamt	668.200
davon:	
Pflegedienst	299.328
medizinisch-technischer Dienst	122.620
Funktionsdienst	84.964
Wirtschafts- und Versorgungsdienst	51.088
übrige	110.200

nisse sind im nichtärztlichen Bereich wesentlich häufiger (43 %, davon über 90 % Frauen) als im ärztlichen (25 %, davon 75 % Frauen). Eine abgeschlossene Weiterbildung hatten knapp 72.000 der an Krankenhäusern angestellten Ärztinnen und Ärzte (ca. 46 %). Darunter bildeten Internistinnen und Internisten mit 21 % die größte Gruppe, gefolgt von anästhesiologisch (18 %) oder chirurgisch (17 %) qualifizierten Ärztinnen und Ärzten. Eine Weiterbildung in Klinischer Geriatrie wird in der amtlichen Krankenhausstatistik nur für Internistinnen und Internisten ausgewiesen (497 von 15.385), was gemäß den Ausführungen unter 4.1.1 einer Untererfassung entsprechen dürfte.

Der Ärztestatistik der Bundesärztekammer sind Daten zur Entwicklung der Arztzahlen im stationären Sektor zu entnehmen (siehe Tabelle 4.1.2.3, eine Differenzierung nach Akut- oder Reha-Kliniken erfolgt nicht) [8]. Während die großen Fächer Innere Medizin und Chirurgie deutlich zulegten, blieben die Zahlen der übrigen Fachärztinnen und -ärzte im Wesentlichen konstant. Deutlich gestiegen ist zwischen 2000 und 2007 die Anzahl der schmerztherapeutisch oder palliativmedizinisch qualifizierten Medizinerinnen und Mediziner. Die amtlichen Kennzahlen zur Arbeitsbelastung (von einer Vollkraft zu versorgende Betten bzw. Fälle) sowohl des ärztlichen als auch des nicht-ärztlichen Personals weisen tendenziell auf günstigere Personalschlüssel in größeren Krankenhäusern bzw. in öffentlich getragenen Einrichtungen hin.

Tabelle 4.1.2.3
Zahl der stationär tätigen Ärztinnen und Ärzte nach Qualifikation 2000 und 2007
Quelle: [8]

	2000	2007
Gesamt	139.477	150.644
Augenheilkunde	807	830
Frauenheilkunde und Geburtshilfe	4.333	4.702
Innere Medizin und Allgemeinmedizin (Haus- und Fachärzte)*	16.833	19.830
davon:		
Innere mit Schwerpunkt Geriatrie	0	4
Chirurgie	29.469	36.701
davon:		
Orthopädie und Unfallchirurgie	8.632	11.583
Nervenheilkunde bzw. Neurologie	3.243	3.803
Urologie	1.639	1.959
ohne Gebiet	68.262	67.554
Ärztinnen und Ärzte mit Zusatz-Bezeichnung		
Schmerztherapie	739	1.869
Palliativmedizin	0	848

* Da im zeitlichen Verlauf die Klassifikation der ärztlichen Subdisziplinen in diesem Bereich mehrfach geändert wurde, steht für den Vergleich nur die Gesamtzahl aller Ärztinnen und Ärzte mit internistischer bzw. allgemeinärztlicher Qualifikation zur Verfügung. Die Angabe schließt daher neben den Hausärztinnen und -ärzten auch die fachärztlich tätigen Internistinnen und Internisten ein, wobei deren Zugang den der hausärztlich tätigen Medizinerinnen und Mediziner übersteigt.

Vorsorge- und Rehabilitationseinrichtungen

Im Jahr 2006 wurden insgesamt fast 173.000 Betten in 1.255 Vorsorge- und Rehabilitationseinrichtungen vorgehalten. 46 % der Häuser verfügten über maximal 99 Betten. Seit 1991 hat die Zahl der Reha-Kliniken lediglich um 74 zugenommen (+6,3 %), die Bettenzahl ist dagegen um 28.545 (+19,8 %) gestiegen. Dies erklärt sich durch eine Zunahme der durchschnittlichen Einrichtungsgröße. Inwieweit dazu kleinere Häuser (bis 100 Betten) geschlossen und größere Reha-Einrichtungen neu eröffnet wurden oder ob es sich vorwiegend um Erweiterungen der Bettenkapazitäten bestehender Einrichtungen handelt, ist den vorliegenden Daten nicht zu entnehmen. Im Unterschied zum akutstationären Sektor befindet sich die Mehrzahl der Vorsorge- und Rehabilitationseinrichtungen (708) traditionell in privater Trägerschaft. Der Nutzungsgrad der Betten ist ähnlich dem der Krankenhausbetten, er lag 2006 bei knapp 75 % (1991: 87 %). Die durchschnittliche Verweildauer sank (vor allem aufgrund geänderter Richtwerte) von 31 Tagen im Jahr 1991 auf 25,6 Tage im Jahr 2006 [32].

Anders als in Akutkrankenhäusern wurde in den Reha-Einrichtungen kein Personal abgebaut. Im Gegenteil stieg seit 1991 die Zahl der Vollkräfte um 12.415 auf 78.074 im Jahr 2006. Dies betraf sowohl den ärztlichen als auch den nichtärztlichen Dienst. Die Steigerungsrate lag bei den Ärztinnen und Ärzten bei 27 % und beim nichtärztlichen Dienst insgesamt bei 12 % (Pflegedienst: plus 37 %). Der Personalzuwachs erklärt sich teilweise aus der erhöhten Bettenzahl. Darüber hinaus ist ein Einfluss der sehr detaillierten Vorgaben der Reha-Kostenträger zur Personalstruktur in Vertragshäusern denkbar. Gut zwei Drittel der ca. 9.000 in Vorsorge- und Reha-Einrichtungen tätigen Medizinerinnen und Mediziner verfügen über eine abgeschlossene Facharztausbildung. Unter ihnen bilden die internistisch (29 %) weitergebildeten Ärztinnen und Ärzte die größte Gruppe, gefolgt von den orthopädisch (16 %), allgemeinmedizinisch (15 %), chirurgisch (13 %) oder psychiatrisch-psychotherapeutisch (11,8 %) Qualifizierten. Geriatrisch hatten sich 154 Medizinerinnen und Mediziner (2,5 %) weitergebildet, in physikalischer und rehabilitativer Medizin 5,8 %. Damit unterscheidet sich das Qualifikationsspektrum der im Reha-Bereich tätigen Ärztinnen und Ärzten relativ deutlich von ihren akut-stationären Kolleginnen und Kollegen.

Die amtliche Statistik weist für 2006 insgesamt rund 1,8 Millionen in Vorsorge- und Rehabilitationseinrichtungen behandelte Fälle aus [33]. Dies entspricht einer Steigerung um ca. 20 % gegenüber 1991. Im Jahr 2006 waren ca. 560.000 (31 %) der Reha-Patientinnen und -patienten 65 Jahre oder älter (zu Aspekten wie Alters- und Geschlechtsverteilung vgl. Kapitel 3.3). Rund ein Drittel aller Aufnahmen zur Rehabilitation erfolgt direkt aus einem Akutkrankenhaus (in der Regel Anschlussheilbehandlungen bzw. -rehabilitationen). Das Muster der Diagnosen (bzw. Reha-Indikationen) und die Zuordnung zu den medizinischen Fachabteilungen ähneln der Verteilung im akutstationären Sektor. Allerdings rangieren im Reha-Bereich Erkrankungen des Bewegungsapparates inklusive Verletzungen noch vor den Herz-Kreislauf- und Krebserkrankungen (vgl. Kapitel 3.3). Entsprechend wird über ein Drittel der stationären Reha-Maßnahmen in orthopädisch ausgerichteten Abteilungen durchgeführt. Zur Entwicklung der GKV-Ausgaben für stationäre Vorsorge- und Rehabilitationsmaßnahmen siehe Abbildung 4.1.1.4.

Geriatrie

Wie bereits unter Abschnitt 4.1.1 aufgezeigt, stellt die Geriatrie einen wichtigen Zweig der ambulanten wie stationären Versorgung alter Menschen dar. Allerdings konzentrieren sich die spezifisch geriatrischen Versorgungsstrukturen bisher fast ganz auf den stationären Sektor (Akut-Krankenhaus- und/oder Rehabilitationsbereich). Aufgrund unterschiedlicher gesundheitspolitischer Konzepte variieren die Versorgungsstrukturen zwischen den einzelnen Bundesländern erheblich. Dies gilt insbesondere in Hinblick auf die Zuordnung geriatrischer Versorgungseinheiten zum Akut- oder/und Reha-Bereich, was Konsequenzen sowohl für die betroffenen Leistungserbringer als auch für die Patientinnen und Patienten hat [19, 21, 55]. Diese resultieren u. a. aus:

- unterschiedlichen Finanzierungsmodellen (relativ einheitliche Fallpauschalen im Akutsektor versus klinikindividuell auszuhandelnde Tagessätze bzw. Pauschalen im Reha-Bereich);
- unterschiedlichen Erlösen für vergleichbare, fachbedingt komplexe Leistungen;
- rechtlich-formalen Unterschieden der Zulassung bzw. der Grundlagen für Versorgungsverträge (u. a. §109 SGB V für Akut-Krankenhäuser und §111 SGB V für Reha-Einrichtungen);
- durchschnittlich längeren Verweildauern im Reha-Bereich;
- hohen, jedoch nicht deckungsgleichen Anforderungen an die Qualität der Strukturen und Prozesse sowie der Dokumentation;
- unterschiedlichen Aufnahme- bzw. Zuweisungsverfahren (in Akut-Geriatrie Einweisung, Verlegung etc. wie in andere Akutkliniken möglich; für Aufnahme in Reha-Geriatrie im Regelfall vorab Genehmigung durch Kostenträger notwendig, dieser kann formal auch die Einrichtung bestimmen);
- der traditionell unterschiedlichen regionalen Verteilung von Akut- und Reha-Kliniken.

Es gibt Bundesländer, in denen die geriatrische Versorgung überwiegend oder sogar zu 100 % akutstationär verankert ist (z. B. neben den Stadtstaaten Hamburg, Berlin und Bremen vor allem Hessen, Schleswig-Holstein und Thüringen), solche mit »gemischter« Versorgung und einem ausgeglichenen Verhältnis geriatrischer Kapazitäten im Akut- und Reha-Sektor (Saarland) sowie andere mit stark oder nahezu vollständig im Reha-Bereich angesiedelter geriatrischer Versorgung (z. B. Bayern, Mecklenburg-Vorpommern) (siehe Abbildung 4.1.2.3). Im Laufe der letzten Jahre hat es zudem »Umwidmungen« existierender Einrichtungen gegeben. Dabei wurden (z. B. in Rheinland-Pfalz und Bayern) die rechtliche Zuordnung vorhandener geriatrischer Behandlungseinheiten zum Akut- bzw. Reha-Sektor geändert oder Überkapazitäten in Allgemeinkrankenhäusern in geriatrische Rehabilitationseinrichtungen umgewandelt [21]. Angesichts dieser inhaltlich schwer zu rechtfertigen Situation werden die stationären geriatrischen Angebote nicht getrennt, sondern in diesem gesonderten Kapitel gemeinsam dargestellt [19].

Für die stationäre geriatrische Versorgung standen im Jahr 2006 10.561 Betten in 193 Akutkrankenhäusern zur Verfügung. Die 5.977 geriatrischen Betten in Reha-Kliniken verteilten sich auf 98 Fachabteilungen für Klinische Geriatrie innerhalb der Inneren Medizin, 18 innerhalb der Neurologie und 2 innerhalb der Psychiatrie/Psychotherpaie. Dies entspricht einer Versorgungsquote von 6,5 »akut-geriatrischen« bzw. 3,7 »reha-geriatrischen« Betten pro 10.000 Personen ab 65 Jahren. An 110 Akutkliniken mit 1.569 Plätzen war eine tagesstationäre bzw. an 116 eine teilstationäre Versorgung möglich (teilweise werden beide Formen von derselben Einrichtung angeboten). Für eine ambulante (nicht zugehende) geriatrische Rehabilitation gab es 474 Plätze. Daraus ergeben sich Quoten von 1,0 für die teil/tagesstationäre und 0,3 Plätzen pro 10.000 Einwohner ab 65 Jahren für die ambulante rehabilitative Versorgung [21, 32]. Insgesamt waren somit pro 10.000

Abbildung 4.1.2.3
Struktur der geriatrischen Versorgungskapazitäten nach Bundesländern 2006
(Betten bzw. Plätze pro 10.000 Einwohner ab 65 Jahren)
Quelle: [21]

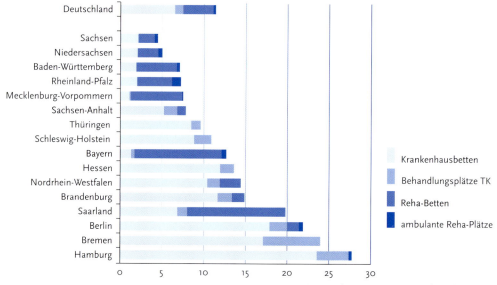

Einwohner ab 65 Jahren 11,3 stationäre, teil/tagesstationäre oder ambulante Behandlungsplätze verfügbar.

Zusätzliche Informationen über die geriatrische Versorgung im akutstationären Bereich lassen sich Auswertungen der Operationen- und Prozedurenschlüssel (OPS) entnehmen, die im Rahmen der Abrechnung nach Fallpauschalen dokumentiert werden. Der Prozedurenkatalog definiert detailliert inhaltliche und strukturelle Aspekte komplexer Versorgungsleistungen. Zur geriatrischen Frührehabilitation werden beispielsweise Vorgaben zu den durchzuführenden Assessments, der Zusammensetzung des geriatrischen Teams und der Interventionsintensität gemacht. Grundsätzlich muss bei der Frührehabilitation im Krankenhaus bei den Patienten gleichzeitig akutstationärer und rehabilitativer Versorgungsbedarf bestehen. Neben verschiedenen rehabilitativen Komplexen wird u. a. auch die Vorsorgung von Schlaganfallpatienten in spezialisierten Behandlungseinheiten (Stroke Units) mit umfangreichen Anforderungsprofilen im Katalog der Krankenhausprozeduren abgebildet. Diese Behandlungsform enthält auch frührehabilitative Elemente und ist aufgrund der Häufigkeit des Schlaganfalls in der älteren Bevölkerung versorgungsrelevant.

Nach Angaben des Statistischen Bundesamtes wurde die »Geriatrische frührehabilitative Komplexbehandlung« (OPS 8-550) im Jahr 2006 in 122.829 akutstationären Behandlungsfällen dokumentiert [47]. Dies entspricht einer Steigerung gegenüber dem Vorjahr um 10,8 %. Sie ist die mit Abstand am häufigsten abgerechnete stationäre Komplexleistung mit frührehabilitativen Charakter bei Erwachsenen. Ebenfalls von großer Bedeutung für ältere Personen ist aufgrund der mit dem Alter steigenden Häufigkeit von Schlaganfällen die Versorgung in einer auf die Frühbehandlung dieser Erkrankung spezialisierten Behandlungseinheit (Stroke Unit; entsprechender OPS: 8-981). Diese Behandlung wurde im Jahr 2006 in 108.287 Behandlungsfällen dokumentiert. Die Altersverteilung der jeweiligen Interventionen ist Abbildung 4.1.2.4 zu entnehmen. Erwartungsgemäß steigt die Rate der durchgeführten geriatrischen

Abbildung 4.1.2.4
Akutstationäre Behandlungsfälle mit geriatrisch-frührehabilitativer, Stroke Unit, neurologisch-frührehabilitativer oder palliativmedizinischer Intervention (OPS 8.550, 8-981, 8-552 bzw. 8-982) nach Alter 2006
Quelle: Krankenhausstatistik [47]

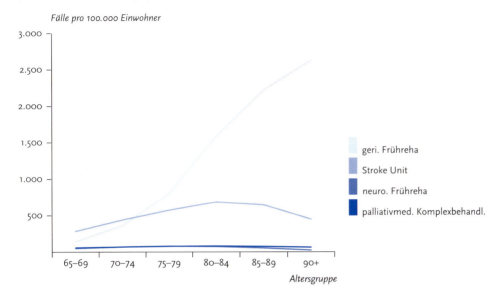

Komplexbehandlungen deutlich mit dem Alter an. Andere spezialisierte Behandlungsformen werden jedoch zumindest ab dem 85. Lebensjahr seltener erbracht. Eine teilstationäre geriatrische Rehabilitation wurde 2006 lediglich in 55 Fällen abgerechnet.

Angaben zur Zahl der gerontopsychiatrischen Einrichtungen oder Betten liegen nicht vor. Dies gilt auch für Daten zu spezialisierten Angeboten zur frühzeitigen Demenzdiagnostik (Memory-Kliniken, spezialisierte Institutsambulanzen, etc.). Lediglich für den Rehabilitationssektor ist ausgewiesen, dass im Jahr 2006 insgesamt 100 Betten für klinische Geriatrie Rehabilitationseinrichtungen für Psychiatrie und Psychotherapie angegliedert sind [32].

Die Untererfassung von Ärztinnen und Ärzten mit geriatrischer Zusatzqualifikation wurde bereits unter 4.1.1 diskutiert. Leider differenzieren die von Lübcke et al. erhobenen aktuellen Daten nicht nach Tätigkeitsgebiet, so dass zum stationären Sektor keine zuverlässigen Aussagen hinsichtlich der Zahl geriatrisch qualifizierter Ärzte getroffen werden können [3]. Die amtliche Statistik berichtet lediglich über 497 klinische Geriater in Akutkrankenhäusern sowie über weitere 154 in Vorsorge und Reha-Einrichtungen.

Die früher häufiger beklagte Diskrepanz zwischen der amtlichen Statistik und den Daten aus anderen Quellen (z. B. Erhebungen der Sozialministerien der Länder, Datensammlung des VdAK-AEV), welche auf eine Untererfassung vor allem der geriatrischen Angebote im Reha-Bereich schließen ließen [19, 55], findet sich so heute lediglich noch für den ambulanten Bereich (ohne tages-/teilstationäre Angebote). Aufgrund mehrfach geänderter Klassifikations- und Darstellungsverfahren ist allerdings eine Beschreibung der zeitlichen Entwicklung des stationären geriatrischen Versorgungsangebotes im Akut- und Reha-Sektor kaum möglich. Im Jahr 2006 wurde von 117 Krankenhäusern mindestens eine Fachabteilung klinische Geriatrie gemeldet. Definitionsgemäß werden diese von geriatrisch qualifizierten Ärztinnen oder Ärzten geleitet, die nicht notwendigerweise den Status einer Chefärztin oder eines Chefarztes inne haben müssen. Allerdings existiert bislang keine eindeutige Definition für eine Fachabteilung Geriatrie. Dies soll durch Anpassung der Fragebogen zur Krankenhausstatistik künftig behoben werden.

Die scheinbare Zunahme der geriatrischen Versorgungskapazitäten im Verlauf der letzten Jahre wird von Meinck et al. vor allem auf den schrittweisen Abbau der zuvor bestehenden Untererfassung zurückgeführt [55]. Die von diesen Autoren bzw. dem Kompetenzzentrum Geriatrie zusammengetragenen Daten zeigen – bezogen auf die Bevölkerung ab 65 Jahre des jeweiligen Bezugsjahres, d. h. unter Berücksichtigung der demografischen Entwicklung – keine Ausweitung des geriatrischen Angebotes, trotz einer Zunahme der absoluten Kapazitätszahlen. Die geriatrische Versorgungsquote betrug demnach 2003 12,3 Plätze pro 10.000 Einwohner und sank auf 11,3 im Jahr 2006.

Stationäre Pflegeeinrichtungen

Die nachfolgende Darstellung des stationären Pflegeangebotes ergänzt die Ausführungen in den Kapiteln 2.2 zu Pflegebedürftigkeit und 3.3 zur Inanspruchnahme von Pflegeleistungen und ist im Zusammenhang mit den dort getroffenen Aussagen zu betrachten. Rund ein Drittel der Pflegebedürftigen (677.000) wurde im Jahr 2005 in Heimen versorgt. Unter den Pflegeheimbewohnerinnen und -bewohnern finden sich anteilig mehr Schwer- und Schwerstpflegefälle als unter ambulant gepflegten Personen, da sie eher schwierig und nur mit hohem personellen wie organisatorischen Aufwand ambulant betreut werden können [38].

Im Jahr 2005 wurden 10.424 Pflegeheime mit insgesamt 757.186 Plätzen statistisch erfasst, die voll- bzw. teilstationäre Leistungen anboten. Bei der vorherigen Zählung im Jahr 2003 waren es noch 7 % weniger Einrichtungen bzw. 6,2 % weniger Plätze gewesen. Der überwiegende Teil der Pflegeheime befindet sich in freigemeinnütziger Trägerschaft (55,1 %); privat getragen werden 38,1 % der Einrichtungen, während die übrigen bislang in öffentlicher Trägerschaft verblieben sind. Die Anzahl der öffentlich getragenen Pflegeheime sank zwischen 2003 und 2005 um 3,6 % auf insgesamt 702 Einrichtungen. Vor allem der Anteil privat geführter Häuser stieg dagegen. Im Schnitt betreute ein Pflegeheim 65 Pflegebedürftige. Private Träger betreiben eher kleinere Einrichtungen (durchschnittlich 53 Pflegebedürftige), die freigemeinnützig (71 Pflegebedürftige) oder öffentlich getragenen Heime (80 Pflegebedürftige) sind hingegen größer.

Die meisten Heime (ca. 9.400) erbrachten vollstationäre Dauerpflege. Das Angebot der anderen Einrichtungen setzt sich entweder aus Kurzzeitpflege und/oder Tages- sowie Nachtpflege zusammen. Mit nur 19.044 bzw. 327 Plätzen stellt die reine Tages- bzw. Nachtpflege einen untergeordneten Bereich dar. Die Auslastung der vollstationären Pflegeplätze lag im Jahr 2005 bei 88,7 %.

Pflegeheime sind nicht nur das Lebensumfeld der dort versorgten überwiegend alten Menschen, sondern auch Arbeitsplatz von fast 550.000 Personen. Dies entspricht einem Anstieg des in stationären Pflegeeinrichtungen beschäftigten Personals um 7 % gegenüber 2003. Vollzeitbeschäftigt sind rund 38,1 %, ca. 30 % arbeiten Teilzeit mit mindestens 50 %. Die übrigen Arbeitnehmerinnen und -nehmer sind mit weniger als 50 % der regulären Arbeitszeit (14,4 %) oder geringfügig beschäftigt (10,1 %), Praktikanten/Schüler/Auszubildende (5,8 %), Helferinnen und Helfer im freiwilligen sozialen Jahr (0,7 %) oder Zivildienstleistende (1,2 %). Die Mehrzahl der Beschäftigten (rund 394.000) sind für Pflege und (soziale) Betreuung zuständig, während die übrigen in den Bereichen Hauswirtschaft, Haustechnik und Verwaltung tätig sind. Einen Überblick über ausgewählte Merkmale der Pflegestatistik gibt Tabelle 4.1.2.4.

Mit der Einführung der Pflegeversicherung als soziale Pflichtversicherung im Jahr 1995 wurden nicht nur die aus Pflegebedürftigkeit resultierenden finanziellen Belastungen der Betroffenen und ihrer Familien abgefedert. Die Pflegeversicherung hat auch dazu beigetragen, die Struktur der pflegerischen Versorgung weiter zu entwickeln und dem steigenden Bedarf anzupassen. Gesetzlich geregelt sind zudem externe Qualitätskontrollen der Einrichtungen durch die Medizinischen Dienste der Krankenversicherungen bzw. durch von den Pflegekassen beauftragte Sachverständige. In ca. 50 % der MDK-Prüfungen ist auch die amtliche Heimaufsicht involviert, die darüber hinaus eigenständige Prüfungen vornimmt.

Tabelle 4.1.2.4
Ausgewählte Merkmale der Pflegestatistiken
der Jahre 2003 und 2005
Quelle: Pflegestatistik [39]

	2003	2005
Pflegeheime gesamt	9.743	10.424
darunter:		
mit vollstationärer Dauerpflege	8.775	9.414
verfügbare Plätze	713.195	757.186
darunter:		
mit vollstationärer Dauerpflege	683.941	726.448
Personal gesamt	510.857	546.397
davon:		
vollzeitbeschäftigt	216.510	208.201
teilzeitbeschäftigt		
über 50 %	140.488	162.385
50 % und weniger, aber nicht geringfügig beschäftigt	71.066	78.485
geringfügig beschäftigt	49.179	55.238
Praktikant/in, Schüler/in, Auszubildende/r	22.031	31.623
Helfer/in im freiwilligen sozialen Jahr	3.373	4.003
Zivildienstleistender	8.210	6.462
berufliche Qualifikation		
staatlich anerkannte/r Altenpfleger/in	110.208	122.333
Krankenschwester, Krankenpfleger	55.348	61.238
Kinderkrankenschwester, Kinderkrankenpfleger	3.587	3.764
darunter:		
überwiegender Tätigkeitsbereich Pflege und Betreuung	345.255	374.116

Die Ergebnisse dieser (und anderer) Prüfungen sollen zukünftig nicht nur in aggregierter Form veröffentlicht werden, wie dies bislang geschah [45], sondern gemäß der Vorgaben des Pflege-Weiterentwicklungsgesetz (§ 115 Abs. 1a SGB XI) für jede Einrichtung auch in standardisierter, laienverständlicher Form. Dies soll zu mehr Transparenz über die Qualität der professionellen Pflege führen und die Rechte sowie die Entscheidungskompetenz der Pflegebedürftigen und ihrer Angehörigen stärken.

Die vorliegenden bundesweiten Auswertungen der Qualitätsprüfungen in stationären Pflegeeinrichtungen zeigen zwar in vielen Punkten Verbesserungen zwischen den Erhebungszeiträumen 2003 und 2006 (z. B. angemessener Pflegezustand bei 82,6 % bzw. 90 % der untersuchten Pflegebedürftigen). Deutliche Defizite bestehen jedoch nach wie vor insbesondere hinsichtlich der Qualitätsmerkmale »Vorbeugung vor Druckgeschwüren (Dekubitusprophylaxe)« (Versorgungsmängel in 35,5 % der Fälle), »angemessene Ernährung und Flüssigkeitsversorgung« (Defizite ebenfalls bei rund einem Drittel der untersuchten Heimbewohnerinnen und -bewohner), »angemessene Versorgung bei Inkontinenz« (Mängel in 15,5 % der Fälle) und bei der Betreuung von Personen mit gerontopsychiatrischen Beeinträchtigungen (ca. 30 % der Betroffenen). Hinsichtlich dieser Kriterien schneiden die stationären Einrichtungen tendenziell sogar noch schlechter ab als die ambulanten (vgl. Abschnitt 4.1.1). Probleme werden außerdem beim Umgang mit freiheitseinschränkenden Maßnahmen und Medikamenten gesehen. Insgesamt besteht also – positiv formuliert – ein großes Optimierungspotenzial [45].

Literatur

1. Bundesministerium für Familie, Senioren, Frauen und Jugend (BMFSFJ) (Hrsg) (2004) Vierter Bericht zur Lage der älteren Generation in der Bundesrepublik Deutschland: Risiken, Lebensqualität und Versorgung Hochaltriger – unter besonderer Berücksichtigung demenzieller Erkrankungen www.bmfsfj.de/bmfsfj/generator/Kategorien/Forschungsnetz/forschungsberichte,did=18370.html (Stand: 08.08.2008)
2. Sachverständigenrat für die konzertierte Aktion im Gesundheitswesen (2002) Gutachten 2000/2001 Bedarfsgerechtigkeit und Wirtschaftlichkeit Band III: Über-, Unter- und Fehlversorgung. Nomos, Baden-Baden www.dip21.bundestag.de/dip21/btd/14/068/1406871.pdf (Stand: 08.08.2008)
3. Lübke N, Ziegert S, Meinck M (2008) Geriatrie – Erheblicher Nachholbedarf in der Weiter- und Fortbildung. Dtsch Ärztebl 105 (21): A1120 – A1122
4. Romberg H (2005) Hausbesuch – er ist viel besser als sein Ruf! Der Hausarzt 15: 42 – 47
5. Snijder EA, Kersting M, Theile G et al. (2007) Hausbesuche: Versorgungsforschung mit hausärztlichen Routinedaten von 158.000 Patienten. Gesundheitswesen 69: 679 – 685
6. Kassenärztliche Bundesvereinigung (2002) Ambulante Versorgung: Großer Bedarf an Hausärzten. Dtsch Ärztebl: 446

7. Kassenärztliche Bundesvereinigung (2008) Grunddaten zur vertragsärztlichen Versorgung
www.kbv.de/125.html (Stand: 08.08.2008)
8. Bundesärztekammer (2008) Ärztestatistik: Die ärztliche Versorgung in der Bundesrepublik Deutschland – Entwicklung der Arztzahlen
www.bundesaerztekammer.de/page.asp?his=0.3 (Stand: 08.08.2008)
9. Arbeitsgemeinschaft der Obersten Landesgesundheitsbehörden zur Sicherstellung der hausärztlichen Versorgung in Deutschland (2008) Die Primärversorgung in Deutschland im Jahr 2020. Bericht für die 81. Gesundheitsministerkonferenz der Länder
www.gmkonline.de/_beschluesse/Protokoll_81-GMK _Top0501_Anlage_AOLG-Bericht.pdf (Stand: 08.08.2008)
10. Deutsche Alzheimer Gesellschaft (2008) Die Epidemiologie der Demenz
www.deutsche-alzheimer.de/index.php?id=37&no_cache=1&file=7&uid=224 (Stand: 08.08.2008)
11. Gmündner Ersatzkasse (GEK) (Hrsg) (2007) GEK-Report ambulant-ärztliche Versorgung 2007. Auswertungen der GEK-Gesundheitsberichterstattung. Schwerpunkt: Ambulante Psychotherapie, Sankt Augustin
12. Bundeszahnärztekammer (2008) Zahnärztliche Versorgung, Daten & Fakten, Entwicklung der Zahnarztzahlen 1960 bis 2007 – Stand jeweils Jahresende
www.bzaek.de/ (Stand: 08.08.2008)
13. Institut der Deutschen Zahnärzte (IDZ) im Auftrag von Bundeszahnärztekammer und Kassenzahnärztlicher Bundesvereinigung (2006) Vierte Deutsche Mundgesundheitsstudie (DMS IV). Neue Ergebnisse zu oralen Erkrankungsprävalenzen, Risikogruppen und zum zahnärztlichen Versorgungsgrad in Deutschland 2005. Materialienreihe 31, Deutscher Zahnärzte Verlag, Köln
14. Statistisches Bundesamt (2007) Gesundheit, Personal 1997–2006. Wiesbaden
15. Bode H, Schröder H, Waltersbacher A (Hrsg) (2008) Heilmittel-Report 2008. Ergotherapie, Logopädie, Physiotherapie: Eine Bestandsaufnahme. Schattauer, Stuttgart
16. Tesch-Römer C, Engstler H, Wurm S (Hrsg) (2006) Altwerden in Deutschland. Sozialer Wandel und individuelle Entwicklung in der zweiten Lebenshälfte. VS Verlag für Sozialwissenschaften, Wiesbaden
17. Gmündner Ersatzkasse (GEK) (2007) GEK-Heil- und Hilfsmittel-Report 2007: Auswertungsergebnisse der GEK-Heil- und Hilfsmitteldaten aus den Jahren 2005 und 2006. Stankt Augustin
18. Steinhagen-Thiessen E, Hamel G, Lüttje D et al. (2000) Der geriatrische Patient – Opfer der Sparmaßnahmen? Geriatrie Journal 3: 16–21
19. Stier-Jarmer M, Pientka I, Stucki G (2002) Frührehabilitation in der Geriatrie. Phys med Rehab Kuror 12: 190–202
20. Lübke N (2005) Erforderliche Kompetenzen der Geriatrie aus Sicht des Kompetenz-Centrums Geriatrie. Zeitschrift für Gerontologie und Geriatrie 38 (1): 34–39
21. Kompetenzcentrum Geriatrie (KCG – Gemeinsame Einrichtung der Spitzenverbände der Gesetzlichen Krankenversicherung und der Gemeinschaft der Medizinischen Dienste der Krankenkassen) (2008) Informationservice des KCG (u. a. Übersicht über geriatrische Einrichtungen und Assessment-Instrumente)
www.kcgeriatrie.de/infoservice.htm (Stand: 12.08.2008)
22. Spitzenverbände der Krankenkassen (2004/2005) Rahmenempfehlungen zur ambulanten Rehabilitation. Allgemeiner Teil und indikationsspezifische Konzepte
www.aok-gesundheitspartner.de/bundesverband/reha/empfehlungen/vorsorge/rahmenempfehlungen/ (Stand: 12.08.2008)
23. Spitzenverbände der Krankenkassen (2007) Rahmenempfehlungen zur mobilen geriatrischen Rehabilitation
www.aok-gesundheitspartner.de/bundesverband/reha/empfehlungen/vorsorge/rahmenempfehlungen/ (Stand: 12.08.2008)
24. Hibbeler B (2008) Mobile Rehabilitation – Die Probleme dort behandeln, wo sie auftreten. Dtsch Ärztebl 105: A1771–A1772
25. Kassenärztliche Bundesvereinigung (2007) Vertragswerkstatt – Eckpunkte Behandlung geriatrischer Patienten
www.kbv.de/koop/8880.html (Stand: 12.08.2008)
26. Ambulanter Geriatrischer Reha-komplex GBR (2008) www.agrsbk.de/ (Stand: 12.08.2008)
27. Uhlig T (2001) Entwicklung der Geriatrie in der Bundesrepublik Deutschland. Zeitschrift für Gerontologie und Geriatrie 34 (1): 70–78
28. Penz M (2007) Geriatrie und Pflege: Sicht MDK Bayern, Vortrag Geriatrie-Symposium des MDK-Bayern
www.afgib.de/Service___Downloads/MDK-Symposium _2007.pdf (Stand: 14.01.2009)
29. Küpper-Nybelen J, Ihle P, Deetjen W et al. (2006) Empfehlungen rehabilitativer Maßnahmen im Rahmen der Pflegebegutachtung und Umsetzung in der ambulanten Versorgung. Zeitschrift für Gerontologie und Geriatrie 39: 100–108
30. Handbuch Reha- und Vorsorgeeinrichtungen (2008) Datenbank zu Reha- und Vorsorgeeinrichtungen. Medizinische Medien Informations GmbH, Neu-Isenburg
www.rehakliniken.de (Stand: 15.08.2008)
31. Kompetenzcentrum Geriatrie (KCG – Gemeinsame Einrichtung der Spitzenverbände der Gesetzlichen Krankenversicherung und der Gemeinschaft der Medizinischen Dienste der Krankenkassen) (2008) Übersicht geriatrischer Kliniken und Rehabilitationseinrichtungen in Deutschland
www.kcgeriatrie.de/kliniken.htm (Stand: 15.08.2008)
32. Statistisches Bundesamt (2007) Grunddaten der Vorsorge- oder Rehabilitationseinrichtungen – Fachserie 12, Reihe 6.1.2. Wiesbaden
33. Statistisches Bundesamt (2007) Diagnosedaten d. Patienten und Patientinnen. Vorsorge- oder Rehabilitationseinrichtungen – Fachserie 12, Reihe 6.2.2. Wiesbaden

34. Verband der Angestellten-Krankenkassen e.V. (VdAK)/ Arbeiter-Ersatzkassen-Verband e.V. (AEV) (2008) Übersichten zu den Ausgaben und Leistungsfällen der GKV im Bereich Vorsorge und Rehabilitation www.vdak-aev.de/vertragspartner/vorsorge-rehabilitation/stationaere_vorsorge_reha/index.htm (Stand: 15.08.2008)
35. Hibbeler B (2008) Rehabilitationskliniken – Auf der Suche nach dem eigenen Profil. Dtsch Ärztebl 105 (26): 1200–1203
36. Bundesversicherungsamt (BVA) (2007) Zulassung der Disease Management Programme (DMP) durch das Bundesversicherungsamt (BVA) www.bundesversicherungsamt.de/cln_091/nn_1046654/DE/DMP/dmp__node.html?__nnn=true (Stand: 15.08. 2008)
37. Allgemeine Ortskrankenkassen (AOK) (2007) DMP verbessern die Versorgung von chronisch kranken Patienten – Ergebnisse der gesetzlichen Evaluation der AOK-Programme (Bundesauswertung). Vortrag »AOK im Dialog« am 26. Juni 2007 in Berlin www.aok-gesundheitspartner.de/inc_ges/download/dl.php/bundesverband/dmp/imp-ria/md/content/gesundheitspartner/bund/dmp/evaluation/dmp_evaluation_bund_aok_2007.pdf (Stand: 15.08.2008)
38. Bundesversicherungsamt (BVA) (2008) Datenmitteilung des Bundesversicherungsamtes Abteilung VII 2 zur Altersverteilung der DMP-Teilnehmer. Bonn
39. Statistisches Bundesamt (2007) Fachserie Pflegestatistik 2005. Wiesbaden
40. Verband der Angestelltenkrankenkassen e.V. (2008) Basisdaten 2007. Soziale Pflegeversicherung. Leistungserbringer nach Bereichen www.vdak.de/presse/daten/basisdaten-2007/basis_2007_kap_h/seite_103_2007_oben.pdf (Stand: 08.08.2008)
41. Bundesministeriums für Familie, Senioren, Frauen und Jugend (BMFSFJ) (2005) Möglichkeiten und Grenzen selbstständiger Lebensführung in Privathaushalten www.bmfsfj.de/bmfsfj/generator/Kategorien/Forschungsnetz/forschungsberichte,did=29220.html (Stand: 08.08.2008)
42. DIW (2007) Auswirkungen des demografischen Wandels auf die private Nachfrage nach Gütern und Dienstleistungen in Deutschland bis 2050. Berlin
43. Bundesministeriums für Familie, Senioren, Frauen und Jugend (BMFSFJ) (2005) Fünfter Bericht zur Lage der älteren Generation in der Bundesrepublik Deutschland. Potenziale des Alters in Wirtschaft und Gesellschaft. Der Beitrag älterer Menschen zum Zusammenhalt der Generationen. Bericht der Sachverständigenkommission an das Bundesministerium für Familie, Senioren, Frauen und Jugend. Berlin
44. Statistische Ämter des Bundes und der Länder (2008) Demografischer Wandel in Deutschland, Heft 2: Auswirkungen auf Krankenhausbehandlungen und Pflegebedürftige im Bund und in den Ländern. Wiesbaden
45. Medizinischer Dienst der Spitzenverbände der Krankenkassen e.V. (2007) 2. Bericht des MDS nach §118 Abs. 4 SGB XI Qualität in der ambulanten und stationären Pflege. Essen www.mds-ev.de/media/pdf/2._Bericht_des_MDS.pdf (Stand: 08.08.2008)
46. Statistisches Bundesamt (2007) Diagnosedaten der Krankenhauspatientinnen und -patienten – Fachserie 12, Reihe 6.2.1. Wiesbaden
47. Statistisches Bundesamt (2007) Fallpauschalenbezogene Krankenhausstatistik (DRG-Statistik) 2006 – Fachserie 12, Reihe 6.4. Wiesbaden
48. Arnold M, Litsch M, Schellschmidt H (Hrsg) (2000) Krankenhaus-Report 2000; Schwerpunkt: Vergütungsreform mit DRGs. Schattauer, Stuttgart
49. Klauber J, Robra BP, Schellschmidt H (Hrsg) (2003) Krankenhaus-Report 2003; Schwerpunkt: G-DRGs im Jahre 1. Schattauer, Stuttgart
50. Institut für das Entgeltsystem im Krankenhaus GmbH (InEK) (2008) Aktivitäten und Vereinbarungen auf der Bundesebene rund um das deutsche DRG-System www.g-drg.de/cms/ (Stand: 08.08.2008)
51. Statistisches Bundesamt (2007) Grunddaten der Krankenhäuser – Fachserie 12, Reihe 6.1.1. Wiesbaden
52. Schmidt C, Möller J (2007) Katalysatoren des Wandels. Krankenhaus-Report 2006: 3–19
53. Jordan E (2007) Probleme und Perspektiven öffentlicher Krankenhäuser. In: Klauber et al. (Hrsg) Krankenhaus-Report 2006, Stuttgart
54. World Health Organization Regional Office for Europe (2008) European health for all database (HFA-DB) http://data.euro.who.int/hfadb/ (Stand: 15.08.2008)
55. Meinck M, Lübke N, Plate A (2006) Auf- oder Abbau geriatrischer Versorgungsstrukturen in Deutschland? Zeitschrift für Gerontologie und Geriatrie 39: 443–450

4.2 Familiale und ehrenamtliche pflegerische Versorgung

Clemens Tesch-Römer, Silke Mardorf

Kernaussagen

1. Die Bedeutung von Familie und weiteren privaten Netzen für die Unterstützung hilfe- und pflegebedürftiger Menschen ist groß.
2. Seit Einführung der Pflegeversicherung im Jahr 1996 nimmt die Bedeutung der Familie für die Pflege allmählich ab, während die der ambulanten Dienste bei der Unterstützung pflegebedürftiger Menschen in Privathaushalten zugenommen hat.
3. Es sind vor allem alte und älter werdende Menschen, die Verantwortung für alte und sehr alte Menschen tragen.
4. Die Bereitschaft im Falle der Pflegebedürftigkeit für Familienangehörige einzustehen ist hoch und wird häufig als Selbstverständlichkeit verstanden.
5. Die Unterstützung und Versorgung eines pflegebedürftigen Menschen ist eine zeitintensive, physisch wie psychisch fordernde Aufgabe, die aber auch sinnerfüllend und positiv wahrgenommen werden kann.
6. Die Unterstützung professioneller Dienste für pflegende Familien könnte in einer Vielzahl von Bereichen stattfinden. Bislang werden professionelle Hilfen aber nicht im vollen Umfang wahrgenommen.
7. In Zukunft sollten verstärkt Maßnahmen entwickelt werden, die pflegende Angehörige besser unterstützen und die die Voraussetzungen für außerfamiliales Engagement fördern helfen.

Familie hat eine zentrale gesellschaftliche Bedeutung. Nach wie vor ist die Familie eine fundamentale Institution innerhalb sich wandelnder Gesellschaften. Allerdings ist die Familie, auch am Ende des Familienzyklus, in den letzten Jahrzehnten facettenreicher und pluralistischer geworden. Die zahlenmäßige Zunahme älterer Eltern und Großeltern in unserer Gesellschaft hat dazu geführt, dass die Familie im Zuge sich verlängernder Lebenszeit neue Aufgaben in Pflege und Betreuung alter Familienmitglieder übernommen hat [1]. Dabei ist zu bedenken, dass familiale Unterstützung durch Reziprozität gekennzeichnet ist: Viele Angehörige der Großelterngeneration unterstützen ihre (erwachsenen) Kinder und Enkelkinder durch finanzielle Transfers am Ende des Familienzyklus und übernehmen Verantwortung in der Betreuung ihrer Enkelkinder [2]. Private Netzwerke bilden den Rahmen, in den Familien eingebettet sind. Freundschaften werden nicht selten über Jahrzehnte gepflegt, können aber auch im höheren Alter neu entstehen. Beziehungen zu Menschen in der Nachbarschaft stellen ebenfalls eine Quelle von Kontaktmöglichkeiten und Unterstützungspotenzialen dar. Freundschaften und Bekanntschaften sind aber eher durch gemeinsame Aktivitäten als durch die Übernahme bindender Unterstützungsleistungen charakterisiert.

Familien übernehmen in besonderem Maß bedeutsame Aufgaben bei der Unterstützung und Betreuung hilfebedürftiger und pflegebedürftiger Menschen. Aber auch Freunde und Nachbarn leisten nicht selten Hilfe in der Betreuung und Pflege alter Menschen, deren Bedeutung sich in der Zukunft auf Grund der Veränderungen von Familienstrukturen, etwa der zunehmenden Kinderlosigkeit älter werdender Menschen, noch verstärken könnte. Die Rolle von Angehörigen und Nachbarn wird dabei im Sozialrecht besonders betont. So heißt es in der Pflegeversicherung (§ 3 SGB XI): »Die Pflegeversicherung soll mit ihren Leistungen vorrangig die häusliche Pflege und die Pflegebereitschaft der Angehörigen und Nachbarn unterstützen«. Weiter heißt es unter Verweis auf die gemeinsame, gesamtgesellschaftliche Verantwortung: »Die Länder, die Kommunen, die Pflegeeinrichtungen und die Pflegekassen (...) unterstützen und fördern (...) die Bereitschaft zu einer humanen Pflege und Betreuung (...) durch Angehörige, Nachbarn und Selbsthilfegruppen und wirken so auf eine neue Kultur des Helfens und der mitmenschlichen Zuwendung hin« (§ 8 SGB XI, [2]).

Im Folgenden werden zunächst die Leistungen familialer und privater Netzwerke im Bereich Pflege dargestellt. Danach werden die Belastungen familialer und ehrenamtlicher Pflegepersonen beschrieben sowie die Angebote vorgestellt, die für pflegende Angehörige und weitere Helferinnen und Helfer existieren. Bereits an dieser Stelle muss betont werden, dass die empirische Befundlage zu pflegenden Angehörigen besser ist als die der zu Pflegenden aus dem Bereich des weiteren privaten Netzes und aus dem Bereich des Ehrenamtes. Abschließend werden einige Maßnahmen zur Unterstützung familiärer und privater Netzwerke im Bereich Pflege diskutiert.

4.2.1 Leistungen familialer und privater Netzwerke im Bereich Pflege

Grundlegende Informationen

Die Bedeutung von Familie und weiteren privaten Netzen für die Unterstützung pflegebedürftiger Menschen, hier im Sinne des Leistungsbezugs nach SGB XI, ist unbestritten. Ende 2005 lebten 1,12 Millionen Menschen (64 %) der 1,75 Millionen Pflegebedürftigen im Alter von 65 Jahren und älter im eigenen Haushalt und wurden von Familienangehörigen und anderen Mitgliedern des privaten Netzes vollständig oder zum Teil versorgt (siehe Abbildung 4.2.1.1).

Von den zu Hause lebenden pflegebedürftigen Menschen wurden etwa 696.000 Personen (ausschließlich Pflegegeldempfänger) von der Familie und dem privatem Netzwerk versorgt und weitere etwa 427.000 Personen von ambulanten Pflegediensten betreut, wobei auch hier die Unterstützung von familialen und weiteren privaten Netzwerken hoch ist [4, 5]. Zusätzlich zu den pflegebedürftigen Menschen, die in Privathaushalten leben und Leistungen nach SGB XI erhalten, benötigten im Jahr 2002 weitere etwa 3 Millionen Menschen hauswirtschaftliche Unterstützung, ohne selbst Pflegebedarf zu haben und Leistungen aus der Pflegeversicherung zu erhalten [6]. Es sind auch hier die näheren Angehörigen, die Unterstützung leisten. 85 % der hilfebedürftigen Menschen werden in der Regel von Familienangehörigen unterstützt [6].

Die Bedeutung der Familie für die Pflege im Verlauf der Zeit nimmt tendenziell ab. In Abbildung 4.2.1.2 ist für die Jahre zwischen 1996 und 2005 die Entwicklung der Betreuung durch private Netzwerke, ambulante Dienste und stationäre Einrichtungen für alle Altersgruppen dargestellt. Während im Jahr 1996 (kurz nach Einführung der Pflegeversicherung) etwa 60,4 % aller Leistungsempfangenden in der sozialen Pflegeversicherung Pflegegeld erhielten, waren es im Jahr 2005 noch 47,9 %. Der Anteil aller durch ambulante Diens-

Abbildung 4.2.1.1
Pflege im Rahmen der Pflegeversicherung 2005
Quelle: Abbildung in Anlehnung an [5], ergänzt um [3] und Pflegestatistik – Ambulante und stationäre Pflegeeinrichtungen (Statistisches Bundesamt: Pflegestatistik 2005) in www.gbe-bund.de vom 12.02.2007

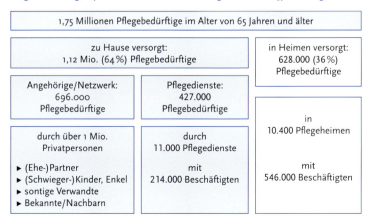

Abbildung 4.2.1.2
Leistungsempfangende der sozialen Pflegeversicherung im Jahresdurchschnitt nach Leistungsarten 1996 bis 2005
Quelle: Bundesministerium für Gesundheit

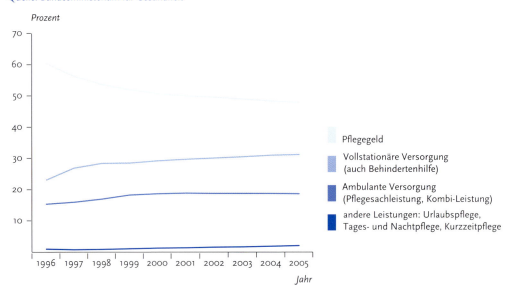

te versorgten Menschen stieg von 15,4 % im Jahr 1996 auf 18,7 % im Jahr 2005 (hier wurden Beziehende kombinierter Geld- und Sachleistungen zusammengefasst). Dies bedeutet, dass der Anteil der Pflegebedürftigen, die vollständig oder teilweise von familialen und ehrenamtlichen Pflegepersonen versorgt werden, von 75,8 % (1996) auf 66,6 % (2005) sank. Demgegenüber stieg der Anteil der vollstationär versorgten Pflegebedürftigen von 23,1 % im Jahr 1996 auf 31,2 % im Jahr 2005.

Häusliche Hilfe- und Pflegearrangements

Beschreibt man häusliche Hilfe- und Pflegearrangements nach der Art des jeweils gewählten »Pflegemixes« aus privater und professioneller Unterstützung, zeigt sich nach Ergebnissen einer Infratest-Repräsentativerhebung Folgendes: Etwa zwei Drittel (64 %) aller Pflegehaushalte bauen auf rein private Arrangements und etwa ein Drittel nehmen professionelle Pflege in Anspruch [3]. Etwa 55 % aller Pflegebedürftigen, die zu Hause versorgt werden, erhalten ausschließlich private Hilfeleistungen aus Familie oder Bekanntschaft.

Hinzu kommen weitere 9 %, die neben der privat getragenen Hilfe und Pflege zusätzlich selbst finanzierte, jedoch nicht im engeren Sinne pflegerische Hilfen in Anspruch nehmen. Etwa 28 % der Pflegebedürftigen erhalten sowohl private als auch professionelle pflegerische Hilfen und 8 % erhalten ausschließlich professionelle Pflege.

Insgesamt werden 92 % der in Privathaushalten lebenden pflegebedürftigen Menschen von eigenen Angehörigen und Mitgliedern des privaten Netzwerks versorgt. Bei verheirateten Pflegebedürftigen ist in der Regel die Ehepartnerin bzw. der Ehepartner die Hauptpflegeperson, bei verwitweten Personen sind es die eigenen Kinder und bei jüngeren Pflegebedürftigen ein Elternteil, das die Verantwortung für die Versorgung trägt [3]. Im Vergleich zwischen 1991 und 2002 haben sich zum Teil erhebliche Verschiebungen in der Struktur der Hauptpflegepersonen ergeben, die Verantwortung für pflegebedürftige Menschen tragen (siehe Tabelle 4.2.1.1). Im Jahr 2002 waren es vor allem (Ehe-)Partnerinnen und Partner (insgesamt 28 %) sowie Kinder und Schwiegerkinder (insgesamt 42 %), die als Hauptpflegeperson von pflegebedürftigen Menschen zur Verfügung standen. Bei der Kindergeneration sind es vor allem Töchter und Schwiegertöchter, die Verantwortung in der Pflege übernehmen. Im Vergleich zum Jahr 1991 ist damit der Anteil der (Ehe-)Partnerinnen und Partner um 9 Prozentpunkte zurückgegangen und der Anteil der Kinder und Schwiegerkinder um 4 Prozentpunkte gestiegen. Ebenfalls deutlich verändert hat sich der Anteil der Geschlechter bei den Hauptpflegepersonen. Obwohl Frauen nach wie vor die überwiegende Mehrzahl der Hauptpflegepersonen stellen, ist ihr Anteil zwischen 1991 (83 %) und 2002 (73 %) deutlich gesunken und der Anteil der Männer entsprechend gestiegen (1991: 17 %, 2002: 27 %). Insgesamt sind es vor allem enge Angehörige, die Verantwortung für pflegebedürftige Menschen übernehmen, aber der Anteil von Hauptpflegepersonen aus dem weiteren familialen und privaten Netzwerk (sonstige Verwandte sowie Freunde, Bekannte und Nachbarn) hat sich zwischen 1991 und 2002 von 10 % auf 15 % erhöht.

Bemerkenswert dabei ist, dass über 60 % der Personen, die als Hauptpflegepersonen Betreuung in häuslichen Pflegearrangements übernehmen, 55 Jahre und älter sind [6]. Es sind also vor allem älter werdende und alte Menschen, die Verantwortung für alte und sehr alte Menschen tragen – und dies ist zwischen 1991 und 2002 noch deutlicher geworden. Während im Jahr 1991 etwa 55 % aller Hauptpflegepersonen 55 Jahre und älter waren, waren dies im Jahr 2002 etwa 63 %. Dementsprechend hat sich in diesem Zeitraum auch das Durchschnittsalter der Hauptpflegepersonen um 2 Jahre erhöht (von 57 auf 59 Jahre). Ähnliche Entwicklungen haben sich bei der Unterstützung von Menschen mit Hilfebedarf ergeben, die keine Leistungen aus der Pflegeversicherung erhalten. Allerdings ist der Anteil an männlichen Hauptverantwortlichen hier größer als bei Pflegebedürftigen (und hat sich zwischen 1991 und 2002 auch nicht verändert).

Tabelle 4.2.1.1
Merkmale von privaten Hauptpflegepersonen hilfe- und pflegebedürftiger Menschen in Privathaushalten, Jahresende 1991 und 2002
Quelle: TNS Infratest Repräsentativerhebung 2002 [3]

	verantwortlich für			
	Pflegebedürftige		Hilfebedürftige	
	1991	2002	1991	2002
Beziehung				
(Ehe-)Partner/innen	37 %	28 %	43 %	36 %
Mutter	14 %	12 %	4 %	7 %
Vater	0 %	1 %	0 %	1 %
Tochter	26 %	26 %	23 %	20 %
Schwiegertochter	9 %	6 %	6 %	5 %
Sohn	3 %	10 %	6 %	8 %
Enkelkinder	1 %	2 %	2 %	2 %
sonstige/r Verwandte/r	6 %	7 %	7 %	8 %
Freunde, Nachbarn, Bekannte	4 %	8 %	7 %	12 %
keine Angabe	0 %	0 %	0 %	1 %
Geschlecht				
Frauen	83 %	73 %	70 %	70 %
Männer	17 %	27 %	30 %	30 %
Alter				
unter 45 Jahren	19 %	16 %	20 %	21 %
45–54 Jahre	26 %	21 %	23 %	18 %
55–64 Jahre	26 %	27 %	25 %	23 %
65–79 Jahre	25 %	26 %	25 %	28 %
80 Jahre und älter	3 %	7 %	5 %	4 %
keine Angabe	1 %	3 %	2 %	6 %
Durchschnitt (in Jahren)	57	59	56	57

Dargestellt sind Angaben für Pflegebedürftige (Leistungsbeziehende der Sozialen Pflegeversicherung und der Privaten Pflegeversicherung) sowie für Hilfebedürftige (Personen mit Einschränkungen bei alltäglichen Verrichtungen ohne Pflegebedarf im Sinne des SGB XI).

Verfügbarkeit und Bereitschaft zur Übernahme von Pflegeverantwortung

Um abzuschätzen, welche Rolle familiale und private Netzwerke zukünftig im Bereich Pflege spielen werden, sind zwei Aspekte zu berücksichtigen: Einerseits die Verfügbarkeit von Familien- und anderen Netzwerkmitgliedern zur häuslichen Hilfe, andererseits die normativen und motivationalen Grundlagen zur Übernahme einer häuslichen Pflegearbeit. Die Verfügbarkeit familialer Unterstützungspotenziale in der Zukunft wird häufig angezweifelt. Als Begründung dafür werden der drohende Zerfall traditioneller Familienstrukturen, die abnehmenden Geburten- und Kinderzahlen, der damit einhergehende Verlust familialer Unterstützungsoptionen sowie das Nachlassen der Bereitschaft von Frauen benannt, in die Helferinnenrolle zu wechseln und dafür berufliche Perspektiven zu beschneiden [7]. Allerdings gilt es hier zu differenzieren, wie anhand des Unterstützungspotenzials der intergenerationalen Beziehungen mithilfe empirischer Befunde gezeigt werden kann.

Im Vergleich mit anderen EU-Ländern zählt Deutschland zu den Ländern mit der geringsten durchschnittlichen Haushaltsgröße [8]. Ältere und jüngere Menschen in Deutschland leben aber in Form »multilokaler Mehrgenerationenfamilien« im intergenerationalen Familienverbund. Dies bedeutet, dass die Generationen innerhalb von Familien in der Regel zwar nicht in einem Haushalt zusammen leben, aber eine hohe räumliche Nähe zwischen den Haushalten der Generationen besteht und ein reger Austausch zwischen den Generationen gepflegt wird. Im Rahmen des Alterssurveys wurde die Struktur der »multilokalen Mehrgenerationenfamilien« empirisch untersucht (siehe Tabelle 4.2.1.2). In der Regel wohnt mindestens ein erwachsenes Kind nicht weit von dem älter gewordenen Elternteil entfernt. Auch die Kontakthäufigkeit zwischen alten Eltern und erwachsenen Kindern ist hoch. Allerdings deuten die Daten des Alterssurveys aus den Jahren 1996 und 2002 hier Veränderungen an. Während im Jahr 1996 etwa 73 % der 55- bis 69-jährigen Deutschen angaben, im gleichen Ort oder näher zu mindestens einem ihrer Kinder ab 16 Jahren zu wohnen, waren dies im Jahr 2002 nur noch etwa 65 %. Demgegenüber stieg dieser Anteil bei der ältesten Gruppe der 70- bis 85-Jährigen leicht an (1996: 67 %, 2002: 70 %). Zudem muss beachtet werden, dass die geografische Distanz von der sozialen Schicht abhängt: Je höher die Bildungsschicht, desto größer ist die Entfernung zwischen alten Eltern und erwachsenen Kindern.

Bedarfsprognosen über die Zusammensetzung zukünftiger pflegebedürftiger Bevölkerungsgruppen im Rahmen des EU-Projekts FELICIE (Future Elderly Living Conditions in Europe) zeigen, dass im Prognosezeitraum 2000 bis 2030 vor allem die Zahl derjenigen pflegebedürftigen Frauen steigen wird, die am wenigsten anfällig für institutionelle Pflege sind: Frauen mit Partner und Kind. Projiziert wird ferner, dass sich der Anteil pflegebedürftiger Frauen ohne Partner und ohne Kind halbieren wird. Die Autorinnen und Autoren der FELICIE-Prognose schlussfolgern, dass voraussichtlich auch in Zukunft die Familie die primäre »Pflegekraft« bleiben wird [10]. Allerdings sollte darauf hingewiesen werden, dass die Bedeutung außerfamilialer Unterstützung in den letzten Jahren zugenommen hat: Unter den Hauptpflegepersonen im Jahr 1991 gehörten etwa 4 % zu der Gruppe der außerfamilialen Unterstützungsleistern (Freunde, Nachbarn und Bekannte), im Jahr 2002 waren es 8 % (siehe Tabelle 4.2.1.1). Es ist offen, ob und in welchem Umfang das weitere private Netzwerk weitere Aufgaben in der Pflege alter Menschen übernehmen wird.

Hier stellt sich nun die Frage nach der Bereitschaft für die Übernahme von Pflege. Die Be-

Tabelle 4.2.1.2
Wohnentfernung zum nächstwohnenden Kind ab 16 Jahren nach Altersgruppen, 1996 und 2002
Quelle: Alterssurvey [9]

	40–54 Jahre		55–69 Jahre		70–85 Jahre		40–85 Jahre	
	1996	2002	1996	2002	1996	2002	1996	2002
im selben Haus	69,9 %	67,4 %	34,3 %	27,3 %	25,9 %	22,2 %	47,0 %	39,7 %
in der Nachbarschaft	6,2 %	4,8 %	14,7 %	14,3 %	17,6 %	19,0 %	11,8 %	12,2 %
im gleichen Ort	8,9 %	9,4 %	24,4 %	23,8 %	23,9 %	28,8 %	18,1 %	20,1 %
in max. 2 Std. erreichbar	11,3 %	13,2 %	19,6 %	26,1 %	23,4 %	22,3 %	17,0 %	20,8 %
weiter entfernt	3,7 %	5,2 %	7,1 %	8,6 %	9,1 %	7,7 %	6,1 %	7,2 %
Fallzahl	1.219	691	1.532	903	1.137	870	3.888	2.464

reitschaft, im Falle der Pflegebedürftigkeit für den (Ehe-)Partner einzustehen, ist hoch und wird häufig als nicht zu hinterfragende Selbstverständlichkeit verstanden [11]. Die Motivation entsteht aus einem Gefühl der Familiensolidarität und der Verpflichtung zum Austausch. Weibliche und männliche Pflegepersonen unterscheiden sich nicht in den Motiven, den (Ehe-)Partner zu pflegen. Fast die Hälfte nennt Zuneigung, ein Zehntel fühlt sich dazu verpflichtet und ein Drittel gibt eine Kombination von Gründen an [12]. Die Pflegebereitschaft der Töchter wird in Deutschland ebenfalls als hoch beschrieben [13]. Aber auch Söhne äußern in überraschend hoher Zahl Aufgeschlossenheit gegenüber einer Pflegeübernahme, wobei der Anteil pflegender Männer geringer ist als der von Frauen, in den letzten Jahren allerdings deutlich gestiegen ist [14]. In empirischen Studien wird als häufigster Grund für die Bereitschaft zur Pflegeübernahme auf die »Selbstverständlichkeit« dieser familialen Leistung hingewiesen [15]. Hinter dieser unfraglichen Solidarleistung von Familien kann sich aber ein Bündel von Motivationen verbergen: Gesellschaftliche Normen und Pflichtgefühl, rollenimmanentes Verhalten (bei Töchtern), Reziprozität, ethisch-religiöse Motive, Sinngebung. Finanzielle Gründe als Motiv zur Pflegeübernahme werden heute kontrovers diskutiert. So wird zwar manchmal gemutmaßt, dass der große Anteil der Geldleistungen im Rahmen der Pflegeversicherung auf finanziellen Missbrauch hinweisen könnte [16]. In empirischen Befragungen zur Pflegemotivation zeigt sich jedoch, dass finanzielle Motive nur eine untergeordnete Rolle bei der Übernahme familialer Pflegeverpflichtungen spielen [12]. Diese empirischen Befunde zeigen, dass die Bereitschaft für die Übernahme von Pflege in Deutschland recht hoch ist. Allerdings sollte gerade mit Blick auf intergenerationale Pflegebeziehungen nicht vergessen werden, dass die Beziehungen zwischen alten Eltern und ihren erwachsenen – häufig selbst schon im höheren Lebensalter stehenden – Kindern nicht allein durch intergenerationale Solidarität und filiale Verantwortung, sondern auch durch intergenerationale Ambivalenz gekennzeichnet sein können. Diese lebensgeschichtlich begründeten Ambivalenzen können unter besonderen Belastungen auch zu problematischen und möglicherweise gewalttätigen Interaktionen führen [17].

Pflege durch Migrantinnen

Entscheiden sich private Haushalte für den Einsatz professioneller Unterstützung bei Pflegebedürftigkeit, so ist eine 24-Stunden-Betreuung durch einen ambulanten Pflegedienst mit den Leistungen der Pflegeversicherung nicht möglich. Die dabei entstehenden Kosten sind hoch und für viele Haushalte nicht finanzierbar [18]. Daher wird die informelle Pflegearbeit nicht allein in Deutschland, sondern in vielen anderen europäischen Wohlfahrtsstaaten (vor allem des Mittelmeerraums) durch ein neues Phänomen geprägt: die Pflege durch Migrantinnen aus meist osteuropäischen Staaten in Privathaushalten. Diese Entwicklung ist in den letzten Jahren besonders argwöhnisch von privaten und gemeinnützigen Trägern in der professionellen Altenhilfe beobachtet worden. Von ihnen stammen auch die publizierten Daten über den geschätzten Umfang der irregulären Pflege, d. h. der Pflege, die ohne offizielle Arbeitserlaubnis und damit ohne Sozialabgaben, Arbeitsschutz und Urlaubsanspruch geleistet wird. Die heute offiziös verwendete Zahl solcher Migrantinnen in der Pflege beträgt in Deutschland ca. 70.000 bis 100.000 Personen [19]. Allerdings gibt es bislang zwar einen medialen Diskurs zu diesem Thema, aber nur recht wenig Forschungsarbeiten. Die Vorteile für die privaten Haushalte (geringere Kosten, Verfügbarkeit der Pflegekräfte rund um die Uhr) überdecken die Probleme keineswegs (Unterstützung ohne oder mit geringem pflegefachlichen Hintergrund, Kommunikationsprobleme). Darüber hinaus gehen illegale Beschäftigungssituationen mit der Gefahr der Ausbeutung und starken Abhängigkeiten der osteuropäischen Pflegerinnen einher. Zudem sind der Beschäftigung von Migrantinnen angesichts des raschen demografischen Wandels in den osteuropäischen Staaten sowie der Angleichung des Lebensstandards deutliche Grenzen gesetzt. Dennoch zeigt diese Diskussion, dass es einen Bedarf an außerfamilialer Pflege gibt, der durch professionelle Dienste bislang nicht gedeckt werden kann.

4.2.2 Belastung familialer und ehrenamtlicher Pflegepersonen

Die Unterstützung und Versorgung eines pflegebedürftigen Menschen ist eine sehr zeitintensive, physisch wie psychisch fordernde Aufgabe. Der Zeitaufwand variiert nach Pflegestufe und dem Vorliegen einer kognitiven Beeinträchtigung der zu pflegenden Person. Während für kognitiv unbeeinträchtigte Pflegebedürftige durchschnittlich 28, 40 bzw. 47 Stunden pro Woche für Pflege und Betreuung aufgewendet werden (Stufe 1, 2 und 3), so beläuft sich dieser Zeitaufwand bei kognitiv beeinträchtigten Personen auf 31, 44 bzw. 62 Stunden pro Woche [3]. Über 80 % der Hauptpflegepersonen geben an, die Betreuung und Versorgung der ihnen anvertrauten Personen sei »eher stark« oder »sehr stark« belastend [3]. Die Belastungsfaktoren und das Belastungserleben pflegender Angehöriger sind in einer Reihe von Studien ausführlich beschrieben worden [20, 21, 22].

Der Grad der Belastungen durch die Übernahme häuslicher Pflege ist hoch. Pflegende Angehörige leiden in stärkerem Maß an Erschöpfung und Beschwerden als die Bevölkerung insgesamt [23]. Hauptpflegepersonen nennen als Belastungen am häufigsten ständiges Angebundensein, Einschränkungen in anderen Lebensbereichen, eigene gesundheitliche Belastungen, negative Auswirkungen auf das übrige Familienleben, unausweichliche Konfrontation mit dem Alter und finanzielle Belastungen [24]. Insbesondere problematisches Verhalten einer (demenziell veränderten) pflegebedürftigen Person wirkt sich negativ auf die Befindlichkeit pflegender Angehöriger aus [21]. Pflegende Ehepartner sind dabei einem höheren Ausmaß an Belastungen ausgesetzt als Familienmitglieder in der intergenerativen Pflege, vor allem in Bezug auf depressive Störungen, Erschöpfungszustände und Gliederschmerzen [12]. Frauen fühlen sich stärker belastet als Männer. Ausdruck dafür sind ein höherer Grad an körperlicher Erschöpfung, ausgeprägtere Rollenkonflikte und ein verändertes Selbstempfinden [12]. Werden allerdings die Merkmale der konkreten Pflegesituation berücksichtigt, wie etwa Verhalten der Pflegeperson, Umfang der Pflegetätigkeit sowie soziale Unterstützung, reduzieren sich die Geschlechtsunterschiede durch die Pflegebelastung [25].

Die Gesundheit der Pflegenden wird durch die mit der Pflegesituation verbundenen körperlichen und seelischen Anstrengungen in hohem Maß beeinflusst. Im Verhältnis zur Gesamtbevölkerung haben pflegende Angehörige auffällig mehr oder ausgeprägtere körperliche Beschwerden [12]. Der Medikamentenkonsum pflegender Angehöriger erhöht sich mit Beginn der Pflegesituation [24]. Dazu zählen vorwiegend Schlafmittel (28 %), Beruhigungsmittel (40 %) und Schmerzmittel (30 %). Zwei Drittel aller pflegenden Frauen nehmen somatotrope (den Körper beeinflussende) Medikamente; zudem greifen Frauen häufiger zu Psychopharmaka als Männer [12]. Auch für die *Berufstätigkeit* pflegender Angehöriger hat die Übernahme von Pflegetätigkeiten bedeutsame Konsequenzen. Der Anteil der Erwerbstätigen ist bei pflegenden Frauen und Männern im Vergleich zur Gesamtbevölkerung niedriger: In der Gruppe der 30- bis 64-jährigen Pflegepersonen sind etwa 34 % der Frauen erwerbstätig (Gesamtbevölkerung 62 %) und 52 % der Männer (Gesamtbevölkerung 85 %) [12].

Welche Konsequenzen haben nun lang andauernde Belastungen durch Pflege und Betreuung? Nach einer weit verbreiteten These nimmt die Wahrscheinlichkeit der Gewalt gegen Pflegebedürftige mit der von Pflegenden erlebten Belastung zu [26]. Demgegenüber gibt es auch Argumente dafür, dass in spezifischer Weise problematische oder deviante Pflegepersonen, die zudem oftmals von dem zu pflegenden alten Menschen finanziell oder in sonstiger Weise abhängig sind, weitgehend unabhängig von erlebter pflegerischer Belastung bereits bestehende aggressive Handlungstendenzen in der Pflegebeziehung ausagieren [27]. Beide Thesen schließen sich nicht aus. Wahrgenommene Pflegebelastung wird durch eine Vielzahl von Faktoren beeinflusst, insbesondere durch die Beziehung zum Pflegebedürftigen; aktuelle Pflegebeziehungen sind aber wesentlich durch die Qualität der Beziehung vor Eintritt der Pflegebedürftigkeit bestimmt. Dies bedeutet, dass Belastung durch Pflege vor allem dann zu einer Gefährdung des privaten Pflegearrangements führen kann, wenn die Beziehung zwischen Pflegendem und Gepflegten schon vor Eintritt der Pflegesituation problematisch war.

Allerdings leiden pflegende Angehörige nicht allein unter Belastungen, sondern können auch

Befriedigung, Erfüllung und Sinnerleben durch ihre Unterstützungsleistungen und die Beziehung zu der gepflegten Person erfahren. In einigen empirischen Studien wurden neben den Belastungen durch die Übernahme von Pflege und Betreuung auch mögliche positive Konsequenzen der Pflegesituation für pflegende Angehörige untersucht. Demnach hängen paradoxerweise das von Pflegenden selbst wahrgenommene Persönlichkeitswachstum mit negativen Aspekten der Pflegesituation zusammen, wie etwa lange Pflegedauer, mangelnde soziale Anerkennung und großer Umfang an praktischen Pflegeaufgaben [28]. Dieses Ergebnis zeigt allerdings auch, dass Pflegende die von ihnen erlebten Belastungen erst nach dem Einsatz von Bewältigungsverhalten positiv interpretieren können. Wem es nicht gelingt, Pflegetätigkeiten mit dem eigenen Persönlichkeitswachstum in Verbindung zu bringen, wird unter den negativen Aspekten von Pflege leiden.

4.2.3 Unterstützungsangebote für familiale und ehrenamtliche Pflegepersonen

Inanspruchnahme von Unterstützungsangeboten

Die Unterstützung professioneller Dienste für pflegende Familien könnte in einer Vielzahl von Bereichen stattfinden: Körperbezogene Pflege, Wissensvermittlung, Beratung sowie Unterstützung bei problematischen Beziehungskonstellationen. Tatsächlich ist professionelle Unterstützung in der Regel auf folgende Tätigkeiten beschränkt: Körper waschen, Baden, Mahlzeiten zubereiten sowie An- und Ausziehen [29]. Den Pflegenden fällt es im Allgemeinen leichter, Pflegedienste für Aufgaben zu engagieren, die eher medizinisch-pflegerische Kompetenz erfordern, wie z. B. Verbände wechseln [30]. Angebote professioneller Pflegedienste werden insbesondere von Haushalten mit höherer Pflegestufe bzw. intensivem medizinischen Behandlungs- und Versorgungsbedarf und Haushalten allein lebender Pflegebedürftiger ohne ständige Hauptpflegeperson in Anspruch genommen. Zusätzlich ist der Umfang der Inanspruchnahme professioneller Hilfe auch abhängig vom Geschlecht der Pflegepersonen. Bei gleichem Pflegeaufwand ist die professionell erbrachte Hilfe bei einer männlichen Hauptpflegeperson fast doppelt so hoch wie bei weiblichen [31].

Insgesamt haben an allen Hilfen, die Pflegebedürftige erhalten, professionell geleistete Arbeiten nur einen geringen Anteil. Von Pflegekräften werden 10 % der Hilfen erbracht, von anderen beruflichen Helferinnen und Helfern 3 %, vor allem hauswirtschaftliche Hilfen [31]. Wer eine hohe Chance hat, informelle Hilfe zu aktivieren, wird eher dazu tendieren, Geldleistungen zu wählen, und weniger geneigt sein, sich für Sachleistungen zu entscheiden [31]. Mit Blick auf diese Ergebnisse muss resümiert werden, dass ein großer Teil aller informellen Pflegearrangements einzig an zwei Punkten mit dem formellen Pflegesystem in Berührung kommt: in Begutachtungssituationen durch die Medizinischen Dienste der Krankenkassen und der privaten Pflegekassen sowie bei Pflegepflichteinsätzen (§ 37 Abs. 3 SGB XI). Bei Inanspruchnahme von Pflegegeld durch die Pflegekasse werden sogenannte Pflegepflichteinsätze nötig, die als Instrument der Kontrolle und Qualitätssicherung bei der häuslichen Pflege sowie zur Beratung und Hilfestellung der häuslich Pflegenden durchgeführt werden (bei Pflegestufe I und II sind diese Einsätze halbjährlich vorgeschrieben, bei Pflegestufe III vierteljährlich). Leider ist über Qualität (und Defizite) privat erbrachter Pflege nur wenig bekannt.

Maßnahmen zur Unterstützung familialer Netzwerke und bürgerschaftlichen Engagements im Bereich Pflege

Angesichts der vielfältigen Leistungen älterer Menschen in Familie und privaten Netzwerken werden im Folgenden Maßnahmen diskutiert, die die Potenziale familialer und privater Netzwerke im Bereich Pflege stärken könnten. Im Mittelpunkt stehen zum einen Maßnahmen, die Pflegebereitschaft und Pflegefähigkeit älter werdender und alter Angehöriger stützen können, und zum anderen Voraussetzungen, die nachbarschaftliches Engagement insbesondere älter werdender und alter Menschen bei der Betreuung von hilfe- und pflegebedürftigen Menschen erhöhen können.

Beratung von Pflegepersonen: Die lebenspraktische Beratung von Betroffenen und Angehörigen sowie die Koordinierung von Angebots- und Nachfrageprozessen gewinnen zunehmend an Bedeutung. Die Vielzahl unterschiedlicher Beratungs- und Betreuungsangebote macht es für alle Beteiligten schwierig, das jeweils adäquate Versorgungsangebot zu ermitteln. In einer »Integrierten Beratung« könnte allen Beratungsbedürfnissen nachgekommen und die zuständigen Spezialisten einbezogen werden [32]. Zu den Aufgaben solcher Beratungs- und Koordinationsstellen gehören, ältere und behinderte Menschen und deren Angehörige neutral, verlässlich und qualifiziert im Büro und beim Hausbesuch zur selbstständigen Lebensführung bei Hilfe- oder Pflegebedürftigkeit und bei der Wohnraumanpassung, bei der Vermittlung von Kurzzeitpflege oder Tagespflege sowie bei der Aufnahme in ein Pflegeheim zu beraten und zu unterstützen.

Qualitätssicherung in privaten Pflegearrangements: Wird die Versorgung eines Pflegebedürftigen von Angehörigen durchgeführt, so gelten auch für diese die Vorgaben des allgemein anerkannten Standes der medizinisch-pflegerischen Erkenntnisse. Die Beurteilung der Pflegequalität im Rahmen der familialen Pflege erfolgt durch professionelle Pflegedienste. Dies erscheint durchaus gerechtfertigt. Nur ungefähr jede zehnte Hauptpflegeperson hat einen Pflegekurs besucht [33]. Daher sind die vom Gesetzgeber vorgeschriebenen Pflegeberatungseinsätze von Bedeutung, durch die der Qualitätsstand der familialen Pflege durch professionelle Pflegefachkräfte kontrolliert wird.

Niedrigschwellige Angebote: Darüber hinaus erscheint es im Sinne der gewünschten Stabilisierung des familialen und netzwerkgestützten Pflegepotenzials in Zukunft unbedingt geboten, zielgerichtet niedrigschwellige Beratungs-, Qualifizierungs- und Unterstützungsangebote für pflegende Angehörige, Nachbarn und Freunde weiter auszubauen. Solche Angebote, wie Entlastungsdienste, Tagesbetreuung in Kleingruppen oder Einzelbetreuung durch anerkannte Helferinnen oder Helfer, Versorgung mit Mahlzeiten, Fahrdienste aber auch Freizeit-, Bewegungs- und ganzheitliche Aktivierungsangebote verbessern das Allgemeinbefinden der Betroffenen, entlasten Angehörige und Nachbarn und tragen zur Entspannung der Pflegesituation bei, wovon auch die Pflegedienste profitieren würden [34].

Erprobung neuer Formen der Unterstützung: Neben verbesserten Formen von Beratung und Begleitung könnten auch neue Formen der Unterstützung die Bereitschaft familialer und weiterer privater Pflegepersonen stärken. Hierbei könnten sich vor allem flexible Formen der Inanspruchnahme von Leistungen förderlich auswirken. Zudem können weitergehende Strukturen, die Pflegepersonen begleitend unterstützen, zum Erhalt von Potenzialen älterer Menschen beitragen. Hierzu gehört beispielsweise das Case Management, das in der gezielten Organisation und Koordination von Pflege- und Unterstützungsleistungen für pflegebedürftige und behinderte ältere Menschen, für Angehörige und für Helferinnen und Helfer aus privaten Netzwerken durch eine unabhängige und geschulte Fachkraft besteht [35].

Förderung ehrenamtlichen Engagements: Insbesondere zur Unterstützung der Betreuung von demenziell erkrankten Pflegebedürftigen wäre es sinnvoll, die verschiedenen Formen von ehrenamtlich getragenem Engagement noch stärker als bisher zu fördern. Nach den Ergebnissen der Erhebung von Infratest Sozialforschung nehmen nur ca. 11 % der Pflegehaushalte freiwillig erbrachte Betreuungsleistungen, z. B. in Form von Besuchsdiensten in Anspruch [3]. Es liegt auf der Hand, dass sich dieser Anteil noch deutlich steigern ließe, wenn entsprechende Angebote von den Leistungserbringern der Pflege bzw. im Bereich der offenen Altenhilfe in Zukunft noch stärker als bisher verfügbar gemacht würden. Dies bedeutet aber auch, dass innerhalb von professionellen Leistungserbringern Raum für Angebote bürgerschaftlichen Engagements zu schaffen sind.

Örtliche Koordinationsstellen: Häufig ist die Bereitschaft für Engagement vorhanden, aber es fehlt an Informationen, wo ein Engagement möglich ist. Diese Aufgabe könnten örtliche Koordinationsstellen erfüllen. Zu den Funktionen dieser örtlichen Koordinationsstellen, die auch Aufgaben der Beratung von hilfe- und pflegebedürftigen Menschen übernehmen könnten, gehören die Koordination zwischen unterschiedlichen Diensten und Angeboten, die angemessene Schulung und Fortbildung ehrenamtlicher Betreuungskräfte für das jeweilige Betreuungsangebot und die Organisation und Information über soziale und kulturelle Angebote, die Mitarbeit an der Weiterentwicklung der Altenarbeit in der jeweiligen

Kommune und die Förderung der Kooperation der Dienstleistungsanbieter [36].

Zukünftige Entwicklung der häuslichen Pflege: Perspektiven des Pflegeweiterentwicklungsgesetzes

Im Jahr 2008 trat das Pflege-Weiterentwicklungsgesetz (PfWG) in Kraft, das die Situation pflegebedürftiger Menschen erheblich verändern wird. Viele der oben genannten Maßnahmen zu Verbesserung der häuslichen Pflege wurden in dem Gesetz berücksichtigt. Auf drei Maßnahmen soll an dieser Stelle eingegangen werden, da sie von besonderer Bedeutung sowohl für pflegebedürftige als auch für pflegende Menschen sind: Transparenz der Pflegequalität, Pflegeberatung sowie Pflegezeit.

Mit der Pflegereform, die im Juli 2008 in Kraft getreten ist, ist eine Veröffentlichung der Qualitätsberichte von Pflegeeinrichtungen beschlossen worden. Insbesondere der Medizinische Dienst der Krankenkassen (MDK) soll in Zukunft regelmäßig die Qualität aller ambulanten und stationären Pflegeeinrichtungen überprüfen. Die Ergebnisse dieser Qualitätsprüfungen werden in Zukunft in verständlicher Weise veröffentlicht. Damit erhalten die Pflegebedürftigen und ihre Angehörigen mehr Informationen über die Qualität von Pflegeheimen und ambulanten Pflegediensten. Gerade, wenn es darum geht, eine geeignete Pflegeeinrichtung zu finden, wird dies in die Entscheidung von betroffenen Menschen einfließen. Offen sind zum gegenwärtigen Zeitpunkt (2008) noch verschiedene Fragen, etwa die nach der tatsächlichen Inanspruchnahme der veröffentlichten Informationen sowie nach den (erhofften) Auswirkungen auf die Pflegequalität durch erhöhten Wettbewerb.

Eine wichtige Neuerung der Pflegereform ist der Anspruch auf Pflegeberatung. Pflegeberatung besteht in der Hilfestellung für Personen mit Pflegebedarf und in der Erstellung eines Versorgungsplans, der die erforderlichen Sozialleistungen sowie alle relevante Hilfs- und Unterstützungsangebote umfasst. Dabei ist das Ergebnis der Begutachtung des Medizinischen Dienstes der Krankenkassen zu berücksichtigen. Dies bedeutet, dass Elemente einer integrierten Versorgung realisiert werden könnten. Allerdings setzt die Integration medizinischer Leistungen (präventive, kurative, rehabilitative oder sonstige medizinische Hilfs- und Unterstützungsangebote) in individuelle Versorgungspläne erhebliche Kompetenzen aufseiten der Pflegeberater/innen voraus sowie umfassende Absprachen mit medizinischen und rehabilitativen Leistungserbringern. Pflegeberatung kann dabei in Pflegestützpunkten stattfinden, wenn diese innerhalb eines Bundeslandes eingerichtet werden.

Die Pflegezeit gestattet Arbeitnehmer/innen, für eine begrenzte Zeitdauer eine Auszeit zu nehmen oder in Teilzeit zu arbeiten, um Angehörige zu pflegen, ohne dadurch den Arbeitsplatz zu gefährden. Pflegende Angehörige haben Anspruch auf eine Pflegezeit von bis zu sechs Monaten, in der sie kein Gehalt erhalten, aber sozialversichert bleiben. Wird ein Angehöriger unerwartet pflegebedürftig, gibt es die Möglichkeit der kurzfristigen Freistellung für bis zu zehn Tage. Ähnlich der Elternzeit für die Kindererziehung erlaubt es die Pflegezeit, Zeit für familienbezogene Tätigkeiten zu nehmen, und dabei durch einen Rechtsanspruch auf Wiedereinstellung den Arbeitsplatz zu wahren. Zu bedenken ist allerdings, dass die Pflegezeit insbesondere von Frauen in Anspruch genommen werden könnte und damit das bisherige Muster der Übernahme von Pflegeverantwortung stabilisieren könnte. Die zeitliche Begrenzung soll jedoch sicherstellen, dass die Betreuung durch Familienangehörige die Betreuung durch professionell Pflegende oder Pflegeheime nicht ersetzt, sondern dem akuten Pflege- oder Krankheitsfall oder auch der Sterbebegleitung vorbehalten bleibt.

4.2.4 Resümee

Der Wandel von Verwandtschaftsstrukturen und Intergenerationenbeziehungen wird in der gesellschaftlichen Debatte zum Teil mit großer Sorge betrachtet. Es wird vermutet, dass die Bindungs- und Solidaritätsfähigkeit der grundlegenden gesellschaftlichen Institution »Familie« sinken könnte [37]. Häufig wird darauf hingewiesen, dass – auf Grund geringerer Kinderzahlen und höherer Mobilität der jüngeren Generation – die Unterstützung älterer Menschen durch die Familie in Zukunft weniger sicher sein wird. Das vorliegende Kapitel hat eindrücklich gezeigt, welche Leistungen familiale und private Netze bei der Pflege und Betreuung von alten und sehr alten Menschen mit Hilfe- und Pflegebedarf erbringen. Nach wie vor ist es so, dass Familien in Deutschland den größten »Pflegedienst" bilden [38]. Zudem zeigen empirische Untersuchungen, dass im europäischen Vergleich die Bereitschaft zur intergenerationalen Unterstützung in Deutschland sehr hoch ist [39]. Allerdings muss bedacht werden, dass der Anteil alter und sehr alter Frauen und Männer, die in einer Partnerschaft leben, in Zukunft sinken wird, und dass der Anteil der Menschen ohne Kinder in Zukunft zunehmen wird. Dies bedeutet, dass eine optimistische Bewertung der zukünftigen Bedeutung von Familie als wichtiger Akteur in der Pflege alter Menschen ergänzt werden muss um Antworten auf die Frage, wie Potenziale privater Netze, bürgerschaftlichen Engagements und ambulanter Dienste gebündelt werden können, um die wahrscheinlich wachsende Zahl von Personen ohne starke familiale Eingebundenheit im Falle von Hilfe- und Pflegebedürftigkeit zu unterstützen.

Gerade mit Blick auf Unterstützungsleistungen im Bereich von Pflege und Betreuung werden älter werdende und alte Menschen häufig als Hilfeempfangende dargestellt. Dabei wird übersehen, dass es vor allem älter werdende und alte Menschen sind, die Leistungen im Bereich Pflege und Betreuung alter und sehr alter Menschen erbringen (vgl. Abschnitt 5.4.4). Aus sozialpolitischer Perspektive bilden Familien bereits jetzt das primäre Solidaritätsnetz einer Gesellschaft und bleiben es voraussichtlich auch künftig. Sozialstaatliche Leistungen sind – zumindest in Deutschland – den familialen Hilfeleistungen nachgeordnet und ergänzen sie. Das Subsidiaritätsprinzip, das für viele Bereiche der Sozialpolitik in Deutschland grundlegend ist, hat in der Vergangenheit dazu geführt, dass Familien eine Vielzahl von Aufgaben erfüllen, die etwa in skandinavischen Ländern Institutionen, wie ambulanten Pflege- und Hauswirtschaftsdiensten (öffentlicher, freigemeinnütziger oder privater Natur), übertragen wurden. In der sozialpolitischen Diskussion wird häufig angenommen, dass Angebote sozialstaatlicher Dienstleistungen das Potenzial von Familien zu Unterstützungsleistungen schwächen könne (»Substitutionsthese«). Folgt man dieser These, so dürften sozialpolitische Dienstleistungen nur dort angeboten werden, wo ein familiales Netz nicht vorhanden oder zu schwach ist, um notwendige Leistungen zu erbringen. Allerdings ist die Substitutionshypothese keineswegs unumstritten. Vielmehr zeigen empirische Studien, dass eine starke sozialstaatliche Infrastruktur das Potenzial von Familien für bestimmte Unterstützungsleistungen ermöglichen kann (»Anregungsthese«) [40, 41]. Folgt man der Anregungsthese, so sollten adäquate Angebote sozialer Dienstleistungen die Potenziale von Familien zur Unterstützung stärken. Mit geeigneten Unterstützungsmaßnahmen sollten die vorhandenen Potenziale des Alters in Familie und privaten Netzwerken erhalten und neue Potenziale in diesen Bereichen geweckt und gestärkt werden.

Literatur

1. Hoff A, Tesch-Römer C (2007) Family relations and aging – substantial changes since the middle of the last century? In: Wahl HW, Tesch-Römer C, Hoff A (Hrsg) New Dynamics in Old Age: Individual, Environmental and Societal Perspectives. Baywood Amityville, New York, S 65–83
2. Kohli M, Künemund H, Motel A et al. (2000) Generationenbeziehungen. In: Kohli M, Künemund H (Hrsg) Die zweite Lebenshälfte Gesellschaftliche Lage und Partizipation im Spiegel des Alters-Survey. Leske+Budrich, Opladen, S 176–211
3. Schneekloth U (2006) Entwicklungstrends beim Hilfe- und Pflegebedarf in Privathaushalten – Ergebnisse der Infratest-Repräsentativerhebung. In: Schneekloth U, Wahl HW (Hrsg) Selbständigkeit und Hilfebedarf bei älteren Menschen in Privathaushalten. Kohlhammer, Stuttgart, S 57–102
4. Statistisches Bundesamt (Hrsg) (2007) Kurzbericht: Pflegestatistik 2005 – Pflege im Rahmen der Pflegeversicherung – Deutschlandergebnisse. Statistisches Bundesamt, Bonn
5. Statistisches Bundesamt (Hrsg) (2007) Pflegestatistik 2005 – Pflege im Rahmen der Pflegeversicherung, Deutschlandergebnisse. Statistisches Bundesamt, Wiesbaden
6. Schneekloth U, Leven I, Bundesministerium für Familie, Senioren, Frauen und Jugend et al. (2003) Hilfe- und Pflegebedürftige in Privathaushalten in Deutschland 2002. Schnellbericht Erste Ergebnisse der Repräsentativerhebung im Rahmen des Forschungsprojekts »Möglichkeiten und Grenzen einer selbständigen Lebensführung hilfe- und pflegebedürftiger Menschen in privaten Haushalten« (MuG 3). Infratest Sozialforschung, München
7. Rosenkranz D, Schneider NF (1997) Familialer Wandel und Pflege älterer Menschen. Auswirkungen der

7. ... Generationendynamik. Sozialer Fortschritt 46 (6/7): 145–150
8. Engstler H, Menning S (2003) Die Familie im Spiegel der amtlichen Statistik. Bundesministerium für Familie, Senioren, Frauen und Jugend, Berlin
9. Hoff A (2006) Intergenerationale Familienbeziehungen im Wandel. In: Tesch-Römer C, Engstler H, Wurm S (Hrsg) Altwerden in Deutschland Sozialer Wandel und individuelle Entwicklung in der zweiten Lebenshälfte. VS Verlag, Wiesbaden, S 231–287
10. Doblhammer G, Westphal C, Ziegler U (2006) Pflegende Angehörige brauchen mehr Unterstützung. Bedarfsprognosen zeigen Anstieg häuslichen Pflegepotenzials in Deutschland bis 2030. Demografische Forschung aus Erster Hand 3 (4)
11. Becker R (1997) Häusliche Pflege von Angehörigen Beratungskonzeptionen für Frauen. Wissenschaft 35, Mabuse-Verlag, Frankfurt/M
12. Gräßel E (1998) Belastung und gesundheitliche Situation der Pflegenden. Querschnittuntersuchung zur häuslichen Pflege bei chronischem Hilfs- und Pflegebedarf im Alter. Dr. Markus Hänsel-Hohenhausen, Egelsbach
13. Schütze Y (1995) Ethische Aspekte von Familien- und Generationsbeziehungen. Zeitschrift für Gerontopsychologie & -psychiatrie 8 (1/2): 31–38
14. Schupp J, Künemund H (2004) Private Versorgung und Betreuung von Pflegebedürftigen in Deutschland. Überraschend hohes Pflegeengagement älterer Männer. DIW Wochenberichte www.diw.de/deutsch/wb_20/04_private_versorgung_und_betreuung_von_pflegebeduerftigen_in_deutschland/31173.html (Stand: 14.01.2009)
15. Halsig N (1998) Die psychische und soziale Situation pflegender Angehöriger. Möglichkeiten der Intervention. In: Kruse A (Hrsg) Psychosoziale Gerontologie Göttingen, S 211–231
16. Hoefer K (1995) Gewalt in der häuslichen Pflege. Pflegende Angehörige zwischen Aufopferung und Aggression. Hoefer K (Hrsg) Gesellschaft der Freunde und Förderer der Evang. FHS, Hannover
17. Tesch-Römer C (2006) Dringlichkeit angemessener Aufklärung über Gewalt im Alter. In: Heitmeyer W, Schröttle M (Hrsg) Gewalt. Bundeszentrale für politische Bildung, Bonn, S 164–170
18. Müller S (2005) Billig und willig. Altenpflege 30 (8): 26–27
19. Kondratowitz HJv (2005) Die Beschäftigung von Migranten/innen in der Pflege. Zeitschrift für Gerontologie und Geriatrie 38 (6): 417–423
20. Gräßel E (2000) Psychische und physische Belastungen pflegender Angehöriger. In: Arnold K, Hedtke-Becker A, Deutscher Verein für öffentliche und private Fürsorge (Hrsg) Angehörige pflegebedürftiger alter Menschen. Frankfurt/M., S 19–26
21. Pinquart M, Sörensen S (2003) Associations of stressors and uplifts of caregiving with caregiver burden and depressive mood A meta-analysis. Journals of Gerontology Sciences 58B (2): P112–P128
22. Zank S, Schacke C (1998) Belastungen pflegender Angehöriger und ihre Erwartungen an gerontopsychiatrische und geriatrische Tagesstätten. Zeitschrift für Gerontopsychologie & -psychiatrie 11 (2): 87–95
23. Wilz G, Kalytta T, Küssner C (2005) Quantitative und qualitative Diagnostik von Belastungen und Belastungsverarbeitung bei pflegenden Angehörigen. Zeitschrift für Gerontopsychologie & -psychiatrie 18 (4): 259–277
24. Adler C, Wilz G, Gunzelmann T (1996) »Frei fühle ich mich nie« – Frauen pflegen ihren an Demenz erkrankten Ehemann, Vater oder Mutter. Gesundheitswesen 58 (Sonderheft 2): 125–131
25. Pinquart M, Sörensen S (2006) Gender differences in caregiver stressors, social resources, and health An updated meta-analysis. Journals of Gerontology Psychological Sciences 61B (1): P33–P45
26. Steinmetz SK (1988) Duty bound. Elder abuse and family care. Sage Newbury Park
27. Görgen T, Greve W (2006) Alter ist kein Risikofaktor an sich für Opferwerdung. In: Heitmeyer W, Schröttle M (Hrsg) Gewalt. Bundeszentrale für politische Bildung, Bonn, S 144–163
28. Leipold B, Schacke C, Zank S (2006) Prädikatoren von Persönlichkeitswachstum bei pflegenden Angehörigen demenziell Erkrankter. Zeitschrift für Gerontologie und Geriatrie 39 (3): 227–232
29. Pöhlmann K, Hofer J (1997) Ältere Menschen mit Hilfe- und Pflegebedarf: Instrumentelle Unterstützung durch Hauptpflegepersonen und professionelle Hilfsdienste. Zeitschrift für Gerontologie und Geriatrie 30 (5): 381–388
30. Starke A, Ühlein A, Evers A (1999) »Ich pflege, solange ich kann – ohne fremde Hilfe ...«. Leistungen, Belastungen und Selbstverständnis pflegender Angehöriger und deren Bedeutung für Entscheidungen über die Inanspruchnahme von professionellen Hilfen. Justus-Liebig-Universität Gießen FB 19 (Hrsg), Gießen
31. Blinkert B, Klie T (1999) Pflege im sozialen Wandel. Studie zur Situation häuslich versorgter Pflegebedürftiger. Vincentz, Hannover
32. Bundesministerium für Familie, Senioren, Frauen und Jugend (BMFSFJ) (Hrsg) (2002) Vierter Bericht zur Lage der älteren Generation in der Bundesrepublik Deutschland: Risiken, Lebensqualität und Versorgung Hochaltriger – unter besonderer Berücksichtigung dementieller Erkrankungen. BMFSFJ (zugleich Bundestagsdrucksache 14/8822), Bonn
33. Runde P, Giese R, Kerschke-Risch P et al. (1996) Einstellungen und Verhalten zur Pflegeversicherung und zur häuslichen Pflege. Ergebnisse einer schriftlichen Befragung von Leistungsempfängern der Pflegeversicherung. Veröffentlichungsreihe der Universität Hamburg. Arbeitsstelle für Rehabilitations- und Präventionsforschung (Hrsg), Hamburg
34. Sauer P (2007) Fünf Jahre niedrigschwellige Angebote – eine sozialpolitische Bewertung. In: Sauer P, Wißmann P (Hrsg) Niedrigschwellige Hilfen für Familien mit Demenz. Mabuse-Verlag, Frankfurt am Main, S 187–206
35. Ewers M, Schaeffer D (2005) Case management in Theorie und Praxis. Huber, Bern
36. Schönemann-Gieck P (2006) Kooperationsbedingungen zwischen Altenhilfe und Gesundheitswesen:

Ergebnisse der Erhebung zur Nachsorgesituation in Wiesbaden. In: Haas B, Weber J (Hrsg) Wiesbadener Netzwerk für geriatrische Rehabilitation. Amt für Soziale Arbeit, Sozialdezernat, Wiesbaden, S 34–41

37. Wingen M (1997) Familienpolitik. Lucius & Lucius (UTB), Stuttgart
38. Ferber Cv (1993) Pflege und Pflegebedürftigkeit – eine Herausforderung für professionelle und ehrenamtliche Arbeit. In: Müller HW (Hrsg) Pflegenotstand – Not der Pflegenden und Gepflegten – Krankenpflege im Dienst der Gesundheit. Deutsche Zentrale für Volksgesundheit, Frankfurt/Main, S 9–21
39. Daatland SO, Herlofson K (2003) »Lost solidarity« or »changed solidarity«. A comparative European view of normative family solidarity. Ageing and Society 23 (5): 537–560
40. Dienel C (2004) Familien als Dienstleister des Sozialstaates: Die Pflege älterer Familienmitglieder im europäischen Vergleich. Expertise für den 7. Familienbericht der Bundesregierung, Magdeburg
41. Motel-Klingebiel A, Tesch-Roemer C, Kondratowitz HJv (2005) Welfare states do not crowd out the family: Evidence for mixed responsibility from comparative analyses. Ageing & Society 25: 863–882

4.3 Vernetzung in der gesundheitlichen und pflegerischen Versorgung: Wem nützt sie?

Anna Hokema, Daniela Sulmann

Kernaussagen

1. Je komplexer der Hilfe- und Pflegebedarf einer Person ist, umso erforderlicher ist eine zielgeführte koordinierte Abstimmung der unterschiedlichen Hilfeleistungen, um mögliche belastende Folgen von Schnittstellenproblemen zu reduzieren.
2. In den deutschen Altenhilfestrukturen findet Vernetzung auf verschiedenen Ebenen und in unterschiedlicher Form statt. Hieraus lassen sich zwei hauptsächliche allgemeine Zielsetzungen ableiten: Die Ausgestaltung eines individuell bedarfsgerechten Hilfeprozesses und der wirtschaftliche Einsatz von Mitteln im Versorgungssystem.
3. Es liegen eine Reihe von Erfahrungen aus Vernetzungsprojekten in Deutschland vor, die auf Verbesserungen der Versorgungsqualität in einzelnen Bereichen verweisen. Es fehlt aber an gesicherten wissenschaftlichen Daten zu den Effekten von Vernetzungsinitiativen, insbesondere können derzeit keine belastbaren Aussagen über die Wirkungen auf die Lebensqualität der Menschen und die wirtschaftlichen Effekte gemacht werden.
4. Wichtige Voraussetzungen zur nachhaltigen Umsetzung von Vernetzungsinitiativen sind Handlungs- und Kommunikationsbereitschaft der beteiligten Akteurinnen, Akteure und Institutionen, die Festlegung konkreter Zielsetzungen und Verantwortlichkeiten, gesetzlich verankerte Anreize sowie die Definition von Erfolgskriterien und deren Messung.

4.3.1 Warum Vernetzung?

Die meisten Menschen mit Hilfe- und Pflegebedarf in Deutschland werden von ihrem sozialen Netzwerk, das heißt Angehörigen, Freundinnen, Freunden und der Nachbarschaft, unterstützt [1]. Steigt die Komplexität des Hilfebedarfs und kann das soziale Netzwerk die erforderlichen Hilfen nicht (mehr) vollständig erbringen, sind meist verschiedene Hilfeleistungen aus den Bereichen Medizin, Pflege, Rehabilitation oder Hauswirtschaft erforderlich. Insbesondere bei chronisch mehrfacherkrankten älteren Menschen bestehen in der Regel komplexe, berufsgruppen- und institutionsübergreifende Hilfebedarfe [2, 3, 4]. Der überwiegende Teil der Bevölkerung möchte auch bei vielfältigen Funktionseinschränkungen so selbstbestimmt und selbständig wie möglich – zumeist im eigenen Zuhause – leben [1]. Diese Möglichkeit steht in engem Zusammenhang mit der Unterstützung durch das soziale Netz und durch professionelle Hilfen [1].

Je mehr Akteurinnen und Akteure an Hilfeleistungen für eine Person beteiligt sind, umso mehr Schnittstellen gibt es im Versorgungsprozess. Beispielsweise können an der Unterstützung einer im eigenen Haushalt lebenden Person mit einer Halbseitenlähmung nach einem Schlaganfall Angehörige, Pflegende, Ärztinnen und Ärzte, Physiotherapeutinnen und -therapeuten, Logopädinnen und Logopäden, Hauspflegekräfte, Kranken- und Pflegekassen beteiligt sein. Darüber hinaus können Wohnberaterinnen und Wohnberater sowie Ehrenamtliche am Hilfeprozess mitwirken. Folgt nun jeder Sektor und jede einzelne Akteurin bzw. jeder Akteur abgegrenzt voneinander der jeweiligen Funktion, obwohl es einen sachlichen Zusammenhang und fließende Übergänge zwischen den Leistungen gibt, mangelt es an gegenseitiger Information, Absprache und zeitlicher Abstimmung und gerät die komplexe Problemlage und Zielstellung der betroffenen Person außer Acht, können Lücken und Versäumnisse im Hilfeprozess verursacht werden [5].

Für den betroffenen Menschen könnten belastende Folgen entstehen: Unnötige Doppeluntersuchungen und -befragungen, Wartezeiten z. B. zwischen Diagnostik, Behandlungen und Therapien, ein häufiger Wechsel der behandelnden und betreuenden Personen und letztlich Versäumnisse präventiver, rehabilitativer, medizinischer oder pflegerischer Hilfeleistungen [5]. Dies kann wiederum zu den sogenannten Drehtür-Effekten führen, d.h. es kommt nach einer Entlassung aus einem Krankenhaus zu einer raschen Wiederaufnahme, weil der gesundheitliche Zustand der Person sich verschlechtert hat. Oder die Einweisung in eine stationäre Pflegeeinrichtung wird veranlasst, weil eine angemessene Versorgung im eigenen Zuhause nicht sichergestellt ist [5, 6]. Über die individuellen Belastungen hinaus können so Kosten bei den Institutionen und letztlich dem Versorgungssystem entstehen, die – so kann vermutet werden – mit abgestimmter, koordinierter Zielführung des Hilfeprozesses vermeidbar wären.

Vor diesem skizzierten Hintergrund und auch mit Blick auf zukünftige gesellschaftliche Entwicklungen (Zunahme des Anteils hochaltriger Menschen mit umfangreichem Hilfebedarf, Abnahme des Anteils familialer Hilfen) kommt koordinierten und abgestimmten Hilfe- bzw. Versorgungsprozessen im Sinne einer Vernetzung eine wichtige Bedeutung zu. Expertinnen und Experten aus Pflege, Medizin und Rehabilitation, Interessengruppen von Verbraucherinnen und Verbrauchern und Angehörigen, Politik, Kranken- und Pflegekassen fordern bereits seit Jahren die Weiterentwicklung von Vernetzungsstrukturen im Bereich Pflege, Medizin und Rehabilitation [7].

4.3.2 Welche Ziele hat Vernetzung und welche Formen gibt es?

Oftmals bleibt die Forderung nach Vernetzung allerdings unkonkret – denn unklar ist häufig, was, wer und wie vernetzt werden soll, und unter welchen Bedingungen Vernetzung welche Ergebnisse erzielen soll. Auch finden sich keine weithin akzeptierten Definitionen darüber, was genau mit dem Begriff Vernetzung gemeint ist. Die Ausführungen dieses Kapitels basieren auf einem Verständnis von Vernetzung, das in vielen Fachpublikationen und Berichten über Modellprojekte vorzufinden ist: Hier wird Vernetzung als auf Dauer angelegte Kooperation definiert, die koordinierte und strukturbezogene Abstimmungsprozesse einschließt [2, 6]. Zu den beteiligten Akteurinnen und Akteuren von Vernetzung gehören Arztpraxen, Krankenhäuser, rehabilitative Praxen und Einrichtungen, ambulante und stationäre Pflegeeinrichtungen, Beratungsstellen, Kostenträger und in diesen Bereichen tätige Berufsgruppen, soziale und bürgerschaftliche Initiativen sowie informelle Unterstützungssysteme wie Familie und Nachbarschaft.

Bei den Zielsetzungen von Vernetzungsinitiativen lassen sich allgemein zwei Perspektiven herausstellen: Zum Einen zielt Vernetzung auf die Verbesserung der Versorgungsqualität bezogen auf die Lebenssituation des einzelnen Menschen ab. Zum Anderen geht es um die Versorgungsstrukturen, die bedarfsgerecht und effizient sein sollen [2, 4, 6, 8]. Kurz: Es geht um Qualitätsverbesserungen und Wirtschaftlichkeit. Die einzelnen Initiativen von Vernetzung haben meist in diesem Rahmen spezifische Ziele (wie die in diesem Kapitel skizzierten Beispiele von Vernetzungsprojekten zeigen werden), so z.B. den Ausbau einer bedarfsgerechten regionalen Beratungsstruktur, die Unterstützung des Lebens im eigenen Zuhause auch bei Hilfe- und Pflegebedarf, die Verbesserung des Übergangs von einem Krankenhaus nach Hause, in die ambulante oder stationäre Pflege, die Förderung einer individuellen Sterbebegleitung oder die Sicherung eines festgelegten Qualitätsniveaus durch festgelegte Versorgungsabläufe für bestimmte Problemkonstellationen oder Krankheiten.

Vernetzung findet auf verschiedenen Ebenen und in unterschiedlicher Form zwischen den oder innerhalb der Berufsgruppen, Institutionen und anderer Unterstützungssysteme statt. Im Wesentlichen wird zwischen zwei Ebenen von Vernetzung unterschieden, der Strukturebene, wobei es um Vernetzung der Akteurinnen, Akteure und Institutionen auf der Ebene des Versorgungssystems (Care Management) geht und der Individualebene, hier geht es um Vernetzung der personenbezogenen Hilfeangebote, das Fallmanagement (Case Management).

Vernetzung auf der Strukturebene

Vernetzung auf der Strukturebene, d.h. auf der Ebene des Versorgungssystems, in der Fachliteratur oft als Care Management bezeichnet, zielt auf die aufeinander abgestimmte Organisation von Versorgungsleistungen durch den Aufbau und die Etablierung von regionalen und organisationsinternen Netzwerken, beispielsweise in Form von vernetzten Beratungsangeboten für Bürgerinnen und Bürger (z. B. Wohnberatung, Prävention, Pflegeberatung etc.), durch Netzwerke bürgerschaftlichen Engagements und der Selbsthilfe (z. B. Seniorenorganisationen) sowie durch informelle wie auch strukturierte Netzwerke der Akteurinnen und Akteure, Berufsgruppen und Institutionen, mit ganz unterschiedlichen Fokussierungen (z. B. Sterbebegleitung, ärztliche Versorgung von Pflegeheimen, häusliche Versorgung Schwerkranker). Die Vernetzung kann z. B. durch ein gemeinsames Prozessmanagement festgelegt werden, etwa mithilfe von standardisierten Organisationsabläufen, Versorgungspfaden und Verfahrensanweisungen. Durch die Koordination und Kooperation der verschiedenen Versorgungssektoren und Berufsgruppen soll eine Verbesserung des Angebots an Hilfeleistungen und der effiziente Einsatz vorhandener Angebote auf der Ebene des Versorgungssystems erzielt werden [2, 4, 6].

Vernetzung auf der Individualebene

Bei der Vernetzung auf der Individualebene, dem Fallmanagement oder auch Case Management, geht es um die Steuerung des Hilfeprozesses und die Koordinierung, der am personenbezogenen Hilfeprozess beteiligten Akteurinnen, Akteure und Institutionen. Im Einzelfall soll der Case Manager bzw. die Case Managerin eine beratende Lotsenfunktion und die systematische Hilfeprozesssteuerung übernehmen [9]. Dazu gehört auch, die Grenzen zwischen den Versorgungssektoren und den unterschiedlichen Berufsgruppen zu überwinden, Schnittstellenprobleme zu reduzieren und formelle Hilfen mit den personalen Ressourcen im Lebensumfeld des Betroffenen zu verknüpfen. Ziel ist die am Bedarf des Einzelnen orientierte und effiziente Zusammenstellung und Koordinierung von Hilfeangeboten [9, 10].

4.3.3 Welche Erfahrungen mit Vernetzung liegen vor?

Gegenwärtig liegen in Deutschland keine gesicherten wissenschaftlichen Daten zu den Effekten von Vernetzungsinitiativen vor. Erkenntnisse und Erfahrungen etwa über verbesserte Überleitungsprozesse sowie mehr Transparenz von Hilfeangeboten werden aber in den Projektberichten laufender und abgeschlossener Modellvorhaben benannt. Beispielhaft zu nennen sind das Projekt »VerKet« – Praxisorientierte regionale Versorgungsketten [8], »Altenhilfestrukturen der Zukunft« [2], »Sektorenübergreifende Kooperation und Vernetzung« [11], »Synopse innovativer Ansätze zur vernetzten Versorgung älterer Menschen in Deutschland – ProNETZ« [6] sowie die Modellvorhaben zur Weiterentwicklung der Pflegeversicherung der Spitzenverbände der Pflegekassen (§ 8 SGB XI).

Um Aufgaben, Effekte sowie Hindernisse von Vernetzung exemplarisch darzustellen, wird im Folgenden auf drei Modellprojekte etwas genauer eingegangen. Betont sei, dass es sich hier um Beispiele handelt, die spezifische regionale Voraussetzungen haben. Näher betrachtet wird die »Koordinierungsstelle Ambulanter Angebote« (»KAA – Pflege- und Wohnberatung«) in Ahlen, die Teil des Modellprogramms der Spitzenverbände der Pflegekassen zur Weiterentwicklung der Pflegeversicherung gem. § 8 Abs. 3 SGB XI (2004 bis 2007) war, das Modellvorhaben »Sektorenübergreifende Kooperation und Vernetzung« in den Regionen Bobingen und Friedberg (2000 bis 2006), sowie das Projekt »Home Care Nürnberg«, das im Rahmen des Modellprogramms »Altenhilfestrukturen der Zukunft« (2000 bis 2004) gefördert wurde. In diesem Modellvorhaben, initiiert vom Bundesministerium für Familie, Senioren, Frauen und Jugend, gab es neun Projekte, die sich mit dem Aufbau von Netzwerkstrukturen beschäftigten. Insgesamt umfasste es 20 Einzelprojekte, die sich, neben der Erprobung von Vernetzungskonzepten, mit der engeren Verknüpfung von Altenpflege und geriatrischer Rehabilitation, der Erprobung neuer stationärer Wohn-, Pflege- und Betreuungsformen, der Verbesserung des Verbraucherschutzes in der Altenhilfe, dem stärkeren Einbezug von freiwilligen Helferinnen und Helfern sowie der Verbesserung der häuslichen Betreuung und Versorgung beschäftigten. Dieses umfassende Modellvorhaben hatte eine impulsgebende Wirkung auf viele Veränderungen in der Altenhilfe und -pflege bis heute. Die drei hier vorgestellten Beispiele von Vernetzungsstrukturen wurden nach Beendigung der Modellphase weitergefördert und existieren mit teilweise abgewandelter Zielsetzung weiter.

»KAA – Pflege- und Wohnberatung«

Bei dem Modellprojekt »KAA – Pflege- und Wohnberatung« in Ahlen ging es darum, die Beratung von älteren pflegebedürftigen Menschen sowie die Zusammenarbeit mit anderen Diensten effektiver und effizienter zu gestalten, insbesondere mit dem übergeordneten Ziel, den Nutzerinnen und Nutzern den Verbleib in der eigenen Häuslichkeit zu ermöglichen. Die Beratungsstelle, die seit 1993 existiert, intensivierte in der Projektlaufzeit den Kontakt mit folgenden Kooperationspartnerinnen und Kooperationspartnern im Versorgungssystem: Pflegedienste, stationäre Pflegeeinrichtungen, Tages- und Kurzzeitpflege, komplementäre Dienste (z. B. Hausnotdienst, Essen auf Rädern oder Freiwilligenagenturen), Hausmeisterdienste, Krankenhäuser, Hausärztinnen und Hausärzte, Kranken- und Pflegekassen, Medizinischer Dienst sowie Selbsthilfegruppen. Neben der Beratung in den Bereichen Pflege und/oder Wohnen, wurde bei komplexeren Bedarfslagen auch ein weitergehendes Case Management angeboten. Auf der Systemebene moderierte die KAA auch Arbeitskreise mit Ahlener Pflegediensten oder Kooperationstreffen zwischen Krankenhäusern, niedergelassenen Ärztinnen und Ärzten, Pflegediensten oder den örtlichen Pflegekassen und Sozialhilfeträgern, um eine standardisierte Kooperation und eine verbesserte Überleitung zu erreichen. Besonders der Einsatz einer bedarfsgerechten Kommunikationssoftware, die verstärkte Einbeziehung der Verwaltungskraft in den Beratungsprozess (Vereinbarung von Terminen, Angebotseinholung oder Nachverfolgung) sowie die Entwicklung eines Assessmentinstrumentes führten zu einer Steigerung der Beratungszahlen von 25 % bei gleichem Ressourceneinsatz [12]. Sowohl für die Beratungstätigkeit als auch für die Zusammenarbeit mit Kooperationspartnerinnen und Kooperationspartnern wurden gemeinsam Qualitätsstandards entwickelt, die die Arbeit überprüfbar machten [12]. Die Begleitforschung des Instituts für Medizinische Soziologie der Universitätsmedizin Berlin ergab, dass die Nutzerinnen und Nutzer der Beratungsstelle länger in der Pflegestufe 1 und 2 blieben, als die nichtberatende Kontrollgruppe. Allerdings sind diese Ergebnisse nur mit Vorbehalt zu interpretieren, da nicht alle anderen Faktoren, die neben der Beratung eine Rolle spielten, in der Untersuchung zu berücksichtigen waren. Trotzdem gehen die Autorinnen und Autoren des Abschlussberichts von Kosteneinsparungen und einer Refinanzierung der KAA Wohn- und Beratungsstelle aus [12].

»Sektorenübergreifende Kooperation und Vernetzung«

Das Modellvorhaben »Sektorenübergreifende Kooperation und Vernetzung« hatte in den zwei Regionen Bobingen und Friedberg das Ziel, das einrichtungs- und berufsgruppenübergreifende Überleitungsmanagement zu verbessern, um die Versorgungskontinuität und -qualität der pflegebedürftigen Patientinnen und Patienten zu verbessern [11]. Diese neuen Kooperationen sollten verbindlichen Charakter haben, langfristig angelegt sowie auf andere Einrichtungen der Regionen ausdehnbar sein. In den Regionen wurden zu diesem Zweck lokale Bündnisse eingerichtet. Mitglieder dieses Zusammenschlusses waren regionale Krankenhäuser, ambulante und (teil-)stationäre Pflegeeinrichtungen, therapeutische Praxen, Vertreterinnen und Vertreter der regionalen Altenhilfeplanung sowie Selbsthilfegruppen. Begonnen wurde die Arbeit mit einer Bestandsaufnahme und der gemeinsamen Analyse der bestehenden Schnittstellen- und Versorgungsprobleme in der Region. Ein Steuerungsgremium wurde eingesetzt, das die Themenschwerpunkte und Vorgehensweisen festlegte. Weiter wurden themenspezifische Arbeitsgruppen gegründet, die beispielsweise Kommunikationsformulare für die Überleitung von Patientinnen und Patienten oder verbindliche Überleitungsstandards entwickelten. Alle Netzwerkmitglieder zeichneten einen Kooperationsvertrag, der die folgenden Bausteine enthielt: Einigung auf die Verbundsstruktur, gemeinsame Ziele, Standards der Zusammenarbeit und Qualitätsrichtlinien. Weiter wurden Behandlungs- und Versorgungspfade entwickelt. In Bobingen wurde die Behandlung und Versorgung von Patientinnen und Patienten mit der Diagnose Schlaganfall aufeinander abgestimmt. In Friedberg entschied man sich für einen Versorgungspfad für Patientinnen und Patienten mit Oberschenkelhalsfrakturen. Seit 2003 arbeiten die beschriebenen Verbünde unabhängig von der Beratungsfirma, die mit der Initiierung des Modellvorhabens und dem anfänglichen Netzwerkmanagement betraut war. Außerdem wurden die entwickelten Strukturen und Produkte, wie beispielsweise der Überleitungsbogen, auf zwei weitere Regionen übertragen. Bei einer abschließenden Befragung hoben die Verbundpartnerinnen und Verbundpartner folgende positive Aspekte der Vernetzung hervor: effizientere Arbeitsweise, Steigerung der Qualität der Versorgung und Vermeidung von Versorgungslücken [11]. Als schwierig wurde die Zusammenarbeit mit niedergelassenen Ärztinnen und Ärzten sowie Therapeutinnen und Therapeuten bezeichnet [11]. Insgesamt dürfen diese Ergebnisse nicht zu positiv bewertet werden, da bei der Abschlussbefragung von insgesamt 23 befragten Akteuren, fünf Befragte angaben, dass es keine Veränderungen durch die Kooperation gegeben hätte und zehn Befragte sagten, dass sie dies nicht beurteilen könnten [11].

»Home Care Nürnberg«

Das Projekt »Home Care Nürnberg« hatte das Ziel, eine Koordinierungsstelle für ein netzinternes Case Management zu implementieren und darüber hinaus den Aufbau eines Qualitätsverbundes mit allen relevanten Dienstleistern zu gründen [12]. Die Besonderheit dieses Projektes ist die Trägerschaft durch das »Praxisnetz Nürnberg Nord – medizinische Qualitätsgemeinschaft e.V.« (PNN), einem fachübergreifenden Verbund von 170 niedergelassenen Ärztinnen und Ärzten. Der Hausarzt bzw. die Hausärztin wirkt in diesem Verbund als »Gesundheitslotse« auf der Grundlage einer mit allen Vertragspartnerinnen und Vertragspartnern abgestimmten Verfahrensweise »Case Management«. Bei komplizierteren Bedarfslagen schaltet der »Gesundheitslotse« die Koordinierungsstelle ein, welche ein Assessment durchführt und je nach Bedarfslage einen individuellen Hilfeplan anbietet. Es werden neben Hausärztinnen und Hausärzten, Expertinnen und Experten aus dem therapeutischen, sozialen und pflegerischen Bereich mit einbezogen. Der weitere Behandlungsprozess wird von der Koordinierungsstelle bei Bedarf und auf Wunsch der Patientinnen und Patienten weiter begleitet. Daneben wurde auf der regionalen Ebene ein Qualitätsverbund gegründet, der eine optimale Abstimmung der bestehenden Pflege-, Betreuungs- und Beratungsangebote zum Ziel hatte. Ähnlich wie die Projekte in Friedberg und Bobingen wurden Kooperationsvereinbarungen, Netzwerkkonferenzen und Arbeitsgruppen als Instrumente angewendet. Hervorzuheben ist die Weiterentwicklung eines Datenbanksystems (Hilfelotse online), das alle Angebote aus der Region bündelte und Professionellen und anderen Hilfesuchenden zur Verfügung gestellt wurde. Nicht realisiert wurde in der Projektlaufzeit die angestrebte Einführung von bildgestützten Kommunikationssystemen (TeleCare, TeleService), dies scheiterte sowohl an technischen und institutionellen Problemen als auch an Akzeptanzproblemen [2, 4]. Nach Ende der Projektlaufzeit entschied sich das »Praxisnetz Nürnberg Nord – medizinische Qualitätsgemeinschaft e.V.« die Koordinierungsstelle weiterzufinanzieren, sie existiert bis heute, aber mit reduzierter personeller Besetzung [13] und berät weiter Hausarztpatientinnen und Hausarztpatienten auf der Grundlage der Integrierten Versorgung nach dem fünften Sozialgesetzbuch (§ 140 ff. SGB V).

Bisherige Erfahrungen aus den Modellprojekten zeigen, wie oben bereits angedeutet, einige positive Effekte durch Vernetzung im Bereich der Altenhilfe und Gesundheitsversorgung. Benannt wird das verbesserte subjektive Wohlbefinden von Nutzerinnen und Nutzern [14, 15], aber auch die erhöhte Zufriedenheit von Mitarbeiterinnen und Mitarbeitern aus den vernetzten Institutionen [12]. Weiterhin beschrieben werden die Reduzierung von so genannten Drehtür-Effekten (kurzfristige Wiedereinweisung ins Krankenhaus), die Verminderung von Versorgungslücken und die verbesserte Überleitung der Patientinnen und Patienten durch Informationsmanagement. Außerdem benannt werden eine verbesserte Transparenz der Hilfeangebote, ein verbesserter Zugang zu den Hilfeangeboten und eine Bündelung von notwendigen Dienstleistungen. Die beteiligten Institutionen würden durch eine verbesserte Wettbewerbsfähigkeit und einen Imagegewinn profitieren, wenn sie in regionalen Netzwerken mitarbeiten würden [4, 11]. Ökonomische Effekte wie die Erhöhung von Wirtschaftlichkeit durch Synergieeffekte und gezielten Ressourceneinsatz werden überall in den Fachpublikationen zum Thema benannt, wurden aber bisher noch nicht wissenschaftlich abgesichert nachgewiesen [2, 4, 6].

Die vorangegangenen Beschreibungen von Erfahrungen und Effekten von Vernetzung basieren zum großen Teil auf Projektberichten. Sie geben wenig Auskunft über Hemmnisse und Probleme bei der koordinierten Zusammenarbeit von verschiedenen Berufsgruppen und Leistungsangeboten. Dies könnte zum einem an einer mangelnden Reflexion und Analyse der Probleme liegen. Zum anderen könnten die erwarteten Nachteile (wie z. B. keine Anschlussfinanzierung) eine Rolle spielen, wenn interne Probleme in die Öffentlichkeit getragen oder den Geldgeberinnen und Geldgebern präsentiert werden [6]. Dennoch lassen sich einige Hindernisse aufzeigen. Auf der institutionellen Ebene werden zum Beispiel mangelnde Verstetigung der entwickelten Strukturen benannt, wenn keine kontinuierlichen Impulse gegeben werden und starke Konkurrenz zwischen regionalen Anbietern existiert. Auf der Interaktionsebene sind häufiger ein fehlendes Problembewusstsein und mangelnde Motivation zu finden sowie die Angst vor Transparenz und Kontrolle [6]. Die Kommunikation zwischen einzelnen Berufsgruppen gestaltet sich häufig schwierig, weil nach unterschiedlichen disziplinären Grundannahmen gearbeitet wird. Zwei Beispiele hierfür wären der rehabilitative Bereich und die Akutmedizin. Während der rehabilitative Bereich auf die Aktivierung und Wiedergewinnung von Fähigkeiten und Funktionen abzielt, ist die Akutmedizin häufig eher am Symptom orientiert [2]. Die Zusammenarbeit mit niedergelassenen Ärztinnen und Ärzten wird häufiger als schwierig beschrieben, obwohl sie für die erfolgreiche Vernetzung eine sehr wichtige Rolle spielt [2, 11]. Abschließend, auf der Ebene der gesetzlichen Rahmenbedingungen, werden als hindernde Faktoren mangelnde finanzielle Anreize und Unterstützung durch Kommunen und Kassen genannt, die häufig eine dauerhafte Vernetzung verhinderten [6].

4.3.4 Wie wird Vernetzung gesetzlich gesteuert?

Gesetzliche Grundlagen für die Förderung von Vernetzung finden sich in verschiedenen Sozialgesetzbüchern, so z. B. dem SGB XI (Pflegeversicherung) und dem SGB V (Krankenversicherung). Außerdem müssen, im Rahmen der umfassenden Zuständigkeit für die Angelegenheiten der örtlichen Gemeinschaft (Art. 28 Abs. 2 Grundgesetz), die Kommunen dafür Sorge tragen, dass die im Verlauf des Alternsprozesses erforderlichen Hilfen, Dienste und Einrichtungen auf der kommunalen Ebene verfügbar oder von der örtlichen Ebene aus erreichbar sind [16].

Im SGB XI wird für die Bereitstellung einer pflegerischen Infrastruktur die gesamtgesellschaftliche Verantwortung herausgestellt (§ 8 Abs. 1 SGB XI). Länder, Kommunen, Pflegeeinrichtungen, Pflegekassen und der Medizinische Dienst der Krankenkassen haben auf die Gewährung einer (…) aufeinander abgestimmten ambulanten und stationären pflegerischen Versorgung der Bevölkerung hinzuwirken. Die Länder sind nach § 9 Satz 1 SGB XI verantwortlich für die Vorhaltung einer leistungsfähigen, zahlenmäßig ausreichenden und wirtschaftlichen pflegerischen Versorgungsstruktur. Die Zuständigkeiten der Pflegekassen sind in § 12 SGB XI beschrieben: Die Pflegekassen sollen mit den Trägern der ambulanten und stationären gesundheitlichen und sozialen Versorgung zur Koordinierung, der für den Pflegebedürftigen zur Verfügung stehenden Hilfen, zusammen wirken und sicher stellen, dass im Einzelfall ärztliche Behandlung, Behandlungspflege, rehabilitative Maßnahmen, Grundpflege, hauswirtschaftliche Versorgung, spezialisierte Palliativpflege sowie Leistungen zur Prävention und zur Teilhabe nahtlos und störungsfrei ineinander greifen. Im Rahmen des SGB XI (§§ 8, 45c) wird seit einigen Jahren nach innovativen Lösungsansätzen in der Versorgung von älteren, chronisch kranken und/oder unterstützungsbedürftigen Menschen sowie ihrer pflegenden Angehörigen gesucht, u. a. spielen Modellprojekte mit Vernetzungsansätzen eine große Rolle. Die im vorangegangenen Abschnitt beschriebene »Koordinierungsstelle Ambulanter Angebote« (KAA – Pflege- und Wohnberatung) in Ahlen ist ein Beispiel für das Modellprogramms der Spitzenverbände der Pflegekassen zur Weiterentwicklung der Pflegeversicherung gem. §8 Abs. 3 SGB XI.

Die individuelle Hilfeprozesssteuerung, das Case oder Fallmanagement war im bisherigen für die Pflege relevanten Recht nur ansatzweise geregelt. Case Management Ansätze im Bereich Pflege und Behinderung (SGB XI) werden allerdings an verschiedenen Stellen im Sozialleistungsrecht erwähnt oder vorausgesetzt. Im Rahmen des SGB XI, der Experimentierklausel gem. §8 Abs. 3 SGB XI zur Weiterentwicklung der Pflegeversicherung, werden Case Management Ansätze erprobt. Im §45 a ff. SGB XI können bestimmte Pflegebedürftigengruppen (wie demenzerkrankte Menschen) zusätzliche Betreuungsleistungen erhalten. Außerdem müssen durch dieses Gesetz Personal- und Sachkosten bereitgestellt werden, um die Betreuung zu koordinieren, zu organisieren und das Personal zu schulen, auch hier könnte dazu Case Management eingesetzt werden. Dies betrifft aber nur Personen, die bereits als pflegebedürftig eingestuft worden sind sowie Versicherte mit erheblichem allgemeinem Betreuungsbedarf.

Aktuell bekommt die »Vernetzungsidee« in der Pflegereform 2008 einen zentralen Stellenwert in der (sozialrechtlichen) Gestaltung der Pflegelandschaft [17]. Über von den Ländern initiierte Pflegestützpunkte (§92c SGB XI) soll die Möglichkeit geschaffen werden, etwa die Leistungsansprüche an die Pflegeversicherung und an die gesetzliche Krankenversicherung besser als bisher zu verwirklichen und darüber hinaus eine umfassende und aufeinander abgestimmte Beratung, Unterstützung und Begleitung anzubieten. Die Pflegestützpunkte sollen an bereits bestehende Strukturen anknüpfen. Dort angesiedelte Pflegeberaterinnen und -berater (§7 SGB XI) sollen die Aufgabe haben, im Sinne eines umfassenden individuellen Fallmanagements, den Hilfebedarf von Menschen, die bereits eine Pflegestufe haben, systematisch zu erfassen und zu analysieren sowie die Umsetzung des Hilfeprozesses zu begleiten [17]. Der Abbau von Schnittstellenproblemen wird vom Gesetzgeber auch durch eine verbesserte Kooperation von stationären Pflegeeinrichtungen mit niedergelassenen Ärztinnen und Ärzte angestrebt. Künftig können Pflegeheime eine Heimärztin bzw. einen Heimarzt beschäftigen (§119 SGB V). Ebenso hat die Pflegereform 2008 Verbesserungen für Patientinnen und Patienten bei Entlassungssituationen aus dem Krankenhaus gebracht (§11 SGB V). Durch ein verpflichtendes Entlassungsmanagement sollen die Krankenhäuser den nahtlosen Übergang von der Krankenhausbehandlung in die ambulante Versorgung, zur Rehabilitation oder Pflege gewährleisten [17].

Auf der Grundlagen des SGB V bilden sich derzeit im Rahmen von Modellverträgen (§§63–65 SGB V), Strukturverträgen (§73a SGB V) und der Integrierten Versorgung (140 a–h SGB V und §92b SGB XI) unterschiedliche regionale und kommunale Netzwerke bzw. Verbünde (für unterschiedliche Zielgruppen, z.B. chronisch Kranke, Pflegebedürftige, Patientinnen und Patienten mit bestimmten Erkrankungen). Ein Beispiel für eine Vernetzungsinitiative auf der Basis der Integrierten Versorgung ist das oben skizzierte Projekt »Home Care Nürnberg«.

Mit dem Gesetz zur Stärkung des Wettbewerbs in der Gesetzlichen Krankenversicherung (GKV-WSG), §140 a ff. SGB V von 2007 – können Versorgungs- und Kooperationsverträge nicht nur wie bisher zwischen Krankenhäusern und niedergelassenen Ärztinnen und Ärzten ausgehandelt werden, sondern auch unter Einbeziehung von Pflegediensten oder professionellen Pflegekräften. Damit wird ein Ansatz vorgenommen, bisher getrennte Leistungsbereiche miteinander zu verzahnen.

Diese noch unvollständige Auflistung zeigt, dass die Verantwortlichkeiten für die Umsetzung von Vernetzung bisweilen weitestgehend unscharf geregelt ist, so dass die Initiierung und Umsetzung von Vernetzung derzeit vor allem abhängig von der Initiative einzelner Akteurinnen und Akteure des regionalen/lokalen Versorgungssystems ist.

4.3.5 Welche Zukunft hat Vernetzung?

Die demografischen und gesellschaftlichen Veränderungen beschreiben zentrale Herausforderungen für zukünftige Versorgungsstrukturen im Bereich der Altenhilfe: Die Verknüpfung vorhandener Potenziale und Ressourcen professioneller und informeller Hilfeangebote wird künftig noch mehr als bisher an Bedeutung gewinnen, um eine individuell bedarfsgerechte Versorgung zu ermöglichen und die Mittel effizient einzusetzen.

Sowohl bei Expertinnen und Experten aus dem Gesundheits- und Pflegebereich als auch bei dem Gesetzgeber herrscht überwiegend die Ansicht vor, dass ein Lösungsweg in der Vernetzung von Hilfeangeboten liegt.

Mittlerweile liegen in Deutschland auf verschiedenen Ebenen und mit unterschiedlichen Schwerpunkten eine beachtliche Reihe an Erfahrungen aus Vernetzungsprojekten vor: Insbesondere betrifft dies einige Effekte (z. B. Reduzierung von Krankenhaus-Wiedereinweisungen, längerer Verbleib in der eigenen Häuslichkeit) sowie begünstigende Voraussetzung für die Umsetzung und Verstetigung von Vernetzungsinitiativen (z. B. Durchführung eines Netzwerkmanagements, konkrete Zielsetzung, Benennung von Verantwortlichkeiten).

Allerdings – so haben die Ausführungen dieses Kapitels gezeigt – gibt es zu vielen Aspekten von Vernetzung im Bereich der gesundheitlichen Versorgung und Pflege sowie der gesamten Altenhilfestrukturen noch keine gesicherten wissenschaftlichen Ergebnisse. Dies ist zum Einen darin begründet, dass es schwierig ist, die Wirksamkeit und die Effekte von Vernetzung zu messen. Zum Anderen ist auch hinsichtlich der bisherigen Erfahrungen aus Modellprojekten nicht von einer durchweg objektiven Berichterstattung auszugehen, da die Modellprojekte in der Regel an einer weiteren Förderung interessiert sind und daher eher positive Effekte in den Mittelpunkt der Berichterstattung stellen. Neben der Gewinnung von validen Kenntnissen zur Effektivität und Effizienz von »koordinierter Kooperation« wären daher künftig Erkenntnisse über die unmittelbare Wirkung auf die Versorgung Betroffener anzustreben. Letzteres sollte die Frage nach der Verbesserung der Lebensqualität der Menschen, denen Vernetzung in erster Linie zugute kommen soll, einschließen. Dabei wäre auch zu berücksichtigen, ob vernetzte Leistungsangebote und personenbezogenes Fallmanagement Einfluss auf die Wahlfreiheit und das Selbstbestimmungsrecht der Menschen mit Hilfe- und Pflegebedarf haben.

Literatur

1. Schneekloth U, Wahl HW (Hrsg) (2006) Selbständigkeit und Hilfebedarf bei älteren Menschen in Privathaushalten. Pflegearrangements, Demenz, Versorgungsangebote. Kohlhammer, Stuttgart
2. Klaes L, Raven U, Reiche R et al. (2004) »Altenhilfestrukturen der Zukunft« – Abschlussbericht der wissenschaftlichen Begleitforschung zum Bundesmodellprogramm. Bundesministerium für Familie, Senioren, Frauen und Jugend, Berlin
3. Klie T, Buhl A, Entzian H et al. (Hrsg) (2003) Entwicklungslinien im Gesundheits- und Pflegewesen. Mabuse-Verlag, Frankfurt/M
4. Thörne I (2002) Netzwerke in der Altenhilfe – Chancen und Möglichkeiten. Forum Altenhilfe 2
5. Höhmann U (2005) Gelingende Netzwerke an der Schnittstelle von Sozial- und Gesundheitssektor. In: Sozialdezernat Wiesbaden (Hrsg) Tagungsdokumentation. Netzwerkkongress GeReNet, Wiesbaden
6. Döhner H, Dahl K, Kofahl C (2002) Projekt »Synopse innovativer Ansätze zur vernetzten Versorgung älterer Menschen in Deutschland« – ProNETZ. Hamburg www.uke.uni-hamburg.de/institute/medizin-soziologie/index_10412.php (Stand: 19.03.2008)
7. Runder Tisch Pflege (Arbeitsgruppe I) (2005) Empfehlungen und Forderungen zur Verbesserung der Qualität und der Versorgungsstrukturen in der häuslichen Betreuung und Pflege www.dza.de/download/ErgebnisseRunderTischArbeitsgruppe%20I.pdf (Stand: 04.04.2007)
8. Dieffenbach S (Hrsg) (2002) Kooperation in der Gesundheitsversorgung: Das Projekt »VerKet«. Luchterhand, Neuwied
9. Schmidt R (2006) Care Management in der gesundheitlichen und pflegerischen Versorgung (Vorlesungsskript) www.erato.fherfurt.de/so/homepages/schmidt/Lehre/Skript%20Care%20Management.pdf (Stand: 19.03.2008)
10. Wendt WR, Löcherbach P (Hrsg) (2006) Case Management in der Entwicklung – Stand und Perspektiven in der Praxis. Economica Verlag, München
11. Salzmann-Zöbeley R, Pfänder S, Vallon A et al. (2006) Sektorenübergreifende Kooperation und Vernetzung – Ein kooperatives Modellvorhaben zur Überwindung von Schnittstellenproblemen in der geriatrischen Versorgung. Abschlussbericht. Augsburg www.stmas.bayern.de/pflege/modell-sektoruebergr.pdf (Stand: 19.03.2008)
12. Thörne I (2004) Konzepte zu Strukturentwicklung, Vernetzung und Case Management in der Altenhilfe. In: Bundesministerium für Familie, Senioren, Frauen und Jugend (Hrsg) Altenhilfestrukturen der Zukunft (Abschlusstagungsbericht). Berlin, S 46–69
13. Engels D, Pfeuffer F (2005) Analyse der pflegerischen Versorgungsstrukturen in ausgewählten Regionen. In: Schneekloth U, Wahl HW (Hrsg) Möglichkeiten und Grenzen selbständiger Lebensführung in privaten Haushalten (MuG III) – Repräsentativbefunde und Vertiefungsstudien zu häuslichen Pflegearrangements, Demenz und professionellen Versorgungsan-

geboten (Integrierter Abschlussbericht). München, S 171–202
14. Schmidt M, Schu M (2006) Forschung zu Case Management: Stand und Perspektiven. In: Wendt WR, Löcherbach P (Hrsg) Case Management in der Entwicklung – Stand und Perspektiven in der Praxis. Economica Verlag, München, S 285–298
15. Wissert M (2005) Case Management mit alten pflegebedürftigen Menschen – Lehren aus einem Modellversuch. In: Löcherbach P, Klug W, Rummel-Faßbender R et al. (Hrsg) Case Management – Fall- und Systemsteuerung in der Sozialen Arbeit. Wolters Kluwer Deutschland GmbH, München, S 185–200
16. Klie T, Guerra V (2003) Expertise zu den rechtlichen und finanziellen Rahmenbedingungen der Pflege – Im Auftrag der Enquete- Kommission »Situationen und Zukunft der Pflege in NRW« des Landtages Nordrhein-Westfalen. Freiburg
17. Gesetzesbeschluss des Deutschen Bundestages (2008) Gesetz zur strukturellen Weiterentwicklung der Pflegeversicherung (Pflege-Weiterentwicklungsgesetz). Bundesrat: Drucksache 210/08 vom 04.04.2008

5 Wie teuer wird das Altern? Ökonomische Chancen und Herausforderungen einer alternden Gesellschaft

5.1 Finanzierung der Gesundheitsversorgung

Karin Böhm, Silke Mardorf

Kernaussagen

1. Bedeutender Ausgabenfaktor und wichtiger Wirtschaftszweig: Im Jahr 2006 beliefen sich die Gesundheitsausgaben in Deutschland auf insgesamt rund 245 Milliarden Euro. Mit über 4 Millionen Menschen war etwa jeder neunte Beschäftigte im Gesundheitswesen tätig.
2. Das als Solidaritätsprinzip bezeichnete »füreinander Einstehen« beispielsweise der jungen für die alten Menschen und der Gesunden für die Kranken bestimmt die Funktionsweise der gesetzlichen Krankenversicherung.
3. Die Bevölkerung unter 65 Jahren ist weniger häufig in der gesetzlichen Krankenversicherung versichert als die 65-Jährigen und Älteren. Die veränderte Erwerbsbeteiligung der Frauen und der Wandel in den privaten Lebensformen haben zu dieser Entwicklung beigetragen.
4. Mehr Eigenverantwortung soll nach den Vorstellungen des Gesetzgebers eine Verhaltensänderung der Versicherten bei der Inanspruchnahme von Gesundheitsleistungen bewirken. Zuzahlungen und Praxisgebühr tragen darüber hinaus vor allem auch zur Konsolidierung der Finanzen der gesetzlichen Krankenversicherung bei.
5. Die Höhe der Beiträge alter Menschen zur gesetzlichen Krankenversicherung bemisst sich – wie bei den jungen Menschen auch – am finanziellen Leistungsvermögen in Form ihrer beitragspflichtigen Einnahmen. Durch die niedrigeren einkommensabhängigen Beiträge und die höheren Gesundheitsausgaben im Alter reichen die Beitragseinnahmen alter Menschen nicht zur Finanzierung ihrer Leistungsausgaben aus.
6. Die sich aufgrund der demografischen Alterung öffnende Schere zwischen Ausgaben und Einnahmen stellt das eigentliche Problem der gesetzlichen Krankenversicherung dar.
7. Die Gesundheitsausgaben stellen eine volkswirtschaftliche Wertschöpfung dar und bedeuten Einkommen und Beschäftigung für viele Erwerbstätige.
8. Seit 1995 hat sich die Struktur der Finanzierung im Gesundheitswesen zugunsten der öffentlichen Haushalte sowie der öffentlichen und privaten Arbeitgeberinnen und Arbeitgeber und zu Lasten der privaten Haushalte/privaten Organisationen ohne Erwerbszweck verschoben.

Im Jahr 2006 beliefen sich die Gesundheitsausgaben in Deutschland auf insgesamt rund 245 Milliarden Euro. Mit über 4 Millionen Menschen war etwa jeder neunte Beschäftigte im Gesundheitswesen tätig. Zum Gesundheitswesen zählen dabei sämtliche Institutionen und Personen des Gesundheitsschutzes, der Gesundheitsförderung und der Gesundheitsversorgung. Die von ihnen erbrachten Leistungsarten reichen von ärztlichen, pflegerischen und therapeutischen Leistungen sowie Leistungen der Prävention und des Gesundheitsschutzes über Waren (u. a. Arznei-, Heil- und Hilfsmittel, Zahnersatz), Unterkunft und Verpflegung bis zu Verwaltungsleistungen, Transporten und Investitionen. Die Gesundheitsausgaben werden neben gesetzlicher und privater Krankenversicherung von privaten Haushalten/privaten Organisationen ohne Erwerbszweck, öffentlichen Haushalten, sozialer Pflegeversicherung, gesetzlicher Renten- und Unfallversicherung sowie öffentlichen und privaten Arbeitgeberinnen und Arbeitgebern getragen.

Die Nachfrage nach Gesundheitsgütern und -leistungen wird weiter steigen, nicht nur weil die Menschen älter werden und viele Krankheiten und gesundheitlichen Beeinträchtigungen eine mit dem Alter höhere Wahrscheinlichkeit von Chronifizierung und Multimorbidität aufweisen. Sie wird auch steigen, weil sich durch den Fortschritt im Gesundheitswesen die diagnostischen und therapeutischen Möglichkeiten erweitern. Zudem scheint mit einem höheren Gesundheitsbewusstsein die Bereitschaft zu steigen, sich über die Absicherung im Rahmen der Krankenversicherung hinaus, mit Gesundheitsgütern und -leistungen zu versorgen. Mit den Bedarfsänderungen sind vor allem für das Gesundheitswesen vielfältige Herausforderungen verbunden, von denen hier vor allem die ökonomischen interessieren. Die Bedarfsänderungen eröffnen aber auch Chancen für diesen wichtigen Wirtschaftszweig.

5.1.1 Grundprinzipien des Solidarsystems in der Krankenversicherung

Prägend für die Entwicklung des Gesundheitssystems in Deutschland war die Einführung der gesetzlichen Krankenversicherung (GKV) durch die Bismarck'sche Sozialgesetzgebung im Jahr 1883. Noch heute wird die GKV als das Herzstück des deutschen Sozialstaates bezeichnet. In ihr waren nach den Ergebnissen des Mikrozensus aufgrund eigener Angaben im Jahr 2007 knapp 88 % der Bevölkerung versichert, in der privaten Krankenversicherung (PKV) knapp 11 %. Nicht krankenversichert und ohne sonstigen Anspruch auf Krankenversorgung waren nach eigenen Angaben im Jahr 2007 rund 196.000 Menschen in Deutschland, gut 0,2 % der Bevölkerung. Der Rest gab an, ausschließlich einen sonstigen Anspruch auf Krankenversorgung zu haben (0,5 %; hierzu können beispielsweise Beamtinnen und Beamte zählen) beziehungsweise machte keine Angaben zum Vorhandensein einer Krankenversicherung. Seit Inkrafttreten des Gesetzes zur Stärkung des Wettbewerbs in der gesetzlichen Krankenversicherung (GKV-Wettbewerbsstärkungsgesetz) am 1. April 2007 besteht für zuletzt gesetzlich Versicherte und für prinzipiell der GKV zuzuordnende Menschen eine Versicherungspflicht. Nach Angaben des Bundesministeriums für Gesundheit (BMG) haben binnen eines Jahres seit dem Inkrafttreten des GKV-Wettbewerbsstärkungsgesetzes rund 115.000 Versicherte wieder einen Krankenversicherungsschutz in der GKV gefunden [1]. Ehemals Privatversicherte, die ihren Schutz verloren haben, weil sie die Beiträge nicht mehr bezahlen konnten, können ab dem 1. Juli 2007 in den modifizierten Standardtarif ihrer letzten Privatversicherung zurückkehren. Diese sind verpflichtet, sie wieder aufzunehmen [2]. Wohlhabenden, die bisher freiwillig auf eine Versicherung verzichtet haben, bleibt es überlassen, in welchem Umfang sie sich versichern.

Das Solidaritätsprinzip bestimmt als tragendes Prinzip die Funktionsweise der GKV. Ihre Mitglieder sollen füreinander einstehen: Junge Menschen für Alte, Reiche für Arme, Gesunde für Kranke und Kinderlose für Familien. Jedes Mitglied soll dabei soviel von der Versichertengemeinschaft erhalten, wie es benötigt (Bedarfsprinzip), und soviel beitragen, wie seine wirtschaftliche Leistungsfähigkeit zulässt (Leistungsfähigkeitsprinzip). Allen gesetzlich Krankenversicherten steht, mit Ausnahme des Krankengeldes, unabhängig von der Höhe ihrer Beitragszahlungen ein gleiches Leistungsangebot zu. Der Versicherungsschutz kann durch den Abschluss privater Zusatzversicherungen individuell erweitert werden. Damit leistet die GKV einen wichtigen Ausgleich zwischen den gesetzlich krankenversicherten Personengruppen. Die Solidargemeinschaft ist allerdings unvollständig. Bevölkerungsgruppen mit einem Jahresarbeitsentgelt über der Versicherungspflichtgrenze, Selbständige sowie Beamtinnen und Beamte können sich dem solidarischen Ausgleich beispielsweise durch eine private Krankenversicherung entziehen. Die Beitragsbemessungsgrenze befreit Einkommen, die darüber liegen, von der Solidarität, weil für diese Teile des Einkommens keine Beiträge zu zahlen sind. Auch die Zuzahlungen weichen vom Solidarprinzip ab, weil sie einseitig bis zu bestimmten Belastungsgrenzen von den Patientinnen und Patienten geleistet werden müssen. Die Mehrheit der Bundesbürgerinnen und -bürger befürwortet das Solidarprinzip dennoch und will es beibehalten. Jüngere unterscheiden sich in ihrer Haltung dabei nur geringfügig von Älteren [3]. Mit dem Einstieg in eine Teilfinanzierung von gesamtgesellschaftlichen Aufgaben der GKV aus dem Bundeshaushalt im Rahmen der Gesundheitsreform 2007 bleibt der solidarische Gedanke innerhalb der GKV wirksam [4]. Die Diskussion der intergenerativen Lastenverteilung im demografischen Wandel bleibt allerdings auf Kinder beschränkt, deren Gesundheitsausgaben im Zuge des allmählichen Einstiegs in eine Steuerfinanzierung von versicherungsfremden Leistungen durch Steuermittel abgedeckt werden.

Das Subsidiaritätsprinzip stellt die Eigenverantwortung der Mitglieder einer Krankenversicherung in den Vordergrund. Der Staat darf nur eingreifen, wenn die Versichertengemeinschaft die Gesundheit nicht mehr selbst sicherstellen kann. Dem Selbstverwaltungsprinzip entsprechend trägt der Staat die Verantwortung für die notwendigen Ordnungs- und Leistungsbedingungen, während die Krankenkassen sowie Leistungserbringerinnen und Leistungserbringer (zum Beispiel Kassenärztliche Vereinigungen oder Krankenhausgesellschaften) diesen Rahmen in gemeinsamer Verantwortung nach Kriterien der Wirtschaftlichkeit und Qualität ausfüllen.

Unabdingbare Voraussetzung für das Funktionieren des sozialen Ausgleichs innerhalb der GKV-Versichertengemeinschaft ist das Prinzip der Pflichtversicherung, wonach bis zu bestimmten Jahresarbeitsentgeltgrenzen eine Pflichtmitgliedschaft für Arbeitnehmerinnen und Arbeitnehmer und einige weitere Personengruppen (in der Regel Rentnerinnen und Rentner, Arbeitslose, Landwirtinnen und Landwirte, Künstlerinnen und Künstler, Studierende) in der GKV besteht. Der Status der freiwilligen GKV-Mitgliedschaft bildet eine Ausnahme. Sie ist im Wesentlichen nur im Rahmen einer Weiterversicherung für bereits zuvor GKV-Versicherte möglich, deren Versicherungspflicht erlischt.

Versicherte Versorgungsleistungen werden in der GKV vorrangig nach dem Sachleistungsprinzip gewährt. Sie basieren auf Verträgen zwischen Krankenkassen und Leistungserbringerinnen bzw. Leistungserbringern. Die GKV-Leistungen umfassen insbesondere Früherkennung, Verhütung und Vorbeugung von Krankheiten, Behandlung von Krankheiten, häusliche Krankenpflege, medizinische Vorsorge und Rehabilitation, Arzneimittel, Heil- und Hilfsmittel, Fahrtkosten, Krankengeld sowie Leistungen bei Schwangerschaft und Mutterschaft. Sie haben gegenüber Bismarcks Zeiten, als die im produzierenden Gewerbe und sozial schlechter gestellten Beschäftigten gegen Existenz bedrohende Krankheiten geschützt werden sollten, eine erhebliche Ausweitung erfahren. Durch das Sachleistungsprinzip besteht für die Versicherten allerdings keine Transparenz hinsichtlich der Kosten ihrer gesundheitlichen Versorgung. Dies kann dazu führen, dass diese versuchen, für den bezahlten Versicherungsbeitrag ein möglichst hohes Maß an Leistungen in Anspruch zu nehmen. Umgekehrt ist es aber auch möglich, dass die Patientinnen und Patienten die Kosten einzelner, in Anspruch genommener Leistungen überschätzen. Ihnen erscheint dann das individuelle Kosten-Nutzen-Verhältnis schlechter, als es eigentlich ist, was Unzufriedenheit mit dem Gesundheitswesen hervorrufen kann [5]. Der Gesetzgeber hat hier Abhilfe geschaffen: Seit Inkrafttreten des Gesundheitsstrukturgesetzes 1992 können die Versicherten von ihren Krankenkassen Auskunft über in Anspruch genommene Leistungen und damit verbundene Kosten verlangen. Das Gesundheitsmodernisierungsgesetz 2004 führte eine so genannte Patientenquittung ein, durch die die Versicherten praktikabler und mit geringerem Aufwand für die Praxen informiert werden sollen. Sie wird allerdings nur von wenigen Versicherten in Anspruch genommen [6].

Das Wirtschaftlichkeitsgebot schreibt vor, dass die GKV-Leistungen ausreichend, zweckmäßig und wirtschaftlich sein müssen. Sie dürfen das Maß des Notwendigen nicht überschreiten. Qualität und Wirksamkeit der Leistungen haben nach dem Wirtschaftlichkeitsgebot dem allgemein anerkannten Stand der medizinischen Erkenntnisse zu entsprechen und den medizinischen Fortschritt zu berücksichtigen. Dadurch sollen minderwertige Leistungen verhindert und gleichzeitig ausufernde Kosten vermieden werden. Diese Begriffe sind jedoch unterschiedlich auslegbar, solange sie nicht im Kontext des konkreten Leistungskataloges näher definiert werden [7]. An das Wirtschaftlichkeitsgebot sind Versicherte, Krankenkassen sowie Leistungserbringerinnen und Leistungserbringer gleichermaßen gebunden.

Die Finanzierung der GKV ist nach dem so genannten Umlageverfahren organisiert. Die erwarteten Krankenkassenleistungen werden danach auf die Versicherten umgelegt und zwar als Prozentsatz, der dem Beitragssatz von ihrem Erwerbseinkommen entspricht. Die einbezahlten Beiträge werden unmittelbar für die Finanzierung der erbrachten Leistungen heranzogen. Im Umlageverfahren wird insofern davon ausgegangen, dass sich Einnahmen und Ausgaben analog entwickeln. Diese Finanzierungsform führt jedoch bei schwachem Wirtschaftswachstum, hoher Arbeitslosigkeit und sich wandelnden Arbeitsverhältnissen zwangsläufig zu Einnahmeausfällen. Zusätzlich geht die Lohnquote, die den Anteil der Bruttoeinkommen aus unselbständiger Arbeit am Volkseinkommen definiert, in Deutschland insgesamt zurück. Demgegenüber gewinnt der Anteil der Einkommen u. a. aus Zins- und Kapitaleinkünften, der nicht zur Finanzierung der GKV herangezogen wird, in einer alternden Gesellschaft an Bedeutung. Für den Beitragszahler macht sich die Einkommensabhängigkeit der GKV-Beiträge bei rückläufigen Einkommen, z. B. im Alter, positiv bemerkbar. Die GKV stellt dies vor zunehmende Finanzierungsprobleme, die umso schwerer wiegen, als die GKV keinen Kapitalstock aufbauen darf, um die demografisch bedingt steigenden Ausgaben und die demografisch bedingt zurückgehenden Einnahmen abzufedern.

Durch das im Jahr 1996 eingeführte Recht für alle gesetzlich Versicherten, ihre Krankenkasse innerhalb der GKV frei zu wählen, konkurrieren die Kassen um Mitglieder und Marktanteile. Voraussetzung für die Ausweitung des Kassenwahlrechts war, dem grundsätzlichen wirtschaftlichen Anreiz für die Kassen, Risiken zu selektieren und insbesondere gut verdienende, junge und gesunde Versicherte anzuwerben, entgegenzuwirken. Bereits Anfang 1994 wurde daher der Risikostrukturausgleich in der GKV eingeführt. Über den Risikostrukturausgleich sollen die finanziellen Auswirkungen der von den Krankenkassen nicht beeinflussbaren Unterschiede ausgeglichen werden. Als Maßstab dienen die Höhe der beitragspflichtigen Einnahmen, die Zahl der beitragsfrei mitversicherten Familienangehörigen, Geschlecht und Alter der Versicherten sowie der Bezug einer Erwerbsminderungsrente. Seit dem Jahr 2001 werden Krankenkassen, die ihren Versicherten strukturierte Behandlungsprogramme (so genannte Disease Managament Programme – DMP) anbieten, über den Risikostrukturausgleich gefördert. Seit dem Jahr 2002 werden über ihn überdurchschnittliche Aufwendungen u. a. für die stationäre Versorgung oder Arzneimittelversorgung ausgeglichen. Der Risikostrukturausgleich basiert damit auf indirekten Morbiditätsmerkmalen. Da er nicht zwischen gesund und krank unterscheidet und damit den Gesundheitszustand und den Versorgungsbedarf der Versicherten nur unzureichend berücksichtigt, wird eine Risikoselektion nur unzureichend verhindert. Ab dem Jahr 2009 sollen daher entsprechend der Regelungen im GKV-Wettbewerbsstärkungsgesetz überdurchschnittliche Leistungsausgaben für 50 bis 80 schwerwiegende und kostenintensive chronische Krankheiten über Zuschläge zu der aus dem Gesundheitsfonds resultierenden Grundpauschale berücksichtigt werden [8]. Auch dann werden grundsätzliche Unterschiede zu dem in der PKV praktizierten Äquivalenzprinzip bestehen, das den Grundsatz des Gleichgewichts von Versicherungsleistung und Beiträgen im Rahmen des übernommenen Risikos verfolgt. Die Beitragshöhe in der PKV wird neben dem Leistungsumfang durch individuelle Risikomerkmale wie Alter, Geschlecht und Gesundheitszustand bestimmt.

Die Einführung des Wettbewerbs ist bei den Kassen nicht ohne Wirkung geblieben. Die Zahl der Krankenkassen war in den letzten Jahren insbesondere bei den Allgemeinen Ortskrankenkassen deutlich rückläufig. Von 1.209 Krankenkassen in Deutschland Anfang des Jahres 1991 waren im April 2008 noch 218 Kassen am Versicherungsmarkt tätig [9]. Durch das GKV-Wettbewerbsstärkungsgesetz wurden weitere Wettbewerbsimpulse gesetzt. So soll u. a. der Wettbewerb der Leistungserbringerinnen und Leistungserbringer durch größere Vertragsfreiheiten der Krankenkassen verstärkt werden und die Kassen erweiterte Vertragsmöglichkeiten für besondere Versorgungsangebote oder weitgehende Gestaltungsfreiheit bei den Tarifen erhalten [10].

5.1.2 Versicherungsschutz alter Menschen

Der Versicherungsschutz alter Menschen gegen finanzielle Risiken im Krankheitsfall ist grundsätzlich mit dem junger Menschen vergleichbar. Der größte Teil der ab 65-jährigen deutschen Wohnbevölkerung ist umfassend gegen finan-

Abbildung 5.1.2.1
Bevölkerung im Jahr 2007 nach Krankenversicherungsschutz und Alter
Quelle: Mikrozensus 2007

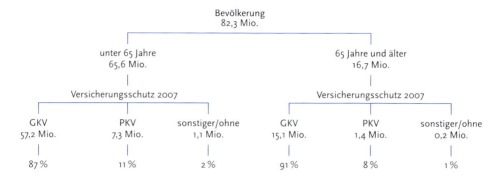

zielle Risiken im Krankheitsfall in einer gesetzlichen, privaten oder sonstigen Krankenversicherung abgesichert.

Die verschiedenen Versicherungszweige und Kassenarten sind für alte und junge Menschen jedoch unterschiedlich bedeutsam. Die GKV ist für ältere Menschen der bei weitem wichtigste Sicherungszweig. In ihr waren im Jahr 2007 rund 91 % der ab 65-Jährigen versichert (siehe Abbildung 5.1.2.1). Auch die große Mehrheit der unter 65-Jährigen war GKV-versichert, mit 87 % jedoch nicht ganz so ausgeprägt wie die alten Menschen. Die veränderte Erwerbsbeteiligung der Frauen und der Wandel in den privaten Lebensformen haben zu dieser Entwicklung beigetragen. Damit dürfte die GKV für die Absicherung finanzieller Risiken im Krankheitsfall alter Menschen künftig eine geringere Bedeutung haben als gegenwärtig.

Mit 14 Millionen Versicherten gehörte die Mehrheit der 15 Millionen GKV-Versicherten im Alter ab 65 Jahren (Stichtag: 1. Juli 2007) der Krankenversicherung der Rentner (KVdR) an. Die KVdR gewährleistet den gesetzlichen Krankenversicherungsschutz für die Rentenbezieherinnen und Rentenbezieher und wird von den gesetzlichen Krankenkassen durchgeführt. Die Versichertenzahl der KVdR ist in den Jahren 1993 bis 2007 um 14 % (+2 Millionen Personen) angestiegen, während die Versichertenzahl in der allgemeinen Krankenversicherung im gleichen Zeitraum um 7 % (-4 Millionen Personen) gesunken ist (siehe Abbildung 5.1.2.2). Diese Entwicklung spiegelt den demografischen Wandel der Bevölkerung in Deutschland wider. Grund für die deutlicheren Veränderungen der Versichertenzahlen 2002 gegenüber 2001 war die Erleichterung der Zugangsbedingungen zur KVdR-Pflichtversicherung. Durch sie wurden die meisten bislang freiwillig versicherten Rentner ab dem 1. April 2002 Pflichtmitglieder in der meist preisgünstigeren KVdR.

Die Rentenbezieherinnen und Rentenbezieher sind in der KVdR entweder pflicht- oder freiwillig krankenversichert. Familienversicherte bleiben unter bestimmten Voraussetzungen auch als Rentnerinnen und Rentner beitragsfrei krankenversichert. Pflichtversichert in der KVdR ist, wer eine Rente der gesetzlichen Rentenversicherung erhält beziehungsweise beantragt hat und bestimmte Vorversicherungszeiten in der GKV erfüllt. Erhält eine Rentnerin oder ein Rentner mehrere Renten (beispielsweise eine Altersrente und daneben noch eine Witwen- oder Witwerrente) werden Beiträge zur Krankenversicherung aus jeder Rente erhoben. Auch Versorgungsbezüge (z. B. Betriebsrenten) und Arbeitseinkommen sind beitragspflichtig für die KVdR. Der Beitragssatz in der KVdR orientiert sich am allgemeinen Beitragssatz der jeweiligen Krankenkasse. Während sich der Rentenversicherungsträger an der Hälfte des Krankenversicherungsbeitrags beteiligt, tragen die Rentnerinnen und Rentner den Krankenversicherungsbeitrag auf ihre Versorgungsbezüge und den zusätzlichen Beitrag zur Krankenversi-

Abbildung 5.1.2.2
Entwicklung der Versichertenzahlen in der gesetzlichen Krankenversicherung 1994 bis 2007
Quelle: Bundesministerium für Gesundheit, GKV-Statistik KM1

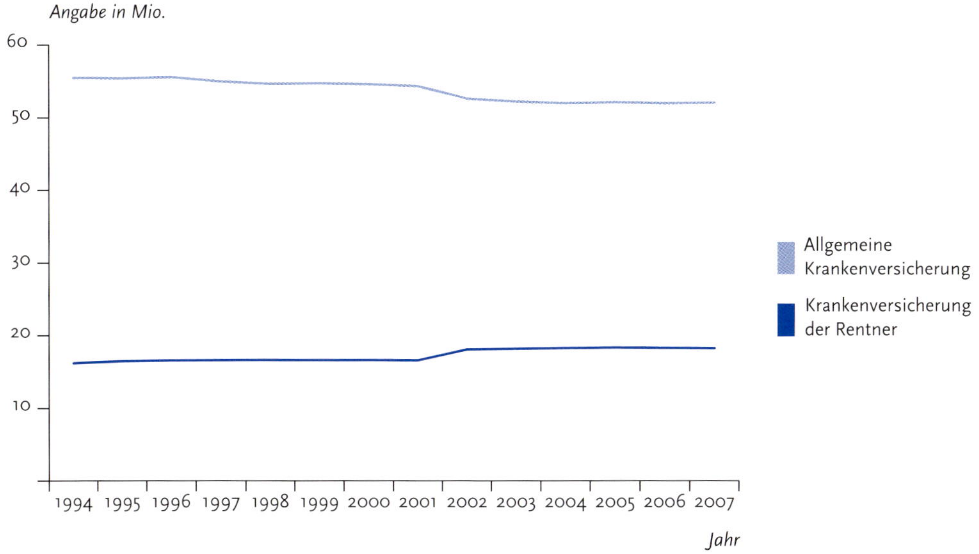

Angabe in Mio.

- Allgemeine Krankenversicherung
- Krankenversicherung der Rentner

cherung in Höhe von 0,9 % allein. Die Beitragsbemessungsgrenze der Krankenversicherung betrug im Jahr 2007 3.562,50 Euro monatlich [11].

Freiwillig versicherte Rentnerinnen und Rentner bezahlen Beiträge aus allen Einkünften (Rente, Versorgungsbezüge, Arbeitseinkommen, Mieten, Pacht, private Lebensversicherungen, Kapitalerträge). Für sie gilt der allgemeine Beitragssatz der Krankenkasse, jedoch höchstens bis zur Beitragsbemessungsgrenze [11]. Seit April 2002 werden freiwillig gesetzlich Krankenversicherte, die in Rente gehen, in der Regel wieder als pflichtversichert eingestuft, nachdem das Bundesverfassungsgericht die seit 1993 geltende Zugangsregelung zur KVdR beanstandet hatte [12]. Möglichkeiten des Kassenwechsels zur Wahl der jeweils günstigsten Krankenkasse bestehen auch für die Rentnerinnen und Rentner. Dabei spielt in der GKV im Gegensatz zur PKV das individuelle Gesundheitsrisiko wie z. B. Vorerkrankungen (noch) keine Rolle.

Von der KVdR ausgeschlossen sind die Beamtinnen und Beamte und andere versicherungsfreie Personen wie beispielsweise Richterinnen und Richter, Berufssoldatinnen und Berufssoldaten oder Geistliche, Bezieherinnen und Bezieher eines Ruhegehalts (Pension), Versicherte, die wegen Überschreitens der Jahresarbeitsverdienstgrenze der GKV krankenversicherungsfrei sind, oder auch Versicherte, die hauptsächlich selbständig erwerbstätig sind [11].

Eine Krankheitskostenvollversicherung in der PKV hatten im Jahr 2006 insgesamt über 8 Millionen Menschen in Deutschland abgeschlossen. Die Zahl der privaten Zusatzversicherungen lag bei rund 18 Millionen. Dabei ist es möglich, dass darunter Personen mit mehreren Zusatzversicherungen sind [13]. Alte Menschen sind seltener privat krankenversichert als Junge. Bei den ab 65-Jährigen waren es nach Angaben des Mikrozensus im Jahr 2007 rund 8 %, bei den unter 65-Jährigen 12 %.

Durch die risiko- und altersabhängigen Beiträge wird der Wechsel in eine PKV für ältere Menschen zunehmend unattraktiv. Zudem gilt der Grundsatz der individuellen Versicherung. Für jede Person ist ein eigener Versicherungsvertrag mit eigenem Beitrag und der Möglichkeit eines individuell bestimmten Versicherungsschutzes abzuschließen.

Jüngere Generationen tragen in der PKV prinzipiell auch nicht zur Finanzierung der Versorgungsleistungen älterer Versicherter bei. Da alte Menschen häufiger auf ärztliche Hilfe angewiesen sind, sind die privaten Krankenversicherer verpflichtet, aus eigens kalkulierten Prämienbestandteilen Altersrückstellungen zu bilden. Dafür werden in jüngeren Jahren höhere Beitragssätze erhoben, als es den altersbedingten Gesundheitsausgaben entspricht. Diese Beitragsteile werden angelegt, um damit Beitragserhöhungen im Alter zu begrenzen. Die Zeit zum Sparen ist umso geringer, je älter die Menschen in eine PKV eintreten und wird durch entsprechend höhere Beiträge ausgeglichen. Als weitere Maßnahme zur Entlastung der Beiträge im Alter müssen die Versicherer seit dem Jahr 2000 eine weitere Sicherheitsreserve anlegen. Alle Neukundinnen und Neukunden im Alter ab dem 22. Lebensjahr und bis zum 61. Lebensjahr müssen dafür einen Zuschlag von 10 % auf ihren Beitrag zahlen [13]. Neben dem Altersfaktor wirken sich auch die medizinischen und technischen Fortschritte auf die Gesundheitsausgaben der Krankenversicherer aus. Die Versicherungsgesellschaften legen auch damit verbundene Kostensteigerungen auf ihre Kunden um.

Wer seine Beiträge beispielsweise im Alter nicht mehr bezahlen kann, hat die Möglichkeit, in den Standardtarif der PKV zu wechseln. Älteren Kunden werden in diesem Tarif die Leistungen der GKV garantiert. Die Beitragshöhe ist abhängig von der Vorversicherungszeit und dem Alter der bzw. des Versicherten, darf aber für Einzelpersonen den durchschnittlichen Höchstbeitrag gesetzlicher Kassen nicht übersteigen [14].

5.1.3 Generationensolidarität

Die Ausgaben im Gesundheitswesen werden zum überwiegenden Teil durch Beitragseinnahmen finanziert. Sie speisen sich in der GKV durch Sozialabgaben, in der PKV durch Prämieneinnahmen. Die genaue Höhe der Beiträge richtet sich bei der GKV nach dem Beitragssatz der jeweiligen Krankenkasse.

Nach dem Solidarprinzip werden Beitragszahlungen zur GKV nach der wirtschaftlichen Leistungsfähigkeit der Mitglieder unabhängig vom Alter, Geschlecht oder individuellen Gesundheitszustand geleistet. Für Kinder und nichterwerbstätige Ehepartnerinnen und Ehepartner werden keine Beiträge erhoben. Die Beiträge werden grundsätzlich paritätisch finanziert – Arbeitnehmerinnen und Arbeitnehmer sowie Arbeitgeberinnen und Arbeitgeber bzw. Trägerinnen und Träger der Lohnersatzleistungen (Rente, Arbeitslosengeld) teilen sich die Beitragszahlungen zu gleichen Teilen. Im Jahr 2007 lag der durchschnittliche monatliche Beitragssatz zur GKV bei 13,9 %, im Jahr 1990 hatte er noch 12,6 % betragen. Ursachen des Beitragssatzanstieges sind auch in den Einnahmeausfällen der GKV durch die steigende Arbeitslosigkeit, stagnierende Renten, eine rückläufige Lohnquote und der Mittelentzug zugunsten anderer Sozialversicherungszweige zu suchen [15]. Durch die Erhöhung von Zuzahlungen, Budgetierung der Ausgaben und Streichung von Zuschüssen konnte das Wachstum des Beitragssatzes gebremst werden. Am 1. Juli 2005 mussten die Kassen ihre Beitragssätze um 0,9 Prozentpunkte senken, damit Unternehmen und Rentenkassen entlastet werden. Die Versicherten wurden in gleicher Größenordnung belastet. Sie beteiligen sich außerdem durch Zuzahlungen zu Kuren, Medikamenten oder auch Zahnersatz an den Kosten der medizinischen Versorgung. Seit 1. Januar 2004 wird zudem eine Praxisgebühr von zehn Euro beim ersten Besuch einer Arzt- oder Zahnarztpraxis pro Quartal erhoben. Vorsorgeuntersuchungen wie die Untersuchungen zur Früherkennung von Krebs, Schwangerenvorsorge, der Gesundheits-Check-up, die Untersuchungen zur Zahnvorsorge und Schutzimpfungen sind von der Praxisgebühr befreit. Mit den in den letzten Jahren gestiegenen Ausgaben, die gesetzlich Krankenversicherte für ihre Gesundheit selbst tragen müssen, soll die Eigenverantwortung der bzw. des Einzelnen für ihre bzw. seine Gesundheit gestärkt werden. Mehr Eigenverantwortung soll nach den Vorstellungen des Gesetzgebers eine Verhaltensänderung der Versicherten bei der Inanspruchnahme von Gesundheitsleistungen bewirken. Zuzahlungen und Praxisgebühr tragen darüber hinaus vor allem auch zur Konsolidierung der GKV-Finanzen bei. Insgesamt müssen die GKV-Versicherten für Zuzahlungen maximal 2 % ihres Jahresbruttoeinkommens aufwenden, chronisch Kranke maximal 1 % [16]. Durch die am 1. Januar 2008 in Kraft getretene neue Chroniker-Richtlinie müssen chronisch Erkrankte, die nach dem 1. April 1987 (Frauen) bzw. nach dem 1. April 1962 (Männer) geboren sind, nachweisen, dass sie sich vor der Erkrankung über die relevanten Vorsorgeuntersuchungen haben beraten lassen, wenn sie von der halbierten Belastungsgrenze profitieren wollen [17].

Die Höhe der Beiträge älterer Menschen zur Absicherung gegen finanzielle Risiken im Krankheitsfall bemisst sich in der GKV – wie bei jüngeren Menschen auch – am finanziellen Leistungsvermögen in Form ihrer beitragspflichtigen Einnahmen. Für die Beitragsberechung werden die verschiedenen Einkommen in folgender gesetzlich festgelegter Reihenfolge herangezogen: Rente, Versorgungsbezüge, Arbeitseinkommen aus selbständiger Tätigkeit [11]. Die Beiträge je Mitglied fallen bei den Rentnerinnen und Rentnern dadurch im Durchschnitt niedriger aus als bei den übrigen GKV-Mitgliedern. Im Jahr 2006 beliefen sich die durchschnittlichen GKV-Beiträge der Rentnerinnen und Rentner auf 1.920 Euro je Mitglied, die der übrigen GKV-Mitglieder auf 3.204 Euro je Mitglied [18]. Bei den Leistungsausgaben verhielt es sich umgekehrt: Die durchschnittlichen Leistungsausgaben je Mitglied betrugen im Jahr 2006 in der KVdR 3.768 Euro, in der Allgemeinen Krankenversicherung 1.335 Euro. Durch die niedrigeren einkommensabhängigen Beiträge und die höheren Gesundheitsausgaben im Alter reichen die Beitragseinnahmen älterer Menschen nicht zur Finanzierung ihrer Leistungsausgaben aus (siehe auch Abbildung 5.1.3.1). In der KVdR lag der Deckungsgrad der Leistungsausgaben durch Beiträge im Jahr 2006 bei 47 %. Er ist im Zeitraum 1994 bis 2006 um rund vier Prozentpunkte (1994: 43 %) gestiegen, da die Beiträge zur KVdR (+58 %) im betrachteten Zeitraum stärker gestiegen sind als die Leistungsausgaben (+44 %). Das entstehende Defizit wird im Rahmen der Generationensolidarität von der GKV-Versichertengemeinschaft als eine Art Finanzausgleich zwischen »Alt und Jung« getragen. Die Älteren werden dadurch in der Höhe ihrer überdurchschnittlichen Ausgabenrisiken und in Form ihrer unterdurchschnittlichen Beiträge unterstützt [19]. Die ausgeprägte Umverteilung zugunsten von älteren Versicherten bleibt wie die beitragsfreie Mitversicherung von Ehefrauen und -männern ohne mehr als ein geringfügiges eigenes Einkommen

Abbildung 5.1.3.1
Generationensolidarität in der gesetzlichen Krankenversicherung 2006
Quelle: Bundesministerium für Gesundheit, GKV-Statistik KJ1

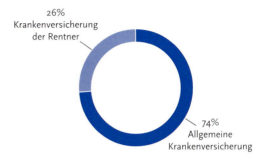
Versicherte: 26 % Krankenversicherung der Rentner; 74 % Allgemeine Krankenversicherung

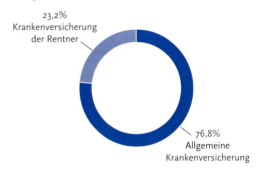
Beitragseinnahmen: 23,2 % Krankenversicherung der Rentner; 76,8 % Allgemeine Krankenversicherung

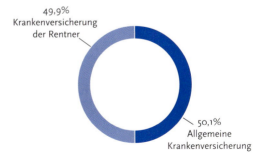
Leistungsausgaben: 49,9 % Krankenversicherung der Rentner; 50,1 % Allgemeine Krankenversicherung

mit dem GKV-Wettbewerbsstärkungsgesetz 2007 unverändert [20].

Die demografische Entwicklung in Deutschland, die u. a. das Verhältnis zwischen Beitragseinnahmen und Leistungsausgaben beeinflusst, stellt ein umlagefinanziertes Sozialversicherungssystem wie die GKV, in dem mehr als jede bzw. jeder vierte Versicherte als Familienangehörige bzw. Familienangehöriger beitragsfrei versichert ist, vor große Herausforderungen. Die Anzahl älterer Versicherter, die durch ein höheres Erkrankungsrisiko im Durchschnitt ein ungünstigeres Verhältnis von Beitragseinnahmen und Leistungsausgaben aufweisen als jüngere, steigt an, während die Anzahl jüngerer Versicherter mit einem im Durchschnitt günstigeren Verhältnis von Beitragseinnahmen und Leistungsausgaben zurückgeht. Hinzu kommt, dass auch die Zahl der besser zahlenden freiwilligen GKV-Versicherten in den letzten Jahren deutlich rückläufig war, während die Zahl der GKV-Pflichtmitglieder ohne Rentnerinnen und Rentner leicht angestiegen ist. Der demografische Wandel wirkt damit zugleich auf die Einnahmenseite und die Ausgabenseite der GKV. Expertinnen und Experten gehen von einer Schwächung der Einnahmebasis der GKV im demografischen Wandel durch die Kopplung der Beiträge an die Entwicklung der Beschäftigungs-, Lohn- und Rentenentwicklung aus [21]. Auch das Ausgabenvolumen wird ihrer Meinung nach weiter steigen, da ein verbesserter Gesundheitszustand bzw. ein Hinausschieben bestimmter Erkrankungen in spätere Lebensjahre den erhöhten Bedarf einer steigenden Zahl alter Menschen nicht zu kompensieren vermag [21]. Diese Einnahmen-Ausgaben-Problematik wird auch als Demografiefalle des Gesundheitssystems bezeichnet. Die sich öffnende Schere zwischen Ausgaben und Einnahmen stellt das eigentliche Problem der GKV dar, dem verschiedene Regierungen mit einer Reihe von Reformen seit Ende der 1970er-Jahre entgegengewirkt haben. Die gesundheitspolitischen Eingriffe konnten die Aufwärtsdynamik der Gesundheitsausgaben jedoch nur zeitweise unterbrechen. Der Beschäftigungsrückgang und die hohe Arbeitslosigkeit infolge des schwachen Wirtschaftswachstums der letzten Jahre sorgten für zusätzliche Einnahmeausfälle in der GKV.

Nach Berechnungen von Felder und Fetzer zur Entlastungswirkung der Gesundheitsreform 2007 für zukünftige Generationen wird die Schuld, die lebende Generationen künftigen Generationen aufbürden, auch durch diese Reform nicht reduziert. Lebende Generationen sind mit einem Betrag von rund 25 % des Bruttoinlandsprodukts (BIP) bei künftigen Generationen implizit verschuldet [22]. Die Berechnungen zeigen auch, dass selbst der Übergang von der derzeitigen Lohnbeitragsfinanzierung zu kapitalgedeckten Prämien bei gleichem angenommenen Leistungsniveau die Schuld, die eine Generation der anderen hinterlässt nur teilweise abgebaut werden kann [22].

Mit einer generationengerechten Gesundheitsversorgung in einer Gesellschaft des längeren Lebens beschäftigt sich auch der Sachverständigenrat für die Begutachtung der Entwicklung im Gesundheitswesen. Bis zum Frühjahr 2009 soll er auf Bitte des BMG konkrete Empfehlungen zum Umbau des Gesundheitswesens in einer älter werdenden Gesellschaft geben und dabei die besonderen Bedürfnisse junger Menschen berücksichtigen [23]. Dabei wird auch abzuwägen sein, welche Leistungen solidarisch und welche eigenverantwortlich finanziert werden sollen und anhand welcher Parameter die Effizienz der Versorgung und die Qualität der Leistungserbringung im Gesundheitswesen gemessen und verglichen werden sollen.

5.1.4 Finanzbedarf und Finanzkraft

Die sich ungünstiger gestaltenden Finanzierungsbedingungen im Gesundheitswesen haben zu einer stärker gesundheitsökonomischen Sichtweise beigetragen [7]. Zusätzliche Impulse gehen vom öffentlichen Interesse aus, die eingesetzten Mittel im Verhältnis zur erzielten Leistungs- und Ergebnisqualität transparent zu machen. Die gesundheitsökonomische Sichtweise dürfte daher künftig weiter an Bedeutung gewinnen, zumal die Diskussion um die Finanzierung des Gesundheitswesens auch nach der Verabschiedung des GKV-Wettbewerbstärkungsgesetzes 2007 weitergeht [20].

Analysen zum Finanzbedarf und Finanzkraft stellen die Finanzierungsbedingungen des Gesundheitswesens in einen umfassenderen Kontext der Volkswirtschaft. Unter dem Finanzbedarf werden ganz allgemein die finanziellen Mittel verstanden, die zur Sicherstellung der Gesundheitsversorgung der Bevölkerung benötigt werden. Der Finanzbedarf gemessen an der Ausgabenquote setzt die Gesundheitsausgaben zur gesamtwirtschaftlichen Leistung in Beziehung. Der Anteil der Gesundheitsausgaben am BIP belief sich in Deutschland im Jahr 2006 auf 10,6 %: Dies bedeutet, dass die im Gesundheitswesen in Anspruch genommenen Güter und Dienstleistungen wertmäßig mehr als ein Zehntel aller im Inland erstellten Produkte und Leistungen ausmachen, ein im internationalen Vergleich überdurchschnittlich hoher Wert. Die Gesundheitsausgabenquote hat sich in Deutschland nach den Gesundheitsreformen 1997 und 2004 jeweils um 0,2 Prozentpunkte gegenüber dem Vorjahreswert verringert. Im Jahr 2006 lag die Quote auf dem Niveau von 2004. Das grundsätzliche Niveau der Gesundheitsausgaben in Deutschland wird zum einen von der Breite und Qualität des Leistungsangebotes – u. a. in den Bereichen der (fach-)ärztlichen Versorgung und der Versorgung mit Arznei-, Heil- und Hilfsmitteln sowie den kaum vorhandenen Wartezeiten – und zum anderen von der umfangreichen Nachfrage nach Gesundheitsgütern und -leistungen maßgeblich bestimmt (vgl. Kapitel 5.3).

Die Finanzkraft ist ein Indikator für die finanzielle Leistungsfähigkeit und damit den finanziellen Spielraum des Gesundheitsversorgungssystems. Sie speist sich aus den Einnahmen des Gesundheitssystems in Form von Pflicht- und freiwilligen Beiträgen zur Krankenversicherung, allgemeinen Steuereinnahmen sowie Selbstzahlungen der Patientinnen und Patienten und hängt damit wesentlich von den herrschenden ökonomischen Bedingungen eines Landes ab. Entscheidend für die finanzielle Basis des Gesundheitswesens ist damit der Anteil der gesamtwirtschaftlichen Leistung, der für die Gesundheitsversorgung grundsätzlich zur Verfügung steht. Dieser hängt ebenso von der Finanzierungsstruktur des Gesundheitswesens wie von der grundsätzlichen Zahlungsbereitschaft der Gesellschaft für die Gesundheitsversorgung ab. Bei einem Sozialversicherungssystem mit einem hohen einkommensabhängigen Finanzierungsanteil (über 80 % der Gesundheitsausgaben in Deutschland), ist die Finanzkraft umso höher, je mehr Menschen erwerbstätig und desto höher deren Einkommen bis zur Beitragsbemessungsgrenze sind [24]. Die steigende Anzahl der sozialversicherungspflichtig Beschäftigten hat sich in den Finanzergebnissen der GKV für das Jahr 2007 bereits positiv ausgewirkt. Im Januar 2008 waren rund 581.000 mehr beitragszahlende Personen in der GKV registriert als im Januar 2007 [25]. Der entsprechende Zuwachs der beitragspflichtigen GKV-Einnahmen hat nach vorläufigen Ergebnissen zu einem Überschuss der Einnahmen über die Ausgaben in der GKV im Jahr 2007 von rund 1,8 Milliarden Euro beigetragen [26].

Für differenziertere Analysen des Finanzbedarfs und der Finanzkraft, die beispielsweise Informationen über die Morbidität der Bevölkerung und die Produktivität im Gesundheitswesen mit einbeziehen, stehen bislang keine ausreichenden Datengrundlagen zur Verfügung. Bei aggregierter Betrachtung steht in Deutschland ein an der Gesundheitsausgabenquote gemessener steigender Finanzbedarf für die Gesundheitsversorgung einer am BIP pro Kopf gemessenen steigenden Finanzkraft der Volkswirtschaft gegenüber. Grundsätzlich scheint damit die Finanzkraft für die Gesundheitsversorgung in Deutschland gegeben. Da diese Aussage in ihrer Allgemeinheit auch für jeden anderen Bereich Gültigkeit hat, mit dem das Gesundheitswesen um beschränkte Ressourcen konkurriert (z. B. Bildung, Sicherheit, Verkehr), kommt es auf den politischen wie gesellschaftlichen Aushandlungsprozess an, wie viel Ressourcen für die Gesundheitsversorgung der Bevölkerung zur Verfügung gestellt werden sollen. Selbst wenn dies zulasten anderer Bereiche gehen muss, stellen Gesundheitsausgaben immer auch eine volkswirtschaftliche Wertschöpfung dar und bedeuten Einkommen und Beschäftigung für viele Erwerbstätige.

Die Mittel für die Finanzierung des Gesundheitswesens werden von drei gesellschaftlichen Akteuren, den privaten Haushalten/privaten Organisationen ohne Erwerbszweck, den öffentlichen Haushalten sowie den öffentlichen und privaten Arbeitgeberinnen und Arbeitgebern aufgebracht. Seit 1995 hat sich die Struktur der Finanzierung im Gesundheitswesen zugunsten der öffentlichen Haushalte sowie der öffentlichen und privaten Arbeitgeberinnen und Arbeitgeber und zu Lasten der privaten Haushalte/privaten Organisationen ohne Erwerbszweck verschoben. Nachdem die öffentlichen Haushalte Mitte der 1990er-Jahre noch rund 18 % der gesamten Gesundheitsausgaben getragen haben, ist dieser Anteil bis zum Jahr 2006 auf 17 % zurückgegangen.

Die Finanzierung aus Bundesmitteln nimmt allerdings stetig zu. Der Anteil der Arbeitgeberinnen und Arbeitgeber hat sich im gleichen Zeitraum von 40 % auf 35 % reduziert. Rund 45 Milliarden mehr gaben dagegen die privaten Haushalte/private Organisationen ohne Erwerbszweck im Jahr 2006 im Vergleich zum Jahr 1995 aus. Damit ist ihr Anteil an der Finanzierung der gesamten Gesundheitsausgaben von 42 % im Jahr 1995 auf 48 % im Jahr 2006 gestiegen.

Einem höheren Finanzbedarf im Gesundheitswesen, wie er durch die demografische Alterung erwartet wird, sollte nach Auffassung von Fachleuten vor allem mit einer Erhöhung der Produktivität im Gesundheitswesen beispielsweise durch Innovationen bei diagnostischen und pharmazeutischen Leistungen, einer Senkung der Prävalenz kostenintensiver Erkrankungen und einer Stärkung der Finanzkraft begegnet werden [25]. Nach Schätzungen des damaligen Sachverständigenrates für die konzertierte Aktion im Gesundheitswesen lassen sich rund 25 % bis 30 % der Gesundheitsausgaben in Deutschland durch langfristige Prävention vermeiden [26]. Die Bundesregierung hat deshalb im Koalitionsvertrag vereinbart, dass die Prävention zu einer eigenständigen Säule der gesundheitlichen Versorgung neben Akutbehandlung, Rehabilitation und Pflege ausgebaut werden soll.

Literatur

1. Bundesministerium für Gesundheit (2008) Immer mehr Rückkehrer in die gesetzliche Krankenversicherung und eine bessere Versorgung – Ein Jahr Gesundheitsreform. Gesundheitspolitische Informationen 08 (02): 4
2. Bundesministerium für Gesundheit (2007) Die Gesundheitsreform – da ist viel drin www.die-gesundheitsreform.de/gesundheitsreform/index.html? param=reform2006 (Stand: 06.02.2007)
3. Böcken J, Braun B, Schnee M (2002) Gesundheitsmonitor 2002 – Die ambulante Versorgung aus Sicht von Bevölkerung und Ärzteschaft. Verlag Bertelsmann Stiftung, Gütersloh
4. Bundesministerium für Gesundheit (2007) Eckpunkte zu einer Gesundheitsreform 2006 – Solidargemeinschaft www.die-gesundheitsreform.de/glossar/solidargemeinschaft.html (Stand: 24.05.2006)
5. Drabinski T, Schröder C (2007) Zur Wahrnehmung von Kosten im Gesundheitswesen. Schriftenreihe Institut für Mikrodaten-Analyse Band 11. Schmidt & Klauning, Kiel
6. Forsa (2006) Transparenz im Gesundheitswesen – Repräsentative Befragung von GKV-Versicherten, Ergebnisbericht www.gesundheit-transparenz.de/fileadmin/user_upload/infothek/Forsa_Patienten.pdf (Stand: 15.01.2009)
7. Stuppardt R (2007) Innovationen und ihre Perspektiven im Spannungsfeld zwischen Finanzierung und Versorgungsfortschritt im Gesundheitswesen. In: Ulrich V, Ried W (Hrsg) Effizienz, Qualität und Nachhaltigkeit im Gesundheitswesen – Theorie und Politik öffentlichen Handelns, insbesondere in der Krankenversicherung. Nomos Verlagsgesellschaft, Baden-Baden, S 839–854
8. Bundesministerium für Gesundheit (2008) Risikostrukturausgleich www.die-gesundheitsreform.de/glossar/risikostrukturausgleich.html (Stand: 05.03. 2008)
9. Bundesministerium für Gesundheit (2008) Gesetzliche Krankenversicherung – Mitglieder, mitversicherte Angehörige, Beitragssätze und Krankenstand, Monatswerte Januar – Dezember 2008 (Ergebnisse der GKV-Statistik KM1) www.bmg.bund.de/cln_110/nn_1193098/SharedDocs/Downloads/DE/Statistiken/Gesetzliche-Krankenversicherung/Mitglieder-und-Versicherte/KM1-Oktober-08,templateId=raw,property=publicationFile.pdf/KM1-Oktober-08.pdf (Stand: 08.01.2009)
10. Bundesministerium für Gesundheit (2008) Wettbewerb im Gesundheitswesen www.die-gesundheitsreform.de/glossar/wettbewerb_im_gesundheitswesen.html (Stand: 06.03.2008)
11. Deutsche Rentenversicherung Bund (2007) Rentner und ihre Krankenversicherung. 2. Auflage. Berlin
12. AOK Bundesverband, Bundesverband der Betriebskrankenkassen, IKK-Bundesverband et al. (2007) Krankenversicherung und Pflegeversicherung der Rentner zum 1. April 2007 www.aok-business.de/rundschreiben/pdf/rds_2007 0223-KVdR.pdf (Stand: 15.01.2009)
13. Verband der privaten Krankenversicherung e.V. (2007) Zahlenbericht der privaten Krankenversicherung 2006/2007. Köln
14. Bundesministerium für Gesundheit (2007) Die neue Gesundheitsversicherung: Der modifizierte Standardtarif der privaten Krankenversicherung. Informationsblatt www.die-gesundheitsreform.de (Stand: 04.12.2008)
15. Zimmer U (2007) Reformbedarf im Gesundheitswesen primär auf der Einnahmenseite. Das Krankenhaus 2007 (9): 828–832
16. Bundesministerium für Gesundheit (2008) Informationen zur Gesetzlichen Krankenversicherung www.bmg.bund.de/cln_041/nn_605038/DE/Themenschwerpunkte/Gesundheit/Gesetzliche-Krankenversicherung/gesetzliche-krankenversicherung-node,param=Links.html__nnn=true# doc616820bodyText4 (Stand: 28.03.2008)

17. Bundesministerium für Gesundheit (2007) Was ändert sich zum 1. Januar 2008. Pressemitteilung vom 7. Dezember 2007
18. Bundesministerium für Gesundheit (2008) KJ1 Statistik – Übersicht endgültiger Rechnungsergebnisse der GKV 2006
www.bmg.bund.de/cln_040/nn_600110/SharedDocs/Download/DE/Datenbanken-Statistiken/Statistiken-Gesundheit/Gesetzliche-Krankenversicherung/Finanzergebnisse/kj12006,templateId=raw,=property=publicationFile.pdf/kj12006.pdf (Stand: 28.03.2008)
19. Knappe E, Weissberger D (2007) Auch der Sozialausgleich in der Gesetzlichen Krankenversicherung ist reformbedürftig. In: Ulrich V, Ried W (Hrsg) Effizienz, Qualität und Nachhaltigkeit im Gesundheitswesen – Theorie und Politik öffentlichen Handelns, insbesondere in der Krankenversicherung. Nomos Verlagsgesellschaft, Baden-Baden, S 881–890
20. Pfaff AB, Pfaff M (2007) Finanzierungsziele und -instrumente des GKV-Wettbewerbsstärkungsgesetzes 2007 – Eine kritische Betrachtung. In: Ulrich V, Wille E (Hrsg) Effizienz, Qualität und Nachhaltigkeit im Gesundheitswesen – Theorie und Politik öffentlichen Handelns, insbesondere in der Krankenversicherung. Nomos Verlagsgesellschaft, Baden-Baden, S 923–952
21. Kruse A, Knappe E, Schulz-Nieswandt F et al. (2003) Kostenentwicklung im Gesundheitswesen: Verursachen ältere Menschen höhere Gesundheitskosten? AOK Baden-Württemberg, Heidelberg
22. Felder S, Fetzer S (2007) Die Gesundheitsreform – (k)ein Weg zur Entlastung zukünftiger Generationen? Gesundheits- und Sozialpolitik 2007 (7/8): 39–45
23. Bundesministerium für Gesundheit (2007) Generationsgerechte Gesundheitsversorgung in einer Gesellschaft des längeren Lebens – Ulla Schmidt beauftragt Sachverständigenrat mit neuem Gutachten. Pressemitteilung Nr. 87 vom 12. Oktober 2007
24. Schneider M (2006) Nachhaltige Finanzierung des Gesundheitswesens. BASYS, Augsburg
25. Bundesministerium für Gesundheit (2008) Finanzentwicklung der gesetzlichen Krankenversicherung 2007 – Krankenkassen erzielen Überschuss von rund 1,8 Milliarden Euro. Pressemitteilung vom 4. März 2008
26. Sachverständigenrat für die Konzertierte Aktion im Gesundheitswesen (2000) Bedarfsgerechtigkeit und Wirtschaftlichkeit, Band I Zielbildung, Prävention, Nutzerorientierung und Partizipation, Band II Qualitätsentwicklung in Medizin und Pflege. Gutachten 2000/2001 Kurzfassung

5.2 Krankheitskosten in Deutschland: Welchen Preis hat die Gesundheit im Alter?

Manuela Nöthen, Karin Böhm

Kernaussagen

1. Obwohl ein beträchtlicher Teil der Krankheitskosten bei älteren Menschen entsteht, kann das Alter per se nicht dafür verantwortlich gemacht werden: Weitere, teils altersabhängige, teils altersunabhängige Faktoren müssen bei der Interpretation der Daten berücksichtigt werden.
2. Im Alter liegen die Krankheitskosten der Frauen deutlich über denen der Männer. Das Ungleichgewicht zwischen den Geschlechtern kann unter anderem als Ergebnis einer »Feminisierung des Alters«, auch dank der höheren Lebenserwartung der Frauen, gedeutet werden.
3. Viele Erkrankungen gewinnen mit zunehmendem Lebensalter nicht nur epidemiologisch, sondern auch ökonomisch an Bedeutung. Beispiele sind dafür – neben chronischen Krankheiten – Kreislauf- und Muskel-Skelett-Erkrankungen.
4. Ein beachtlicher Anteil der Krankheitskosten alter Menschen fällt in ambulanten und (teil-)stationären Pflegeeinrichtungen an. Das trifft besonders auf Hochaltrige zu: Vor allem Frauen »überleben« ihren (Ehe-)Partner häufiger und sind daher verstärkt auf außerfamiliale und oft kostenträchtigere Pflegeangebote angewiesen.
5. Die Bedeutung der demografischen Entwicklung für den Verlauf der Krankheitskosten ist schwer zu bestimmen. Die Ergebnisse sprechen dafür, dass die »demografische Alterung« für den bisherigen Anstieg der Krankheitskosten von Belang sein dürfte, ihn allein aber nicht erklären kann.

Im Jahr 2004 entstanden bei den alten Menschen für die Prävention, Behandlung, Rehabilitation und Pflege von Erkrankungen und Unfällen durchschnittliche Krankheitskosten von rund 6.760 Euro pro Kopf – in der Summe entsprach das einem Betrag von 102,1 Milliarden Euro. Knapp zwei Drittel dieser Kosten verteilten sich auf Frauen, wobei ein beachtlicher Anteil in ambulanten und (teil-)stationären Pflegeeinrichtungen anfiel. Als besonders kostenintensiv kristallisierten sich die Krankheiten des Kreislaufsystems heraus: Darauf war fast ein Viertel der Krankheitskosten im Alter zurückzuführen. Dahinter folgten mit jeweils rund einem Zehntel der Kosten: Muskel-Skelett-Erkrankungen, psychische und Verhaltensstörungen sowie Krebserkrankungen.

Im Zentrum des folgenden Beitrags steht die Frage: Welche Krankheit verursacht bei wem und in welcher Einrichtung des Gesundheitswesens welche Kosten? Die Ausführungen dazu konzentrieren sich auf die ältere Bevölkerung ab 65 Jahren. Datengrundlage sind die Ergebnisse der Krankheitskostenrechnung des Statistischen Bundesamtes für die Jahre 2002 und 2004. Die Krankheitskostenrechnung ist ein gesundheitsbezogenes Rechensystem, das die ökonomischen Konsequenzen von Krankheiten und Unfällen für die deutsche Volkswirtschaft bemisst. Sie gibt einen mehrdimensionalen Überblick über das krankheitsbedingte Kostengeschehen in Deutschland nach Diagnosen, Alter und Geschlecht der Bevölkerung für die jeweiligen Einrichtungen des Gesundheitswesens. Damit zeichnet sie nicht nur ein Bild des Ressourcenverbrauchs, sondern auch der Ressourcenverteilung aus epidemiologischer, demografischer und sektoraler Perspektive. Bis auf die Investitionen fließen alle Gesundheitsausgaben in das Rechensystem ein, die unmittelbar mit einer medizinischen Heilbehandlung, einer Präventions-, Rehabilitations- oder Pflegemaßnahme verbunden sind. Inhaltlich richtet die Krankheitskostenrechnung den Blick auf das Individuum bzw. dessen Inanspruchnahme von Gesundheitsgütern und -leistungen. Dazu ist sie weniger, wie Kosten-Nutzen- oder Kosten-Effektivitäts-Analysen, auf den unmittelbaren Vergleich einzelner Maßnahmen angelegt, als vielmehr auf eine umfassende Einschätzung des Ressourcenverbrauchs und seiner strukturellen Verteilung.

5.2.1 Verteilung der Krankheitskosten auf die Bevölkerung: Alt gleich teuer?

Die Krankheitskosten im Alter sind beachtlich. Im Jahr 2004 entstanden bei den über 64-Jährigen in Deutschland 102,1 Milliarden Euro bzw. 45 % der gesamten Krankheitskosten (224,9 Milliarden Euro). Wie ist diese Summe einzuordnen und in welchem Verhältnis steht sie zu den Krankheitskosten anderer Altersgruppen, etwa der Bevölkerung im erwerbsfähigen Alter oder der Kinder und Jugendlichen?

Antwort gibt darauf zunächst eine Gegenüberstellung der Bevölkerung und der Krankheitskosten nach Alter. Aus Abbildung 5.2.1.1 gehen die altersspezifischen Anteile der Gesamtbevölkerung sowie der Krankheitskosten in Deutschland in den Jahren 2002 und 2004 hervor (siehe dazu auch Tabelle 5.2.1.1). Demzufolge verteilten sich die vergleichsweise geringen Krankheitskosten im Kindes- und Jugendalter auf eine im Verhältnis dazu große Bevölkerungsgruppe: Im Jahr 2004 beispielsweise entfielen auf die unter 15-Jährigen – die 15 % der Gesamtbevölkerung stellten – nur 6 % der Krankheitskosten. Der Bevölkerungsanteil übertraf damit den Krankheitskostenanteil in diesem Alter um das 2,4-fache. Umgekehrt war es bei den alten Menschen: Die im Vergleich hohen Krankheitskosten der über 64-Jährigen (45 %) konzentrierten sich auf eine verhältnismäßig kleine Bevölkerungsgruppe (18 %). Hier überschritt der Kostenanteil den Bevölkerungsanteil um das 2,5-fache. Bemerkenswert ist weiterhin, dass der Kostenanteil der alten Menschen (45 %) nur leicht unter dem vergleichbaren Kostenanteil der Bevölkerung im erwerbsfähigen Alter von 15 bis 64 Jahren lag (49 %). Die jeweiligen Anteile dieser Altersgruppen an der Bevölkerung fallen mit 18 % bzw. 67 % dagegen deutlich auseinander. Mit anderen Worten: Obwohl sich die Krankheitskosten im Alter auf erheblich weniger »Köpfe« verteilten, reichte ihr Volumen fast an das der Bevölkerung im erwerbsfähigen Alter heran. Diese Aussagen treffen im Wesentlichen auf beide Berichtsjahre 2002 und 2004 zu.

Abbildung 5.2.1.1
Bevölkerung und Krankheitskosten nach Alter 2002 und 2004
Quelle: Statistisches Bundesamt, Bevölkerungsfortschreibung (Jahresdurchschnitt) und Krankheitskostenrechnung

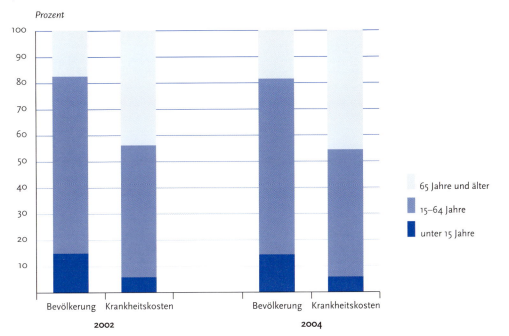

Tabelle 5.2.1.1
Bevölkerung und Krankheitskosten nach Alter und Geschlecht 2002 und 2004
Quelle: Statistisches Bundesamt, Bevölkerungsfortschreibung (Jahresdurchschnitt) und Krankheitskostenrechnung

Altersgruppe	Bevölkerung						Krankheitskosten		
	Frauen	Männer	Gesamt	Frauen	Männer	Gesamt	Frauen	Männer	Gesamt
			1.000			Mrd. Euro			Euro je Einwohner
2002									
unter 15 Jahre	6.093	6.425	12.517	6,1	7,0	13,1	1.000	1.090	1.040
15–29 Jahre	6.936	7.234	14.170	10,2	6,3	16,5	1.470	870	1.160
30–44 Jahre	9.820	10.361	20.180	18,5	13,0	31,4	1.880	1.250	1.560
45–64 Jahre	10.699	10.668	21.367	32,9	29,5	62,3	3.070	2.760	2.920
65–84 Jahre	7.487	5.265	12.752	44,5	29,8	74,3	5.940	5.660	5.830
85 Jahre und älter	1.137	358	1.495	17,0	4,1	21,2	14.960	11.580	14.150
Gesamt	42.172	40.310	82.482	129,1	89,7	218,8	3.060	2.220	2.650
2004									
unter 15 Jahre	5.864	6.177	12.042	6,0	7,4	13,4	1.020	1.210	1.110
15–29 Jahre	7.049	7.325	14.373	10,1	6,6	16,7	1.440	900	1.160
30–44 Jahre	9.536	10.012	19.548	17,6	12,7	30,2	1.840	1.270	1.550
45–64 Jahre	10.722	10.708	21.430	32,8	29,6	62,5	3.060	2.770	2.910
65–84 Jahre	7.926	5.790	13.716	48,2	33,4	81,6	6.080	5.770	5.950
85 Jahre und älter	1.055	338	1.393	16,5	4,1	20,5	15.680	11.840	14.750
Gesamt	42.151	40.350	82.501	131,2	93,7	224,9	3.110	2.320	2.730

Die durchschnittlichen Krankheitskosten pro Kopf messen, wie hoch der Ressourcenverbrauch im Durchschnitt je Einwohner einer bestimmten Alters- und Geschlechtergruppe ist. Abbildung 5.2.1.2 zeigt, dass die Pro-Kopf-Krankheitskosten mit fortschreitendem Alter überproportional ansteigen, d. h. die Kostenintensität je Einwohner nimmt mit dem Alter zu: Den geringsten Wert wiesen im Jahr 2004 die unter 15-jährigen Kinder und Jugendlichen auf (1.110 Euro). Auch bei den folgenden Altersgruppen lagen die Pro-Kopf-Kosten noch durchgängig unter dem Durchschnitt der Gesamtbevölkerung (2.730 Euro), überschritten ihn ab dem 45. Lebensjahr und stiegen mit zunehmendem Alter rasch und steil an. Bei den 65- bis 84-Jährigen waren sie bereits 2,2-mal so hoch wie der Durchschnitt, bei den über 84-Jährigen sogar 5,4-mal so hoch: Hier summierten sie sich auf 14.750 Euro pro Kopf.

Entscheidend für eine Einordnung dieser Ergebnisse ist letztendlich, welche Rolle dem Alter bei der Entstehung der Krankheitskosten zuzumessen ist. Einerseits legen die vorgestellten Daten eine (kausale) Altersabhängigkeit der Krankheitskosten nahe, andererseits erscheint – wie verschiedene weitere Studien zeigen – eine Gleichsetzung von »alt« mit »teuer« zu kurz gegriffen. Es stellt sich vielmehr die Frage, welche anderen altersabhängigen Faktoren mit den Krankheitskosten in Beziehung stehen könnten. So belegen die Ergebnisse des Alterssurveys, dass Schweregrad und Häufigkeit von Einzel- wie Mehrfacherkrankungen mit dem Lebensalter ansteigen [1]. Auch das Risiko einer chronischen Krankheit, hirnorganischen Störung (z. B. Demenz) oder Behinderung wächst mit dem Alter (vgl. Abschnitt 5.2.3). Solche Erkrankungen führen ihrerseits zu einer verstärkten Pflegebedürftigkeit, deren Versorgungskosten, wie die Daten im Abschnitt 5.2.4 bestätigen, gerade im hohen Alter ein beträchtliches Ausmaß erreichen können. Schneider verweist u. a. auf Ergebnisse der

Abbildung 5.2.1.2
Krankheitskosten nach Alter 2002 und 2004
Quelle: Statistisches Bundesamt, Bevölkerungsfortschreibung (Jahresdurchschnitt) und Krankheitskostenrechnung

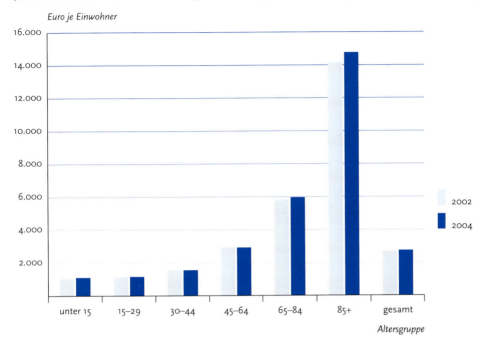

Berliner Altersstudie, die einen erhöhten medikamentösen Bedarf und Arzt-Patienten-Kontakt im Alter feststellt und schließt: »Sofern man diese Daten verallgemeinern darf, bedeutet »sich gesund zu verhalten« für die ältere Bevölkerung daher vor allem die Nutzung medizinischer und pharmazeutischer Angebote [2] – die natürlich ebenfalls Kosten nach sich zieht. Dennoch, hier ist es wichtig zu differenzieren: »Zwar werden alten Menschen die meisten Medikamente verschrieben, nicht aber die teuersten« [3].

Diskutiert wird in diesem Zusammenhang auch ein ökonomisches Interesse der Arzneimittelindustrie an physiologischen Alternsprozessen: In dem Grenzwerte bei alterstypischen Diagnosen wie beispielsweise Bluthochdruck oder Fettstoffwechselstörungen definitorisch abgesenkt werden, steigt der Anteil der Menschen, die als behandlungsbedürftig gelten [4, 5, 6]. Der Sachverständigenrat zur Begutachtung der Entwicklung im Gesundheitswesen deutet eine solche »Ausweitung von Krankheitsbegriffen oder Indikationen« u. a. als Versuch der produzierenden Pharmaunternehmen, ihre Absatzmärkte auszuweiten [7].

Auf große Resonanz stößt in der Fachdiskussion auch die so genannte Sterbekostenthese. Danach ist von einer altersunabhängigen »Konzentration der Gesundheitskosten kurz vor dem Tod« [8] auszugehen. Demzufolge sei das Sterben und weniger das Altern teuer geworden [9]. Die Altersabhängigkeit der Krankheitskosten lässt sich dann durch die mit dem Alter steigenden Sterberaten erklären (vgl. auch Kapitel 5.4).

Zusammenfassend gibt es eine Reihe zuverlässiger Belege dafür, dass weniger die Altersstruktur per se, als vielmehr ein Bündel verschiedener Faktoren Einfluss auf die Krankheitskosten ausübt, die teils selbst mit dem Alter in Zusammenhang stehen, teilweise aber auch altersunabhängig sind (vgl. hierzu Kapitel 5.3). Welchem Faktor dabei im Einzelnen welcher Stellenwert zukommt, ist auf der gegenwärtigen Datenbasis und in Anbetracht der Komplexität des Themas nur schwer zu quantifizieren. Auch die – angesichts der demografischen Alterung – naheliegende Frage nach der zukünftigen Entwicklung der Gesundheitsausgaben, kann auf Grundlage einer isolierten Betrachtung altersspezifischer Krankheitskosten nicht befriedigend beantwortet werden: Von einer (statistischen) Altersabhängigkeit der Krankheitskosten prospektiv auf eine »Kostenexplosion« im Gesundheitswesen zu schließen, würde die hier komplex wirkenden Mechanismen und Zusammenhänge deutlich verkennen [10]. Hinzu kommt, dass dafür auf theoretischer Ebene ein Perspektivwechsel – von der Querschnitts- zur Längsschnittbetrachtung mit all seinen Implikationen – erforderlich wäre. Höpflinger macht darauf aufmerksam, dass die »überproportionale Kostenbelastung des Gesundheitssystems durch ältere Menschen (...) höchstens die absolute Höhe der Gesundheitsausgaben in einer gegebenen Rechnungsperiode, nicht aber deren Wachstum im Zeitverlauf« [9] erklärt. Die Bedeutung des demografischen Alterungsprozesses für die künftige Gesundheitsausgabenentwicklung verdient u. a. aus diesen Gründen eine gründlichere Betrachtung und wird Gegenstand des Kapitels 5.3 sein.

5.2.2 Verteilung der Krankheitskosten auf das Geschlecht: Gibt es eine Feminisierung der Krankheitskosten?

»Das Alter ist weiblich«, so titelte im Frühjahr 2006 ein Zeitschriftenbeitrag zur Demografie, in dem auf den höheren Frauenanteil unter der älteren Bevölkerung hingewiesen wird [11]. In der Tat waren im Jahr 2004 knapp drei Fünftel (59 %) der über 64-jährigen Menschen weiblich, von den über 84-Jährigen waren es sogar mehr als drei Viertel (76 %). Wie wirkt sich diese »Feminisierung des Alters« [12] auf den Ressourcenverbrauch im Gesundheitswesen aus? Die folgende Betrachtung der Krankheitskosten fördert bemerkenswerte Unterschiede zwischen den Geschlechtern, insbesondere im Alter, zutage [13].

Im Jahr 2004 entstanden 58 % der Krankheitskosten bei Frauen, ihr Anteil an der Bevölkerung lag gleichzeitig bei 51 % (siehe auch Abbildung 5.2.2.1). Während sich die Bevölkerung also nahezu paritätisch aufteilte, entfiel ein wesentlich höherer Anteil der Krankheitskosten auf die Frauen; absolut handelte es sich um einen Differenzbetrag von rund 37,5 Milliarden Euro.

Aus Abbildung 5.2.2.1 geht außerdem hervor, dass sich ein erheblicher Teil des krankheitsbedingten Ressourcenverbrauchs bei den Frauen ab 65 Jahren konzentrierte: Obwohl sie lediglich 11 % der Gesamtbevölkerung im Jahr 2004 stellten, fie-

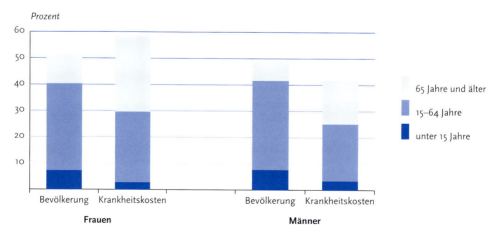

Abbildung 5.2.2.1
Bevölkerung und Krankheitskosten nach Alter und Geschlecht 2004
Quelle: Statistisches Bundesamt, Bevölkerungsfortschreibung (Jahresdurchschnitt) und Krankheitskostenrechnung

len für sie 29 % der Kosten an. Der vergleichbare Kostenanteil ihrer männlichen Altersgenossen lag mit 17 %, bei einem Bevölkerungsanteil von 7 %, deutlich darunter. Die Krankheitskostenprofile der Männer und Frauen in Abbildung 5.2.2.2 demonstrieren zugleich: Die höheren Kosten der Frauen sind offensichtlich nicht nur eine Folge des höheren Frauenanteils im Alter. Denn die Pro-Kopf-Kosten steigen zwar bei beiden Geschlechtern mit fortschreitendem Alter an, liegen bei den Frauen aber in allen Altersgruppen – mit Ausnahme der unter 15-Jährigen – über denen der Männer. Besonders markant war die Abweichung im hohen Alter ab 85 Jahren: Dort betrug sie durchschnittlich rund 3.840 Euro.

Die Gründe für die ungleiche Verteilung der Krankheitskosten auf Männer und Frauen in Deutschland sind unterschiedlich. Sie reichen von geschlechtsspezifischen Erkrankungen, Schwangerschaft und Geburt, geschlechtsspezifischem Risiko- und Gesundheitsverhalten [14] über genetische und hormonelle Faktoren [15] bis hin zu geschlechtsspezifischen Leistungsstrukturen der versichernden Krankenkassen [16]. Mit Abstand einer der wichtigsten Faktoren dürfte jedoch der bereits erwähnte höhere Frauenanteil unter der älteren Bevölkerung sein [13]: Von den in Deutschland im Jahr 2004 lebenden rund 15,1 Millionen alten Menschen waren 9,0 Millionen Frauen, aber nur 6,1 Millionen Männer [17]. Dieses auch als »Feminisierung des Alters« [12] bezeichnete Phänomen beeinflusst die geschlechtsspezifische Kostenverteilung – wie die folgenden Ausführungen zeigen werden – offensichtlich ganz erheblich, da die Pro-Kopf-Krankheitskosten gerade im (hohen) Alter beträchtlich ansteigen (vgl. dazu Abschnitt 5.2.1).

Ein Vorgehen, ähnlich dem einer Altersstandardisierung, stellt einen unmittelbaren Bezug zu den Krankheitskosten der Männer her und demonstriert dies eindrucksvoll: Danach werden die altersspezifischen Pro-Kopf-Kosten der Frauen auf die Altersstruktur der männlichen Bevölkerung angelegt. Das Ergebnis schätzt die Krankheitskos-

Abbildung 5.2.2.2
Krankheitskosten nach Alter und Geschlecht 2004
Quelle: Statistisches Bundesamt, Bevölkerungsfortschreibung (Jahresdurchschnitt) und Krankheitskostenrechnung

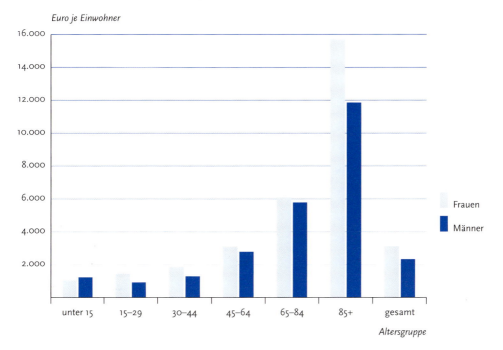

ten, die bei den Frauen zu erwarten wären, wenn ihre Bevölkerungsstruktur mit der der Männer identisch wäre. Unter dieser Voraussetzung verringern sich die Krankheitskosten der Frauen erheblich: Sie liegen in diesem hypothetischen Fall im Jahr 2004 nur noch bei insgesamt 105,8 Milliarden Euro statt bei tatsächlichen 131,2 Milliarden Euro. Die Differenz zwischen den erwarteten und tatsächlichen Krankheitskosten der Frauen (25,4 Milliarden Euro) entspricht gut zwei Dritteln (68 %) des gesamten geschlechtsspezifischen Kostenunterschieds (37,5 Milliarden Euro). Theoretisch spiegelt sie ausschließlich den Einfluss der abweichenden Altersstruktur der männlichen und weiblichen Bevölkerung wider. Abbildung 5.2.2.3 verdeutlicht, dass der Löwenanteil der Kostendifferenz in den beiden höchsten Altersgruppen entsteht und welche Größenordnung er im Einzelnen einnimmt.

Natürlich sind diese Angaben das Resultat eines hypothetischen Rechenbeispiels. Trotzdem zeigen sie, dass die geschlechtsspezifische Kostendifferenz, wenn auch nicht vollständig, so doch in beträchtlichem Umfang als Altersstruktureffekt gedeutet werden kann: Rund zwei Drittel des Kostenunterschieds zwischen Frauen und Männern können im Rahmen der obigen Rechnung durch den höheren Frauenanteil im Alter erklärt werden.

Auf der anderen Seite liegen auch die Erwartungswerte der Frauen noch rund 12,1 Milliarden Euro über den tatsächlichen Krankheitskosten der Männer. Und, abgesehen von einer Ausnahme, übertreffen die altersspezifischen Pro-Kopf-Kosten der Frauen die der Männer; besonders deutlich wird das bei den Hochbetagten. Neben anderen Gründen könnte sich hier erneut das Alter auf die Kostenverteilung auswirken, und zwar unabhängig von Unterschieden in der »Kopfzahl«: Eine mögliche Erklärung – in Anlehnung an Tews These auch als »Feminisierung der Pflegebedürftigkeit« [18] bezeichnet – wird in diesem Zusammenhang durch die einrichtungsbezogene Analyse der Krankheitskosten gestützt. So entsteht ein enormer Anteil der Krankheitskosten im Alter in ambulanten oder (teil-)stationären Pflegeeinrichtungen. Die Analyse zeigt weiter, dass dieser Anteil bei Frauen, besonders im hohen Alter, aus verschiedenen Gründen bedeutend höher ist als bei Männern (vgl. Abschnitt 5.2.4). Zusammengenommen lässt sich festhalten: Auch wenn die

Abbildung 5.2.2.3
Tatsächliche und erwartete Krankheitskosten nach Alter und Geschlecht 2004
Quelle: Statistisches Bundesamt, Bevölkerungsfortschreibung (Jahresdurchschnitt) und Krankheitskostenrechnung

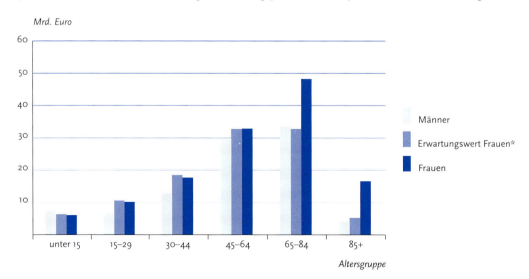

* Erwartungswert Frauen: Zu erwartende Krankheitskosten der Frauen, errechnet auf Grundlage der Altersstruktur der männlichen Bevölkerung des Jahres 2004 (Jahresdurchschnitt).

geschlechtsspezifische Verteilung der Krankheitskosten nicht ausschließlich im Sinne einer Feminisierung der Krankheitskosten (d. h. als eine Folge der Feminisierung des Alters) gedeutet werden kann, so ist sie dafür offenbar doch von zentraler Bedeutung.

5.2.3 Verteilung der Krankheitskosten auf die Diagnosen: Wirkt sich die epidemiologische Bedeutung der Krankheiten auf die Kosten aus?

Das Zusammenspiel von Alter, Krankheit und den damit verbundenen Kosten lässt sich durch unterschiedliche Befunde charakterisieren. Allem voran ist zu berücksichtigen, dass »gesundheitliche Prozesse im Alter nicht linear (verlaufen), und die Vorstellung eines unwiderruflichen Abbaus der Gesundheit mit steigendem Alter (…) falsch« ist [20]. Angeführt wird in diesem Zusammenhang von verschiedenen Seiten die breite inter- und intraindividuelle Variabilität des biologischen Alternsprozesses, der von biographischen und sozialen Faktoren ganz entscheidend mitbestimmt wird [z. B. 7, 21, 22]. Auch wenn die an dieser Erkenntnis anknüpfende Unterscheidung zwischen »normalem«, »pathologischem« und gelegentlich auch »optimalem« Altern empirisch nur schwer handhabbar ist, so unterstreicht sie doch: Krankheits- und Alternsprozesse müssen nicht zwangsläufig miteinander identifiziert werden [z. B. 23, 24].

Dennoch gilt – im Durchschnitt – eine Zunahme behandlungswürdiger Krankheiten mit dem Alter als gesichert [25]. So wurden im Rahmen der Berliner Altersstudie bei rund 96 % der über 69-Jährigen eine oder mehrere Erkrankungen diagnostiziert, deren Auswirkungen bei einem Drittel (33 %) akut oder mittelfristig lebensbedrohend waren [26]. Dieselbe Studie betont in Einklang mit anderen Untersuchungen die Bedeutung von Multimorbiditäten (Mehrfacherkrankungen) im Alter, wobei sich die auftretenden Krankheiten in ihren Konsequenzen oftmals nicht einfach addieren, sondern auf vielschichtige Weise wechselseitig verstärken [4].

Betrachtung des Diagnosespektrums – Krankheiten des Kreislauf- und des Muskel-Skelett-Systems verursachen im Alter die höchsten Kosten

Hinsichtlich der Diagnosen – darauf verweisen verschiedene Autoren – stehen im Alter die Krankheiten des Kreislauf- und des Muskel-Skelett-Systems im Vordergrund [25, 27]. Die Analyse zeigt, wie sich die epidemiologische Bedeutung dieser Krankheiten offensichtlich auch auf den Ressourcenverbrauch im Gesundheitswesen auswirkt.

Abbildung 5.2.3.1 gibt die Rangfolge der fünf Diagnosen mit den höchsten Krankheitskosten alter Menschen wieder. Fast ein Viertel (24 %) der Kosten war danach im Jahr 2004 auf Krankheiten des Kreislaufsystems zurückzuführen – der Diagnose mit den höchsten Krankheitskosten im Alter. Krankheiten des Kreislaufsystems zählten zu diesem Zeitpunkt bei den alten Menschen nicht nur zur häufigsten Hauptdiagnose im Krankenhaus, sie führten auch die Liste der häufigsten Todesursachen an. Mit beträchtlichem Abstand und jeweils rund einem Zehntel der Krankheitskosten alter Menschen folgten hinter den Krankheiten des Kreislaufsystems: Krankheiten des Muskel-Skelett-Systems (11 %), psychische und Verhaltensstörungen (10 %), Neubildungen (10 %) und Krankheiten des Verdauungssystems (9 %). Durch diese fünf Krankheiten wurden fast zwei Drittel (63 %) der Krankheitskosten alter Menschen verursacht, das entsprach einem Betrag von rund 64,8 Milliarden Euro.

In Abbildung 5.2.3.1 sind zum Vergleich auch die fünf Diagnosen mit den höchsten Krankheitskosten der unter 65-Jährigen aufgeführt. Hier entfielen auf die ersten fünf Diagnosen mit 68,7 Milliarden Euro 56 % der Kosten. Unterschiede zu den Älteren bestanden vor allem bei den Krankheiten des Verdauungssystems, die bei den unter 65-Jährigen die höchsten Kosten verursachten (19 %), und bei den Krankheiten des Kreislaufsystems, die bei den unter 65-Jährigen im Vergleich weitaus weniger bedeutend (9 %) für das Kostengeschehen waren.

Abbildung 5.2.3.1
Die fünf Diagnosen mit den höchsten Krankheitskosten nach Alter 2004
Quelle: Statistisches Bundesamt, Krankheitskostenrechnung

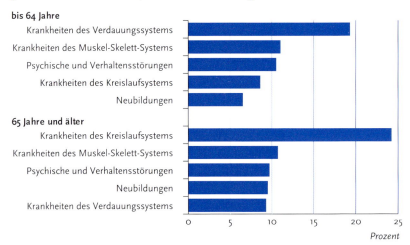

Betrachtung ausgewählter Diagnosen – Mit dem Alter steigen die Kosten chronischer Erkrankungen

Epidemiologisch kommt chronischen Erkrankungen ein besonderer Stellenwert zu [25, 28, 29]. Dabei herrscht Einigkeit darüber, dass sich viele der meist irreversiblen chronischen Erkrankungen im Alter häufen und in ihren Folgen meist nur noch gemildert werden können [27, 30]: Dank der allgemeinen Lebensverlängerung ist der Organismus verschiedensten Risikofaktoren längerfristig ausgesetzt, während seine Anpassungs- und Widerstandsfähigkeit nachlässt. Dadurch kommen viele chronische, vormals latente Erkrankungen, wie z. B. Krebs oder Diabetes mellitus, im mittleren und höheren Alter überhaupt erstmals zum Vorschein und manifestieren sich [31]. Einer Studie der Berliner Charité auf Grundlage einer Versichertenstichprobe des Jahres 2005 zufolge waren 89 % aller erkrankten alten Menschen chronisch krank [29]. Diese Krankheiten gelten als langwierig und erfordern größtenteils einen hohen und kontinuierlichen Behandlungsbedarf. Eine Vielzahl chronischer Erkrankungen wird darüber hinaus von einem erhöhten Risiko funktioneller Einschränkungen begleitet und mündet nicht selten in einer dauerhaften (und kostenträchtigen) Pflegebedürftigkeit (vgl. Kapitel 2.2). Daher liegt die Frage nahe: Schlägt sich die epidemiologische Bedeutung chronischer Erkrankungen auch in den Krankheitskosten alter Menschen nieder?

Eine allgemeingültige Definition und Abgrenzung chronischer Krankheiten für die Beantwortung dieser Frage zu finden, ist schwierig [31]. Aber bereits für eine exemplarische Auswahl zeigt sich, dass ihre ökonomische Bedeutung mit dem Alter zunimmt. Im Folgenden sollen daher beispielhaft die Kosten von vier epidemiologisch besonders wichtigen, in der Regel chronisch verlaufenden Erkrankungen herausgegriffen werden: Bösartige Neubildungen, Diabetes mellitus, ischämische Herzkrankheiten und Demenz. Ihren gemeinsamen Anteil an den Krankheitskosten des Jahres 2004 gibt Abbildung 5.2.3.2 wieder: Während er bei den unter 15-jährigen Kindern und Jugendlichen mit 2 % vergleichsweise gering war, stieg er mit dem Alter kontinuierlich an. Bei den Hochbetagten schließlich war ein Viertel der Krankheitskosten (25 %) ausschließlich auf diese vier Krankheiten zurückzuführen.

Ein weiterer Befund deutet auf die Relevanz des Alters für die Kosten chronischer Erkrankungen hin: Im Durchschnitt, d.h. über das komplette Diagnosespektrum hinweg, betrug der

Abbildung 5.2.3.2
Krankheitskosten ausgewählter chronischer Erkrankungen* nach Alter 2004
Quelle: Statistisches Bundesamt, Krankheitskostenrechnung

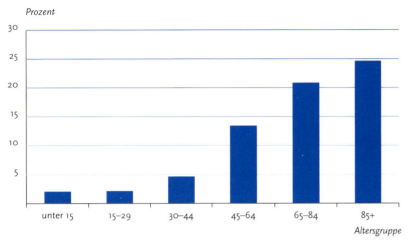

* Bösartige Neubildungen, Diabetes mellitus, ischämische Herzkrankheiten, Demenz

Anteil über 64-Jähriger an den Krankheitskosten 45 %. Dieser Anteil variiert zum Teil erheblich mit der Diagnose: Deutlich geringer war er zum Beispiel bei angeborenen Fehlbildungen und Deformitäten (15 %) oder bestimmten infektiösen und parasitären Krankheiten (27 %). Bei Krankheiten der Haut und Unterhaut (30 %) oder Urogenitalerkrankungen (38 %) lag er ebenfalls unter dem Durchschnitt, wenn auch nicht so markant. Überdurchschnittlich war er dagegen bei Arthrosen (68 %) oder Verletzungen der Hüfte und des Oberschenkels (83 %) und, wie aus Abbildung 5.2.3.3 hervorgeht, bei allen vier beispielhaft ausgewählten chronischen Erkrankungen.

Beispiel bösartige Neubildungen: Insgesamt rund 15,0 Milliarden Euro Krankheitskosten wurden im Jahr 2004 durch bösartige Neubildungen verursacht. Im Vergleich zu den anderen ausgewählten Erkrankungen war der Kostenanteil alter Menschen bei bösartigen Neubildungen zwar am geringsten (59 %). Trotzdem lag er 1,3-mal über dem durchschnittlichen Anteil alter Menschen an den Krankheitskosten insgesamt und summierte sich, aufgrund der hohen Gesamtkosten dieser Erkrankungen, auf einen Betrag von rund 8,9 Milliarden Euro. Der Bericht der Krebsregister über Krebserkrankungen in Deutschland (Krebs-

bericht) gibt als mittleres Erkrankungsalter für das Jahr 2002, unabhängig vom Geschlecht, etwa 69 Jahre an. Gleichzeitig zählten Krebserkrankungen nach den Krankheiten der Kreislaufsystems zur zweithäufigsten Todesursache in Deutschland mit einem mittleren Sterbealter der Männer von 71 und der Frauen von 76 Jahren [32].

Beispiel Diabetes mellitus: Die Altersverteilung der Kosten durch Diabetes mellitus in Höhe von insgesamt 5,1 Milliarden Euro war ähnlich wie bei den bösartigen Neubildungen: 60 % der Kosten dieser Diagnose – das entsprach 3,1 Milliarden Euro – entfielen auf alte Menschen. Dieser Anteil lag ebenfalls rund 1,3-mal über dem Durchschnitt. Schätzungen zufolge ist in Deutschland zurzeit mindestens jede zwanzigste Person an Diabetes mellitus erkrankt. 80 % bis 90 % von ihnen leiden am so genannten Typ-2-Diabetes, der sich mit steigendem Lebensalter häuft und dessen Entstehung u. a. durch einen ungesunden Lebensstil, wie z. B. Übergewicht und Bewegungsmangel, begünstigt wird [33].

Beispiel ischämische Herzkrankheiten: Die Kosten dieser Krankheit beliefen sich bei alten Menschen im Jahr 2004 auf 4,1 Milliarden Euro. Das waren 66 % der gesamten Krankheitskosten für ischämische Herzkrankheiten. Der Kosten-

Abbildung 5.2.3.3
Krankheitskosten ausgewählter Krankheiten nach Alter 2004
Quelle: Statistisches Bundesamt, Krankheitskostenrechnung

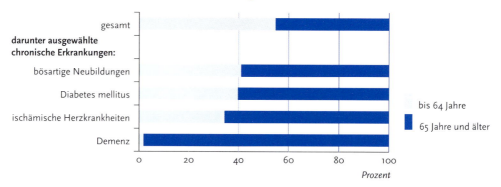

anteil alter Menschen lag damit gut 1,4-mal über dem Durchschnitt. Auch die Häufigkeit koronarer Herzkrankheiten nimmt mit dem Alter stark zu [34]: Es handelt sich dabei um eine chronische Erkrankung der Herzkranzgefäße (Koronararterien), die infolge einer Verengung oder eines Verschlusses zu einer Ischämie (Mangeldurchblutung) des Herzens führt; der akute Myokardinfarkt (Herzinfarkt) ist darunter eine der bekanntesten Komplikationen. Ein Fünftel (20 %) der Sterbefälle war bei den über 64-Jährigen im Jahr 2004 auf ischämische Herzkrankheiten zurückzuführen.

Beispiel Demenz: Rund 2,2-mal so hoch wie der Durchschnitt und im Vergleich am höchsten war mit 98 % der Kostenanteil alter Menschen bei Demenzerkrankungen. Damit entstanden nahezu sämtliche Krankheitskosten von insgesamt 6,1 Milliarden Euro für Demenz im Alter; im Jahr 2004 waren das knapp 6,0 Milliarden Euro. Demenz zählt in Deutschland mit rund einer Million Betroffenen zu den häufigsten und folgenreichsten psychiatrischen Erkrankungen im Alter [35]: Bereits in den frühen Stadien weisen die Erkrankten aufgrund kognitiver Einbußen, die sich zusätzlich auf die emotionale Kontrolle, das Sozialverhalten und die Motivation auswirken können, Einschränkungen der autonomen Lebensführung auf – vielfach mit dem Ergebnis einer umfassenden Hilfebedürftigkeit. Fast die Hälfte der Pflegebedürftigen in privaten Haushalten und über 60 % der Heimbewohner sind dement [35]. Auch das spiegelt sich in den Ergebnissen der Krankheitskostenrechnung wider: Über drei Viertel (77 %) der Kosten von Demenz entfielen im Jahr 2004 auf alte Menschen in ambulanten oder (teil-)stationären Pflegeeinrichtungen.

Der Ressourcenverbrauch durch chronische Krankheiten ist zum einen von Interesse, weil er im Alter beachtliche Dimensionen erreicht: Zusammen waren im Jahr 2004 bei den über 64-Jährigen rund 22,0 Milliarden Euro auf die vier exemplarisch ausgewählten Diagnosen zurückzuführen. Zum anderen sind chronische Krankheiten eng mit dem Lebensstil verknüpft und verfügen üblicherweise über ein hohes Präventionspotenzial [31, 36]. Überlegungen zur künftigen Entwicklung der Morbidität – und der Krankheitskosten – sollten daher vor dem Hintergrund des individuellen Gesundheits- und Risikoverhaltens bzw. der sich daraus ergebenden Anknüpfungspunkte für präventive Maßnahmen, auch im Alter, gesehen werden (vgl. Kapitel 3.4 und Kapitel 4.1). Das setzt weiterführend auf der einen Seite voraus, nicht nur das Diagnosespektrum, sondern auch die soziale Lage in die Analyse mit einzubeziehen – also konkret sozio-ökonomische Faktoren wie Bildung, berufliche Stellung, Einkommen usw. sowie deren Einfluss auf den Lebensstil und damit einhergehend die Entstehung und Begünstigung chronischer Krankheiten. Auf der anderen Seite muss eine wirkungsvolle Prävention chronischer Erkrankungen, so wünschenswert sie für die Bevölkerung ist, nicht notgedrungen mit einer Reduktion der Krankheitskosten verbunden sein: An ihre Stelle könnten z. B. durch andere, womöglich kostenintensivere Erkrankungen oder mit den gewonnen Lebensjahren (infolge erfolgreicher Prävention) weitere Kosten treten. Auch die Entwicklung, Verbreitung und Anwendung präventiver Maßnahmen ist nur selten ohne zusätzliche finanzielle Mittel zu leisten.

5.2.4 Verteilung der Krankheitskosten auf die Einrichtungen des Gesundheitswesens: Welchen Anteil haben Pflegeeinrichtungen?

»Pflegekosten sind Gesundheitskosten« – Kruse et al. heben die Bedeutung der Pflegekosten für das Gesundheitswesen, gerade im Rahmen einer altersspezifischen Betrachtung, hervor [37]. Die Krankheitskosten für Leistungen, die in Pflegeeinrichtungen erbracht werden, können durch eine einrichtungsbezogene Analyse nachgewiesen werden. Insgesamt unterscheidet die Klassifikation der Einrichtungen im Gesundheitswesen 15 Leistungserbringer wie z. B. Krankenhäuser, Apotheken oder Arztpraxen; darunter fallen auch ambulante und (teil-)stationäre Pflegeeinrichtungen, die die Basis der folgenden Angaben bilden.

Im Jahr 2004 fielen in solchen Einrichtungen mit rund 24,5 Milliarden Euro 11 % der gesamten Krankheitskosten an (siehe Tabelle 5.2.4.1). In diesen Betrag fließen ausschließlich die pflegerischen Leistungen sowie die privat getragenen Aufwendungen für Unterkunft und Verpflegung ein, die in ambulanten und (teil-)stationären Pflegeeinrichtungen erbracht wurden (ohne z. B. Arzneimittel oder ärztliche Leistungen). In der Altersgruppe der über 64-Jährigen war dieser Anteil bereits doppelt so hoch (22 %). Auffällig waren dabei die Geschlechterunterschiede: Bei über 64-jährigen Männern entstanden 13 % der Krankheitskosten in Pflegeeinrichtungen, bei den gleichaltrigen Frauen waren es dagegen 27 %. Zusätzlich zu diesen Kosten entstanden in den privaten Haushalten Ausgaben für Pflegegeldleistungen, die der Vollständigkeit halber erwähnt, im Folgenden aber nicht weiter berücksichtigt werden sollen. Eine Sonderauswertung ergab, dass sie sich im Jahr 2004 zusätzlich auf rund 4,3 Milliarden Euro addierten.

Tabelle 5.2.4.1 zeigt, dass der Anteil der Krankheitskosten in Pflegeeinrichtungen mit dem Alter überproportional ansteigt: Während er in den Altersgruppen bis 64 Jahren durchgängig unter dem Durchschnitt von 11 % lag, überschritt er ihn im Alter, besonders im hohen Alter, deutlich: Bei den 65- bis 84-Jährigen fielen bereits knapp 15 % der 81,6 Milliarden Euro Krankheitskosten in Pflegeeinrichtungen an. Weit überdurchschnittlich war dieser Anteil bei den Hochbetagten: Über die Hälfte (51 %) der 20,5 Milliarden Euro Krankheitskosten waren hier in Pflegeeinrichtungen entstanden. Der Blick auf die sektorale Verteilung der Kosten zeigt: In den beiden höchsten Altersgruppen lag der Kostenschwerpunkt im (teil-)stationären Pflegebereich. Bei den 65- bis 84-Jährigen fielen allein 10 % der Krankheitskosten in (teil-)stationären gegenüber 4 % in ambulanten Pflegeeinrichtungen an. Bei den Hochbetagten waren sogar knapp 40 % der Kosten in (teil-)stationären Pflegeeinrichtungen entstanden, in ambulanten waren es nur 11 %.

Der Kostenanteil in Pflegeeinrichtungen variiert im Alter auch deutlich zwischen den Geschlechtern; das gilt insbesondere für das hohe Alter: Mit 54 % entstand mehr als die Hälfte der Krankheitskosten über 84-jähriger Frauen in Pflegeeinrichtungen (8,9 Milliarden Euro). Bei hochbetagten Männern waren es im Vergleich dazu anteilig und absolut deutlich weniger – nämlich 38 % (1,5 Milliarden Euro).

Die einrichtungsbezogene Analyse zeigt, dass ein erheblicher Teil der Krankheitskosten im Alter, speziell im hohen Alter, in Pflegeeinrichtungen anfällt. Dieses Ergebnis korrespondiert im Wesentlichen mit der altersspezifischen Verteilung der Pflegequote – also des Anteils der Pflegebedürftigen an der gleichaltrigen Bevölkerung: Nach Angaben der amtlichen Pflegestatistik lag die Pflegequote im Jahr 2005 vor dem 65. Lebensjahr bei nur 0,6 %, während sie bei den 65- bis 84-Jährigen auf 7 % und ab dem 85. Lebensjahr schließlich sprunghaft auf 46 % anstieg. Für die vergleichsweise hohen Kosten in Pflegeeinrichtungen sind jedoch weder ausschließlich das Alter noch der Gesundheitszustand oder die Art der in Anspruch genommenen Pflege verantwortlich zu machen. Neben diesen individuellen Merkmalen der Pflegebedürftigen spielen die kontextuellen Bedingungen hinein. Dazu zählt z. B. der rechtlich-institutionelle Rahmen wie er in der aktuellen Pflegegesetzgebung zum Ausdruck kommt oder

Tabelle 5.2.4.1
Krankheitskosten in ambulanten und (teil-)stationären Pflegeeinrichtungen nach Alter und Geschlecht 2004
Quelle: Statistisches Bundesamt, Krankheitskostenrechnung

Altersgruppe	Gesamt	darunter: in Pflegeeinrichtungen			Gesamt	darunter: in Pflegeeinrichtungen		
		zusammen	davon			zusammen	davon	
			ambulante	(teil-)stationäre			ambulante	(teil-)stationäre
	Mio. Euro				Prozent			
Frauen								
unter 15 Jahre	5.954	44	41	4	100,0 %	0,7 %	0,7 %	0,1 %
15–29 Jahre	10.130	56	39	17	100,0 %	0,6 %	0,4 %	0,2 %
30–44 Jahre	17.573	146	69	77	100,0 %	0,8 %	0,4 %	0,4 %
45–64 Jahre	32.822	759	284	475	100,0 %	2,3 %	0,9 %	1,4 %
65–84 Jahre	48.204	8.369	2.290	6.080	100,0 %	17,4 %	4,8 %	12,6 %
85 Jahre und älter	16.535	8.916	1.791	7.124	100,0 %	53,9 %	10,8 %	43,1 %
Gesamt	131.218	18.291	4.514	13.777	100,0 %	13,9 %	3,4 %	10,5 %
Männer								
unter 15 Jahre	7.447	58	53	5	100,0 %	0,8 %	0,7 %	0,1 %
15–29 Jahre	6.572	81	55	27	100,0 %	1,2 %	0,8 %	0,4 %
30–44 Jahre	12.674	186	78	108	100,0 %	1,5 %	0,6 %	0,9 %
45–64 Jahre	29.637	921	289	632	100,0 %	3,1 %	1,0 %	2,1 %
65–84 Jahre	33.390	3.481	1.340	2.141	100,0 %	10,4 %	4,0 %	6,4 %
85 Jahre und älter	4.003	1.526	528	998	100,0 %	38,1 %	13,2 %	24,9 %
Gesamt	93.723	6.252	2.343	3.909	100,0 %	6,7 %	2,5 %	4,2 %
Gesamt								
unter 15 Jahre	13.401	102	94	9	100,0 %	0,8 %	0,7 %	0,1 %
15–29 Jahre	16.702	138	94	44	100,0 %	0,8 %	0,6 %	0,3 %
30–44 Jahre	30.246	332	147	185	100,0 %	1,1 %	0,5 %	0,6 %
45–64 Jahre	62.459	1.680	573	1.107	100,0 %	2,7 %	0,9 %	1,8 %
65–84 Jahre	81.594	11.850	3.630	8.220	100,0 %	14,5 %	4,4 %	10,1 %
85 Jahre und älter	20.538	10.441	2.319	8.122	100,0 %	50,8 %	11,3 %	39,5 %
Gesamt	224.941	24.543	6.857	17.686	100,0 %	10,9 %	3,0 %	7,9 %

das jeweils vor Ort realisierte Pflegearrangement, das seinerseits vom häuslichen Pflegepotenzial und dem verfügbaren (professionellen) Pflegeangebot determiniert wird [38, 39].

Die deutlichen Geschlechterunterschiede der Krankheitskosten in Pflegeeinrichtungen können auf Tews These der Feminisierung des Alters zurückgeführt werden (vgl. dazu auch Abschnitt 5.2.2). Danach wird das Geschlechterverhältnis im Alter, vor allem dank der höheren Lebenserwartung, durch den höheren Frauenanteil dominiert [12]. Höpflinger bezieht dies explizit auf den Pflegebereich und spricht in diesem Zusammenhang von der erwähnten Feminisierung der Pflegebedürftigkeit. Tatsächlich sind die geschlechtsspezifischen Diskrepanzen in der Pflegequote im hohen Alter besonders markant; im Jahr 2005 beispielsweise betrug die Pflegequote der über 84-jährigen Frauen 51 % gegenüber 32 % der gleichaltrigen Männer. Nicht berücksichtigt werden dabei unbezahlte Pflegeleistungen durch Angehörige, Bekannte oder Freunde, die Quoten geben ausschließlich den Anteil Pflegebedürftiger wieder, die Leistungen der Pflegekassen im Rahmen des SGB XI in Anspruch genommen haben. Neben der höheren Lebenserwartung der Frauen tragen weitere Faktoren zu dem ungleichen Geschlechterverhältnis bei: Darunter fallen noch die starken Verluste der männlichen Bevölkerung infolge der Weltkriege und das durchschnittlich niedrigere Heiratsalter der Frauen. Das wiederum wirkt sich auf die Lebensform bzw. Haushaltszusammensetzung alter Menschen aus: Im Jahr 2004 etwa lebten 72 % der 85-jährigen Frauen, aber nur 29 % der gleichaltrigen Männer allein in einem Einpersonenhaushalt [19]. Die Lebensform begrenzt und begünstigt ihrerseits die Gestaltungsspielräume für häusliche Pflegearrangements und damit auch die Inanspruchnahme des (verhältnismäßig kostenträchtigen) »professionellen« Pflegeangebots [40]. Verstärkt wird dieser Zusammenhang zusätzlich durch die, selbst bei hoher Pflegebedürftigkeit, längere residuale (verbleibende) Lebenserwartung der Frauen [18].

Die Aussagen zu den Pflegebedürftigen sind auch vor dem Hintergrund der Pflegenden zu sehen. Denn ältere Menschen und Frauen zählen gerade zu den beiden Personenkreisen, die – zumindest in privaten Haushalten – besonders intensiv an der Erbringung von Pflegeleistungen beteiligt sind. Zum Jahresende 2002 waren 60 % der privaten Hauptpflegepersonen von Pflegebedürftigen bereits über 54 Jahre alt, immerhin 33 % zählten zu den über 64-Jährigen. Gleichzeitig waren etwa 73 % der privaten Hauptpflegepersonen weiblich [41]. »Da Frauen meist Männer ehelichen, die älter sind als sie selbst, sind es häufig Frauen, die sich um einen pflegebedürftigen Partner zu kümmern haben« [42]. So betrachtet, kennzeichnen Alter und Geschlecht offensichtlich nicht nur die (kostenwirksame) Inanspruchnahme von Pflegeleistungen, sondern umgekehrt auch deren (zumeist unentgeltliche) Realisierung.

5.2.5 Entwicklung der Krankheitskosten: Welchen Einfluss hat die Demografie?

Die bisherigen Ausführungen rückten – im Rahmen einer Querschnittsbetrachtung – die Struktur der Krankheitskosten alter Menschen ins Zentrum der Analyse, sei es unter dem Gesichtspunkt des Geschlechts, der Diagnosen oder der Einrichtungen des Gesundheitswesens. Eine konsequente Ergänzung dieser »Momentaufnahmen« kann durch einen Blick auf den zeitlichen Verlauf vorgenommen werden. Kernfrage ist dann nicht mehr, welchen Einfluss die Altersstruktur einer Gesellschaft auf die Verteilung der Krankheitskosten hat. Kernfrage ist in diesem Fall, welchen Einfluss die Alterung einer Gesellschaft auf den Verlauf der Krankheitskosten hat. Theoretisch wird dadurch das Alter als der »rote Faden« der vorliegenden Publikation um die Längsschnittperspektive erweitert. Dafür können auf Grundlage der noch jungen Krankheitskostenrechnung die Berichtsjahre 2002 und 2004 herangezogen werden. Der Blick »zurück« bereitet auch den Boden für den Blick nach »vorn«, dem sich u.a. das Kapitel 5.3 widmet.

Tatsächliche Entwicklung 2002 bis 2004 – trotz nahezu gleichbleibender Einwohnerzahl steigen die Krankheitskosten

Die Krankheitskosten sind in Deutschland von 2002 bis 2004 um rund 6,1 Milliarden Euro gestiegen (+ 2,8 %). Das Bevölkerungsniveau blieb währenddessen mit einem Zuwachs von rund 19.000 Personen nahezu konstant (+ 0,02 %). Da sich dadurch höhere Kosten auf fast die gleiche Einwohnerzahl konzentrierten, erhöhten sich auch die durchschnittlichen Pro-Kopf-Krankheitskosten (+ 80 Euro). Angesichts dieser Ergebnisse stellt sich die Frage, ob und inwiefern der Anstieg der Krankheitskosten mit der demografischen Entwicklung zusammenhängen könnte oder in diesem Fall wohl zutreffender: mit Verschiebungen in der Altersstruktur.

Aus Abbildung 5.2.5.1 gehen die prozentualen Veränderungen der Bevölkerungszahl und der Krankheitskosten im Zeitraum 2002 bis 2004 nach Alter hervor. In der jeweils dritten Säule der Abbildung, den Pro-Kopf-Krankheitskosten, werden diese beiden Werte aufeinander bezogen; das Resultat gibt die Veränderung der durchschnittlichen Kostenintensität je Einwohner wider.

Bei der Interpretation der Abbildung ist zu berücksichtigen, dass sich die Bevölkerung in dem kurzen Beobachtungszeitraum nicht eindeutig in Richtung »demografische Alterung« entwickelt hat. Zumindest nicht in dem Sinne, dass in den älteren Altersklassen durchgängig ein Zuwachs der

Abbildung 5.2.5.1
Entwicklung der Bevölkerung und der Krankheitskosten nach Alter 2002/2004
Quelle: Statistisches Bundesamt, Bevölkerungsfortschreibung (Jahresdurchschnitt) und Krankheitskostenrechnung

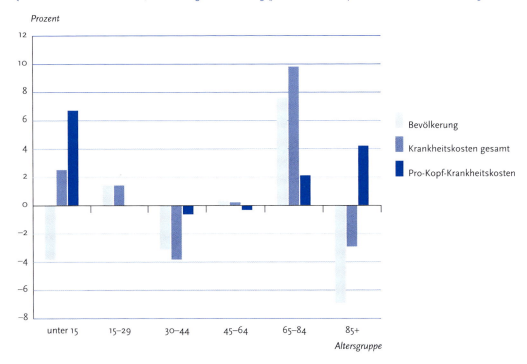

Einwohnerzahl zulasten der jüngeren und mittleren Altersgruppen zu beobachten sei. Vielmehr ist die Entwicklung in den einzelnen Altersklassen hinsichtlich Richtung und Stärke uneinheitlich. Bei den 65- bis 84-Jährigen beispielsweise stieg die Einwohnerzahl deutlich, da in diese Altersgruppe Geburtsjahrgänge aus der Zeit zwischen den beiden Weltkriegen mit (wieder) steigenden Geburtenraten fallen. Bei den über 84-Jährigen mit einer rückläufigen Bevölkerung wirken sich dagegen noch die Folgen des ersten Weltkriegs mit einem durch hohe Sterblichkeit und Geburtenrückgängen stark dezimierten Bestand aus.

Dennoch gestattet der Vergleich von Bevölkerungs- und Krankheitskostenentwicklung eine Annäherung an den demografisch bedingten Effekt: Für eine direkte, monokausale Altersabhängigkeit der Krankheitskosten und in der Folge einen rein demografisch bedingten Effekt spräche, wenn sich Bevölkerung und Kosten in den jeweiligen Altersklassen übereinstimmend in eine Richtung entwickelten. Kurz, die Kosten müssten proportional zur »Kopfzahl« ansteigen oder zurückgehen. In diesem Fall wäre ferner zu erwarten, dass die Pro-Kopf-Krankheitskosten unverändert auf dem Ausgangsniveau des Jahres 2002 verblieben. Eine solche idealtypische Entwicklung lag beim Zeitvergleich 2002 mit 2004 sogar in einer Altersgruppe, bei den 15- bis 29-Jährigen, vor. Für einen Zusammenhang mit der demografischen Entwicklung spricht auch, dass sich Bevölkerung und Krankheitskosten in fast allen Altersklassen einheitlich in gleicher Richtung bewegten. Einzige Ausnahme war die Altersgruppe der unter 15-jährigen Kinder und Jugendlichen: Hier wurde der Anstieg der Krankheitskosten (+ 2,5 %) von einem Rückgang der Bevölkerung begleitet (– 3,8 %). Konsequenz dieser gegenläufigen Entwicklung war ein in diesem Alter relativ kräftiges Wachstum der Pro-Kopf-Kosten (+ 6,7 %).

Mit Blick auf die alten Menschen zeigt Abbildung 5.2.5.1: In den beiden höchsten Altersgruppen erhöhten sich im Zeitvergleich die Pro-Kopf-Krankheitskosten, bei den über 84-Jährigen doppelt so stark wie bei den 65- bis 84-Jährigen (+ 4,2 % bzw. + 2,1 %). Dahinter standen allerdings unterschiedliche Entwicklungen: Während bei den 65- bis 84-Jährigen sowohl Kosten als auch Einwohnerzahl anstiegen, waren sie bei den über 84-Jährigen beide rückläufig. Dass dabei die Kosten im Verhältnis zu den Einwohnern jeweils überwogen, hatte jedoch in beiden Altersgruppen übereinstimmend einen Anstieg der Pro-Kopf-Kosten zur Folge.

Welche Schlussfolgerungen können auf Grundlage dieser Daten gezogen werden? Zunächst einmal haben die Pro-Kopf-Krankheitskosten der ganz Jungen und der alten Menschen zugenommen, während sie in den drei verbleibenden mittleren Altersklassen stagnierten oder leicht zurückgingen. Die Veränderungen in den Pro-Kopf-Kosten lassen sich durch Entwicklungen in der Einwohnerzahl allein nicht erklären und deuten darauf hin, dass hier andere bzw. zusätzliche Faktoren wirken. Das trifft insbesondere auf die unter 15-jährigen Kinder und Jugendlichen zu. Weiterhin war der prozentuale Anstieg der Pro-Kopf-Krankheitskosten bei den 65- bis 84-Jährigen im Vergleich zu den anderen beiden Altersgruppen mit einem Anstieg der Pro-Kopf-Kosten zwar am schwächsten ausgeprägt, addierte sich absolut aber auf einen Betrag von rund 7,3 Milliarden Euro; altersbezogen war das bei weitem der höchste Anstieg.

Zusammengenommen sind die Ergebnisse letztlich aber uneindeutig. Rechnerisch – und unter Berücksichtigung des knappen Beobachtungszeitraums – stützen sie einen demografisch bedingten Effekt eher, als dass sie ihm widersprechen. In diesem Zusammenhang ist es wichtig, die Krankheitskostenrechnung als eine Ergänzung zu anderen Datenquellen zu verstehen. Sie liefert wertvolle Informationen zur Inanspruchnahme des Gesundheitswesens durch die Bevölkerung. Man darf den Ressourcenverbrauch im Gesundheitssektor aber nicht allein als Indikator für den Bedarf an gesundheitsbezogenen Gütern und Leistungen betrachten. Er ist gleichzeitig Ausdruck eines vielschichtigen Prozesses, der Maßnahmen und Interventionen des Gesetzgebers einschließt und von dem verschiedenste Akteure und Interessengruppen im Gesundheitswesen profitieren können. Für ein umfassendes Verständnis des Kostengeschehens im Gesundheitswesen sollten insofern weitere Erklärungsfaktoren – zusätzlich zur demografischen Entwicklung – in Betracht gezogen werden.

Erwartete Entwicklung 2002 bis 2004 – Tatsächlicher Anstieg der Krankheitskosten fällt höher aus als erwartet

In einem zweiten Schritt lässt sich das hypothetische Rechenbeispiel der erwarteten Krankheitskosten der Frauen aus Abschnitt 5.2.2 auch auf die zeitliche Entwicklung der Krankheitskosten übertragen. Ausgangspunkt ist dann die Frage: Wie hoch wäre der Ressourcenverbrauch im Jahr 2004, wenn allein Veränderungen in der Bevölkerungsstruktur für den Anstieg der Krankheitskosten verantwortlich wären?

Zu ihrer Beantwortung werden die altersspezifischen Pro-Kopf-Krankheitskosten des Jahres 2002 auf die Bevölkerungsstruktur des Jahres 2004 angelegt (siehe Abbildung 5.2.5.2). Das Ergebnis schätzt die Krankheitskosten, die unter der Annahme zu erwarten wären, dass der Kostenentwicklung ein rein demografisch bedingter Effekt zugrunde läge. Die Pro-Kopf-Krankheitskosten werden in dieser Berechnung konstant gehalten, so dass andere Erklärungsfaktoren, z. B. der technische Fortschritt oder die allgemeine Teuerung im Gesundheitswesen, theoretisch ausgeschlossen sind (vgl. Kapitel 5.3). Der Anstieg wäre in diesem Fall ausschließlich auf Entwicklungen in der Einwohnerzahl von 2002 bis 2004 zurückzuführen. Unter dieser Annahme ist auch ein Wachstum der Krankheitskosten zu erwarten, und zwar auf 222,3 Milliarden Euro. Das Plus von 3,5 Milliarden Euro (+ 1,6 %) fällt allerdings deutlich geringer aus als der tatsächliche Zuwachs von 6,1 Milliarden Euro (+ 2,8 %). Das bedeutet mit anderen Worten: Über die Hälfte des tatsächlichen Kostenanstiegs kann auf Grundlage dieser hypothetischen Rechnung durch die demografische Entwicklung erklärt werden.

Prinzipiell lagen dabei die tatsächlichen Kosten in etwa gleichauf oder über den Erwartungswerten (siehe Abbildung 5.2.5.2), lediglich bei den 30- bis 44-Jährigen war der tatsächliche Rückgang (− 3,8 %) deutlich markanter, als angenommen

Abbildung 5.2.5.2
Tatsächliche und erwartete Entwicklung der Krankheitskosten nach Alter 2002/2004
Quelle: Statistisches Bundesamt, Bevölkerungsfortschreibung (Jahresdurchschnitt) und Krankheitskostenrechnung

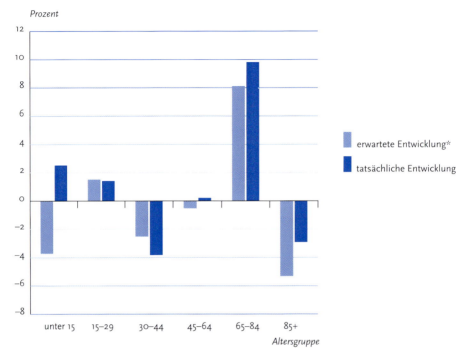

* Erwartete Entwicklung: Erwartungswerte für das Jahr 2004, errechnet auf Grundlage der Pro-Kopf-Kosten des Jahres 2002 und der Bevölkerung 2004.

(– 2,5 %). Interessant sind unabhängig davon auch die Altersgruppen, in denen die Kosten, trotz rückläufiger Erwartungswerte, ansteigen – in diesem Fall also im Alter von unter 15 und 45 bis 64 Jahren.

Dass die demografische Entwicklung für den Gesamtanstieg der Krankheitskosten weder als einziger noch als der primär ausschlaggebende Faktor anzusehen ist, sondern Bestandteil eines komplexen Wirkzusammenhangs sein dürfte, dafür wurden im Rahmen der bisherigen Ausführungen diverse Belege zusammengetragen. Von weiterführendem Interesse ist die Analyse von Faktoren, die über die personenbezogenen, rein demografischen Merkmale Alter und Geschlecht hinaus die Gesundheitsausgaben beeinflussen. Sie ergänzen die vorgestellten Ergebnisse der Krankheitskostenrechnung und werden im Anschluss diskutiert.

Literatur

1. Deutsches Zentrum für Altersfragen (2005) Gesundheit und Gesundheitsversorgung. Pressetext zur Pressekonferenz am 03. August 2005
2. Schneider HD (2003) Psychosoziale und körperliche Gesundheit im hohen Alter. In: Pro Senectute Schweiz (Hrsg) Hochaltrigkeit – Eine Herausforderung für Individuum und Gesellschaft. Zürich, S 23–38
3. Kuhlmey A (2006) Rechnung mit vielen Unbekannten. Gesundheit und Gesellschaft. Spezial 9 (7/8): 4–6
4. Schneider N, Schwartz FW (2006) Auswirkungen der soziodemografischen Entwicklung auf das Krankheitsgeschehen. Die BKK. Zeitschrift der Betrieblichen Krankenversicherung 94 (11): 530–546

5. Getz L, Kirkengen AL, Hetlevik I et al. (2004) Ethical dilemmas arising from implementation of the European guidelines on cardiovascular disease prevention in clinical practice. Scandinavian Journal of Primary Health Care 22: 202–208
6. Choudhry NK, Stelfox HT, Detsky AS (2002) Relationships Between Authors of Clinical Pratice Guidelines and the Pharmaceutical Industry. Journal of the American Medical Association 287 (5): 612–617
7. Sachverständigenrat zur Begutachtung der Entwicklung im Gesundheitswesen (2006) Koordination und Qualität im Gesundheitswesen, Gutachten 2005 – Kurzfassung. Stuttgart
8. Zweifel P (2001) Alter, Gesundheit und Gesundheitsausgaben – eine neue Sicht. GGW 11 (1): 6–12
9. Höpflinger F (2000) Demografische Alterung – Hintergründe und Trends in der Schweiz www.hoepflinger.com/fhtop/Demografische-Alterung.pdf (Stand: 15.01.2009)
10. Braun B, Kühn H, Reiners H (1999) Das Märchen von der Kostenexplosion – Populäre Irrtümer zur Gesundheitspolitik. 3. Auflage. Fischer Taschenbuch Verlag, Frankfurt am Main
11. Doblhammer G (2006) Das Alter ist weiblich: Demografie der weiblichen Bevölkerung. Der Gynäkologe 39 (5): 346–353
12. Tews HP (1990) Neue und alte Aspekte des Strukturwandels des Alters. WSI Mitteilungen 8/1990: 478–489
13. König C, Zoike E (2004) Krankheitskosten nach Geschlecht und Alter – Sind Frauen wirklich teuerer? Die BKK. Zeitschrift der Betrieblichen Krankenversicherung 10: 445–448
14. Sieverding M (2005) Geschlecht und Gesundheit. In: Schwarzer R (Hrsg) Gesundheitspsychologie. Hogrefe Verlag für Psychologie, Göttingen Bern Toronto Seattle, S 55–70
15. Walter U, Hager K (2004) Die alternde Bevölkerung: Demografie, gesundheitliche Einschränkungen, Krankheiten und Prävention unter Gender-Aspekt. In: Rieder A, Lohff B (Hrsg) Gender Medizin – Geschlechtsspezifische Aspekte für die klinische Praxis. Springer Verlag, Wien New York, S 267–300
16. Rothgang H, Glaeske G (2005) Differenzierung privater Krankenversicherungstarife nach Geschlecht: Bestandsaufnahme, Probleme, Optionen – Gutachten für das Bundesministerium für Familie, Senioren, Frauen und Jugend. Zentrum für Sozialpolitik, Universität Bremen
17. Statistisches Bundesamt (2005) Bevölkerungsfortschreibung 2004 – Fachserie 1, Reihe 1.3. Wiesbaden
18. Höpflinger F (2001) Frauen im Alter – die heimliche Mehrheit. Geschlechtsspezifische Unterschiede in der Lebenserwartung – ein globales Phänomen moderner Gesellschaften www.hoepflinger.com/fhtop/fhalter1K.html (Stand: 15.01.2009)
19. Statistisches Bundesamt (2006) Leben und Arbeiten in Deutschland – Sonderheft 1: Familien und Lebensformen Ergebnisse des Mikrozensus 1996–2004. Wiesbaden
20. Höpflinger F, Stuckelberger A (1999) Alter Anziani Vieillesse – Hauptergebnisse und Folgerungen aus dem Nationalen Forschungsprogramm. NFP32. Bern www.snf.ch/SiteCollectionDocuments/nfp_resultate_nfp32_d.pdf (Stand: 15.01.2009)
21. Ding-Greiner C (2006) Präventive Strategien in der Gesundheitsversorgung einer alternden Gesellschaft. Apotheken-Magazin 04/2006: 72–78
22. Wurm S, Tesch-Römer C (2005) Alter und Gesundheit. In: Schwarzer R (Hrsg) Gesundheitspsychologie. Hogrefe Verlag für Psychologie, Göttingen Bern Toronto Seattle, S 71–90
23. Ding-Greiner C, Lang E (2004) Alternsprozesse und Krankheitsprozesse – Grundlagen. In: Kruse A, Martin M (Hrsg) Enzyklopädie der Gerontologie. Bern, S 182–207
24. Baltes PB, Baltes MM (1989) Optimierung durch Selektion und Kompensation – Ein psychologisches Modell erfolgreichen Alterns. Zeitschrift für Pädagogik 35: 85–105
25. Bundesministerium für Familie, Senioren, Frauen und Jugend (2001) Dritter Bericht zur Lage der älteren Generation in der Bundesrepublik Deutschland: Alter und Gesellschaft. Drucksache 14/5130
26. Mayer KU, Baltes PB, Baltes MM et al. (1999) Wissen über das Alter(n): Eine Zwischenbilanz der Berliner Altersstudie. In: Mayer KU, Baltes PB (Hrsg) Die Berliner Altersstudie. Akademie Verlag, Berlin, S 599–634
27. Steinhagen-Thiessen E, Borchelt M (1999) Morbidität, Medikation und Funktionalität im Alter. In: Mayer KU, Baltes PB (Hrsg) Die Berliner Altersstudie. Akademie Verlag, Berlin, S 151–182
28. Sachverständigenrat für die Konzertierte Aktion im Gesundheitswesen (2000) Bedarfsgerechtigkeit und Wirtschaftlichkeit, Band III Über-, Unter- und Fehlversorgung. Gutachten 2000/2001, Ausführliche Zusammenfassung
29. Kuhlmey A (2005) Versorgungsverläufe bei chronisch kranken älteren Menschen: Eine patientenorientierte Analyse zur bedarfsgerechten und wirtschaftlichen Steuerung des Versorgungsgeschehens. Forschungsbericht, Berlin
30. Bäcker G et al. (2000) Sozialpolitik aktuell. Wiesbaden
31. Maaz A, Winter MHJ, Kuhlmey A (2007) Der Wandel des Krankheitspanoramas und die Bedeutung chronischer Erkrankungen (Epidemiologie, Kosten). In: Badura B, Schellschmidt H, Vetter C (Hrsg) Fehlzeiten-Report 2006 Chronische Krankheiten. Springer Verlag, Berlin Heidelberg New York, S 5–23
32. Gesellschaft der epidemiologischen Krebsregister in Deutschland e.V., Robert Koch-Institut (Hrsg) (2006) Krebs in Deutschland Häufigkeiten und Trends. 5. überarbeitete, aktualisierte Ausgabe, Saarbrücken
33. Robert Koch-Institut (Hrsg) (2006) Gesundheit in Deutschland. Gesundheitsberichterstattung des Bundes. Robert Koch-Institut, Berlin
34. Robert Koch-Institut (Hrsg) (2006) Koronare Herzkrankheit und akuter Myokardinfarkt. Gesundheitsberichterstattung des Bundes Heft 33. Robert Koch-Institut, Berlin
35. Robert Koch-Institut (Hrsg) (2005) Altersdemenz. Gesundheitsberichterstattung des Bundes Heft 28. Robert Koch-Institut, Berlin

36. Sachverständigenrat für die Konzertierte Aktion im Gesundheitswesen (2000) Bedarfsgerechtigkeit und Wirtschaftlichkeit, Band I Zielbildung, Prävention, Nutzerorientierung und Partizipation, Band II Qualitätsentwicklung in Medizin und Pflege. Gutachten 2000/2001 Kurzfassung
37. Kruse A, Knappe E, Schulz-Nieswandt F et al. (2003) Kostenentwicklung im Gesundheitswesen: Verursachen ältere Menschen höhere Gesundheitskosten? AOK Baden-Württemberg, Heidelberg
38. Bundesamt für Statistik (1996) Herausforderung Bevölkerungswandel Perspektiven für die Schweiz – Bericht des Perspektivstabes der Bundesverwaltung. Bern
39. Grob D (2005) Grundlegende Aspekte der klinischen Geriatrie Geschichte, methodische Grundlagen, Ausblick www.altadent.ch/altavita02/av_publikation_grob_aspekte.htm (Stand: 15.01.2009)
40. Bundesministerium für Familie, Senioren, Frauen und Jugend (2005) 1. Datenreport zur Gleichstellung von Frauen und Männern in der Bundesrepublik Deutschland www.bmfsfj.de/bmfsfj/generator/Publikationen/genderreport/01-Redaktion/PDF-Anlagen/gesamtdokument,property=pdf,bereich=genderreport,sprache=de,rwb=true.pdf (Stand: 15.01.2009)
41. Schneekloth U (2003) Hilfe- und Pflegebedürftige in Privathaushalten in Deutschland 2002 – Schnellbericht, Erste Ergebnisse der Repräsentativerhebung im Rahmen des Forschungsprojekts »Möglichkeiten und Grenzen einer selbständigen Lebensführung hilfe- und pflegebedürftiger Menschen in privaten Haushalten« (MuG 3). Infratest Sozialforschung, München
42. Höpflinger F (2005) Wandel des Alters – neues Alter für neue Generationen www.hoepflinger.com/fhtop/Wandel-des-Alters.pdf (Stand: 15.01.2009)

5.3 Bedeutung der demografischen Alterung für das Ausgabengeschehen im Gesundheitswesen

Silke Mardorf, Karin Böhm

Kernaussagen

1. Die demografische Alterung wirkt primär über die Nachfrage nach Gesundheitsgütern und -dienstleistungen auf das Ausgabengeschehen im Gesundheitswesen ein. Daneben haben angebotsseitige und systemimmanente Faktoren Einfluss auf die Ausgabenentwicklung.
2. Der Gesundheitsausgabenanstieg der vergangenen Jahrzehnte war weniger demografisch beeinflusst, sondern neben den Folgen der Wiedervereinigung durch Zugangs- und Angebotsausweitungen ausgelöst.
3. Viele Studien zeigen übereinstimmend, dass dem medizinisch-technischen Fortschritt als Ausgabenfaktor mehr Bedeutung beizumessen ist, als der demografischen Alterung. Allerdings wird ein sich gegenseitig verstärkender, ausgabensteigernder Effekt zwischen medizinisch-technischem Fortschritt und Alterung diskutiert.
4. Ein großer Anteil der Gesundheitsausgaben konzentriert sich unabhängig vom Alter auf die letzte Lebensphase eines Menschen (Sterbekostenthese), wobei die Differenz zwischen den Ausgaben für Überlebende und Versterbende mit zunehmendem Alter eher geringer wird.
5. Die Altersabhängigkeit der künftigen Gesundheitsausgaben ist unterschiedlich stark, je nachdem, welche Annahmen über den Gesundheitszustand (Kompression oder Expansion), mit dem die gewonnenen Lebensjahre verbracht werden, getroffen werden.

Die Gesundheitsökonomie beschäftigt sich vor dem Hintergrund der demografischen Alterung zunehmend mit der Frage: Wie werden sich die Ausgaben im Gesundheitswesen in einer älter werdenden Gesellschaft künftig entwickeln? In vielen Modellrechnungen wird dabei als eine Hypothese unterstellt, dass eine älter werdende Gesellschaft gleichbedeutend mit einer »kränkeren« und damit im Hinblick auf die zu finanzierenden Gesundheitsgüter und -leistungen auch «teurer» werdenden Gesellschaft ist.

In diesem Kapitel wird der Frage nachgegangen, welche Bedeutung der demografischen Alterung für das Ausgabengeschehen im Gesundheitswesen tatsächlich beizumessen ist. Dies geschieht zunächst ganz allgemein mit Blick auf die wichtigsten Einflussfaktoren auf das Ausgabengeschehen im Gesundheitswesen. Was verursachte die Ausgabenanstiege in der Vergangenheit und wodurch konnten Ausgabenanstiege abgebremst werden? Zum besseren Verständnis der von der Europäischen Kommission bis ins Jahr 2050 projizierten Ausgabeszenarien werden zentrale Thesen und Annahmen erläutert, die den Szenarien zugrunde liegen, jeweils differenziert nach nachfrage- und angebotsseitigen Faktoren. Auch die Organisation, Struktur und Steuerung unseres Gesundheitswesens, also Einflüsse, die durch das Gesundheitssystem selbst hervorgerufen werden, weil sie dem System immanent sind, wirken auf die Ausgabenentwicklung. Bei der anschließenden Einschätzung der verschiedenen Szenarien richtet sich das Augenmerk daher auch auf systemimmanente Faktoren, die aufgrund ihrer komplexen Wirkungen in Modellrechnungen nicht berücksichtigt werden (können).

5.3.1 Wichtige Einflussfaktoren auf die Gesundheitsausgaben im Überblick

Für das Verständnis der verschiedenen Einflussfaktoren auf das Ausgabengeschehen im Gesundheitswesen kann es hilfreich sein, sich die Besonderheiten des Gesundheitswesens im Vergleich zu einem Wirtschaftszweig wie z. B. dem Fahrzeugbau oder dem Baugewerbe vor Augen zu führen. Zu den Besonderheiten zählt erstens, dass der Staat die konkrete Ausgestaltung der Gesundheitsversorgung reguliert [1]. Zweitens fallen Nachfrage und Finanzierung sowie Angebot und Vergütung von Gesundheitsgütern und -leistungen meist nicht zusammen. Versicherungen und Institutionen der Selbstverwaltung sind als so genannte »Mittler« dazwischen geschaltet [2]. Das deutsche Gesundheitswesen beruht drittens im Unterschied zu anderen Wirtschaftszweigen auf einer Vielzahl von Vereinbarungen unterschiedlicher Organisationen (»korporative Elemente«), die partikulare Interessen vertreten und zugleich hoheitliche Aufgaben ausüben sollen, wie z. B. kassenärztlichen Vereinigungen [3]. Im Unterschied zu den beispielhaft aufgeführten Wirtschaftszweigen ist das Gesundheitswesen viertens in viel stärkerem Maße mit ethisch-moralischen Fragen konfrontiert. Das Gesundheitswesen sollte daher nicht ausschließlich unter dem Aspekt der wirtschaftlichen Effizienz betrachtet werden [4].

Gesundheitsgüter und -(dienst)leistungen
Das Gesundheitswesen ist primär ein Dienstleistungssektor. Gesundheitliche Dienstleistungen zählen zu den persönlichen Dienstleistungen, für die das »uno-actu-Prinzip« gilt, d. h. Produktion und Konsum (z. B. bei einer Reanimation) erfolgen gleichzeitig und sind zeitlich oft nicht aufschiebbar. Aus diesen Gründen sind Gesundheits(dienst)leistungen sehr personalintensiv und in geringerem Maße als andere berufliche Tätigkeiten rationalisierbar. Unter Gesundheitsgütern (synonym Waren) werden im Folgenden gesundheitsbezogene Sachgüter verstanden. Hierzu zählen etwa Arzneimittel und Hilfsmittel (wie Seh- und Hörhilfen, orthopädische Hilfsmittel) sowie Zahnersatz und sonstiger medizinischer Bedarf.

Abbildung 5.3.1.1 zeigt ausgewählte nachfrageseitige, angebotsseitige und systemimmanente Einflussfaktoren auf das Ausgabengeschehen im Gesundheitswesen. Weitere mögliche Unterscheidungskriterien stellen die Art der nachfrageseitigen Einflussnahme (u. a. individuell in Bezug auf das Gesundheitsverhalten, gesellschaftlich in Bezug auf Konsumtrends) oder die Art der Wirkungen auf das Ausgabengeschehen (u. a. unmittelbar über das Inanspruchnahmeverhalten, mittelbar über die Bildung) dar. Aufgrund der Vielzahl der Einflussfaktoren auf die Gesundheitsausgaben und ihren zum Teil komplexen und wechselseitigen Wirkungen muss die folgende Darstellung auf eine Auswahl beschränkt bleiben.

Ausschlaggebend für die Nachfrage nach Gesundheitsgütern und -leistungen sind zum einen individuelle Merkmale wie der Gesundheitszustand, das subjektive Gesundheitsempfinden und das (gesundheitsförderliche oder -gefährdende) Gesundheitsverhalten der einzelnen Personen. Zusammengenommen bewirken die daraus resultierenden individuellen Inanspruchnahmeverhalten kollektive Inanspruchnahmemuster von Gesundheitsgütern und -leistungen. Gesundheitszustand, -empfinden und -verhalten stehen wiederum im Zusammenhang mit der sozialen Schichtzugehörigkeit (Bildung, Einkommen und Erwerbsstatus) sowie dem Alter und dem Geschlecht der Personen (vgl. Teil 3). Zum anderen beeinflussen auch gesundheitsbezogene Konsumtrends die Nachfrage nach Gesundheitsgütern und -leistungen und über diese das Ausgabenniveau und die Ausgabenentwicklung im Gesundheitswesen.

Angebotsseitig schreibt die Gesundheitsökonomie die ausgabensteigernde Wirkung primär dem medizinisch-technischen Fortschritt zu. Gefördert und unterstützt wird dieser Fortschritt einerseits u. a. durch den Wissensstand und die zunehmende Spezialisierung der Fachkräfte im Gesundheitswesen sowie deren Verfügbarkeit (z. B. Ärztedichte) und durch das über den GKV-Leistungskatalog (GKV – gesetzliche Krankenversicherung) definierte Leistungsspektrum für die Versicherten und das Zulassungssystem für die Ärztinnen und Ärzte andererseits. Aber auch die moralische Verpflichtung der Akteurinnen und Akteure im Gesundheitswesen, die bestehende medizinische Wissensbasis bestmöglich zu nutzen, wirkt auf das Angebot an Gesundheitsgütern und -leistungen ein.

Gesundheitsangebot und -nachfrage beeinflussen sich dabei gegenseitig, wenn das Angebot an Gesundheitsgütern und -leistungen Nachfrage hervorruft, was beispielsweise im Falle neuer Arzneimittel und Diagnoseverfahren geschehen kann, oder wenn die entsprechende Nachfrage

Abbildung 5.3.1.1
Ausgewählte nachfrageseitige, angebotsseitige und systemimmanente Einflussfaktoren auf das Ausgabengeschehen im Gesundheitswesen
Quelle: eigene Darstellung

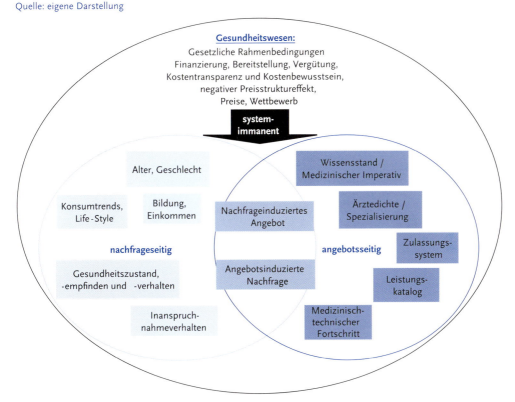

ein Angebot auslöst, wie z. B. bei den Internetapotheken. Der erste Fall wird als angebotsinduzierte Nachfrage, der zweite als nachfrageinduziertes Angebot bezeichnet.

Systemseitig können die eingangs erwähnten Besonderheiten des deutschen Gesundheitswesens zu einem unterentwickelten Kostenbewusstsein der Anbieter und Nachfrager beitragen, weil durch die besondere Form der Bereitstellung, Finanzierung und Vergütung der Gesundheitsgüter und -leistungen die verursachten Kosten wenig transparent werden. Dem Gesundheitssystem immanent sind auch die überdurchschnittlich steigenden Verbraucherpreise im Vergleich zu anderen Wirtschaftszweigen [5]. Dieser so genannte negative Preisstruktureffekt tritt besonders in dienstleistungsintensiven Wirtschaftbereichen auf, weil hier durch die erforderlichen persönlichen Dienstleistungen die menschliche Arbeitskraft seltener durch Kapital oder Automatisierungsprozesse ersetzt werden kann [6]. Preisbildung findet hier in eingeschränktem Ausmaß sowohl unter Wettbewerbsbedingungen, als auch unter staatlicher Regulierung (z. B. auf dem Arzneimittelmarkt durch das Arzneimittelverordnungs-Wirtschaftlichkeitsgesetz) statt.

5.3.2 Entwicklung der Gesundheitsausgaben in der Vergangenheit

Im Jahr 2006 wurden in Deutschland insgesamt 245 Milliarden Euro für Gesundheit ausgegeben, das waren 87 Milliarden mehr als im Jahr 1992. Zur Beurteilung, ob die Ausgabenentwicklung im Gesundheitswesen im Vergleich mit der allgemeinen Wirtschaftsentwicklung angemessen ist, wird üblicherweise der Anteil der Gesundheitsausgaben am Bruttoinlandsprodukt (BIP) herangezogen [1]. Der entsprechende Anteil stieg im Zeitraum 1992 bis 2006 in Deutschland von 9,6 % auf 10,6 % an [7]. Dies ist auf ein in diesem Zeitraum mit 56 % überdurchschnittliches Wachstum der Gesundheitsausgaben zurückzuführen. Zum Vergleich: Das BIP wuchs in selben Zeitraum nominal um 41 %.

Gesundheitsausgaben und GKV-Ausgaben – eine wichtige Unterscheidung
Unter den Gesundheitsausgaben werden die Ausgaben für das Gesundheitswesen aller Ausgabenträger verstanden. Zu den Ausgabenträgern zählen die öffentlichen Haushalte, die gesetzliche und die private Krankenversicherung, die soziale Pflegeversicherung, die gesetzliche Renten- und Unfallversicherung, die Arbeitgeber sowie die privaten Haushalte und die Organisationen ohne Erwerbszweck. Die gesetzliche Krankenversicherung ist mit 57 % Ausgabenanteil zwar der bedeutsamste, aber nur ein Ausgabenträger unter mehreren [7].

Für das Anwachsen der Gesundheitsausgaben sind Veränderungen des Volumens, der Preise und der Qualität der Güter und Dienstleistungen im Gesundheitswesen verantwortlich zu machen [8]. Die Einführung der Pflegeversicherung hat beispielsweise den Leistungsumfang im Gesundheitswesen deutlich erweitert [5], überdurchschnittliche Preisanstiege wurden z. B. für Arznei- und Hilfsmittel beobachtet [9]. Der durch den medizinisch-technischen Fortschritt ausgelöste »Technologieschub« hat die Behandlungsmöglichkeiten in der Diagnostik und Therapie erweitert und verbessert [10]. Die Ausgabensteigerungen werden aber auch auf fehlende Wirtschaftlichkeitsanreize in verschiedenen Leistungsbereichen des Gesundheitswesens zurückgeführt [8]. Darüber hinaus haben chronische und psychische Erkrankungen an Bedeutung zugenommen [8], ebenso wie lebensstilrelevante Risikofaktoren wie Über- und Fehlernährung, mangelnde körperliche Aktivität mit der Folge von Bluthochdruck und Fettstoffwechselstörungen etc. [11]. Ausgabensteigernde Wirkungen sind auch auf die daraus resultierenden Versorgungsbedürfnisse der Bevölkerung mit Gesundheitsgütern und -leistungen zurückzuführen.

Die Ausgabenanstiege wurden dabei durch zahlreiche Maßnahmen des Gesetzgebers wiederholt begrenzt. Die Gesetzgebung reagierte auf das überproportionale Wachstum der Gesundheitsausgaben u. a. mit dem Beitragsentlastungsgesetz 1997 und mit dem Gesetz zur Modernisierung der gesetzlichen Krankenversicherung 2004. Diese Schritte zielten insbesondere darauf ab, den GKV-Beitragssatz nicht oder nur in begrenztem Umfang ansteigen zu lassen. Ohne die Gesundheitsreformen und entsprechenden gesetzlichen Regelungen wäre der Anstieg der Gesundheitsausgaben in Deutschland in den vergangenen Jahren aller Wahrscheinlichkeit nach höher ausgefallen. Die Maßnahmen des Gesetzgebers sind auch in der Abbildung 5.3.2.1 erkennbar. Die Abbildung zeigt die prozentualen Veränderungen der Gesundheitsausgaben und des BIP in Deutschland gegenüber dem Vorjahr im Zeitraum von 1993 bis 2006.

Ingesamt zeigt sich: Die Einflussfaktoren auf das Ausgabengeschehen im Gesundheitswesen sind vielfältig und in ihrer Wirkung komplex. Die Entwicklung der vergangenen 15 Jahre war geprägt von Ausgabenzuwächsen, die durch intensive Gesetzgebung unterbrochen wurde. In der öffentlichen Wahrnehmung wird die Ausgabenentwicklung im Gesundheitswesen – vermutlich auch aufgrund der wiederholt gestiegenen Beitragssätze und der Zuzahlungen – häufig als überproportional hoch eingeschätzt. Zieht man den Anteil der Gesundheitsausgaben am BIP als Indikator für die Ausgabenentwicklung heran, wird jedoch deutlich, dass es die in der öffentlichen Diskussion mitunter bemühte Kostenexplosion im Gesundheitswesen nicht gegeben hat.

Eine wichtige Größe stellt in diesem Zusammenhang auch die Entwicklung der zur Finanzierung der Gesundheitsausgaben erzielten Einnahmen dar. Die zeitweiligen Finanzierungsdefizite der GKV in Milliardenhöhe sind nicht primär durch Ausgabensteigerungen im Gesundheitswesen erklärbar. Die Ursachen werden auch

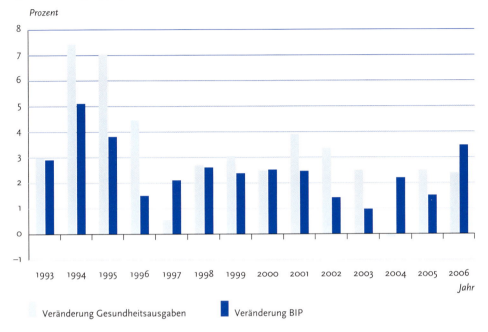

Abbildung 5.3.2.1
Entwicklung der Gesundheitsausgaben und des BIP gegenüber dem Vorjahr in Prozent
Quelle: Statistisches Bundesamt, Gesundheitsausgabenrechnung, Volkswirtschaftliche Gesamtrechnungen, eigene Berechnungen [7, 12]

auf die im Vergleich zum Vorjahr schrumpfenden (2003) bzw. stagnierenden (2004) beitragspflichtigen Einnahmen der GKV [13] gesehen, ausgelöst u. a. durch die im Vergleich zum BIP nur mäßige Steigerung der Löhne und Gehälter als Finanzierungsbasis für die GKV, hohe Erwerbslosenquoten sowie zunehmende Teilzeit- und geringfügige Beschäftigung [1].

5.3.3 Entwicklung der Gesundheitsausgaben in der Zukunft

Um die Bedeutung der demografischen Alterung für die künftige Ausgabenentwicklung im Gesundheitswesen einzuordnen, wird zunächst ausgeführt, welche alterungsabhängigen und -unabhängigen Faktoren nachfrage- und angebotsseitig sowie systembedingt auf die künftige Ausgabenentwicklung einwirken können. Dies erfolgt am Beispiel der Morbiditätsentwicklung als nachfrageseitigen Faktor und am Beispiel des medizinisch-technischen Fortschritts als angebotsseitigen Faktor im Gesundheitswesen.

Nachfrageseitige Faktoren am Beispiel der Morbiditätsentwicklung

Für eine Projektion von Gesundheitsausgaben ist die Frage entscheidend, wie sich die Morbidität der Bevölkerung vor dem Hintergrund der demografischen Alterung, speziell der steigenden Lebenserwartung, entwickeln wird. Je nachdem, welche Annahmen über den Gesundheitszustand, mit dem die gewonnenen Lebensjahre verbracht werden, getroffen werden, kann eine unterschiedlich starke Altersabhängigkeit der künftigen Gesundheitsausgaben aufgezeigt werden. Drei in Fachkreisen viel diskutierte Thesen zur künftigen Morbiditätsentwicklung stehen im Vordergrund der folgenden Ausführungen (siehe Abbildung 5.3.3.1): Die Morbiditätsthesen, die Sterbekostenthese und die Sisyphusthese. Die Kenntnis der

Abbildung 5.3.3.1
Zentrale Thesen zum Einfluss der demografischen Alterung auf die Entwicklung der Gesundheitsausgaben
Quelle: Eigene Darstellung auf der Basis von [14, 15, 16]

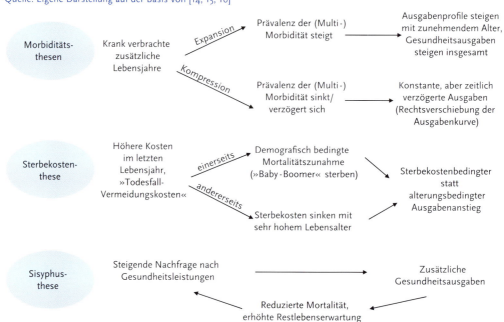

Thesen ist für das Verständnis der nachfolgenden Ausgabenprojektion von Bedeutung, weshalb sie an dieser Stelle kurz umrissen werden.

Morbiditätsthesen

Zentraler Ausgangspunkt der Morbiditätsthesen ist die Frage: Wie verändert sich der durchschnittliche Gesundheitszustand älterer Menschen, insbesondere in der Zeitspanne des Zugewinns an Lebenserwartung? Hierbei konkurrieren im Wesentlichen die Expansions-, die Kompressions- und die Status-Quo-These (vgl. Kapitel 2.5). Die Expansionsthese (synonym »Medikalisierungsthese«) stützt sich auf die vielfach zu beobachtende Multimorbidität Älterer. Sie basiert auf der Annahme, dass die Mortalität zwar abnimmt, aber das verlängerte Leben in Krankheit verbracht wird, also die Morbidität und damit die Inanspruchnahme von Gesundheitsgütern und -leistungen mit dem Alter zunehmen [17, 18]. Für die Entwicklung der Gesundheitsausgaben resultiert daraus: Mit steigender Lebenserwartung könnten Gesundheitsleistungen nicht nur länger, sondern auch in größerem Ausmaß in Anspruch genommen werden, wodurch die Gesundheitsausgaben je Versicherten für ältere Versicherte stärker steigen würden als für jüngere. Diese Annahme korrespondiert auch mit den gegenwärtig im Querschnitt beobachtbaren höheren Ausgaben für Gesundheitsgüter und -leistungen bei älteren Menschen im Vergleich zu jüngeren Menschen, was auch als Versteilerung der Ausgabeprofile bezeichnet wird [19].

Die originär auf Fries [20, 21] zurückgehende Kompressionsthese geht davon aus, dass dank medizinisch-technischem Fortschritt, verbesserten Arbeitsbedingungen und sich positiv veränderndem Gesundheitsverhalten Krankheiten und gesundheitliche Beeinträchtigungen immer später im Leben auftreten. Dadurch wird der Anteil der gesundheitlich beeinträchtigten Lebenszeit komprimiert. Im Unterschied zur Expansionsthese würde eine Kompression der Morbidität die Versteilerung der Ausgabenprofile dämpfen, insbesondere wenn sich auch die Länge der gesundheitlich beeinträchtigten Lebenszeit verringern sollte (absolute Kompression, vgl. Kapitel 2.5) [19].

Vereinfachende Annahmen liegen der Status-Quo-Hypothese [22] zugrunde, die davon ausgeht, dass bei einer Zunahme der Lebenserwartung die relative altersspezifische Inanspruchnahme von Gesundheitsleistungen nach Maßgabe der altersspezifischen Ausgabenprofile zunimmt [23]. Zur Übersetzung der Hypothese in ein Ausgabenszenarium, das auch als »rein demografisch« bezeichnet wird, genügt es, feste Ausgabenprofile eines beliebigen Basisjahrs auf prognostizierte Altersstrukturen der Bevölkerung zu projizieren. Künftige Morbiditätsentwicklungen (und andere Einflussfaktoren) bleiben dabei zunächst unberücksichtigt. Die Morbiditätsentwicklung zurückliegender Jahre ist für verschiedene Krankheitsbilder und Bevölkerungsgruppen uneinheitlich [8]. Hinsichtlich der Konsequenzen der – in welcher Richtung auch immer verlaufenden – Morbidität für die Ausgabenentwicklung ist Folgendes zu bedenken: Eine Kompression oder Expansion für den Bereich des Gesundheitszustandes und der Lebensqualität sind grundsätzlich von einer monetären Kompression oder Expansion der Ausgaben zu unterscheiden [14]. Morbiditätsszenarien sind nicht »eins zu eins« in Ausgabeszenarien zu übersetzen, weil auch angebotsseitige und systembedingte Aspekte in hohem Maße ausgabenrelevant sind. Bei sonst gleichen Umständen hätte eine allgemeine Kompression von Morbidität im höheren Alter aber einen geringeren Ausgabenanstieg zur Folge als eine Entwicklung in Richtung der Medikalisierungs- oder Status-Quo-Hypothese [6].

Sterbekostenthese

Dieser These zufolge ist nicht die demografische Alterung für die steigenden Ausgaben in der Gesundheitsversorgung ausschlaggebend (»Kalendereffekt«). Der Ausgabenanstieg wird demnach vielmehr durch höhere Kosten vor allem im letzten Lebensjahr verursacht (»Restlebenszeiteffekt«) [24]. Auch die Sterbekostenthese (synonym »Todesfallvermeidungskosten«) fließt oft in Ausgabeprojektionen ein. Sie wird häufig in einem Atemzug mit der Kompressionsthese ins Feld geführt [23, 25]. Beide Thesen zielen darauf ab, dass sowohl Morbidität als auch Mortalität ins hohe Alter »verdrängt« werden [23]. Demzufolge bleiben die Gesundheitsausgaben trotz demografischer Alterung prinzipiell gleich hoch, treten aber zeitlich verzögert auf und bewirken damit eine »Rechtsverschiebung« der Ausgabenkurve im Zeitverlauf.

In Querschnittsanalysen konnte die Sterbekostenthese mehrfach nachgewiesen werden. Schon frühe Untersuchungen bei amerikanischen Medicare-Versicherten zeigen, dass auf diejenigen, die im letzten Lebensjahr standen (5 % der Versicherten), 27 % der Gesamtausgaben entfielen. Gleichzeitig waren deren Pro-Kopf-Ausgaben siebenmal höher als die das betreffende Jahr überlebenden gleichaltrigen Versicherten [26, 27]. Für die Schweiz zeigte sich, dass die Ausgabenrelation von Versicherten, die während eines Jahres starben, zu den gleichaltrigen Versicherten 5,6 zu 1 betrug [28]. Mittels alternativer ökonometrischer Methoden konnten diese Ergebnisse in jüngeren Studien gestützt werden [23, 29, 30].

Nach dem Alter der Versterbenden differenziert zeigen Berechnungen auf der Grundlage eines Stichprobenpanels der Gmünder Ersatzkasse für die Jahre 1989 bis 1995 in Deutschland, dass die stationäre Behandlungsdauer in Krankenhäusern im letzten Lebensjahr bis zum Alter von 45 Jahren das 30-fache, bei 60-Jährigen das 20-fache und bei 80-Jährigen das sechsfache gegenüber gleichaltrigen Nicht-Versterbenden beträgt. Auch die durchschnittlichen Krankenhaustage Versterbender sinken mit höherem Alter deutlich ab [31]. Ähnliches zeigt sich für die Schweiz, nämlich dass die Gesundheitsausgaben in den letzten zwei Jahren vor dem Tod bei über 65-Jährigen mit zunehmendem Alter zurückgehen [28]. Demnach nehmen ältere Versterbende weniger intensive und/oder weniger teure Behandlungen in Anspruch als Jüngere [31, 32]. Hinter diesen Befunden werden u. a. ein Wandel in der Einstellung, das medizinisch Machbare auch immer auszuschöpfen und ein Wandel in der Vorstellung, die Leistungsintensität der medizinischen Versorgung ließe sich beliebig steigern, vermutet [8].

Wenn einerseits die Gesundheitsausgaben zur Vermeidung des Todes ein Vielfaches von den sonst anfallenden Ausgaben betragen und andererseits die gleichen Ausgaben mit höherem Alter sinken, hat das nach Henke/Reimers für die

Entwicklung der Gesundheitsausgaben dreierlei Konsequenzen [25]:
- Erstens nimmt die absolute Zahl jung Sterbender künftig ab.
- Zweitens nimmt die Zahl alt Sterbender künftig zu.
- Dadurch relativiert sich drittens der Effekt der geringeren Sterbekosten in höherem Alter und die gleichen Gesundheitsausgaben entstehen zeitverzögert mit dem angenommenen Anstieg der Lebenserwartung [25].

Festzuhalten bleibt, dass mit zunehmendem Alter die Sterbewahrscheinlichkeit zwar deutlich ansteigt, aber die Nähe zum Tod einen stärkeren Einfluss auf die Höhe der Gesundheitsausgaben zu haben scheint als das Lebensalter [33]. Der Zusammenhang zwischen der durch den medizinisch-technischen Fortschritt gestiegenen Lebenserwartung und den damit im Zusammenhang stehenden Gesundheitsausgaben ist dabei evident. Allerdings gilt Fortschritt auch unabhängig vom Lebensalter und der Nähe zum Tod als einflussreicher Ausgabenfaktor (vgl. Abschnitt »Angebotsseitige Faktoren am Beispiel des medizinisch-technischen Fortschritts«).

Sisyphusthese

Vertreterinnen und Vertreter dieser These gehen davon aus, dass sich infolge zusätzlicher Gesundheitsausgaben die Mortalität reduzieren und die Restlebenserwartung der Bevölkerung erhöhen wird, wodurch wiederum mehr Leistungen nachgefragt und steigende Gesundheitsausgaben die Folge sein könnten. Damit beginnt der Zyklus – in Analogie des Schicksals von Sisyphus aus der griechischen Mythologie – von vorne und könnte zur »explosiven Spirale« für die Gesundheitsausgaben werden [34]. Diese These wird bevorzugt unter dem Aspekt des Zusammenspiels von medizinisch-technischem Fortschritt und steigender Lebenserwartung diskutiert und daher unter den angebotsseitigen Faktoren im folgenden Kapitel aufgegriffen.

Angebotsseitige Faktoren am Beispiel des medizinisch-technischen Fortschritts

Unter den angebotsseitigen Faktoren gilt der medizinisch-technische Fortschritt (im Folgenden: Fortschritt) als ein wichtiger – wenn nicht als der entscheidende – Einflussfaktor für die Ausgabenentwicklung im Gesundheitswesen [22, 35]. Fortschritt im Sinne von Weiterentwicklung des Gesundheitswesens wird unabhängig davon primär positiv bewertet. Neue Diagnose- und Operationsverfahren sowie Medikamente und Therapien haben die Heilungs- und Überlebenschancen vieler Menschen erheblich verbessert. An Parkinson Erkrankte z. B. haben durch Fortschritte in der Diagnostik und Behandlung eine deutlich höhere Lebenserwartung bei mehr Lebensqualität als vor 50 Jahren. Künstliche Gelenke, als Beispiel für Innovationen im Bereich der Implantatmedizin, ermöglichen vielen Arthrosepatientinnen und -patienten schmerzfreie Beweglichkeit. Mit der Transplantations- und Reproduktionsmedizin sowie genetischen Diagnostik gingen weitere wichtige Fortschritte für die Medizin einher.

Die Liste der zweifellos erwünschten Wirkungen des Fortschritts ist beliebig verlängerbar. Aus der das vorliegende Kapitel leitenden ökonomischen Sicht interessieren die Folgen des Fortschritts für die Gesundheitsausgabenentwicklung. Welche direkten und indirekten Ausgabeneffekte hat das Angebot an Gesundheitsgütern und -leistungen als Folge des Fortschritts?

Die folgende Betrachtung der fortschrittsbedingten Ausgabeneffekte im Gesundheitswesen erfolgt dabei unabhängig davon,
- wie die wissenschaftlichen, ethischen, rechtlichen und gesellschaftlichen Konsequenzen des Fortschritts eingeschätzt werden und ob Fortschritt im Einzelfall den Gesundheitszustand und die Lebensqualität der Menschen tatsächlich und nachhaltig erhöht oder auch – als nicht intendierte »Nebenwirkung« – senkt,
- wie alte und neue Technologien (Prozeduren, Produkte etc.) im Gesundheitswesen hinsichtlich ihrer Wirksamkeit und möglichen Behandlungsgrenze zu bewerten sind und
- welche – basierend auf z. B. Kosten-Nutzen-Analysen – wohlfahrtsökonomischen Aussa-

gen zur Vorteilhaftigkeit bestimmter Verfahren getroffen werden können [32, 36, 37, 38, 39].

Fortschritt kann im Wesentlichen in Produkt- und Prozessinnovationen unterschieden werden. Zu den Produktinnovationen zählen:
- der pharmakologische Fortschritt: z. B. Antibiotika, Antidepressiva, Kontrastmittel,
- der medizinische Fortschritt: z. B. Transplantationen, minimalinvasive Chirurgie und
- der medizinisch-technische Fortschritt: z. B. künstliche Organe, Stents, Kernspintomografie; wobei der Begriff »medizinisch-technischer Fortschritt« in der Literatur sowohl als Oberbegriff für alle Fortschrittsarten innerhalb des Gesundheitswesens, als auch als spezifische Fortschrittsart innerhalb der Produktinnovationen verwendet wird.

Den Prozessinnovationen zuzuordnen sind z. B. verbesserte Automatisierungsprozesse, wie Analyseautomaten zur schnellen Auswertung von Blutparametern [40, 41], aber auch organisatorische Innovationen, wie etwa Modelle integrierter Versorgung oder die Umstellung von einer Papierdokumentation auf eine elektronische Verwaltung prozessrelevanter Daten [25]. Bezogen auf ihre jeweilige Ausgabenrelevanz führen Prozessinnovationen tendenziell zu einem geringeren Ressourceneinsatz sowie erhöhter Produktivität und tragen meist zu einer merklichen Ausgabensenkung bei. Produktinnovationen, wie neue Diagnose- und Behandlungsmethoden, werden häufig ergänzend und nicht alternativ zu bisherigen Verfahren angewendet (»Add-on-Technologien«) [42]. Sie wirken daher eher ausgabensteigernd. Im Medizinbereich wird davon ausgegangen, dass die Mehrzahl der Innovationen Produktinnovationen darstellen [2, 41].

Exemplarisch für eine kostensteigernde Produktinnovation steht der Einsatz bildgebender Diagnostik im Krankenhaus. Die Magnetresonanztomografie (MRT) und die Computertomografie (CT), beides bildgebende Verfahren, haben den Komfort und die Aussagekraft entsprechender Untersuchungen verbessert, nicht aber die Röntgendiagnostik abgelöst. Die Verfahren werden meist kombiniert eingesetzt, wodurch sich die Anzahl der aufgestellten Geräte in Krankenhäusern seit Jahren kontinuierlich erhöht hat, wie Tabelle 5.3.3.1 verdeutlicht. Am 31. Dezember 2006 wurden in deutschen Krankenhäusern und Vorsorge- oder Rehabilitationseinrichtungen insgesamt 9.416 medizinisch-technische Großgeräte gezählt. Im Vergleich zum Jahr 2003 stieg der Bestand um 1.077 Geräte (+ 13 %) an. Ins Gewicht fallen dabei besonders die Großgeräte im Krankenhausbereich, deren Anteil an allen Großgeräten im stationären Bereich bei über 98 % liegt. Doch auch der Bestand an medizinisch-technischen Geräten in den Vorsorge- oder Rehabilitationseinrichtungen ist um 16 % im Zeitraum 2003 bis 2006 gestiegen. Besonders hohe Zuwachsraten von rund 25 % innerhalb von drei Jahren sind bei den digitalen Subtraktionsangiografiegeräten (zur Untersuchung von Blutgefäßen) und Kernspintomografen (ebenfalls ein bildgebendes Verfahren) zu beobachten (siehe Tabelle 5.3.3.1).

Verglichen mit anderen OECD-Ländern hat Deutschland eine deutlich über dem Durchschnitt liegende Pro-Kopf-Dichte aufgestellter MRT- und CT-Geräte [47]. Dem Einsatz von Medizintechnik im Krankenhaus wird auch künftig eine stetig steigende Nachfrage prognostiziert [47]. Diese Entwicklung hängt mit den Besonderheiten des deutschen Gesundheitswesens zusammen und kann über angebots- und nachfrageseitige Determinanten erklärt werden. Beide Determinanten werden von systembedingten Faktoren überlagert. Die folgenden Beispiele, die nur eine Auswahl sein können, sollen dies verdeutlichen:

Angebotsseitig treibt der Wettbewerb um Marktanteile auf den Herstellermärkten entsprechender Geräte zusammen mit der Aussicht auf Erzielung von Einnahmen die Produktinnovationen an, was sich beispielsweise bei MRT- und CT-Geräten »in Halbwertzeiten von fünf Jahren für diese Geräte widerspiegelt« [47]. Neue Produkte bieten wiederum Anreize für die Leistungsanbieterinnen und Leistungsanbieter im Gesundheitswesen, das eigene Untersuchungs- oder Behandlungsrepertoire dem neuesten Stand anzupassen bzw. zu erweitern, um dem Wettbewerb um die Patientinnen und Patienten untereinander stand zu halten und die eigenen Verdienstmöglichkeiten zu sichern. Speziell der Wettbewerb der Krankenhäuser und niedergelassenen Ärztinnen und Ärzte trägt zur Steigerung von Angebot und Nachfrage bei, unterliegt doch die Wirtschaft-

Tabelle 5.3.3.1
Bestand an medizinisch-technischen Großgeräten in Krankenhäusern und Vorsorge- oder Rehabilitationseinrichtungen 2003 bis 2006
Quelle: Statistisches Bundesamt, Krankenhausstatistik [43, 44, 45, 46]

	2003	2004	2005	2006	Veränderung 2003 zu 2006	
					Anzahl	Anteil
Großgeräte gesamt	8.339	8.710	9.123	9.416	1.077	12,9%
Krankenhäuser	8.211	8.562	8.967	9.268	1.057	12,9%
darunter:						
digitale Subtraktionsangiografiegeräte	499	549	583	624	125	25,1%
Computer-Tomografen	1.137	1.179	1.241	1.273	136	12,0%
Kernspin-Tomografen	502	533	555	622	120	23,9%
Vorsorge- oder Rehabilitationseinrichtungen	128	148	156	148	20	15,6%

lichkeit eines Krankenhauses oder einer Arztpraxis der maximalen Ausnutzung vorgehaltener Ressourcen, insbesondere der kostenintensiven Funktionsdiagnostik und Großgeräte [48]. Für den Einsatz diagnostischer oder therapeutischer Verfahren gibt es zwar einen relativ großen Ermessensspielraum, allerdings wird der Einsatz hochtechnisierter Gesundheitsleistungen von Patientinnen und Patienten vielfach mit guter Behandlung gleichgesetzt [23]. Auch ein neu zugelassenes Medikament wird von Ärztinnen und Ärzten sowie Verbraucherinnen und Verbrauchern häufig als ein Qualitätsnachweis und folglich als ein Bedarfsnachweis wahrgenommen [49].

Neben den gesellschaftlichen Normen, Krankheiten soweit wie möglich zu bekämpfen (medizinischer Imperativ), tendieren Ärztinnen und Ärzte zusätzlich dazu, sich gegen Fehler und deren Folgen abzusichern, in dem sie eher zu viele als zu wenige Maßnahmen durchführen [50]. Kapitalintensive Heil- und Behandlungsmethoden werden vorrangig bereits in der medizinischen Ausbildung vermittelt [51]. Auch die Verbreitung von Informationen beispielsweise über ärztliche Netzwerke gilt als wichtiger Einflussfaktor auf die Entscheidung zur Übernahme neuer Techniken [52].

Grundlage für oder gegen ein therapeutisches Verfahren ist meist die Beratung der jeweiligen Ärztin oder des jeweiligen Arztes, der gegenüber der Patientin oder dem Patienten in der Regel im Informationsvorteil in Bezug auf Diagnose- und Therapiemöglichkeiten einer Erkrankung ist. Die Patientinnen oder Patienten haben vor allem begrenzten Einfluss auf die konsumierte Menge. Da sie unter dem Schutz der Krankenversicherung nicht die vollen Kosten für die in Anspruch genommenen medizinischen Güter und Leistungen zu tragen haben, kann es zu einer Übernutzung kommen. In der Versicherungswissenschaft und in der ökonomischen Literatur wird dies als ökonomisch rationales Verhalten aus Sicht des Individuums beschrieben (»Moral Hazard«) [53]. Die Patientin oder der Patient wählt demnach die für sich optimale Menge an Behandlung, sofern die Versorgungsangebote des Gesundheitswesens das zulassen. Die Mengenanpassung der Behandelten wirkt zusammen mit der Art des Vergütungssystems (z. B. Kostenerstattung, Einzelleistungsvergütung) auf die Entscheidung der Ärztin oder des Arztes ein, innovative, aber ggf. teure Diagnose- oder Therapieverfahren einzusetzen, das Einkommen durch Leistungsausweitung zu erhöhen oder aber auch den unerwünschten Einsatz neuester Medizintechnik zu begrenzen [52, 54] mit entsprechenden Wirkungen auf das Ausgabengeschehen im Gesundheitswesen.

Das Zulassungssystem im deutschen Gesundheitswesen und der umfängliche Leistungskatalog der GKV wurden in der Vergangenheit ebenfalls als Faktoren diskutiert, die die Anwendung neuer Techniken begünstigen können: Das Zulassungssystem, weil es in der Regel nicht die bereits auf dem Markt befindlichen Produkte einbezieht und zugleich die Kostenübernahme durch die GKV impliziert, der umfängliche Leistungskatalog der GKV, weil er die Patientinnen und Patienten selten mit Rationierungen konfrontiert [49]. Das Institut für Qualität und Wirtschaftlichkeit im Gesundheitswesen trägt seit 2004 dazu bei, im Auftrag des Gemeinsamen Bundesausschusses und des Bundesministeriums für Gesundheit, die im Rahmen der GKV erbrachten Leistungen, wie Operations- und Diagnoseverfahren, Arzneimittel sowie Behandlungsleitlinien evidenzbasiert zu bewerten, um so die medizinische Versorgung hinsichtlich ihrer Qualität und Wirtschaftlichkeit zu verbessern [55].

Der medizinische Fortschritt lässt sich vom Altersbezug nur sehr schwer isolieren. Wird fortschrittsbedingt das Ziel eines gesunden und langen Lebens erreicht, sinkt die altersspezifische Mortalität und bestimmte Altersklassen sind infolge der steigenden Lebenserwartung stärker besetzt. Das Überleben einer Krankheit und der nachfolgende Gesundheitszustand selbst haben wiederum Einfluss auf die erwarteten Gesundheitsausgaben späterer Lebensperioden [2, 56]. Dieser Effekt der sich gegenseitig verstärkenden Wirkung von Fortschritt und Alterung – nach Zweifel auch Sisyphus-Syndrom genannt [16, 57] – fasst Krämer mit »Die moderne Medizin als das Opfer ihres eigenen Erfolges« zusammen [58]. Die Sisyphus-These ist im Hinblick auf die Ausgabenentwicklung zwar theoretisch relevant, für ihre Gültigkeit gibt es aber bisher keine empirische Evidenz, u. a. weil es schwierig ist, geeignete Indikatoren und Daten aufzutun, um Fortschritt als solchen isoliert zu messen [15, 16, 56]. Jedoch haben sich viele therapeutische Innovationen der letzten Jahre auf höhere bis hohe Altersgruppen bezogen [15]. Auch der Zugewinn an Lebenserwartung der letzten 20 Jahre ist vor allem den Fortschritten bei der Behandlung von Herz-Kreislauf-Erkrankungen zu verdanken [32]. Folglich blenden rein demografische Ausgabenszenarien (feste Ausgabenprofile bei veränderten Altersstrukturen) den Fortschritt nicht notwendigerweise aus. Fortschritt wird dennoch als ausgabentreibender Faktor in vielen Modellrechnungen modelliert (vgl. Abschnitt »Ausgewählte Ausgabeszenarien«).

Als Fazit bleibt festzuhalten, dass der medizinisch-technische Fortschritt – insbesondere Produktinnovationen – die Heilungs- und Überlebenschancen sowie die Lebensqualität vieler Menschen verbessern, individuelles Leid mindern und dazu beitragen kann, dass kranke und behinderte Menschen am gesellschaftlichen Leben teilhaben. Einzelne Prozess-, aber auch zahlreiche Produktinnovationen können bei konsequenter Anwendung zu deutlichen Einsparungen führen. Fortschritt kann folglich dann ausgabensenkend wirken, wenn er effizientere Behandlungen ermöglicht oder der Gesundheitszustand vieler Menschen sich durch fortschrittsbedingte Maßnahmen derart verbessert, dass sich künftige Versorgungsbedarfe verringern.

Fortschritt kann aber auch die Gesamtausgaben erhöhen, indem neue Behandlungen für mehr Personen zugänglich werden oder indem der künftige Versorgungsbedarf steigt, weil sich die Überlebenswahrscheinlichkeit von chronisch erkrankten oder multimorbiden Patientinnen und Patienten erhöht. Hinsichtlich seiner künftigen Ausgabenwirksamkeit besteht auch deshalb große Unsicherheit, weil der Fortschritt die Behandlungsmöglichkeiten radikal ändern kann [59]. Auch wenn Berechnungen künftiger Ausgabeneffekte des medizinisch-technischen Fortschritts zu unterschiedlichen Ergebnissen führen, wird von Fachleuten darauf hingewiesen, dass eine Beibehaltung der Anwendungs- und Verbreitungsbedingungen von Innovationen das Gesundheitswesen künftig vor erhebliche Finanzierungsprobleme stellen würde [60]. Genährt wird dieser Effekt insbesondere über die wechselseitige Verstärkung von Angebot und Nachfrage.

Ausgewählte Ausgabeszenarien

Um der Tatsache gerecht zu werden, dass die Morbiditätsentwicklung ein die Ausgabenentwicklung beeinflussender Faktor unter mehreren ist, stützt sich die Modellrechnung der Generaldirektion Wirtschaft und Finanzen der Europäische Kommission (DG ECFIN) auf verschiedene Annahmen, aus der im Folgenden ausgewählte Ergebnisse für Deutschland vorgestellt werden. Zur Methodik im Einzelnen wird auf die Originalquellen verwiesen [59, 61, 62, 63].

Die Ausgabenprojektion der DG ECFIN verbindet Ansätze der Vorausberechnung der öffentlichen Gesundheitsausgaben für den Zeitraum 2004 bis 2010, 2030 und 2050 mit einem Ergebnisvergleich für die 25 Mitgliedsstaaten der Europäischen Union, getrennt nach Ausgaben für Akut- und Langzeitversorgung (health care und long-term care).

Öffentliche Gesundheitsausgaben für die Akutversorgung und Langzeitpflege
Im Unterschied zur Gesundheitsausgabenrechnung des Statistischen Bundesamtes fließen in die Ausgabenprojektion der Europäischen Kommission nur öffentliche Gesundheitsausgaben ein, d.h. die Ausgabenträger Private Krankenversicherung (PKV) und private Haushalte/private Organisationen ohne Erwerbszweck sind nicht inbegriffen. Die Europäische Kommission grenzt ferner die beiden Ausgabenbereiche »health care spending« und »long-term care« voneinander ab. Long-term care umfasst die öffentlichen Gesundheitsausgaben für die häusliche, ambulante oder institutionelle Pflege (außerhalb von Krankenhäusern) pflegebedürftiger oder älterer Personen [63]. Innerhalb der Mitgliedsländer besteht keine einheitliche Abgrenzung der Langzeitpflege. Die deutschen Ausgaben für Langzeitpflege umfassen beispielsweise die Ausgaben für (instrumentelle) Aktivitäten des täglichen Lebens (ADL und IADL). Aus diesem Grund können Abweichungen in den Ausgabenanteilen methodisch bedingt sein, wodurch die Vergleichbarkeit erheblich eingeschränkt ist [64, 65].

Die Projektionsergebnisse können – so die Autorinnen und Autoren – bestenfalls als »Schnappschuss« [66] interpretiert werden. Ausgewählte Ergebnisse für Deutschland stellen sich wie folgt dar (siehe Tabelle 5.3.3.2) [59, 66].

Ausgehend von einem im Vergleich zum EU25-Durchschnitt um 0,4 Prozentpunkte niedrigeren Ausgabenniveau für die Akutversorgung in Deutschland (6,0 % des Bruttoinlandsproduktes im Jahr 2004), werden – nach dem Szenario I Basis (s. u.) – die Gesundheitsausgaben in Deutschland bis 2050 nach den Berechnungen der DG ECFIN auf 7,3 % des Bruttoinlandsproduktes anwachsen (siehe Tabelle 5.3.3.2). Aus Gründen der internationalen Vergleichbarkeit sind in diesen Angaben anders als in Abbildung 5.3.2.1 die Ausgaben für Langzeitpflege (long-term care) nicht enthalten. Für den Bereich der Akutversorgung variiert der Anstieg bei den betrachteten Mitgliedsstaaten zwischen 0,7 Prozentpunkten (z. B. Litauen) und 2,3 Prozentpunkten (Vereinigtes Königreich). Für vier Länder wird ein Anstieg von jeweils mindestens 2,0 Prozentpunkten projiziert (Spanien, Irland, Vereinigtes Königreich und Malta). Auch wenn das auf den ersten Blick über diesen langen Zeitraum nicht viel erscheinen mag, so wird sich bis 2050 diesem Szenario zufolge der Anteil der öffentlichen Gesundheitsausgaben für die Akutversorgung am BIP im Durchschnitt um rund ein Viertel erhöhen.

Abbildung 5.3.3.2 zeigt die von der DG ECFIN projizierte Entwicklung der öffentlichen Gesundheitsausgabenquote für die Akutversorgung von 2004 bis 2010, 2030 und 2050 am Beispiel Deutschland. Je nach Szenario können die Ausgaben auf 6,7 % bis 7,6 % des BIP im Jahr 2050 anwachsen. Bei der Interpretation der Ergebnisse ist der im Vergleich deutlich kürzere Prognosezeitraum 2004 bis 2010 von sechs Jahren zu beachten.

Das Szenario I Basis (Pure ageing) versucht, den »reinen« Demografieeffekt einer alternden Bevölkerung auf die Gesundheitsausgaben zu isolieren. Unterstellt werden gleich bleibende altersspezifische Pro-Kopf-Ausgaben des Basisjahres. Zugewinne an Lebenserwartung bis 2050 werden – so die Annahme in Anlehnung an die Expansionsthese – in schlechter Gesundheit verbracht, während die gesund verbrachten Lebensjahre konstant bleiben. Im Ergebnis dieses Szenarios wird der Anteil der öffentlichen Gesundheitsausgaben für die Akutversorgung am BIP in Deutschland im Zeitraum 2004 bis 2050 von 6,0 % auf 7,3 % steigen. Dieser Anstieg ist auf den demografischen Effekt der alternden Bevölkerung zurückzuführen. Er liegt damit unter dem projizierten Ausgabenanstieg im europäischen Mittel (+ 1,7 Prozentpunkte für EU25). Die Bevölkerungsprognose orientiert sich für die einzelnen Mitgliedsländer in

Tabelle 5.3.3.2
Entwicklung des Anteils öffentlicher Gesundheitsausgaben am BIP im Bereich Akutversorgung in ausgewählten EU-Mitgliedsländern, Szenario I Basis (Pure ageing)
Quelle: [59]

	2004	2010	2030	2050	Veränderungen 2004–2050 in Prozentpunkten
Deutschland	6,0%	6,3%	7,0%	7,3%	1,3%
Griechenland	5,1%	5,3%	5,9%	6,9%	1,8%
Spanien	6,1%	6,3%	7,3%	8,3%	2,2%
Frankreich	7,7%	8,0%	9,0%	9,5%	1,8%
Irland	5,3%	5,5%	6,4%	7,3%	2,0%
Italien	5,8%	6,0%	6,7%	7,2%	1,4%
Niederlande	6,1%	6,3%	7,1%	7,4%	1,3%
Österreich	5,3%	5,5%	6,3%	6,9%	1,7%
Portugal	6,7%	6,8%	6,7%	7,3%	0,6%
Schweden	6,7%	6,8%	7,5%	7,8%	1,0%
Vereinigtes Königreich	7,0%	7,2%	8,3%	9,3%	2,3%
Litauen	3,7%	3,8%	4,1%	4,4%	0,7%
Malta	4,2%	4,5%	5,6%	6,2%	2,0%
Polen	4,1%	4,3%	5,0%	5,4%	1,3%
EU 25	6,4%	6,6%	7,4%	8,1%	1,7%

Abbildung 5.3.3.2
Prognoseszenarien 2004 bis 2050 der öffentlichen Gesundheitsausgaben für die Akutversorgung für Deutschland (Anteil in Prozent am BIP)
Quelle: eigene Darstellung auf Basis von [59] in Anlehnung an [67]

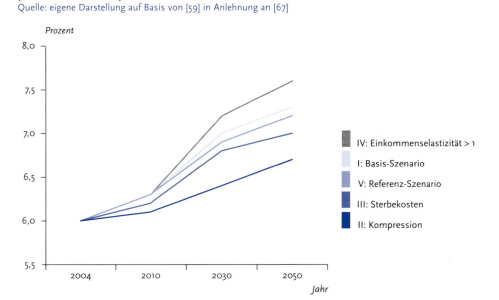

allen Szenarien an der Prognose des europäischen statistischen Amtes EUROSTAT des Basisjahres 2004 (EUROPOP2004).

Im Szenario II Kompression (Constant health) wird deutlich, dass ein guter Gesundheitszustand der Bevölkerung den BIP-Anteil der öffentlichen Gesundheitsausgaben für die Akutversorgung am wenigsten stark ansteigen lässt. Der Anstieg des Ausgabenanteils (+ 0,7 Prozentpunkte) halbiert sich im betrachteten Zeitraum etwa im Vergleich zum Basis-Szenario in Deutschland (+ 1,3 Prozentpunkte), wie auch EU-weit, wenn sich die gesund verbrachten Lebensjahre im Einklang mit der Lebenserwartung entwickeln. Im Unterschied zum Basis-Szenario wird also unterstellt, dass alle Zugewinne an Lebenserwartung in guter Gesundheit verbracht werden.

Das Szenario III berücksichtigt die **Sterbekosten** (Death related costs) und unterscheidet nach Kosten für Krankheiten mit und ohne tödlichen Ausgang, lässt aber weitere Morbiditätsentwicklungen außer Acht. Infolgedessen wachsen die öffentlichen Ausgaben für die Akutversorgung weniger stark (+ 1,0 Prozentpunkte für Deutschland) als im Basis-Szenario, reduzieren sich aber auch nicht ganz so rapide wie im Kompressions-Szenario. Allerdings geben die Autorinnen und Autoren zu bedenken, dass auch die Szenarien I und II die Sterbekosten implizit enthalten, die wenigen Angaben hierüber aber nicht zuverlässig genug sind, um sie in das Basisszenario explizit einzubeziehen [59].

Das Szenario IV Einkommenselastizität (Income elasticity of demand) zeigt, dass Änderungen im Pro-Kopf-Einkommen deutliche Auswirkungen auf den Anteil der öffentlichen Gesundheitsausgaben für die Akutversorgung am BIP haben. Es ist identisch mit Szenario I, geht aber von einer Einkommenselastizität der Nachfrage nach Gesundheitsgütern und -leistungen größer 1 im Basisjahr aus (bis 2050 linear auf 1 fallend). Das bedeutet, dass steigende Pro-Kopf-Einkommen erheblichen Einfluss auf die Gesundheitsausgabenentwicklung haben, insbesondere wenn Gesundheit als »Luxusgut« angesehen wird, also die Ausgaben für Gesundheit mit steigendem Einkommen überproportional zunehmen. Der Anteil der öffentlichen Gesundheitsausgaben für die Akutversorgung steigt unter den Bedingungen dieses Szenarios in Deutschland im Zeitraum 2004 bis 2050 um 1,6 Prozentpunkte an.

Das Szenario V Referenz (Working Group on Ageing Populations) ist im Wesentlichen eine Kombination aus Szenario I und II, geht aber davon aus, dass sich der Gesundheitszustand nur halb so stark verbessert, wie in Szenario II angenommen [59, 67]. Der Anteil öffentlicher Gesundheitsausgaben für die Akutversorgung am BIP steigt in diesem Szenario in Deutschland vom Jahr 2004 bis 2050 um 1,2 Prozentpunkte an.

Aufgrund der Vielfalt der europäischen Gesundheitssysteme und der in den vorliegenden Ausgabeszenarien getroffenen Annahmen sind selbst verallgemeinernde Fazits schwierig. Wie genau sich die demografische Alterung auf die Gesundheit und damit auf die individuelle Leistungsinanspruchnahme auswirken wird ist ungewiss. Die Szenarien zeigen jedoch übereinstimmend für die verschiedenen Länder: Je gesünder die zukünftigen Lebenserwartungsgewinne verbracht werden, desto weniger steil verlaufen die Ausgabenanstiege im Bereich Akutversorgung. Allerdings können die künftigen Morbiditäts- und Mortalitätsraten einer alternden Gesellschaft von der bisherigen Entwicklung abweichen und sich im Zeitverlauf ändern. Die Projektionen zeigen, dass auch nicht-demografische Faktoren beträchtlichen Einfluss haben können, beispielsweise steigende Einkommen der Bevölkerung oder steigende Löhne im Gesundheitswesen.

Im Bereich Langzeitpflege ist der Einfluss einer alternden Bevölkerung auf das Ausgabenwachstum wesentlich ausgeprägter als in der Akutversorgung. Pflegebedürftigkeit betrifft primär sehr alte Menschen, die zugleich das am schnellsten wachsende Bevölkerungssegment der nächsten Jahrzehnte sein werden. Zudem ist die Ausgabenentwicklung im Pflegebereich nicht nur sehr stark vom künftigen Grad der Pflegebedürftigkeit älterer Menschen abhängig, sondern auch von der jeweiligen Mischung der Inanspruchnahme formaler und informeller bzw. institutioneller und häuslicher Pflegeleistungen sowie der Höhe der Pflegeleistung je Pflegestufe [68].

Basierend auf den jeweiligen nationalen Versorgungsgegebenheiten wird von der DG ECFIN bei unterstelltem Szenario I Basis (pure ageing) für den Anteil der Gesundheitsausgaben im Bereich Langzeitversorgung im Zeitraum 2004 bis

2050 in den meisten Ländern ein Anstieg von 0,7 bis 1,4 Prozentpunkten am BIP projiziert. Länder mit traditionell hohem Anteil an professionell erbrachter Pflegeleistung und hoher Frauenerwerbsquote (z. B. Finnland, Schweden) verzeichnen eine überdurchschnittliche Ausgabensteigerung von über 2 Prozentpunkten, vor allem verglichen mit den Ländern, in denen informelle Pflege tradierter ist (Polen, Spanien) [59].

In Deutschland werden nach den Projektionen der DG ECFIN ausgehend von einem im Vergleich zum EU25-Durchschnitt ähnlichen Ausgabenniveau von 1,0 % (EU25: 0,9 %) des BIP im Jahr 2004 die Ausgaben für Langzeitpflege auf 2,3 % des BIP im Jahr 2050 anwachsen. Damit liegt Deutschland mit einem Ausgabenanstieg von projizierten 1,3 Prozentpunkten über dem EU25-Durchschnitt von 0,8 % [59]. Bei internationalen Vergleichen ist zu berücksichtigen, dass bei der Abgrenzung für Ausgaben der Langzeitpflege (long-term care) z. T. erhebliche Unterschiede bestehen. Bei allen Unterschieden in der Methodik zeigt sich dennoch, dass die Ausgabenanstiege für Langzeitpflege in engem Zusammenhang mit der demografischen Alterung stehen, weil die Nachfrage nach Pflegeleistungen mit höherem Alter deutlich ansteigt.

Neben der Ausgabenprojektion der Europäischen Kommission gibt es eine Reihe von Untersuchungen, die sich speziell mit der Ausgaben- und Beitragssatzentwicklung innerhalb der GKV beschäftigen: Die Berechnungen des Deutschen Instituts für Wirtschaftsforschung berücksichtigen in einer Projektion der GKV-Ausgaben beispielsweise zusätzlich die Nachfrageentwicklung innerhalb einzelner Leistungsbereiche [69]. Veränderungen der Altersstruktur in den einzelnen Leistungsbereichen betreffen besonders den Krankenhausbereich. Demzufolge wird bis 2050 der Anteil der Leistungsausgaben für die ambulante ärztliche und zahnärztliche Behandlung sinken, der Anteil des Krankenhausbereichs und der Heil- und Hilfsmittel hingegen zunehmen [69].

Die projizierten GKV-Beitragssatzentwicklungen zeigen ausnahmslos eine Tendenz nach oben, jedoch in höchst unterschiedlichem Ausmaß. Weil den Berechnungen unterschiedliche Startbeitragssätze sowie verschiedene Bevölkerungsvorausberechnungen, Methodiken und Annahmen zu Grunde liegen, reichen die geschätzten Beitragssatzhöhen von 15 % bis 34 % für das Jahr 2040 [18, 41, 69, 70, 71] und von 16 % bis 39 % für das Jahr 2050 [23, 25, 69, 70, 72]. Sofern der medizinisch-technische Fortschritt als ausgabensteigernder Faktor in den Modellrechnungen modelliert wird, wird in der Regel ein um 0,5 bis 1,5 Prozentpunkte höheres Ausgabenwachstum angenommen [69, 71, 73]. Für die GKV-Pro-Kopf-Ausgaben schätzt Felder für die Jahre 2002 bis 2060, dass der Einfluss der demografischen Alterung auf die Gesundheitsausgaben »weit hinter jenem des als moderat unterstellten technischen Fortschritts der Medizin zurück bleibt« [32].

Aus der Fülle der Ergebnisse lässt sich schlussfolgern, dass der Gesundheitsausgabenanstieg der vergangenen Jahrzehnte weniger stark demografisch beeinflusst war, sondern neben politischen Entscheidungen, wie Zugangs- und Angebotsausweitungen, insbesondere durch qualitative Verbesserungen infolge des medizinisch-technischen Fortschritts ausgelöst wurde. Sowohl in retrospektiven Ausgabenanalysen [22] als auch in prospektiven Modellrechnungen [72] wird dem medizinisch-technischen Fortschritt wesentlich mehr Bedeutung beigemessen, als der demografischen Alterung.

Einfluss auf die Ausgaben im Gesundheitswesen hat ganz wesentlich die wirtschaftliche Entwicklung eines Landes, u. a. die Einkommensentwicklung der Beschäftigten und die Kapitalinvestitionen im Gesundheitswesen im Vergleich zur Gesamtwirtschaft. Je nach gewähltem Szenario fällt dieser Einfluss unterschiedlich aus. Die Gesundheitsausgaben werden zudem vom Lebensstandard eines Landes beeinflusst und damit von der Bereitschaft der Bevölkerung, bei steigendem Einkommen einen größeren Teil in Gesundheit zu investieren [59].

Die Ausgabenszenarien der Europäischen Kommission führen den weniger steilen Verlauf bei einer Kompression der Morbidität vor Augen. Da viele chronische Krankheiten in engem Zusammenhang mit der Lebensweise stehen, können nach Einschätzung der Weltgesundheitsorganisation bei Beseitigung der lebensstilrelevanten Risikofaktoren 80 % der Herzkrankheiten, Schlaganfälle und Diabeteserkrankungen vom Typ 2 sowie 40 % der Krebserkrankungen verhindert werden [74]. Das Bundesministerium für Gesundheit will daher die Gesundheitsförderung und Krankheitsprävention zu einer eigenständigen Säule im Gesundheitswesen ausbauen [75]. Aus ökonomischer Sicht bzw. unter Wohlfahrtsgesichtspunkten gibt es keinen Grund, nicht sogar einen noch größeren Anteil der Ressourcen in die Gesundheit zu investieren, insbesondere dann nicht, wenn Investitionen in Form von Qualitätsverbesserungen und/oder Produktivitätssteigerungen kompensiert werden [59].

**Systembedingte Faktoren:
Was Modellrechnungen nicht berücksichtigen**

Im internationalen Vergleich werden mit Blick auf ihre Ausgaberelevanz auch Faktoren diskutiert, die mit der grundsätzlichen Ausgestaltung des Gesundheitswesens sowie gesundheitspolitischen Regelungen im Zusammenhang stehen. Sie sind beim Thema »medizinisch-technischer Fortschritt« bereits angeklungen. Mit Blick auf Deutschland wird dabei u. a. auf folgende systembedingte Besonderheiten hingewiesen:

- Bezieher höherer Einkommen haben in Deutschland, im Unterschied zu beispielsweise Frankreich und Österreich, eine Ausstiegsoption aus der GKV. Auch hauptberuflich Selbständige, Beamtinnen und Beamte, Berufssoldatinnen und Berufssoldaten und weitere Berufsgruppen sind in Deutschland nicht in die GKV integriert [76]. Die Konsequenzen für die Einnahme- und Ausgabenentwicklung werden unterschiedlich beurteilt. Einerseits gilt die PKV als unsolidarisch, weil sie potenziell jüngere, gesündere und einkommensstärkere Mitglieder hat, die sich der Solidargemeinschaft entziehen können oder müssen [76]. Andererseits wird hervorgehoben, dass gerade die höheren Finanzierungsbeiträge der PKV dazu beitragen, den Kostendruck in der GKV zu kompensieren [77].
- Eine Beitragsfinanzierung nach dem Umlageverfahren wie in der GKV gilt als besonders »demografieanfällig«, jedoch sind auch steuerfinanzierte Systeme direkt abhängig von der volkswirtschaftlichen Entwicklung und der politischen Prioritätensetzung [78].
- Durch die relativ starke sektorale Gliederung beispielsweise zwischen stationärer und ambulanter Versorgung, aber auch zwischen Kranken- und Pflegeversicherung oder Rentenversicherung, entstehen hohe Übergangskosten an den Schnittstellen, z. B. in Form von Verwaltungskosten oder Mehrfachuntersuchungen [76].
- Infolge des Sachleistungsprinzips der GKV ist der Zusammenhang zwischen der Leistungsinanspruchnahme und der Gesamtausgabenentwicklung für die Versicherten und für die Leistungserbringer gleichermaßen »unfühlbar« [9]. Infolgedessen kann ein »Verantwortungsvakuum« der Beteiligten nicht ausgeschlossen werden [9].

Weltweit stehen die Gesundheitssysteme der industrialisierten Länder vor ähnlichen Problemen wie in Deutschland, nämlich einer steigenden Lebenserwartung und einem sich ändernden Krankheitsspektrum. In Verbindung mit den medizinisch-technischen Fortschritten trägt dies zu einem Anstieg der Ausgaben bei [79]. Diesen Herausforderungen begegnet jedes Land mit je eigenen Reformansätzen. Weil Deutschland im europäischen Vergleich hohe Gesundheitsausgaben aufweist, werden auch Reformideen aus anderen Ländern hinsichtlich ihres Vorbildcharakters für das deutsche Gesundheitswesen diskutiert. Allerdings lassen sich nationale Lösungsansätze des einen Gesundheitssystems selbst innerhalb vergleichbarer Finanzierungs- und Vergütungssysteme nicht ohne weiteres auf ein anderes Land übertragen [79]. Die Frage, was an anderen Systemen »gut« und daher übertragenswert wäre, kann in dieser Publikation nicht beantwortet werden. Vielmehr ging es darum aufzuzeigen, welche Konsequenzen die Herausforderung »demografische Alterung« für die Ausgabenentwicklung im Gesundheitswesen haben und ob es daneben auch alterungsunabhängige und systemimmanente Einflussfaktoren gibt, die in den Diskussionen leicht aus dem Blickfeld geraten.

5.3.4 Wird die Bedeutung der demografischen Alterung für die Ausgabenentwicklung überschätzt?

Welche Bedeutung hat nun alles in allem die Alterung für die Ausgabenentwicklung innerhalb des Gesundheitswesens? Grundsätzlich gilt: Die Zukunft ist offen. Je größer der in Modellrechnungen anvisierte Zeithorizont ist, desto unkalkulierbarer wird er [80]. Die vielen Versuche, die Gesundheitsausgabenentwicklung der nächsten Jahrzehnte zu schätzen, werden dem Bedürfnis zugeschrieben, die künftige Ausgabenentwicklung durch gegenwärtiges Handeln weitestgehend steuern zu wollen [22]. Analysen zum Ausgabengeschehen im Gesundheitswesen sind dabei – wie andere Auswertungen auch – grundsätzlich durch das verfügbare Datenmaterial begrenzt.

Angaben zum Alter und Geschlecht der untersuchten Bevölkerungsgruppe stellen verbreitete demografische Merkmale in gesundheitsbezogenen Datenquellen dar. Entsprechend häufig – auch in Ermangelung alternativer oder ergänzender Merkmale – werden Ausgaben- oder Kostenentwicklungen alters- und geschlechtsspezifisch ausgewertet und schließlich zur Erklärung bestimmter Entwicklungen im Gesundheitswesen herangezogen. Die Altersstruktur wird dann zu einem oder »dem« erklärenden Merkmal der Höhe der Gesundheitsausgaben, die demografische Alterung zum zentralen Einfluss auf die Gesundheitsausgabenentwicklung im Zeitverlauf. Eine andere Variante, die Ursachen der Ausgabenentwicklung zu deuten, liefern Beiträge, die ausgehend von Ausgabenentwicklungen auf Morbiditätsentwicklungen schließen. So interpretierte beispielsweise das Bundesministerium für Gesundheit den im Vergleich zu den Vorjahren nur moderaten Ausgabenanstieg der sozialen Pflegeversicherung als ersten Beleg für die These des »immer gesünderen Alterns« in Bezug auf Pflegebedürftigkeit [81], schloss also von einem Ausgabenrückgang auf einen Morbiditätsrückgang. Zielsetzung dieses Kapitels war es unter Vermeidung monokausaler Deutungen herauszuarbeiten, dass Ausgabenentwicklungen zwar von der gesundheitlichen und demografischen Entwicklung nicht gänzlich entkoppelt, aber auch nicht ausschließlich damit erklärt werden können, wie die systematische Darstellung des zunächst unübersichtlichen Bündels verschiedener Einflussfaktoren zeigen konnte. Abschließend sei daher nochmals betont: Das Alter an sich muss keine größere gesundheitliche Belastung und Pflegebedürftigkeit bedeuten (vgl. Kapitel 2). Nicht kausal durch das hohe Alter, sondern entwicklungsbezogen im hohen Alter steigt das Risiko für Erkrankungen an. Die Ausgaben für Gesundheit hängen im Wesentlichen von dem – wie auch immer gearteten – Ressourceneinsatz für die gesundheitliche Versorgung ab, der wiederum von nachfrageseitigen, angebotsseitigen und systembedingten Faktoren beeinflusst wird.

Der Wirkungsmechanismus auf das Ausgabengeschehen im Gesundheitswesen bleibt insgesamt vielschichtig und komplex. Die ökonomischen Überlegungen eher relativierend, liegt in der Verknüpfung von Alter und Gesundheit möglicherweise der individuelle wie gesellschaftliche Wunsch begründet, bei guter Gesundheit zu altern. Das Thema »Gesundheit und Alter(n)« rückt daher vermehrt in den Blickpunkt der Öffentlichkeit. »Aktiv leben – gesund alt werden« war bereits Motto des Weltgesundheitstags 1999. Seither ist gesundes Altern ein Arbeitsschwerpunkt der Gesundheitsförderung, z. B. der Bundesvereinigung Prävention und Gesundheitsförderung e.V. oder des Deutschen Forums Prävention und Gesundheitsförderung [82] (vgl. Kapitel 3.4). Auch die Europäische Kommission hat das Altern bei guter Gesundheit als ein Kernthema für ihre umfassende Gesundheitsstrategie gewählt [83].

Literatur

1. Simon M (2005) Das Gesundheitssystem in Deutschland – Eine Einführung in Struktur und Funktionsweise. Verlag Hans Huber, Bern Göttingen Toronto Seattle
2. Meidenbauer T (2005) Das Wachstum der Gesundheitsausgaben – Determinanten und theoretische Ansätze. Wirtschaftswissenschaftliche Diskussionspapiere Nr. 07-05, Universität Bayreuth
3. Sachverständigenrat zur Begutachtung der Entwicklung im Gesundheitswesen (2007) www.svr-gesundheit.de/Startseite/Startseite.htm (Stand: 26.10.2007)
4. Schimany P (2003) Die Alterung der Gesellschaft – Ursachen und Folgen des demografischen Umbruchs. Campus Verlag GmbH, Frankfurt/Main
5. Statistisches Bundesamt (2008) Preise, Verbraucherpreisindizes für Deutschland – Eilbericht – April 2008 – Fachserie 14, Reihe 7. Wiesbaden
6. Sachverständigenrat für die Konzertierte Aktion im Gesundheitswesen (2003) Finanzierung, Nutzerorientierung und Qualität, Band I Finanzierung und Nutzerorientierung, Band II Qualität und Versorgungsstrukturen. Gutachten 2003 Kurzfassung
7. Statistisches Bundesamt (2008) Gesundheitsausgabenrechnung, Gesundheitsausgaben in Deutschland als Anteil am BIP

7. www.gbe-bund.de/oowa921-install/servlet/oowa/aw92/dboowasys921.xwdevkit/xwd_init?gbe.isgbetol/xs_start_neu/39269273/8962610 (Stand: 15.01.2009)
8. Robert Koch-Institut (Hrsg) (2006) Gesundheit in Deutschland. Gesundheitsberichterstattung des Bundes. Robert Koch-Institut, Berlin
9. Oberender P, Zerth J (2006) Wachstumsmarkt Gesundheit – Ist das deutsche Gesundheitssystem im internationalen Vergleich noch zukunftsfähig? In: Empter S, Vehrkamp RB (Hrsg) Wirtschaftsstandort Deutschland. VS Verlag für Sozialwissenschaften, Wiesbaden, S 409–432
10. Sachverständigenrat für die Konzertierte Aktion im Gesundheitswesen (2000) Bedarfsgerechtigkeit und Wirtschaftlichkeit, Band III Über-, Unter- und Fehlversorgung. Gutachten 2000/2001, Ausführliche Zusammenfassung
11. Max Rubner-Institut, Bundesforschungsinstitut für Ernährung und Lebensmittel (2008) Nationale Verzehrsstudie II – Ergebnisbericht, Teil 1. Karlsruhe
12. Statistisches Bundesamt (2006) Statistisches Jahrbuch für die Bundesrepublik Deutschland 2006. Wiesbaden
13. Bundesministerium für Gesundheit (2007) Kennzahlen und Faustformeln GKV www.bmg.bund.de/cln_040/nn_601096/SharedDocs/Download/DE/Datenbanken-Statistiken/Statistiken-Gesundheit/Gesetzliche-Krankenversicherung/Kennzahlen-und-Faustformeln/Kennzahlen-und-Faustformeln,templateId=raw,property=publicationFile.pdf/Kennzahlen-und-Faustformeln.pdf (Stand: 28.03.2008)
14. Niehaus F (2006) Auswirkungen des Alters auf die Gesundheitsausgaben. WIP-Diskussionspapier Nr. 5/2006, Köln
15. Schwartz FW, Schneider N (2006) Auswirkungen der soziodemografischen Entwicklung auf das Krankheitsgeschehen. Die BKK. Zeitschrift der Betrieblichen Krankenversicherung 94 (11): 530–536
16. Zweifel P, Steinmann L, Eugster P (2005) The Sisyphus Syndrome in Health Revisited. International Journal of Health Care Finance and Economics (5): 127–145
17. Henke KD (2005) Kosten des Alter(n)s unter besonderer Berücksichtigung des Gesundheitswesens. In: Schumpelick V, Vogel B (Hrsg) Alter als Last und Chance. Herder Verlag, Freiburg im Breisgau, S 478–498
18. Buchner F, Wasem J (2000) Versteilerung der alters- und geschlechtsspezifischen Ausgabenprofile von Krankenversicherern. Diskussionspapier Nr. 1/00, Universität Greifswald
19. Sachverständigenrat zur Begutachtung der gesamtwirtschaftlichen Entwicklung (2004) Gesetzliche Krankenversicherung im Jahr 2004: Atempause durch die Gesundheitsreform 2003. In: Auszug aus dem Jahresgutachten 2004/05 Ziffern 329 bis 339 www.sachverstaendigenrat-wirtschaft.de/download/ziffer/z329_339j04.pdf (Stand: 15.01.2009)
20. Fries JF (1980) Aging, natural death, and the compression of morbidity. The New England Journal of Medicine 303: 130–135
21. Fries JF (1985) The Compression of morbidity. World Health Forum 6: 47–51
22. Breyer F, Felder S (2004) Lebenserwartung und Gesundheitsausgaben im 21. Jahrhundert: Eine neue Berechnung unter Berücksichtigung der Sterbekosten. Diskussionspapier Nr. 5, Universität Magdeburg
23. Fetzer S (2005) Determinanten der zukünftigen Finanzierbarkeit der GKV: Doppelter Alterungsprozess, Medikalisierung- vs. Kompressionsthese und medizinisch-technischer-Fortschritt. Diskussionsbeiträge des Forschungszentrums Generationenverträge der Albert-Ludwigs-Universität, Freiburg
24. Buchner F, Hessel F, Greß S et al. (2002) Gesundheitsökonomische Aspekte des hohen Alters und der demographischen Entwicklung. In: Deutsches Zentrum für Altersfragen (Hrsg) Ökonomische Perspektiven auf das hohe Alter – Expertisen zum Vierten Altenbericht der Bundesregierung, Band II. Vincentz Verlag, Hannover, S 215–287
25. Henke KD, Reimers L (2006) Zum Einfluss von Demografie und medizinisch-technischem Fortschritt auf die Gesundheitsausgaben. Diskussionspapiere der Fakultät VIII Wirtschaft und Management, Technische Universität Berlin
26. Lubitz JD, Riley GF (1993) Trends in Medicare Payments in the Last Year of Life. The New England Journal of Medicine 328: 1092–1096
27. Medicare Payment Advisory Commission (2002) Medicare Beneficiaries' Access to Hospice – Report to the Congress. Washington
28. Zweifel P, Felder S, Meier M (1999) Ageing of Population and Health Care Expenditure: a Red Herring? Health Economics 8: 486–496
29. Zweifel P, Felder S, Meier M (2001) Reply to: Econometric Issues in Testing the Age Neutrality of Health Care Expenditure. Health Economics 10: 673–674
30. Werblow A, Felder S, Zweifel P (2005) Population Ageing and Health Care Expenditure: A School of ›Red Herrings‹. FEMM Discussion Paper 11/05
31. Busse R, Krauth C, Wagner HP et al. (2000) Lebensalter, Sterben und Kosten – was wissen wir über den Zusammenhang? In: Public-Health-Forschungsverbünde in der Deutschen Gesellschaft für Public Health e.V. (Hrsg) Public-Health-Forschung in Deutschland. Verlag Hans Huber, Bern Göttingen Toronto Seattle, S 393–396
32. Felder S (2006) Lebenserwartung, Medizinischer Fortschritt und Gesundheitsausgaben: Theorie und Empirie. Perspektiven der Wirtschaftspolitik (7 Special issue): 49–73
33. Felder S (2006) Marginal Costs of Life in Health Care: Age, Gender and Regional Differences in Switzerland. Discussion Paper Series No. 9/2006, FEMM, Magdeburg
34. Zweifel P (2006) Das Sysiphus-Syndrom. Abstracts zum Workshop – Datengrundlagen für die Gesundheitsforschung in Deutschland. Berlin
35. Newhouse JP (1992) Medical Care Costs: How Much Welfare Los? Journal of Economic Perspectives 6 (3): 3–21
36. Schlander M (2006) Was genau ist eigentlich ein QALY? Der Kassenarzt (7): 24–25

37. Schöffski O, Esslinger AS (2004) Was kostet das Altern? (abstract). Zukunft Alter – Gerontologica. European Journal of Geriatrics Abstractband 6 (1): 20
38. Schöffski O, Esslinger AS (2006) Ökonomische Aspekte des Alterns. In: Oswald WD, Lehr U, Sieber C et al. (Hrsg) Gerontologie. Medizinische, psychologische und sozialwissenschaftliche Grundbegriffe. Verlag W. Kohlhammer, Stuttgart
39. Schöffski O, Uber A (2000) Grundformen gesundheitsökonomischer Evaluation. In: Schöffski O, Graf von der Schulenburg JM (Hrsg) Gesundheitsökonomische Evaluation. Springer Verlag, Berlin Heidelberg New York, S 176–203
40. Breyer F, Zweifel P (1997) Gesundheitsökonomie. zweite, überarbeitete und erweiterte Auflage. Springer Verlag, Berlin Heidelberg New York
41. Buchner F (2001) Versteilerung von Ausgabenprofilen in der Krankenversicherung. Nomos Verlagsgesellschaft, Baden-Baden
42. Ulrich V (2003) Demographische Effekte auf Ausgaben und Beitragssatz der GKV. Diskussionspapier 09/03, Universität Bayreuth
43. Statistisches Bundesamt (2007) Gesundheitswesen, Grunddaten der Krankenhäuser 2005 – Fachserie 12, Reihe 6.1.1. Wiesbaden
44. Statistisches Bundesamt (2006) Gesundheitswesen, Grunddaten der Krankenhäuser 2004 – Fachserie 12, Reihe 6.1.1. Wiesbaden
45. Statistisches Bundesamt (2006) Gesundheitswesen, Grunddaten der Vorsorge- oder Rehabilitationseinrichtungen 2005 – Fachserie 12, Reihe 6.1.2. Wiesbaden
46. Statistisches Bundesamt (2005) Gesundheitswesen, Grunddaten der Vorsorge- oder Rehabilitationseinrichtungen 2004 – Fachserie 12, Reihe 6.1.2. Wiesbaden
47. Schmidt C, Möller J (2007) Katalysatoren des Wandels. In: Klauber J, Robra BP, Schellschmidt H (Hrsg) Krankenhaus-Report 2006 Schwerpunkt: Krankenhausmarkt im Umbruch. Schattauer-Verlag, Stuttgart, S 3–19
48. Müschenich M, Scher P, Richter D (2007) ConceptHospital – Strategien für das Krankenhaus der Zukunft. In: Klauber J, Robra BP, Schellschmidt H (Hrsg) Krankenhaus-Report 2006 Schwerpunkt: Krankenhausmarkt im Umbruch. Schattauer-Verlag, Stuttgart, S 153–162
49. Sachverständigenrat zur Begutachtung der Entwicklung im Gesundheitswesen (2005) Kapitel 2: Korporative Koordination und Wettbewerb in Gesundheitswesen. In: Gutachten 2005 Koordination und Qualität im Gesundheitswesen. Bonn
50. Breyer F, Zweifel P, Kifmann M (2003) Gesundheitsökonomie. 5. Auflage. Springer Verlag, Berlin Heidelberg New York
51. Lyttkens CH (1999) Imperatives in Health Care. Implications for Social Welfare and Medical Technology. Nordic Journal of Political Economy 25: 95–114
52. Selder A (2004) Der Einfluss der Arzthonorierung auf die Anwendung neuer Techniken. Vierteljahreshefte zur Wirtschaftsforschung 73 (4): 579–588
53. Schreyögg J (2003) Medical Savings Accounts als Instrument zur Reduktion von moral hazard Verlusten bei der Absicherung des Krankheitsrisikos. Technische Universität Berlin Fakultät VIII Wirtschaft & Management Fachgebiet Finanzwissenschaft und Gesundheitsökonomie
54. Felder S (2004) Moral Hazard, Arztvergütung und technischer Fortschritt in der Medizin. Vierteljahreshefte zur Wirtschaftsforschung 73 (4): 589–591
55. Institut für Qualität und Wirtschaftlichkeit im Gesundheitswesen (2008) Internetauftritt des IQWiG www.iqwig.de (Stand: 17.06.2008)
56. Ried W (2006) Demographischer Wandel, medizinischer Fortschritt und Ausgaben für Gesundheitsleistungen – eine theoretische Analyse www.rsf.uni-greifswald.de/fileadmin/mediapool/Fakult_t/Lenz/Diskussionspapiere/09-2006.pdf (Stand: 15.01.2009)
57. Zweifel P (2001) Alter, Gesundheit und Gesundheitsausgaben – eine neue Sicht. GGW 11 (1): 6–12
58. Krämer W (1996) Hippocrates und Sisyphus – die moderne Medizin als das Opfer ihres eigenen Erfolges. In: Kirch W, Kliemt H (Hrsg) Rationierung im Gesundheitswesen. Forschungsverbund Public Health, Sachsen Regensburg, S 7–19
59. Economic Policy Committee and the European Commission (2006) The impact of ageing on public expenditure: Projections for the EU25 Member States on pensions, health care, long-term care, education and unemployment transfers (2004–2050)
60. Gesellschaft für Versicherungswissenschaft und -gestaltung e.V. (2006) Stellungnahme der GVG: Auswirkungen des medizinisch-technischen Fortschritts – Entwicklung von Bewertungskriterien. Informationsdienst Nr. 317, Köln
61. European Commission (2006) The 2005 projections of age-related expenditure (2004–50) for the EU-25 Member States: underlying assumptions and projections methodologies. Special Report No 4/2005, Brüssel
62. Economic Policy Committee (2003) Budgetary challenges posed by ageing population: the impact on public spending on education. EPC/ECFIN/435 final, Brüssel
63. Economic Policy Committee (2003) The impact of ageing populations on public finances: overview of analysis carried out at EU level and proposals for a future work programme. EPC/ECFIN//435/03 final, Brüssel
64. Orosz E, Morgan D (2004) SHA-Based National Health Accounts in Thirteen OECD Countries: A Comparative Analysis. OECD Health Working Papers No. 16
65. OECD (2005) Ensuring quality long-term care for older people. Policy Brief March 2005
66. Economic Policy Committee (2001) Budgetary challanges posed by ageing populations: the impact on public spending on pensions, health and long-term care for the elderly and possible indicators of the long-term sustainability of public finances – Executive Summary. EPC/ECFIN/630-EN final, Brüssel
67. Institut für Höhere Studien (2006) Berechnung öffentlicher Gesundheitsausgaben und sogenannter »Sterbekosten« für Österreich nach Alter und Geschlecht. Presseinformation vom 19.05.2006, Wien
68. Niehaus F (2006) Die Pflegeausgabenentwicklung bis ins Jahr 2044 – Eine Prognose aus Daten der privaten

Pflege-Pflichtversicherung. WIP-Diskussionspapier 5/2006, Köln
69. Deutsches Institut für Wirtschaftsforschung (2001) Wirtschaftliche Aspekte der Märkte für Gesundheitsdienstleistungen. Ökonomische Chancen unter sich verändernden demografischen und wettbewerblichen Bedingungen in der Europäischen Union. Gutachten www.forum-medtech-pharma.de/downloads/Studien/Gesundheitsmarkt_DIW.pdf (Stand: 17.07.2006)
70. Hof B (2001) Auswirkungen und Konsequenzen der demografischen Entwicklung für die gesetzliche Kranken- und Pflegeversicherung. Verband der privaten Krankenversicherung e.V., Köln
71. Breyer F, Ulrich V (2000) Gesundheitsausgaben, Alter und medizinischer Fortschritt. Eine Regressionsanalyse. In: Jahrbücher für Nationalökonomie und Statistik. Bd. 220/1, S 1–17
72. Postler A (2003) Modellrechnungen zur Beitragssatzentwicklung in der Gesetzlichen Krankenversicherung – Auswirkungen von demografischem Wandel und medizinisch-technischem Fortschritt. Diskussionsbeiträge der Fakultät für Wirtschaftswissenschaften der Universität Duisburg-Essen
73. Eckerle K, Oczipka T (1998) Prognos-Gutachten 1998: Auswirkungen veränderter ökonomischer und rechtlicher Rahmenbedingungen auf die gesetzliche Rentenversicherung in Deutschland. DRV-Schriften Band 9., Frankfurt am Main
74. Weltgesundheitsorganisation (WHO) (2006) Weitgehend vermeidbare chronische Erkrankungen verursachen 86 % der Todesfälle in der Europäischen Region: 53 Mitgliedstaaten der WHO entwickeln eine Strategie zur Bekämpfung der Epidemie. Pressemitteilung EURO/05/06 vom 11. September 2006, Kopenhagen
75. Bundesministerium für Gesundheit (2007) Gesundheit – Prävention, Gesundheitsförderung und Gesundheitsschutz www.bmg.bund.de/cln_041/nn_604238/DE/Themenschwerpunkte/Gesundheit/gesundheit-node,param=Links.html__nnn=true#doc616706body Text3 (Stand: 3.09.2007)
76. Wendt C (2003) Krankenversicherung oder Gesundheitsversorgung? Gesundheitssysteme im Vergleich. Westdeutscher Verlag, Wiesbaden
77. Wissenschaftliches Institut der PKV (2006) Der überproportionale Finanzierungsbeitrag privat versicherter Patienten zum Gesundheitswesen im Jahr 2004. Köln
78. Tiemann S (2006) Teil II Vergleichende Betrachtungen. In: Gesellschaft für Versicherungswissenschaft und -gestaltung e.V. (Hrsg) Gesundheitssysteme in Europa – Experimentierfeld zwischen Staat und Markt. Akademische Verlagsgesellschaft Aka GmbH, Berlin, S 283–368
79. Riesberg A, Weinbrenner S, Busse R (2003) Gesundheitspolitik im europäischen Vergleich – Was kann Deutschland lernen? Aus Politik und Zeitgeschichte B33–B34
80. Brand H (2007) Demographischer Wandel – Thementag FH Bielefeld 10.01.2007
81. Bundesministerium für Gesundheit (Hrsg) (2007) Bundesgesundheitsministerin Schmidt: Finanzentwicklung der sozialen Pflegeversicherung positiv – Überschuss von 450 Mio. Euro im Jahr 2006. Pressemitteilung Nr. 11, 29.01.2007
82. Bundesvereinigung Prävention und Gesundheitsförderung (2007) Gesundheit im Alter www.gesund-im-alter.de (Stand: 03.09.2007)
83. European Commission (2007) Healthy Ageing – A Challenge for Europe. The Swedish National Institute of Public Health R 2006: 29

5.4 Ältere Menschen als Kundinnen und Kunden der Gesundheitswirtschaft und als Anbietende von Gesundheitsleistungen

Silke Mardorf, Karin Böhm

Kernaussagen

1. Seit einigen Jahren richtet sich das Augenmerk von Wirtschaft, Wissenschaft und Politik vermehrt auf Nachfrage- und Beschäftigungseffekte einer älter werdenden Gesellschaft für das Gesundheitswesen.
2. Im Zeitraum von 1993 bis 2003 stieg in den Privathaushalten neben den Ausgabenbereichen Wohnen und Energie nur der Anteil der Konsumausgaben im Bereich Gesundheitspflege an.
3. Die Konsumausgaben für Gesundheitspflege steigen mit dem Alter der Haupteinkommensbezieherinnen und -bezieher an und liegen in älteren Haushalten weit über den entsprechenden Ausgaben jüngerer Haushalte.
4. Verglichen mit anderen Wirtschaftsbereichen des tertiären Sektors weist das Gesundheitswesen einen leicht über dem Durchschnitt liegenden Beschäftigungszuwachs auf, umgerechnet in volle tarifliche Arbeitszeiten (Vollzeitäquivalente) zeigt sich jedoch ein leichter Rückgang.
5. Ältere Menschen verwenden häufiger und insgesamt mehr Zeit für häusliche Pflege und informelle Hilfen als jüngere. Ältere sind demnach nicht nur Konsumierende, sondern auch Anbietende von Gesundheitsleistungen, z. B. im Bereich der Angehörigenpflege.

5.4.1 Milliardenschwerer Ausgabenposten und produktiver Wirtschaftszweig: Die zwei Seiten der Gesundheit

Das Thema Gesundheitsversorgung bei demografischer Alterung wurde von der Fachöffentlichkeit lange Zeit vor allem unter dem Aspekt der (künftigen) Finanzierbarkeit der sozialen Sicherungssysteme diskutiert. Im Fokus stand dabei die Ausgabenentwicklung im Gesundheitswesen, speziell die Frage: Wie wird sich eine potenziell steigende Nachfrage nach Gesundheitsgütern und -dienstleistungen auf die Beitragssätze in der GKV (Gesetzliche Krankenversicherung) bzw. die Prämien in der PKV (Private Krankenversicherung) auswirken? Seit Mitte der 1990er-Jahre richtet sich das Augenmerk von Wirtschaft, Wissenschaft und Politik vermehrt auch auf die Wachstums- und Beschäftigungseffekte einer älter werdenden Gesellschaft für die Gesundheitswirtschaft [1]. Damit ist ein entscheidender Perspektivenwechsel für die Gesundheit verbunden, der auch dieses Kapitel leitet. Entsprechend stehen im Folgenden weniger die Konsequenzen einer älter werdenden Gesellschaft für das Ausgaben- und Finanzierungsgeschehen im Gesundheitswesen im Mittelpunkt, sondern die Nachfrage- und Beschäftigungsentwicklung auf dem Gesundheitsmarkt als produktiven und wertschöpfenden Teil der Volkswirtschaft [2, 3, 4]. Zur Unterscheidung der Begrifflichkeiten »Gesundheitswesen« und »Gesundheitswirtschaft« siehe Tabelle 5.4.1.1.

5.4.2 Der Beitrag alter Menschen zur Gesundheitswirtschaft

Je nach begrifflicher Abgrenzung und in Abhängigkeit von den Fragestellungen und Datengrundlagen werden der Gesundheitswirtschaft unterschiedliche Branchen zugeordnet [2, 6, 7, 8]. Viele Abgrenzungsvorschläge sind im Kern auf eine Darstellung des Instituts für Arbeit und Technik zur Senioren- und Gesundheitswirtschaft zurückzuführen, in der die zugeordneten Branchen in konzentrischen Schichten um den Kernbereich der (teil-)stationären und ambulanten Gesundheitsversorgung liegen (vgl. Abbildung 5.4.2.1). Die Branchen reichen von den Apotheken über das Gesundheitshandwerk (innere Schichten) bis zu Nachbarzweigen des Gesundheitswesens, wie Freizeit- und Wellnessangeboten, Gesundheitstourismus und Wohnen im Alter (äußere Schichten). Die Gesundheitswirtschaft ist demnach keine fest umrissene Branche, sondern ein Konglomerat

Tabelle 5.4.1.1
Gesundheitswesen und Gesundheitswirtschaft: Zwei Blickrichtungen
Quelle: eigene Darstellung in Anlehnung an [2, 3, 4, 5]

	Gesundheitswesen	Gesundheitswirtschaft
Blickrichtung	sozialpolitisch, wohlfahrtsstaatlich	marktwirtschaftlich, volkswirtschaftlich
Gesundheitsgüter und -leistungen werden ...	... »konsumiert« und vom Sozialstaat zur Verfügung gestellt (konsumtiver Wohlfahrtssektor)	... »produziert« und tragen zum Wirtschafts- und Beschäftigungswachstum bei (produktiver Wirtschaftszweig)
im Fokus der Analysen ...	... steht die Ausgabenentwicklung einzelner Ausgabenträger	... stehen branchenspezifische Entwicklungen in der Gesundheitswirtschaft

verschiedener im weiteren Sinn gesundheitsbezogener Zweige. Sie wird mit Blick auf die demografische Alterung und die damit verbundenen Bedarfe älterer Menschen nach gesundheitsbezogenen Gütern und Leistungen auch Seniorenwirtschaft genannt [7]. Wesentlich ist, dass vielen Abgrenzungen zufolge der Gesundheitswirtschaft ergänzend jene Bereiche zugeordnet werden, die ohne die Vermittlung der GKV und PKV erfolgen, also zu den direkten Käufen der Konsumentinnen und Konsumenten zählen.

Nach den Ergebnissen der Gesundheitsausgabenrechnung zahlten die privaten Haushalte und privaten Organisationen ohne Erwerbszweck, die öffentlichen Haushalte sowie die öffentlichen und privaten Arbeitgeberinnen und Arbeitgeber

Abbildung 5.4.2.1
Senioren- und Gesundheitswirtschaft
Quelle: [7]

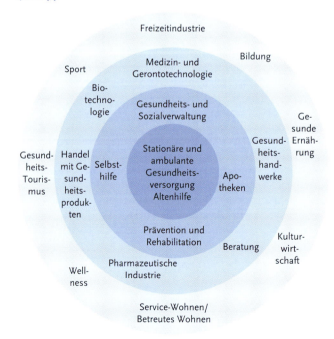

im Jahr 2006 insgesamt fast 76 Milliarden Euro direkt für den Kauf von Gesundheitsgütern und -leistungen. Davon entfielen rund 35 Milliarden Euro (46%) auf die privaten Haushalte und privaten Organisationen ohne Erwerbszweck. Die Gesundheitsausgabenrechnung lässt jedoch keine Rückschlüsse auf den konkreten Umfang der Zuzahlungen und direkten Käufe insbesondere der älteren Menschen zu. Im Folgenden wird daher zunächst die wirtschaftliche Bedeutung ausgewählter Gesundheitszweige beleuchtet, die sich auch oder in besonderer Weise an die Zielgruppe der Älteren richtet. Im zweiten Schritt werden die Struktur und Entwicklung der Konsumausgaben von Seniorenhaushalten im Bereich Gesundheitspflege in den Blick genommen.

Ausgewählte Zweige des Gesundheitsmarkts

Ein Beispiel für einen bedeutsamer werdenden Zweig des Gesundheitsmarkts stellen die individuellen Gesundheitsleistungen (IGeL) dar. Sie umfassen Leistungsangebote, die durch die GKV nicht abgedeckt werden, weil sie nicht zum GKV-Leistungskatalog gehören. IGeL müssen somit von den Versicherten privat finanziert werden. Hierzu zählen individuelle Beratungen und bestimmte Impfungen sowie Leistungen, die in ihrer Notwendigkeit umstritten sind, z. B. ergänzende Krebsfrüherkennungsuntersuchungen, Augeninnendruckmessungen oder alternative Heilverfahren wie Akupunktur [9].

Während die wirtschaftliche Bedeutung von IGeL bei Haus- und Fachärzten sowie die durchschnittlichen IGeL-Umsätze der Praxen dokumentiert sind [10], können Informationen darüber, wie viel davon auf den Konsum älterer Menschen zurückzuführen ist, nur indirekt über die Nachfrage abgeleitet werden. Nach Ergebnissen einer Patientenbefragung, der »IGeL-Studie« des Wissenschaftlichen Instituts der Ortskrankenkassen aus dem Jahr 2005, wird deutlich, dass älteren Menschen etwas seltener als Jüngeren IGeL angeboten werden bzw. sie diese etwas seltener in Anspruch nehmen. Die Frage, ob im Laufe der letzten 12 Monate in einer Arztpraxis ärztliche Leistungen als Privatleistungen angeboten oder in Rechnung gestellt worden sind, bejahten 27% der 40 bis 49-jährigen Versicherten, 26% der 50 bis 65-Jährigen und 22% der 66-Jährigen und Älteren [9]. Auch scheint die subjektive Gesundheitseinschätzung keinen entscheidenden Einfluss auf das Angebot oder die Inanspruchnahme von IGeL zu haben. Vielmehr zeigt sich, dass Bildung, Einkommen und Erwerbsstatus der Versicherten von größerer Bedeutung sind, als die Höhe des Alters und der selbst eingeschätzte Gesundheitszustand. So steigt auf Basis der Versichertenauskünfte das Angebot und die Inanspruchnahme von privat zu zahlenden Gesundheitsleistungen mit zunehmender Schulbildung und Haushaltsnettoeinkommen kontinuierlich an [9]. Ähnliche Zusammenhänge zeigen die Ergebnisse des GKV-Arzneimittelindex in Kombination mit einer Repräsentativ-Umfrage unter 3.000 GKV-Versicherten im Jahr 2005 im Bereich der Arzneimittelverordnungen und der direkten Käufe von Arzneimitteln (Selbstmedikation) (siehe Tabelle 5.4.2.1).

Je höher das Haushaltsnettoeinkommen und die Schulbildung der Versicherten sind, desto mehr frei verkäufliche Arzneimittel werden hinzugekauft. Anders als bei den IGeL weisen Arzneimittelverordnungen und Selbstmedikation einen starken Alterszusammenhang auf [11]. Gesetzlich Krankenversicherten im Alter von 60 Jahren und älter wurden im Jahr 2004 im Schnitt 16 Arzneimittel verordnet. Hinzu kamen im Mittel 7 privat gekaufte Präparate durch Selbstmedikation. Älteren Menschen werden damit durchschnittlich nicht nur in stärkerem Umfang Arzneimittel verordnet, sie erwerben selbst auch häufiger zusätzliche Arzneimittel [11]. Abbildung 5.4.2.2 zeigt die GKV-Arzneimittelverordnungen in definierten Tagesdosen nach Alter der Versicherten.

Im Schnitt entfielen im Jahr 2006 auf jeden Versicherten 8 Arzneimittel mit 419 definierten Tagesdosen (DDD). Differenziert nach Altersgruppen wird sichtbar, dass die Medikation der höheren Altersgruppen die der jüngeren um ein Vielfaches übertrifft. Auf die 75 bis 79-Jährigen entfiel ein Maximum an 1.270 Tagesdosen je GKV-Versicherten, etwa viermal so viel, wie bei den Versicherten insgesamt. Auf die Versicherten im Alter von 60 Jahren und älter entfielen demnach 55% der gesamten GKV-Fertigarzneimittelverordnungen. Das entspricht in etwa dem Doppelten ihres Bevölkerungsanteils (27%) [12]. Obwohl die Anzahl der Arzneimittelverordnungen für ältere Menschen mit der im Alter häufig stattfindenden

Tabelle 5.4.2.1
Arzneiverordnungen 2004 und Selbstmedikation 2005
je GKV-Versicherten nach Altersgruppen (Schätzung)
Quelle: [11]

Altersgruppe	Verordnungen 2004[*]	Selbstmedikation 2005[**]
15–29 Jahre	2,9	5,2
30–39 Jahre	3,4	6,0
40–49 Jahre	4,9	6,4
50–59 Jahre	9,3	4,8
60 Jahre und älter	15,9	7,2
Gesamt	8,1	6,0

[*] nach Angaben des GKV-Arzneimittelindex Juli 2005
[**] Modellrechnung: hochgerechnet auf der Basis des IV. Quartals 2005

Mehrfachmedikation aufgrund von Multimorbidität zusammenhängt, wird in der Literatur auch auf eine ökonomisch motivierte Medikalisierung älterer Menschen hingewiesen [13].

»Die wirtschaftliche Basis der Pharma-Industrie ist ... gut«, so der Verband Forschender Arzneimittelhersteller e.V. [14]. Aus Sicht des Verbandes gilt die pharmazeutische Industrie als eine der wichtigsten Zukunftsbranchen, auch im Hinblick auf die demografische Alterung. Im Jahr 2006 haben die pharmazeutischen Unternehmen ein Marktvolumen von 37,6 Milliarden Euro (Endpreise) erwirtschaftet [14]. Deutschland ist damit im internationalen Vergleich der drittgrößte Markt für Arzneimittel [14]. Besonders hohe Umsätze und Umsatzzuwächse waren in den Jahren 2001 bis 2006 bei den rezeptpflichtigen Arzneimitteln zu beobachten (+ 5,8 Milliarden Euro). Aber auch die Umsätze im Bereich der Selbstmedikation – hierbei handelt es sich häufig um nicht erstattungsfähige, aber ärztlich empfohlene Medikamente – stiegen bis zum Jahr 2005 an (+ 0,5 Milliarden Euro), bevor sie im Jahr 2006 einen Umsatzrückgang von über 0,2 Milliarden Euro infolge des Gesetzes zur Verbesserung der Wirtschaftlichkeit in der Arzneimittelversorgung aufwiesen [15, 16]. Nach Angaben des Verbands Forschender Arzneimittelhersteller e.V. wurden Umsatzsteigerungen bis zum Jahr 2005 im GKV-Arzneimittelmarkt insbesondere durch einen erhöhten Verbrauch (Zunahme der verordneten Tagesdosen) und Innovationen erzielt. Die Anwendungsgebiete neuer Wirkstoffe liegen in den Bereichen Infektionen, Krebs und Herz-Kreislauf [14]. Als wichtigste Ursache für krankheitsbezogene Umsatzsteigerungen werden Krebserkrankungen, rheumatoide Arthritis und Neuroleptika/Antipsychotika genannt [14].

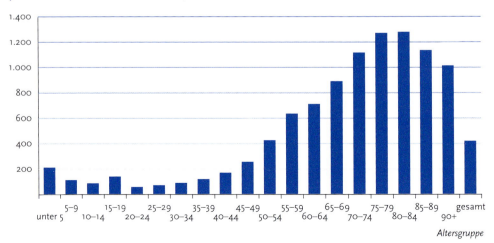

Abbildung 5.4.2.2
Definierte Tagesdosen je GKV-Versicherten 2006 nach Altersgruppen[*]
Quelle: Wissenschaftliches Institut der AOK, GKV-Arzneimittelindex

[*] Arzneimittel, die zu Lasten der gesetzlichen Krankenversicherung verordnet wurden

Neben dem Arzneimittel- und dem IGeL-Markt gilt auch die Medizintechnik als ein prosperierender Zweig innerhalb der Gesundheitswirtschaft. Ihr Produktionsspektrum reicht von Computer-Tomografen über Hörgeräte bis hin zu künstlichen Hüftgelenken und Rollstühlen. Medizintechnik richtet sich also in besonderer Weise auch an die Zielgruppe der Älteren. Deutschland ist weltweit der drittgrößte Markt für Medizinprodukte und dominiert den Markt innerhalb der Europäischen Union, gemessen an Wertschöpfung und Beschäftigung [17].

Vom Gesundheitsmarkt insgesamt gehen darüber hinaus wichtige Impulse auf andere Wirtschaftszweige aus, die anhand von Input-Output-Verflechtungen, die Gegenstand der Volkswirtschaftlichen Gesamtrechnungen (VGR) sind, nachvollzogen werden können. Die größten Impulse wirken auf die Bereiche Groß- und Einzelhandel, Transportleistungen, Bildungswesen, Nahrungsmittel sowie Grundstücks- und Wohnungswesen [18].

Konsumausgaben für die Gesundheitspflege

Der quantitative Beitrag alter Menschen zum Wachstum der Gesundheitswirtschaft kann auch an Kenngrößen wie Konsumausgaben und -quoten sowie Kaufkraft gemessen werden [3, 19]. Die nachfolgenden Ergebnisse fußen auf der Einkommens- und Verbrauchsstichprobe (EVS), eine amtliche Statistik, die fünfjährlich (zuletzt 2003) über die Lebensverhältnisse privater Haushalte in Deutschland informiert. Erfasst werden u. a. die Konsumausgaben privater Haushalte, deren Ausstattung mit Gebrauchsgütern sowie die Einkommens-, Vermögens- und Schuldensituation. Private Haushalte mit einem monatlichen Haushaltsnettoeinkommen von 18.000 Euro und mehr sowie Personen in Anstalten und Gemeinschaftsunterkünften sind nicht berücksichtigt. Zur Einkommenssituation älterer Menschen vgl. Kapitel 3.1.

Die Gruppe der Haushalte mit Haupteinkommensbezieherinnen und -beziehern im Alter von 65 Jahren und älter (im Folgenden: Seniorenhaushalte) verfügte im Jahr 2003 über eine monatliche Kaufkraft von rund 23 Milliarden Euro, das waren 21 % der Gesamtkaufkraft (108 Milliarden Euro) aller privaten Haushalte. Der Anteil der Seniorenhaushalte an allen hochgerechneten Haushalten innerhalb der EVS betrug 27 %. Pro Kopf verfügte ein Seniorenhaushalt im Jahr 2003 über eine durchschnittliche Kaufkraft von ca. 18.000 Euro. Das waren – auch aufgrund der geringeren Haushaltsgröße – über 1.000 Euro mehr Kaufkraft pro Jahr und Kopf als bei der Altersgruppe mit den höchsten durchschnittlichen ausgabefähigen Einkommen, den 45- bis 54-Jährigen [20].

Die Pro-Kopf-Kaufkraft errechnet sich aus den ausgabefähigen Einkommen der jeweiligen Haushalte dividiert durch die durchschnittliche Personenzahl je Haushalt. Zu berücksichtigen ist erstens, dass in den Haushalten der 45- bis 54-Jährigen Haupteinkommensbezieherinnen und Haupteinkommensbezieher im Schnitt eine Person mehr lebt (rund 2,5 Personen je Haushalt) als in Seniorenhaushalten (rund 1,5 Personen). Zweitens werden nicht zwangsläufig »reine« Seniorenhaushalte in der EVS erfasst, sondern Haushalte, deren Haupteinkommensbezieherinnen und -bezieher 65 Jahre und älter sind. Weitere Haushaltsmitglieder mit geringeren ausgabefähigen Einkommen können folglich älter (das entspräche reinen Seniorenhaushalten) oder jünger sein. Nach Ergebnissen des Mikrozensus aus dem Jahr 2003, dem Erhebungsjahr der EVS, zählten 8,6 Millionen Haushalte zu den »reinen« Seniorenhaushalten – das sind 22 % aller privaten Haushalte. In 7 % aller Haushalte (2,7 Millionen) lebten ältere mit jüngeren Menschen zusammen. Damit war in 29 % der privaten Haushalte mindestens eine Person im Seniorenalter [21]. Etwa 82 % ihres ausgabefähigen Einkommens verwendeten Seniorenhaushalte für den privaten Konsum (Konsumquote). Im Bundesdurchschnitt aller Haushalte lag die Konsumquote bei 76 % und bei Haushalten mit Haupteinkommensbezieherinnen und -beziehern unter 65 Jahren bei 74 %. In Seniorenhaushalten ist aufgrund der im Schnitt niedrigeren Haushaltseinkommen und Einnahmen die Konsumquote höher (siehe Abbildung 5.4.2.3).

Altersspezifische Unterschiede im Konsumverhalten zeigen sich besonders im Bereich Gesundheitspflege. Die entsprechenden Ausgaben weisen eine Spanne von monatlich 20 Euro bei Haushalten mit unter 25-jährigen Haupteinkommensbezieherinnen und -beziehern bis zu 125

Abbildung 5.4.2.3
Ausgabefähige Einkommen und Einnahmen, Konsumausgaben und Konsumquoten privater Haushalte nach Alter der Haupteinkommensbezieherin/des Haupteinkommensbeziehers 2003
Quelle: Einkommens- und Verbrauchsstichprobe 2003, Sonderauswertung

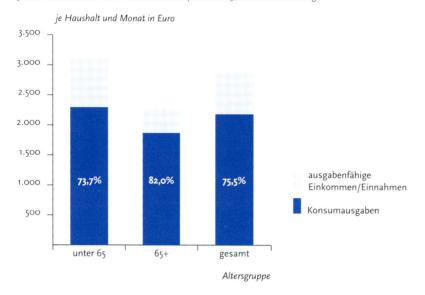

Euro bei Haushalten mit 65- bis unter 70-jährigen Haupteinkommensbezieherinnen und -beziehern auf. Gesundheitspflege zählt zu den Bereichen, in denen Seniorenhaushalte überdurchschnittlich viel zum Konsum beitragen. Mit 116 Euro monatlich gaben die Seniorenhaushalte einen weit über dem Durchschnitt jüngerer Haushalte (73 Euro) liegenden Betrag für Gesundheitspflege aus. Beim Vergleich aller Konsumausgabenbereiche privater Haushalte zeigt sich folgendes Bild: Während die jüngeren privaten Haushalte mit Haupteinkommensbezieherinnen und -beziehern unter 65 Jahren in allen Ausgabenbereichen des privaten Konsums mit Ausnahme des Bereichs Gesundheitspflege über dem Durchschnitt liegende Ausgaben aufweisen, verhält es sich bei den Seniorenhaushalten genau umgekehrt (siehe Abbildung 5.4.2.4). Jüngere Haushalte gaben monatlich 11 Euro weniger für Gesundheitspflege aus, Seniorenhaushalte 32 Euro mehr als ein Durchschnittshaushalt. Gesundheitspflege ist damit der einzige Konsumausgabenbereich, bei dem Seniorenhaushalte mehr als der Durchschnitt ausgeben.

Die EVS unterscheidet zwischen Ge- und Verbrauchsgütern sowie Dienstleistungen in der Gesundheitspflege. Gebrauchsgüter umfassen z. B. Hörgeräte, Heizkissen, Brillengläser, Zahnersatz und Blutdruckmessgeräte. Zu den Verbrauchsgütern zählen u. a. Medikamente (einschließlich Eigenanteile und Rezeptgebühren), Salben, Spritzen, Wärmflaschen und Verbandsstoffe. Ärztliche und zahnärztliche Leistungen inklusive Praxisgebühren, Leistungen von Laboratorien, Physiotherapeuten oder Heilpraktikern sowie Kuraufenthalte sind Dienstleistungen der Gesundheitspflege.

Die Ausgaben im Bereich der Gebrauchsgüter für Gesundheitspflege lagen im Jahr 2003 bei den Seniorenhaushalten im Schnitt um 6 Euro höher als beim Durchschnittshaushalt (23 statt 17 Euro monatlich). Hinter den Durchschnittsangaben verbirgt sich eine erhebliche Ausgabenspanne. Besonders deutlich wird das beim Zahnersatz: Diejenigen Seniorenhaushalte, die im Jahr 2003 tatsächliche Ausgaben für Materialkosten beim Zahnersatz (einschl. Eigenanteil) hatten, lagen bei mittleren 117 Euro pro Monat. Das ist ca. 15-mal mehr im Vergleich zum Durchschnittshaushalt, der dafür weniger als 8 Euro monatlich ausgab. Für orthopädische Schuhe gab ein privater Haus-

Abbildung 5.4.2.4
Monatliche Differenz der Konsumausgaben privater Haushalte 2003 nach Konsumbereichen und Alter der Haupteinkommensbezieherin/des Haupteinkommensbeziehers im Vergleich zu den Haushalten insgesamt
Quelle: Einkommens- und Verbrauchsstichprobe 2003, Sonderauswertung

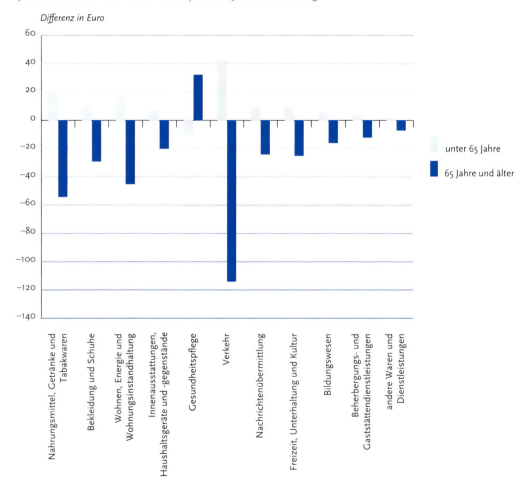

halt im Mittel 47 Cent aus, ein Seniorenhaushalt 70 Cent und Seniorenhaushalte, die tatsächlich orthopädische Schuhe kauften, gaben dafür 34 Euro im Monatsmittel aus. Das übersteigt den Bundesdurchschnitt um den Faktor 72. Auch bei den Reparaturen therapeutischer Geräte und Ausrüstungen lag der Faktor bei 32.

Für Verbrauchsgüter der Gesundheitspflege gaben Seniorenhaushalte im Jahr 2003 durchschnittlich 41 Euro im Monat aus. Zum Vergleich: Das ist das 1,5-fache der Ausgaben eines Durchschnittshaushalts, der rund 27 Euro für Verbrauchsgüter der Gesundheitspflege ausgab. Die Ausgaben der Haushalte mit 80-jährigen und älteren Haupteinkommensbezieherinnen und -beziehern lagen in einzelnen Bereichen zum Teil mehr als doppelt so hoch wie beim Durchschnitt. Ähnliches gilt auch für die Dienstleistungen im Bereich Gesundheitspflege. Während die Haushalte insgesamt im Mittel 40 Euro für Dienstleistungen im Bereich Gesundheitspflege aufbrachten, hatten die Seniorenhaushalte Ausgaben von 52 Euro monatlich, die Haushalte mit 65- bis 69-jährigen Haupteinkommensbezieherinnen

Abbildung 5.4.2.5
Konsumausgaben privater Haushalte im Bereich Gesundheitspflege nach Alter der Haupteinkommensbezieherin/des Haupteinkommensbeziehers 2003
Quelle: Einkommens- und Verbrauchsstichprobe 2003, Sonderauswertung

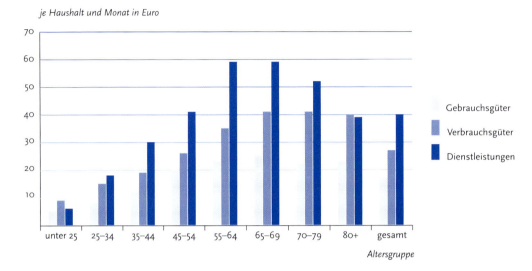

und -beziehern lagen bei 59 Euro monatlich (siehe Abbildung 5.4.2.5).

Über einen 10-Jahreszeitraum zeigt die Struktur der Konsumausgaben privater Haushalte in allen Altersklassen steigende Ausgabenanteile für Wohnen, Energie und Wohnungsinstandhaltung sowie sinkende Ausgabenanteile für Nahrungsmittel, Genusswaren und Tabakwaren. Aus Gründen der Vergleichbarkeit mit früheren EVS-Daten werden im Folgenden nicht die privaten Haushalte mit Haupteinkommensbezieherinnen und -beziehern von 65 Jahren und älter, sondern 70 Jahren und älter ausgewiesen. Eine sukzessive Verschiebung zu Gunsten der Ausgabenanteile für Gesundheitspflege ist vor allem bei den privaten Haushalten mit Haupteinkommensbezieherinnen und Haupteinkommensbeziehern von 70 Jahren und älter zu beobachten. Hier ist der Anteil der Ausgaben für Gesundheitspflege von 5 % im Jahr 1993 (60 Euro) auf über 6 % im Jahr 2003 (111 Euro) gestiegen. Im selben Zeitraum hat sich der Anteil der Konsumausgaben für Gesundheitspflege bei den Haushalten insgesamt von 3 % (57 Euro) auf knapp 4 % (84 Euro) erhöht (siehe Abbildung 5.4.2.6).

Bemerkenswert ist schließlich ein im Zeitraum 1993 bis 2003 um 12 Prozentpunkte gestiegener Ausgabenanteil der Gebrauchsgüter für Gesundheitspflege bei Haushalten mit Haupteinkommensbezieherinnen und -beziehern im Alter von 70 Jahren und älter (Verbrauchsgüter + 4 Prozentpunkte). Entsprechend ist der Ausgabenanteil der Dienstleistungen für die Gesundheitspflege im betrachteten Zeitraum erheblich gesunken (– 16 Prozentpunkte) (siehe Abbildung 5.4.2.6). Diese Tendenz ist auch bei den Haushalten insgesamt zu beobachten. Die steigenden Ausgabenanteile können zum Teil auf Teuerungen im Bereich der Ge- und Verbrauchsgüter, auf die vermehrte Eigenbeteiligung bei pharmazeutischen Erzeugnissen, Rezeptkosten und -gebühren sowie beim Zahnersatz zurückgeführt werden. Trotz des relativ sinkenden Anteils (– 16 Prozentpunkte in Seniorenhaushalten) sind in diesem Zeitraum die absoluten Ausgaben für Dienstleistungen der Gesundheitspflege geringfügig angestiegen. Sie werden sich durch die Einführung der Praxisgebühr zum 1. Januar 2004 in den nachfolgenden Jahren möglicherweise weiter erhöht haben. Aktuelle Zahlen hierzu werden von der EVS 2008 erwartet.

Abbildung 5.4.2.6
Struktur der Konsumausgaben privater Haushalte mit Haupteinkommensbezieherinnen und Haupteinkommensbeziehern im Alter von 70 Jahren und älter für den Bereich Gesundheitspflege 1993, 1998 und 2003
Quelle: Einkommens- und Verbrauchsstichprobe, Sonderauswertung

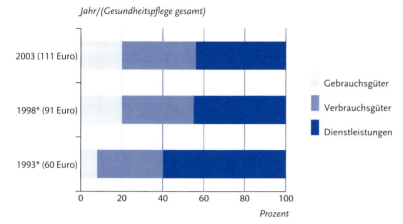

* 1993 und 1998: Umrechnung von DM in Euro.

5.4.3 Demografische Alterung als Beschäftigungsmotor für die Gesundheitswirtschaft?

So bedeutend die demografische Alterung für die Einnahme- und Finanzierungsseite des Gesundheitswesens ist, so sehr ist sie auch Hoffnungsträger der Gesundheitswirtschaft. Insbesondere strukturschwache Regionen hoffen auf die steigende Nachfrage nach »Gesundheit« und damit auf eine positive Beschäftigungsentwicklung. Dies zeigt sich unter anderem in jüngeren Studien und regionalen Schätzungen zur künftigen Entwicklung der Bruttowertschöpfung und der Erwerbstätigenzahlen in der Gesundheitswirtschaft [2, 8, 22].

Ist diese Hoffnung begründet? Zur Beantwortung soll zunächst ein Blick auf die zurückliegende Beschäftigungsentwicklung im Gesundheitswesen geworfen werden. Verglichen mit anderen Wirtschaftsbereichen des tertiären Sektors weist das Gesundheitswesen durchaus ein überdurchschnittliches Beschäftigungswachstum auf [23]. Allerdings ist das Beschäftigungswachstum im Vergleich zur Gesamtwirtschaft als nahezu durchschnittlich zu bezeichnen. Im Zeitraum 1970 bis 1996 sind die Erwerbstätigen im früheren Bundesgebiet nach Abgrenzungen der VGR in dem nicht weiter ausdifferenzierten Wirtschaftsbereich »Gesundheits-, Veterinär- und Sozialwesen« von rund 985.000 (3,7 % aller Erwerbstätigen) auf über zwei Million Erwerbstätige (7,4 %) gestiegen [24, 25].

Für die Entwicklung seit 1997 liefert die Gesundheitspersonalrechnung des Statistischen Bundesamts jährlich Informationen zur beschäftigungspolitischen Relevanz des Gesundheitswesens. Die Gesundheitspersonalrechnung weist Beschäftigungsfälle nach und folgt dem Stichtagsprinzip zum Jahresende. Demnach waren Ende 2006 rund 4,3 Millionen Personen in etwa 800 Berufen im Gesundheitswesen tätig. Das sind etwa 10,6 % aller Beschäftigten in Deutschland und damit weitaus mehr als Beschäftigte in der Automobilbranche oder der Elektroindustrie [26]. Das Gesundheitswesen ist damit gemessen an der Beschäftigtenzahl die größte Wirtschaftsbranche in Deutschland. Seit dem Jahr 2000 stieg die Beschäftigtenzahl im Gesundheitswesen um rund 219.000 Beschäftigte (+5 %) an. Von 1997 bis 2000 war dagegen ein leichter, aber kontinuierlicher Rückgang des Gesundheitspersonals um 20.000 Beschäftigte beziehungsweise 0,5 % zu beobachten. Beide Entwicklungen zusammen führten zu einem Zuwachs im Gesundheitswesen um gut 198.000 Beschäftigte beziehungsweise 4,8 % im Zeitraum von 1997 bis 2006. Dieser Beschäftigungszuwachs liegt leicht über dem der gesamtwirtschaftlichen Entwicklung.

Aufgrund seiner personalintensiven Leistungserstellung kommt vor allem dem Gesundheitsbereich im engeren Sinne eine große Bedeutung als Beschäftigungsfaktor zu. Er umfasst die Einrichtungen, deren gesundheitsbezogene Güter und Dienstleistungen den Nachfragenden unmittelbar zugute kommen, wie z. B. ambulante und (teil-)stationäre Einrichtungen oder Rettungsdienste. Mit gut 4 Millionen Personen waren hier 93 % des Gesundheitspersonals beschäftigt.

Zum Gesundheitsbereich im weiteren Sinne zählen die Vorleistungsindustrien des Gesundheitswesens, unter anderen die medizintechnische beziehungsweise die augenoptische Industrie. In diesem Bereich gingen im Jahr 2006 fast 303.000 Personen einer Beschäftigung nach. Besonders hohe Beschäftigungszuwächse waren in den Einrichtungen der (teil-)stationären Pflege zu verzeichnen (+ 47 % beziehungsweise + 179.000 Beschäftigte von 1997 bis 2006). Darin kommt die Anpassung des Gesundheitswesens an den Bedarf der Bevölkerung nach pflegerischen Leistungen zum Ausdruck. Im Krankenhaussektor dagegen ging die Zahl der Beschäftigten u. a. infolge von Schließungen, Fusionen und wechselnden Trägerschaften von Einrichtungen zurück (– 5 % bzw. – 61.000 Beschäftigte).

Mehr als die Hälfte aller Beschäftigten im Gesundheitswesen (53 %) arbeitet in Gesundheitsdienstberufen. Hierzu zählt zum Beispiel ärztliches und pflegerisches Personal. Die Zahl der Beschäftigten in Gesundheitsdienstberufen ist stetig gestiegen (+ 10 % zwischen 1997 bis 2006). Von dem Stellenzuwachs haben vor allem Frauen profitiert: Auf sie entfielen 86 % (184.000) der insgesamt 214.000 zusätzlichen Stellen in diesem Zeitraum. Deutlich zurückgegangen ist dagegen die Zahl der Beschäftigten in den anderen Berufen des Gesundheitswesens. Sie sank im betrachteten Zeitraum kontinuierlich um 139.000 Personen. Ein Teil dieses Beschäftigungsrückgangs ist auf die Auslagerung von Unternehmenseinheiten oder Leistungsprozessen zurückzuführen (Outsourcing) [27]. Das betrifft insbesondere das Reinigungs- und Küchenpersonal, das im Falle des Outsourcings nicht mehr dem Gesundheitswesen zugeordnet und damit nicht mehr in der Gesundheitspersonalrechnung erfasst wird. Das Beschäftigungswachstum im Gesundheitswesen wird dadurch deutlich gebremst.

Da im Gesundheitsbereich vielfach und vermehrt Teilzeit- und geringfügig Beschäftigte tätig sind, darunter meist Frauen, ist der Beschäftigungszuwachs in Beschäftigungsfällen weitaus höher als bei einer Umrechnung auf volle tarifliche Arbeitszeiten. In so genannten Vollzeitäquivalenten betrachtet zeigt das Beschäftigungsvolumen zwischen 1997 und 2006 keinen Zuwachs, sondern einen leichten Rückgang von 31.000 Vollzeitäquivalenten (siehe Abbildung 5.4.3.1). Zu Lasten der Vollzeitbeschäftigung (– 9 %) ist im Zeitraum 1997 und 2006 die Anzahl der Teilzeitbeschäftigten um insgesamt 259.000 Personen (+ 26 %) gestiegen (darunter 217.000 Frauen). Auch die Anzahl der geringfügig Beschäftigten verdoppelte sich nahezu und stieg in diesen neun Jahren von 280.000 auf 470.000 Beschäftigte an (+ 68 %).

Nur wenige Berufsgruppen zeigen auch in Vollzeitäquivalenten einen Beschäftigungszuwachs im Zeitraum 1997 bis 2006. Hierzu zählen an erster Stelle die Beschäftigten in der Altenpflege (+ 73.000 Vollzeitäquivalente), die Physiotherapeutinnen und -therapeuten (+ 26.000 Vollzeitäquivalente) sowie die (Zahn-)Ärztinnen und Ärzte und Apothekerinnen und Apotheker (zusammen + 25.000 Vollzeitäquivalente). Bei der Zahl der Beschäftigten in der Altenpflege ist zu berücksichtigen, dass nur ein Teil in der Gesundheitspersonalrechnung erfasst wird. So fließt aus Gründen der Abgrenzung des Gesundheitswesens zwar das Altenpflegepersonal der Altenpflegeheime mit ein, nicht aber das der Altenwohnheime [27].

Hinsichtlich der künftigen Beschäftigungsentwicklung im Gesundheitsbereich gibt es unterschiedliche Einschätzungen. Bei günstigen Rahmenbedingungen können nach Schätzungen von Fachleuten bis zum Jahr 2020 rund 200.000 neue Arbeitsplätze im Gesundheitswesen entstehen [28] und bis zum Jahr 2050 bis zu einer halben Millionen [18]. Mehrere Faktoren sprechen für das Gesundheitswesen als »Jobmaschine«: Zum einen das Zusammenspiel aus Alterung der Gesellschaft, medizinisch-technischem Fortschritt und wachsender Bereitschaft der Menschen, für

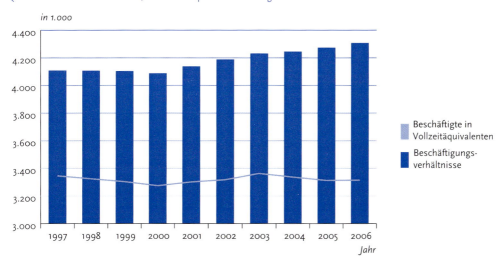

Abbildung 5.4.3.1
Beschäftigungsverhältnisse und Vollzeitäquivalente im Gesundheitswesen 1997 bis 2006
Quelle: Statistisches Bundesamt, Gesundheitspersonalrechnung

die Gesundheit im Alter mehr Geld auszugeben. Zum anderen die sich im Gesundheitswesen bietenden Anwendungsfelder für High-Tech-Produkte, durch die das Interesse weiterer Wirtschaftszweige an der Gesundheitswirtschaft steigen dürfte. Zu diesem Zweck setzen verschiedene Regionen in Deutschland gezielt auf die Gesundheitswirtschaft und bilden Kompetenzzentren, um nicht nur die gesundheitliche Lebensqualität der Bevölkerung, sondern auch Wachstum und Beschäftigung im Gesundheitswesen zu steigern [29].

Der Beschäftigungsentwicklung im Gesundheitssektor sind jedoch auch Grenzen gesetzt. Im Krankenhaussektor und Pharmabereich könnte trotz Umsatzwachstums und ausgelöst durch Konkurrenzdruck und Effizienzsteigerung Personal abgebaut werden [28]. Insbesondere die öffentlichen Haushalte im Bereich der Sozialversicherungszweige und des Gesundheitswesens stehen aufgrund fiskalischer Erschöpfung unter einem erheblichen Sparzwang. Auch der im Prinzip gewünschte Bürokratieabbau innerhalb der öffentlichen Verwaltungen kann negative Beschäftigungseffekte nach sich ziehen [2].

Das größte Beschäftigungspotenzial wird einhellig in den personalintensiven Gesundheitsdienstberufen gesehen, insbesondere in den Pflegeberufen und primär im stationären Pflegebereich [18, 30]. Welches tatsächliche Ausmaß der quantitative Beschäftigungsausbau erreichen wird, ist zunächst spekulativ und wird auch davon abhängen:

▶ welche Konsequenzen die demografische Alterung auf die Nachfrage nach Gesundheitsdiensten, insbesondere pflegerischen Leistungen haben wird (vgl. Kapitel 2.5),
▶ wie sich die Inanspruchnahmemuster von häuslicher, ambulanter und (teil-)stationärer Pflege verändern werden [4, 18, 31],
▶ wie sich Arbeitsmarkt- und Gesundheitsreformen auf die Beschäftigungsentwicklung auswirken [3],
▶ wie viele Ressourcen die Gesellschaft zur Verfügung stellen will und kann, auch in Anbetracht der Tatsache, dass nicht nur die Nachfragenden nach Gesundheitsdiensten altern, sondern auch die Anbietenden (»double aging«) [32].

Je nach Ausmaß der zusätzlichen Nachfrage nach Gesundheitsgütern und -leistungen wird eine Bedarfsdeckung künftig nur über zusätzliches Gesundheitspersonal möglich werden. Der Effekt zusätzlicher Nachfrage auf die Beschäftigung im Gesundheitswesen ist dabei insgesamt höher einzuschätzen als in anderen Branchen. Denn im Gesundheitswesen ist die menschliche Arbeitskraft unverzichtbar. Eine älter werdende Gesellschaft erfordert aber künftig nicht nur einen quantitativen Beschäftigungsausbau, sondern lässt auch die qualitativen Anforderungen an das Gesundheitspersonal steigen. Aus arbeits- und sozialmedizinischer Sicht wird beispielsweise künftig mehr systemisches und dafür weniger spezialisiertes Wissen notwendiger werden [33]. Relevant für die künftige Beschäftigungsentwicklung dürfte auch die Attraktivität gesundheitsbezogener Berufsfelder sein. Das Arbeitskräfteangebot im Gesundheitswesen wird maßgeblich auch durch die Arbeitsbedingungen und erzielbaren Einkommen sowie ebenfalls durch die demografische Entwicklung geprägt. Das Gesundheitswesen erfüllt damit zwei wesentliche Bedürfnisse der Menschen: Gesundheit und Erwerbsarbeitsplatzangebote rund um Gesundheit, auch in vor-, nach- und nebengelagerten Wirtschaftszweigen. Es gehört damit ins Zentrum nicht nur der gesundheits-, sondern auch der arbeitsmarktpolitischen Aufmerksamkeit [34].

5.4.4 Jenseits von Wirtschaft und Wertschöpfung? Gesundheitsleistungen am Beispiel häuslicher Pflegearbeit

Wenn die Konsequenzen der demografischen Alterung aus der Perspektive der Wirtschafts- und Beschäftigungsentwicklung diskutiert werden, steht üblicherweise die bezahlte Arbeit, also der Erwerbsarbeitsmarkt im Blickpunkt. Gesundheitsleistungen werden jedoch nicht nur marktförmig und im Rahmen von Erwerbsarbeit erbracht, sondern auch – und zwar in nicht unerheblichem Ausmaß – unbezahlt und zu einem Großteil auch von älteren Menschen in privaten Haushalten. Am Beispiel häuslicher Pflegearbeit werden im Folgenden die privat erbrachten Gesundheitsleistungen in ihrer ökonomischen und zeitlichen Bedeutung beleuchtet.

Der Unterschied zwischen unentgeltlichen und so genannten Marktleistungen soll an einem Beispiel verdeutlicht werden: Während die Herstellung von Arzneimitteln zur Behandlung demenzieller Erkrankungen direkt zur Steigerung des Bruttoinlandsprodukts (BIP) und damit zum Wirtschaftswachstum beiträgt, wird die (unbezahlte) häusliche Pflege eines an Demenz erkrankten Familienmitglieds im BIP nicht direkt sichtbar. Dieses Beispiel illustriert unser Verständnis von Arbeit und wirtschaftlichem Tätigsein, wie es Grundlage und internationaler Konsens der VGR ist. Worin besteht aus volkswirtschaftlicher Sicht der Unterschied zwischen Arzneimittelherstellung und Angehörigenpflege – um bei dem Beispiel zu bleiben?

Der traditionelle Produktionsbegriff in den VGR berücksichtigt überwiegend Produktionsaktivitäten wie Waren und Dienstleistungen, die für andere ökonomische Einheiten erstellt werden. Im BIP inbegriffen – und damit als wirtschaftliche Leistung des Gesundheitswesens und der Gesundheitswirtschaft berechenbar – sind all jene Gesundheitsleistungen unserer Volkswirtschaft, die einen messbaren Produktionswert haben und damit unmittelbar bruttowertschöpfungsrelevant sind. Die Herstellung von Arzneimitteln zählt zum Wirtschaftsbereich »Produzierendes Gewerbe«, ist also im BIP sichtbar. Die unentgeltlich erbrachten Leistungen der privaten Haushalte, also auch die Angehörigenpflege, werden in den VGR nicht berücksichtigt, da sie nicht am Markt »sichtbar« werden. Wenn die häusliche Pflege in Form von (bezahlter) Erwerbstätigkeit erfolgt, also im Rahmen professioneller Pflege, ist sie ebenso wie die Arzneimittelherstellung wertschöpfungsrelevant und im BIP inbegriffen. Das eine ist – volkswirtschaftlich gesehen – bezahlte Erwerbsarbeit, das andere unbezahlte Arbeit, auf der Outputebene auch Haushaltsproduktion genannt (vgl. z. B. [35, 36]).

Vor dem Hintergrund der durch die demografische Alterung gefährdeten Tragfähigkeit unserer sozialen Sicherungssysteme, speziell der Kranken- und Pflegeversicherung, gewinnt die Diskussion um die Einbeziehung der Haushaltsproduktion in das BIP erneut an Aktualität.

Die ökonomische Bedeutung der unbezahlten Arbeit

Haushaltsproduktion umfasst im Unterschied zur Marktproduktion die unbezahlte Produktion von Dienstleistungen für eigene Zwecke, sofern die Dienstleistungen von Dritten gegen Bezahlung, also über den Markt, erbracht werden könnten (Dritt-Personen-Kriterium) [37]. Sie beinhaltet neben der häuslichen Alten- und Krankenpflege beispielsweise auch die Kinderbetreuung oder die Ausübung von Ehrenämtern. Seit Mitte der 1980er-Jahre wird verstärkt diskutiert, die Haushaltsproduktion und damit insbesondere den Beitrag der Frauen – aber auch der Rentnerinnen und Rentner – an der gesamten Produktion ökonomisch sichtbar zu machen [35, 38].

Eine Antwort auf diese Forderung stellt das Haushalts-Satellitensystem zu den VGR dar. Das Prinzip des Satellitensystems ist es, mithilfe des Jahresvolumens für unbezahlte Arbeit auf der Basis der Zeitbudgeterhebung von 2001/2002 (zuvor 1991/1992) die Größenordnung der Haushaltsproduktion in einer mit der Marktproduktion vergleichbaren Weise zu errechnen. Es verknüpft die Inlandsproduktberechnung mit der Haushaltsproduktion, ohne das Prinzip der international abgestimmten BIP-Berechnung zu durchbrechen, indem es, einem Satelliten gleich, die VGR ergänzt [35].

Aus der Zeitbudgeterhebung 2001/2002, einer repräsentativen Erhebung zur Zeitverwendung privater Haushalte in Deutschland, lässt sich das Jahresvolumen unbezahlter Arbeit für die Bevölkerung ab 10 Jahren ermitteln. Die Messung der ausgeübten Tätigkeiten erfolgte dabei nach folgendem Muster: Der Tag wurde in 10-Minuten-Intervalle eingeteilt und die Befragten gaben für jedes Intervall per Tagebuchaufzeichnung an, welche Tätigkeit sie jeweils ausübten. Im Ergebnis zeigt sich, dass unbezahlte Arbeit von wesentlich größerer zeitlicher Bedeutung ist als Erwerbsarbeit. Im Schnitt verwendeten die Befragten das 1,7-fache an Zeit (rund 96 Milliarden Stunden) für unbezahlte Arbeit im Vergleich zu bezahlter Arbeit (56 Milliarden Stunden ohne Wegezeiten).

Das Verhältnis von bezahlter und unbezahlter Arbeit, gemessen in wöchentlicher Arbeitszeit, betrug nach Ergebnissen der Zeitbudgeterhebung 2001/2002 bei Frauen etwa 1 zu 2,6 (12 Stunden bezahlt, 31 Stunden unbezahlt pro Woche) und hält sich bei Männern in etwa die Waage (22,5 Stunden bezahlt, 19,5 Stunden unbezahlt pro Woche) [39]. Wie aus Abbildung 5.4.4.1 ersichtlich entfiel auf die 60-Jährigen und Älteren, deren Anteil an der Gesamtbevölkerung 24 % betrug, ein Anteil von 34 % am Jahresvolumen unbezahlter Arbeit. Das entsprach einem Jahresvolumen von rund 33 Milliarden Stunden.

Nach Altersklassen betrachtet lag die durchschnittliche Zeitverwendung für unbezahlte Arbeit in der Altersgruppe der 60-Jährigen und Älteren bei wöchentlich 33 Stunden. Die 20- bis 59-Jährigen leisteten im Schnitt 8 Stunden weniger unbezahlte Arbeit pro Woche, nämlich rund 25 Stunden. Nach Geschlechtern differenziert arbeiteten 60-jährige und ältere Frauen knapp 36,5 Stunden und gleichaltrige Männer über 28,5 Stunden unbezahlt in der Woche. In der Altersklasse der 20-

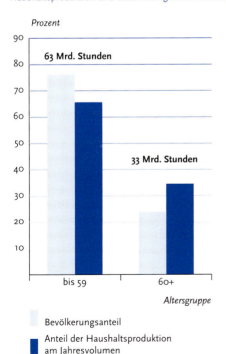

Abbildung 5.4.4.1
Bevölkerung und Jahresvolumen der Haushaltsproduktion nach Alter 2001
Quelle: Statistisches Bundesamt, Zeitbudgeterhebung 2001/2002, Schätzung im Rahmen des Satellitensystems Haushaltsproduktion und Bevölkerungsfortschreibung

bis 59-Jährigen kamen auf die Frauen 32 Stunden unbezahlte Arbeit und auf die Männer etwa 18 Stunden wöchentlich. Die zeitliche Bedeutung unbezahlter Arbeit ist demnach empirisch gut belegt und zeigt im Unterschied zur Inlandsproduktberechnung eher langfristige Trends auf [35]. Betrachtet man die Verteilung der unbezahlten Arbeit auf die Bevölkerung, so zeigt sich neben einer ungleichen Verteilung der unbezahlten Arbeit auf die Geschlechter auch eine ungleiche Verteilung auf die Generationen, jeweils auch als Konsequenz der unterschiedlichen Erwerbsbeteiligung.

Die Berechnung des ökonomischen Werts unbezahlter Arbeit ist weitaus schwieriger und erfordert eine monetäre – und damit auch normative – Bewertung. Im Rahmen des Satellitensystems wird das Gesamtvolumen unbezahlter Jahresarbeit mit dem Nettostundenlohn von 7 Euro (Untergrenze) bewertet. Dabei errechnet sich eine Summe von 684 Milliarden Euro für die Arbeitsleistung bzw. von 820 Milliarden Euro für die Bruttowertschöpfung der privaten Haushalte (inklusive Abschreibung und sonstiger Wertschöpfungskomponenten). Somit wies die unbezahlte Arbeit in Privathaushalten eine Größenordnung von rund 40 % des BIP (2001) auf. Das entspricht in etwa der Bruttowertschöpfung der deutschen Industrie und zusätzlich der Bereiche Handel, Gastgewerbe und Verkehr [39]. Unterstellt man, dass Menschen im Alter von 60 Jahren und älter daran einen Anteil von 34 % haben (das entspricht ihrem zeitlichen Anteil am Jahresvolumen unbezahlter Arbeit), entspräche dies einer Bruttowertschöpfung von fast 280 Milliarden Euro. Welche zeitliche und monetäre Bedeutung haben unbezahlte Pflegeleistungen und wie hoch liegt dabei der Anteil der Älteren?

Monetärer und zeitlicher Beitrag der privaten Haushalte zur häuslichen Pflegearbeit

Zur Darstellung der gesundheitsbezogenen Haushaltsproduktion älterer Menschen am Beispiel häuslicher Pflegearbeit läge es in Anlehnung an das Satellitensystem zur Haushaltsproduktion nahe, den zeitlichen Beitrag der älteren Menschen jenseits des Erwerbslebens zu erfassen und monetär zu bewerten. Eine Bewertung der unbezahlten Pflegearbeit setzt allerdings voraus, dass erstens ein verlässliches Jahresvolumen der Pflegearbeitszeit vorliegt (Mengenbaustein), das zweitens monetär adäquat bewertet werden müsste (Wertbaustein) [35]. Die praktische Umsetzung eines solchen Vorhabens ist im Rahmen dieser Publikation weder leistbar, noch vor dem Hintergrund der gegenwärtigen Datenlage realisierbar. Während sich das Jahresvolumen der Haushaltsproduktion der Bevölkerung insgesamt auf der Basis der Zeitbudgeterhebung gut quantifizieren lässt, ist dies bei dem zeitlichen Umfang für pflegerische Leistungen im privaten Haushalt weitaus schwieriger, u. a. weil die Fallzahlen Ausübender von Pflegearbeit, insbesondere in den höheren Altersgruppen, teilweise sehr niedrig sind. Aussagen zur monetären Relevanz auf der Grundlage von Jahresvolumenberechnungen wären folglich mit hoher Unsicherheit versehen und nur eingeschränkt interpretierbar. Um den zeitlichen und monetären Beitrag zur Pflegearbeit in Privathaushalten dennoch sichtbar zu machen, werden im Folgenden zwei unterschiedliche Zugänge gewählt: Eine rein zeitliche Betrachtung, ohne anschließende monetäre Bewertung, erfolgt anhand der Zeitverwendung für Pflegearbeit in privaten Haushalten auf Basis verschiedener Datenquellen. Eine näherungsweise monetäre Abschätzung pflegerischer Leistungen resultiert aus der Höhe der Pflegegeldleistungen im Rahmen der Leistungsausgaben der sozialen Pflegeversicherung.

Zur Zeitverwendung für häusliche Pflegearbeit durch Angehörige in privaten Haushalten: Bezogen auf die Gesamtbevölkerung ab 10 Jahren variiert der durchschnittliche Zeitumfang für einzelne Aktivitätsbereiche und für die Haushaltsproduktion insgesamt erheblich. Tabelle 5.4.4.1 zeigt die durchschnittliche wöchentliche Zeitverwendung für Haushaltsproduktion insgesamt sowie die Aktivitätsbereiche Unterstützung, Pflege und Betreuung erwachsener Haushaltsmitglieder, Alten- und Krankenpflege für haushaltsexterne Personen sowie informelle Hilfen für haushaltsexterne Personen, in der Tabelle zusammengefasst als »Pflege- und Betreuungsarbeit plus informelle Hilfen«. Die Zeitverwendung aller genannten Aktivitäten nimmt mit zunehmendem Alter zu. Mit Ausnahme der 60-Jährigen und Älteren verwenden Frauen bei den aufgeführten unbezahlten Aktivitäten in allen Altersklassen mehr Zeit als Männer. Der zeitliche Mehrumfang bei Männern

Tabelle 5.4.4.1
Durchschnittliche wöchentliche Zeitverwendung ausgewählter Aktivitäten nach Alter und Geschlecht
in Stunden:Minuten 2001/2002
Quelle: Statistisches Bundesamt, Zeitbudgeterhebung 2001/2002,
Sonderauswertung im Rahmen des Satellitensystems Haushaltsproduktion

	20–39 Jahre			40–59 Jahre			60 Jahre und älter		
	Frauen	Männer	Gesamt	Frauen	Männer	Gesamt	Frauen	Männer	Gesamt
Haushaltsproduktion gesamt	30:48	16:40	23:36	33:26	19:42	26:31	36:17	28:39	33:01
darunter:									
Pflege- und Betreuungs-arbeit + informelle Hilfen*	00:56	00:53	00:54	01:18	01:02	01:10	01:39	01:48	01:42

* Unterstützung, Pflege, Betreuung Erwachsener im eigenen Haushalt sowie Alten- und Krankenpflege und informelle Hilfen für extern gesamt

höheren Alters ist vor allem auf die informellen Hilfen für haushaltsexterne Personen zurückzuführen, nicht auf die Pflege- und Betreuungsarbeiten im engeren Sinne.

In diesen Durchschnittszahlen kommt nicht zum Ausdruck, dass pflegerische und informelle Leistungen nur von einem kleinen Teil der Bevölkerung erbracht werden. An einem durchschnittlichen Tag leisteten rund 1 % der 60-Jährigen und Älteren Unterstützungs-, Pflege- und Betreuungsarbeit für erwachsene Haushaltsmitglieder. Bei den Jüngeren (beide Geschlechter insgesamt) waren es 0,3 % bis 0,6 %. Während 11,6 % der Älteren informelle Hilfe für Personen außerhalb des eigenen Haushalts erbrachten, lag der Ausübungsgrad bei den Jüngeren bei 6 % bis 8 %. Ähnlich wie bei den Ergebnissen zur durchschnittlichen Zeitverwendung für einzelne Aktivitätsbereiche im Rahmen unbezahlter Arbeit, zeigt sich auch für die Ausübungsgrade häuslicher Pflege, dass Ältere häufiger als Jüngere und Frauen häufiger als Männer Zeit für häusliche Pflege und informelle Hilfen aufwenden (siehe Tabelle 5.4.4.2).

Wird die Betrachtung des täglichen Zeitaufwands auf die Personen beschränkt, die tatsächlich selbst pflegen, ergibt sich ein alltagsnäheres Bild der zeitlichen Belastung. Bei den aktiv Pflegenden und Betreuenden der 60-Jährigen und Älteren betrug der durchschnittliche, tägliche Zeitumfang für Alten- und Krankenpflege haushaltsexterner Personen eine gute Dreiviertelstunde und der tägliche Zeitumfang für die Unterstützung, Pflege und Betreuung erwachsener Haushaltsmitglieder gut eine Stunde.

Tabelle 5.4.4.2
Ausübungsgrad ausgewählter Aktivitäten nach Alter und Geschlecht 2001/2002
Quelle: Statistisches Bundesamt, Zeitbudgeterhebung 2001/2002, Sonderauswertung
im Rahmen des Satellitensystems Haushaltsproduktion

	20–39 Jahre			40–59 Jahre			60 Jahre und älter		
	Frauen	Männer	Gesamt	Frauen	Männer	Gesamt	Frauen	Männer	Gesamt
Haushaltsproduktion gesamt	95,4%	85,6%	90,4%	98,2%	91,3%	94,7%	98,1%	95,9%	97,2%
darunter:									
Unterstützung, Pflege, Betreuung erwachsener Haushaltsmitglieder	0,5%	0,2%	0,3%	1,1%	0,2%	0,6%	1,1%	0,6%	0,9%
informelle Hilfe für extern	6,9%	5,4%	6,1%	9,1%	7,0%	8,0%	12,1%	11,0%	11,6%

Lesebeispiel:
An 97,2 von 100 aufgezeichneten Tagebuchtagen übten 60-Jährige und ältere Haushaltsproduktion aus, darunter an 11,6 Tagen informelle Hilfen für Personen außerhalb des eigenen Haushalts.

Zu berücksichtigen ist, dass auch die Tagebuchaufzeichnungen das zeitliche Ausmaß für pflegerische Leistungen im Privathaushalt unterschätzen, auch im Vergleich zu Ergebnissen der Zeitbudgeterhebung, die auf zeitlicher Selbsteinschätzung (Personen- und Haushaltsfragebogen) der Bevölkerung beruhen. Die Ergebnisse sind daher sowohl methodisch, als auch konzeptionell als Untergrenze zu verstehen, denn häusliche Pflege kann je nach Situation die permanente Verfügbarkeit der Pflegeperson erfordern, also auch nachts und an Wochenenden. Der gesamte Umfang der häuslichen Pflegearbeit würde erst deutlich, wenn zusätzlich die Zeitbindung in Form von »Bereitschaftszeiten« mitbedacht würde [40].

Tabelle 5.4.4.3 stellt Ergebnisse unterschiedlicher Datenquellen der wöchentlichen Zeitverwendung für häusliche Pflege dar. Allen Quellen gemeinsam ist, dass die zeitlichen Angaben auf der Selbsteinschätzung der Pflegepersonen, meist Haushaltsmitglieder, beruhen und sich die Zeitpunkte der Befragung je nach Quelle auf den Zeitraum zwischen 2001 bis 2005 beziehen. Für detaillierte Informationen zur Methodik muss auf die jeweiligen Quellen verwiesen werden. Wesentlich für die Einordnung der zeitlichen Angaben an dieser Stelle ist, dass sie auf höchst unterschiedlichen Untersuchungsdesigns fußen, sowohl konzeptionell hinsichtlich der Abgrenzung der Pflegetätigkeit und der Pflegeperson, als auch in der Definition von Hilfe- und Pflegebedürftigkeit (siehe hierzu Kurzübersicht der Tabelle 5.4.4.3) sowie der Rekrutierungsmethodik der Befragten und in der Formulierung der Fragestellungen zum zeitlichen Umfang. Beispielsweise wurden im EU-finanzierten Forschungsprojekt »EUROFAMCARE« zur Situation pflegender Angehöriger in Europa ausschließlich Angehörige befragt, die mindestens vier Stunden pro Woche ihre hilfe- oder pflegebedürftigen Angehörigen im Alter von 65 Jahren und älter pflegten [41]. Im Unterschied dazu gingen in die Studie »Möglichkeiten und Grenzen selbstständiger Lebensführung in Privathaushalten (MuG III)« Personen in die Befragung ein, die nach eigener Einschätzung am besten über die häusliche Situation Auskunft geben können (Fremd- und Selbstauskunft). Maßgeblich dabei war jeweils der zeitliche Umfang der Hauptpflegeperson [42], während beim Soziooekonomischen Panel (SOEP) grundsätzlich jede versorgende und betreuende Person ab 17 Jahren in die Erhebung einfließt [43]. Bei MuG III und EUROFAMCARE kann daher von einer Selektion zu Gunsten hoch belasteter Pflegepersonen ausgegangen werden [42].

Die zeitlichen Umfänge auf Basis der Zeitbudgeterhebung (ZBE) hingegen müssen schon deshalb deutlich niedriger liegen, weil jeweils nur Hilfen »für Personen außerhalb des eigenen Haushalts« (Personenfragebogen) bzw. »von Privatpersonen außerhalb des Haushalts« für Alten- und Krankenpflege (Haushaltsfragebogen) ein-

Tabelle 5.4.4.3
Zeitverwendung für Pflege, Selbstauskunft auf Basis verschiedener Datenquellen
Quellen: EUROFAMCARE [47], MuG III [42, 48, 49], SOEP [43], ZBE 2001/2002, Sonderauswertung im Rahmen des Satellitensystems Haushaltsproduktion (Angaben sind ungewichtet; geklammert = Fallzahl unter 100)

	Tätigkeit	Pflegeperson	Pflegebedürftigkeit	Schätzung Std./Woche, durchschnittl. (Spanne)
EUROFAMCARE (2003–2005)	Unterstützung + Betreuung Angehöriger	Hauptbetreuung, mindestens 4 h/Woche	Hilfs- + Pflegebedürftige 65 Jahre und älter	39:00 (11:00–81:00)
MUG III (2002)	Hilfe + Pflege im Haushalt	private Hauptpflegeperson	Pflegebedürftige	36:42 (28:00–62:00)
			Hilfebedürftige	14:42 (13:00–19:00)
SOEP (2003)	Versorgung + Betreuung nur werktags	alle pflegenden Personen	Pflegebedürftige	14:30
ZBE (2001) Personenfragebogen	Alten- + Krankenpflege von intern für extern	ausübende Personen	außerhalb des Haushalts	5:36
ZBE Haushaltsfragebogen	Alten- + Krankenpflege von extern für intern	empfangende Haushalte	im Haushalt	(7:42)

fließen [44, 45]. Zu berücksichtigen ist in jedem Fall, dass der Kreis der Pflegebedürftigen in allen genannten Quellen nicht nur Personen mit anerkannter Pflegestufe nach SGB XI umfasst. Die Begriffe Pflege, Betreuung oder Hilfebedürftigkeit können dabei sehr viel weiter gefasst sein, als im Pflegeversicherungsgesetz des SGB XI [46].

Wie ersichtlich wird gibt es erhebliche Niveauunterschiede bei der Zeitverwendung für Pflege im Privathaushalt und zwar nicht nur in Abhängigkeit von der jeweiligen Untersuchungsmethodik, sondern auch bei ähnlicher Methodik in Abhängigkeit vom individuellen Hilfe- und Pflegebedarf. Ergänzend zur durchschnittlichen Schätzung des wöchentlichen Stundenumfangs sind in der entsprechenden Spalte auch die durchschnittlichen Zeitspannen (darunter in Klammern) aufgeführt. Die größte Spanne weisen die Daten von EUROFAMCARE aus. Sie liegen bei 11 Stunden (zusätzlicher Pflegeaufwand von Angehörigen bei vollstationärer Pflege des Pflegebedürftigen) bis 81 Stunden wöchentlich (Pflegestufe III) [41]. Der durchschnittliche Zeitaufwand für geleistete Pflege durch die Hauptbetreuungsperson betrug rund 37 (MuG III) [42] bzw. 39 Stunden pro Woche (EUROFAMCARE) [41], entspricht also in der Selbsteinschätzung der Befragten in etwa der Dauer einer Vollzeitbeschäftigung. Der Pflegeaufwand nach Angaben des SOEP und der Zeitbudgeterhebung bezieht sich nicht nur auf Hauptpflegeperson, sondern auf alle pflegenden oder ausübenden Personen. Aus diesem und weiteren Gründen liegt die durchschnittliche Zeitverwendung weit unter den Ergebnissen der anderen Quellen. Mithilfe der aufgeführten Ergebnisse wird zusammenfassend ersichtlich, dass ältere Menschen nicht nur häufiger pflegebedürftig sind, sondern auch häufiger diejenigen sind, die ihre Angehörigen pflegen. Der Zeitaufwand für häusliche Pflegearbeit variiert dabei erheblich. Bei aller Verschiedenheit zeigen die Quellen jedoch übereinstimmend, dass häusliche Pflegearbeit – da wo sie anfällt – keine marginale Leistung darstellt. Auf Basis der Zeitbudgeterhebung wird außerdem deutlich, dass Ältere häufiger als Jüngere ihre Angehörige pflegen und im Schnitt mehr Zeit für häusliche Pflege und informelle Hilfen aufwenden als Jüngere [50, 51].

Zur monetären Einschätzung der Pflegegeldleistungen im Rahmen der Leistungsausgaben der sozialen Pflegeversicherung: Pflegebedürftige mit einer Pflegestufe, die ihre Pflege durch Angehörige, Freunde oder Bekannte ausreichend sicherstellen, haben Anspruch auf monatliche Geldleistungen, das so genannte Pflegegeld. Die monatlichen Leistungen aus der Pflegeversicherung betragen zum 1. Juli 2008 maximal 215 Euro in der Pflegestufe I, 420 Euro in der Pflegestufe II und 675 Euro in der Pflegestufe III. Diese Leistungen werden als Konsequenz der Pflegereform bis 2012 schrittweise um etwa 20 Euro je Pflegestufe angehoben [52].

Rund 1,8 Millionen Pflegebedürftige im Alter von 65 Jahren und älter erhielten im Jahr 2005 Leistungen der sozialen und privaten Pflegeversicherung, darunter waren 1,1 Millionen Menschen, die zu Hause versorgt werden, wovon wiederum rund 696.000, also etwa zwei Drittel, ausschließlich Pflegegeldleistungen erhielten (siehe Tabelle 5.4.4.4) (vgl. Kapitel 4.2).

Weder aus der Pflegestatistik noch aus der Geschäftsstatistik der Pflegekassen geht hervor, welchen Alters oder Geschlechts die nicht professionellen Pflegepersonen sind. Wie das Durchschnittsalter der Hauptpflegepersonen zeigt, ist aber davon auszugehen, dass ein Großteil der informellen Pflegepersonen bereits selbst an der Schwelle des Alters steht (vgl. Kapitel 4.2). Das durchschnittliche Alter variiert je nach Quelle

Tabelle 5.4.4.4
Angehörigenpflege: Empfängerinnen und Empfänger von Pflegegeldleistungen
im Alter von 65 Jahren und älter nach Pflegestufen 2005
Quelle: Statistisches Bundesamt, Pflegestatistik [52]

Empfängerinnen und Empfänger von ...	Pflegestufen gesamt	Pflegestufe I	Pflegestufe II	Pflegestufe III
Pflegegeldleistungen gesamt	893.493	540.792	283.405	69.296
ausschließlich Pflegegeld	696.384	452.903	203.056	40.425
Kombination von Geld- und Sachleistung	197.109	87.889	80.349	28.871

und liegt bei 54 (EUROFAMCARE) [41] bzw. bei 59 Jahren (MuG III) [53]. Untermauert wird dies bei einer Betrachtung der rentenrechtlich relevanten Pflegezeiten im Rahmen der gesetzlichen Rentenversicherung. Untersucht man die Biografien von Personen, die im erwerbsfähigen Alter ehrenamtlich gepflegt haben und im Jahr 2004 in Rente gingen, zeigt sich, dass die Pflegephasen gegen Ende der Versicherungsbiografie, also kurz vor dem Renteneintrittsalter, zunehmen [54].

Im Jahr 2006 betrugen die Pflegegeldleistungen im Rahmen der Leistungsausgaben der sozialen Pflegeversicherung rund 4 Milliarden Euro [55]. Damit entspricht die Höhe der Leistungsausgaben der Pflegeversicherung in etwa dem 150.000-fachen eines durchschnittlichen jährlichen Arbeitnehmerbruttolohns im Jahr 2006 [25]. Die Pflegegeldleistungen hätten ferner einen Anteil von rund 0,2 % am Bruttoinlandsprodukt [25], wenn sie dort sichtbar würden. Weil es sich jedoch hierbei – im Unterschied zu einer Markttransaktion wie z. B. die stationäre Pflegeleistung – im Rahmen der VGR um eine monetäre Sozialleistung im Sektor Staat handelt, hat das zur Folge, dass die Pflegegeldleistungen innerhalb dieses Sektors nicht konsum- und folglich auch nicht BIP-wirksam sind.

Zur Erlangung der Pflegestufe I muss der Hilfebedarf der pflegebedürftigen Person im Tagesdurchschnitt mindestens 90 Minuten betragen, wobei auf die Grundpflege mehr als 45 Minuten entfallen müssen [46]. Folglich berücksichtigen die Leistungsausgaben der Pflegeversicherung im Unterschied zu den tatsächlich erbrachten häuslichen Pflegeleistungen nur solche, die oberhalb von 45 Minuten pro Tag liegen. Aus diesem Grund führt das Heranziehen von Pflegegeldleistungen als monetäres Maß für pflegerische Leistungen im Privathaushalt zu einer Unterschätzung und Unterbewertung von Pflegearbeit, sowohl hinsichtlich der Anzahl der Pflegebedürftigen und Pflegepersonen, als auch bezogen auf den zeitlichen Aufwand für Pflege.

Das Heranziehen der Leistungsausgaben nach SGB XI als Ausgangsgröße zur monetären Bewertung häuslicher Pflegeleistungen hält auch konzeptionell nicht einer Bewertung im Sinne des Satellitensystems Haushaltsproduktion stand. Zum einen stellt das Pflegegeld keine Entlohnung dar – andernfalls würde es sich schließlich um bezahlte Arbeit handeln – sondern es ist als finanzielle Anerkennung gedacht und wird daher im § 19 SGB XI explizit als nicht erwerbsmäßige Pflege eines Pflegebedürftigen in häuslicher Umgebung definiert. Rechnet man dennoch das Pflegegeld auf fiktive Stundenlöhne um, ergäbe das einen Stundenlohn von 3,57 in Pflegestufe I bei einer wöchentlichen Pflegearbeit von 14 Stunden. Das entspricht dem zeitlichen Mindestumfang, damit von der Pflegekasse eine Beitragszahlung zur Rentenversicherung übernommen wird [54]. Der fiktive Stundenlohn bei Pflegestufe III und einer täglichen Pflege von fünf Stunden läge bei 4,50 Euro [46]. Im Satellitensystem Haushaltsproduktion wurde für die unbezahlte Arbeit im Jahr 2001 ein Nettostundenlohn von 7 Euro angesetzt.

Das Bundesministerium für Gesundheit hat eine Faustformel veröffentlicht. Demnach fallen pro Jahr für 10.000 Leistungsbeziehende nach SGB XI etwa 62 Millionen Euro im ambulanten Bereich an und 147 Millionen Euro im stationären Bereich (ohne Behinderte) [52]. Aus der Perspektive der entgangenen Leistungsausgaben durch das Engagement pflegender Angehöriger ließe sich daraus folgende Überschlagsrechnung ableiten: Wenn im Jahr 2005 alle Empfängerinnen und Empfänger von Pflegegeld im Alter von 65 Jahren und älter – das waren rund 696.000 Personen – stationär statt durch Angehörige versorgt worden wären, wären Leistungsausgaben in Höhe von rund 10 Milliarden Euro statt 4 Milliarden Euro für diese Altersgruppe angefallen.

Dennoch: Die von der gesetzlichen Pflegeversicherung gewährten Geldleistungen an die privaten Haushalte (Pflegegeld) wirken sich in den VGR zunächst nicht auf die Wertschöpfung aus. Das Pflegegeld stellt in den VGR eine monetäre Sozialleistung dar und geht daher nicht in das Produktionskonto, sondern in das Konto der sekundären Einkommensumverteilung ein. Die Pflegegeldleistungen werden erst dann produktionswirksam, wenn die Pflegeperson das Pflegegeld ausgibt, also wieder dem Wirtschaftskreislauf in Form einer Konsumausgabe zuführt. Eine Wertschöpfung im Bereich Gesundheit findet allerdings nur dann statt, wenn der private Haushalt von dem Pflegegeld (zufällig) Gesundheitsgüter (z. B. Heil- oder Hilfsmittel) oder Leistungen (z. B. professionelle Pflegedienste, Krankengymnastik) erwirbt.

5.4.5 Konsum und Produktion von Gesundheitsleistungen – eine Frage der Perspektive

Aus der Perspektive unbezahlter Gesundheits- und Pflegeleistungen stoßen gängige Arbeits- und Leistungsbegriffe an ihre Grenzen und auch die Modellrechnungen auf der Basis von Gesundheitsausgaben und BIP (vgl. Abschnitt 5.3.3) bedürfen der Neuinterpretation. Eine ungleiche Verteilung bezahlter und unbezahlter Arbeitsformen auf die Geschlechter und die Generationen führt in der Konsequenz zu einer ungleichen Berücksichtigung der Leistungen bestimmter Bevölkerungsgruppen im BIP. Während die eine Form der Arbeit, die der Erwerbstätigen, deutlich sichtbar wird, bleibt die andere Form der Arbeit im Dunkeln: Die der nicht (voll-)erwerbstätigen oder älteren Generation. Allerdings birgt eine rein ökonomische Bewertung häuslicher Pflegeleistungen auch »Stolpersteine«. Erstens können ökonomische Betrachtungen die emotionale und Beziehungsebene häuslicher Pflegeleistungen nicht berücksichtigen. Mit Blick auf die demografische Alterung werfen ökonomische Gegenrechnungen, wie sie hier vorgenommen wurden, zweitens zwangsläufig die Frage nach einem gesellschaftlichen Leitbild zur Zukunft der Pflege auf, ohne dass dies ihr originäres Ziel ist. Die Art der pflegerischen Betreuung ist zwar eine durch gesetzliche Rahmenbedingungen beeinflusste, aber letztlich individuell zu treffende Entscheidung, die in der Konsequenz von enormer gesellschaftlicher und ökonomischer Bedeutung ist. Die zeitliche und ökonomische Bedeutung konnte in diesem Kapitel näherungsweise abgeschätzt werden. Ökonomische Aspekte können jedoch nicht alleinige Grundlage einer Leitbildentwicklung sein, sondern müssen Teil einer umfassenderen sozialen, gesellschaftlichen oder politischen Diskussion werden [38].

Zentrale Anliegen dieses Kapitels waren:
- den Blick vom Gesundheitswesen als Ausgabenfaktor auf die Gesundheitswirtschaft zu lenken,
- die klassische Gegenüberstellung von Produzierenden, Leistungserstellenden und Erwerbstätigen auf der einen Seite sowie Konsumierenden, Leistungsempfangenden und Rentnerinnen und Rentnern auf der anderen Seite zu hinterfragen und
- die monetäre und zeitliche Bedeutung unbezahlter Gesundheitsproduktion am Beispiel der häuslichen Pflegeleistungen darzustellen.

Zusammenfassend zeigt sich, dass einzelne Zweige der Gesundheitswirtschaft vom Älterwerden der Gesellschaft profitieren, ohne dass sie zwangsläufig einen Ausgabenfaktor für die GKV darstellen (individuelle Gesundheitsleistungen, Selbstmedikation). Der Beitrag alter Menschen zum Wachstum der Gesundheitswirtschaft wird an Kenngrößen wie Kaufkraft und Konsumquoten deutlich. Seniorenhaushalte verfügen im Durchschnitt – zumindest gegenwärtig – über eine hohe Kaufkraft, ihre Konsumquoten sind überdurchschnittlich hoch und steigen speziell im Bereich Gesundheitspflege mit höherem Alter deutlich an. Ob und inwiefern sich eine florierende Gesundheitswirtschaft auf die künftige Beschäftigungsentwicklung auswirken wird, bleibt offen. Für das vergangene Jahrzehnt konnte zwar ein Anstieg der Beschäftigten des Gesundheitswesen beobachtet werden, der höher ausgefallen wäre, wenn dem Gesundheitswesen nicht durch die Verlagerung von früher intern erbrachten Dienstleistungen auf externe Anbieter zusätzlich Beschäftigte verloren gegangen wären. Umgerechnet in Vollzeitäquivalente ist im Gesundheitswesen eine stagnierende bis leicht abnehmende Beschäftigungsentwicklung zu beobachten. Ausgenommen hiervon sind wenige Berufsgruppen, primär die Beschäftigten in der Altenpflege. Mithilfe der Ergebnisse der Zeitbudgeterhebung und weiterer Quellen wird ersichtlich, dass Ältere und Frauen häufiger und mehr Zeit als Jüngere und Männer für häusliche Pflege und informelle Hilfen aufwenden. Diese und andere unbezahlte Arbeiten werden jedoch in klassischen Bruttoinlandsproduktberechnungen nicht einbezogen. Auf diese Weise bleibt unberücksichtigt, dass private Haushalte im Allgemeinen und ältere Menschen im Speziellen nicht nur Gesundheitsgüter und -leistungen konsumieren, sondern auch in einem nicht unerheblichen Ausmaß produzieren.

Literatur

1. Bundesministerium für Familie, Senioren, Frauen und Jugend (Hrsg) (2005) Fünfter Bericht zur Lage der älteren Generation in der Bundesrepublik Deutschland. Potenziale des Alters in Wirtschaft und Gesellschaft – Der Beitrag älterer Menschen zum Zusammenhalt der Generationen. Bericht der Sachverständigenkommission an das Bundesministerium für Familie, Senioren, Frauen und Jugend www.bmfsfj.de/RedaktionBMFSFJ/Abteilung3/PdF-Anlagen/fuenfter-altenbericht,property=pdf,bereich=,rwb=true.pdf (Stand: 21.07.2006)
2. Ranscht A, Ostwald DA (2007) Wachstums- und Beschäftigungspotenziale der Gesundheitswirtschaft in Berlin-Brandenburg. Health Capital Berlin-Brandenburg
3. Schaible S, Kaul A, Lührmann M et al. (2007) Wirtschaftsmotor Alter – Endbericht. Bundesministerium für Familie, Senioren, Frauen und Jugend, Berlin
4. Sachverständigenrat für die Konzertierte Aktion im Gesundheitswesen (1996) Gesundheitswesen in Deutschland, Kostenfaktor und Zukunftsbranche. Band I: Demografie, Morbidität, Wirtschaftlichkeitsreserven und Beschäftigung, Sondergutachten 1996
5. Oberender P, Hebborn A, Zerth J (2006) Wachstumsmarkt Gesundheit. 2. Auflage. Lucius & Lucius Verlagsgesellschaft mbH, Stuttgart
6. Grönemeyer D (2001) Gesundheitswirtschaft »Med. in Germany« – Verpasst Deutschland eine Chance? In: Bundesministerium für Wirtschaft und Technologie, Bundesministerium für Gesundheit, Deutsches Institut für Wirtschaftsforschung (Hrsg) Zukunftsmarkt Gesundheit (Schriftenreihe des Bundesministeriums für Gesundheit, Band 145). Nomos Verlagsgesellschaft, Baden-Baden, S 31–37
7. Scharfenorth K (2005) Senioren- und Gesundheitswirtschaft – Chancen des demografischen Wandels www.fes-online-akademie.de (Stand: 20.05.2006)
8. Dienstleistungsoffensive Baden-Württemberg (2003) Wachstumsfeld: Gesundheitswirtschaft www.dienstleistungsoffensive.de/dienstleistungsoffensive/03_Branchen/01_gesundheit.php (Stand: 27.04.2006)
9. Zok K, Schuldzinski W (2005) Private Zusatzleistungen in der Arztpraxis. Ergebnisse aus Patientenbefragungen. Verbraucherzentrale NRW, Wissenschaftliches Institut der AOK, Bonn
10. N. N. (2006) IGeL bringen im Schnitt 20.000 Euro Umsatz für die Praxen. Ärzte Zeitung 2006 (8) www.igel-kongress.de/files/pdf/IK_Artikel_AEZ_0806_01.pdf (Stand: 16.01.2009)
11. Zok K (2006) Arzneimittelmarkt: Selbstmedikation im Fokus. WIdO-monitor 2006 (1): 1–7
12. Coca V, Nink K, Schröder H (2008) Arzneiverordnungen nach Alter und Geschlecht. In: Schwabe U, Paffrath D (Hrsg) Arzneiverordnungs-Report 2007. Springer Medizin Verlag, Heidelberg, S 919–932
13. Schneider N, Schwartz FW (2006) Auswirkungen der soziodemografischen Entwicklung auf das Krankheitsgeschehen. Die BKK. Zeitschrift der Betrieblichen Krankenversicherung 94 (11): 530–546
14. Verband Forschender Arzneimittelhersteller e.V. (2007) Statistics 2007 – Die Arzneimittelindustrie in Deutschland. Berlin www.vfa.de/de/index.html (Stand: 16.01.2009)
15. Bundesverband der Arzneimittel-Hersteller e.V. (2006) Der Arzneimittelmarkt in Deutschland in Zahlen 2005 – Verordnungsmarkt und Selbstmedikation. Bonn www.bah-bonn.de/index.php?eID=tx_nawsecuredl&u=0&file=uploads/media/markt_bah_2005_01.pdf&t=1232190725&hash=0a4ee09484bdfb0ba032a6200cb5218c (Stand: 16.01.2009)
16. Bundesverband der Arzneimittel-Hersteller e.V. (2007) Der Arzneimittelmarkt in Deutschland in Zahlen 2006 – Verordnungsmarkt und Selbstmedikation. Bonn www.bah-bonn.de/index.php?eID=tx_nawsecuredl&u=0&file=uploads/media/markt_bah_2006_01.pdf&t=1232190725&hash=23732aa4e4c21e65ae787b20cc46b51c (Stand: 16.01.2009)
17. Raab S, Weiß JP (2004) Wachstumsmarkt Medizintechnik: Deutschland im internationalen Wettbewerb www.dienstleistungsoffensive.de/dienstleistungsoffensive/03_Branchen/01_gesundheit.php (Stand: 25.07.2006)
18. Deutsches Institut für Wirtschaftsforschung (2001) Wirtschaftliche Aspekte der Märkte für Gesundheitsdienstleistungen. Ökonomische Chancen unter sich verändernden demografischen und wettbewerblichen Bedingungen in der Europäischen Union. Gutachten www.forum-medtech-pharma.de/downloads/Studien/Gesundheitsmarkt_DIW.pdf (Stand: 17.07.2006)
19. Buslei H, Schulz E (2007) Wachsende Bedeutung der Haushalte Älterer für die Konsumnachfrage bis 2050. Wochenbericht des DIW Berlin 74 (23): 361–366
20. Statistisches Bundesamt (2006) Wirtschaftsrechnungen, Einkommens- und Verbrauchsstichprobe – Einkommensverteilung in Deutschland 2003 – Fachserie 15, Heft 6. Wiesbaden
21. Statistisches Bundesamt (2003) Leben in Deutschland, Themenheft 2 – Bevölkerung in Privathaushalten, 2003. Wiesbaden
22. Ostwald DA, Rantsch A (2007) Der Wertschöpfungsansatz: Eine kritische Betrachtung der deutschen Gesundheitswirtschaft. Sozialer Fortschritt 56 (11): 284–291
23. Henke KD (2001) Auf dem Weg zu einer ordnungspolitischen Rundumerneuerung des Gesundheitswesens aus der Sicht eines Ökonomen. In: Bundesministerium für Wirtschaft und Technologie, Bundesministerium für Gesundheit, Deutsches Institut für Wirtschaftsforschung (Hrsg) Zukunftsmarkt Gesundheit. (Schriftenreihe des Bundesministeriums für Gesundheit, Band 145), Nomos Verlagsgesellschaft, Baden-Baden, S 12–27
24. Statistisches Bundesamt (2006) Volkswirtschaftliche Gesamtrechnungen – Inlandsproduktsberechnung, Revidierte Jahresergebnisse 1970 bis 1997 – Fachserie 18, Reihe S.29. Wiesbaden
25. Statistisches Bundesamt (2007) Volkswirtschaftliche Gesamtrechnungen – Inlandsproduktsberechnung Detaillierte Jahresergebnisse 2006 – Fachserie 18, Reihe 1.4. Wiesbaden

26. Bundesministerium für Gesundheit (2008) Ihre Zukunft im Gesundheitsberuf: Ulla Schmidt und Annette Schavan diskutieren mit Studierenden und Auszubildenden. Pressemitteilung vom 9. Mai 2008
27. Statistisches Bundesamt (2006) Gesundheit. Ausgaben, Krankheitskosten und Personal 2004. Wiesbaden
28. Stanowsky J, Schmax S, Sandvoß R (2004) Gesundheitsmarkt – ein Wachstumsmotor? Working Paper Nr. 17 Economic Research Allianz Group Dresdner Bank
29. Hilbert J (2007) Das Gesundheitswesen als Jobmaschine? Vor den Erfolg haben die Götter den Schweiß gesetzt! In: Wegweiser GmbH Berlin (Hrsg) Jahrbuch Gesundheitswirtschaft 2008 – Prozessoptimierung, Health und Vernetzung, Brandenburgische Universitätsdruckerei und Verlagsgesellschaft mbH, Potsdam, S 144–145
30. Bloom DE, Canning D, Sevilla J (2002) Health, Worker Productivity, and Economic Growth – Abstract.
31. Breyer F, Grabka MM, Jacobs K et al. (2001) Einfluss der demografischen und medizinisch-technischen Entwicklung auf die Gesundheitsdienste. In: Bundesministerium für Wirtschaft und Technologie, Bundesministerium für Gesundheit, Deutsches Institut für Wirtschaftsforschung (Hrsg) Zukunftsmarkt Gesundheit (Schriftenreihe des Bundesministeriums für Gesundheit, Band 145). Nomos Verlagsgesellschaft, Baden-Baden, S 106–160
32. Buchner F, Wasem J (2000) Versteilerung der alters- und geschlechtsspezifischen Ausgabenprofile von Krankenversicherern. Diskussionspapier Nr. 1/00, Universität Greifswald
33. Pfaff H (2006) Die Gesundheitsberufe vor dem Hintergrund des demografischen Wandels: Herausforderungen für Qualität und Versorgung. Weltgesundheitstag 2006: Menschen für Gesundheit – Die Gesundheitsberufe www.weltgesundheitstag.de/pdf/2006pfaff_abstract.pdf (Stand: 16.01.2009)
34. Schendel K, Wegner S (2003) »Jobmaschine« Gesundheitswesen www.info-gesundheitswesen.de/jobma schine2003.pdf (Stand: 29.01.2008)
35. Schäfer D (2004) Unbezahlte Arbeit und Haushaltsproduktion im Zeitvergleich. In: Statistisches Bundesamt (Hrsg) Alltag in Deutschland. Analysen zur Zeitverwendung. (Beiträge zur Ergebniskonferenz der Zeitbudgeterhebung 2001/02 am 16./17. Februar 2004 in Wiesbaden. Forum der Bundesstatistik) Band 43, Wiesbaden, S 247–273
36. Statistisches Bundesamt (2007) Volkswirtschaftliche Gesamtrechnungen – Wichtige Zusammenhänge im Überblick 2006. Wiesbaden, Kurzfassung www.destatis.de/jetspeed/portal/cms/Sites/destatis/Internet/DE/Content/Publikationen/Qualitaetsberichte/VolkswirtschaftlicheGesamtrechnungen/QualitaetsberichtVGR,property=file.pdf (Stand: 16.01.2009)
37. Stahmer C (2002) Das magische Dreieck der Input-Output-Rechnung. In: Hartard S, Stahmer C, Hinterberger F (Hrsg) Magische Dreiecke. Berichte für eine nachhaltige Gesellschaft. Band 1: Stoffflussanalysen und Nachhaltigkeitsindikatoren. Metropolis Verlag, Marburg
38. Schäfer D (2004) Unbezahlte Arbeit und Bruttoinlandsproduktion 1992 und 2001 – Neuberechnung des Haushalts-Satellitensystems. Wirtschaft und Statistik 9/2004: S 960–978
39. Bundesministerium für Familie, Senioren, Frauen und Jugend, Statistisches Bundesamt (Hrsg) (2003) Wo bleibt die Zeit? Die Zeitverwendung der Bevölkerung in Deutschland 2001/02 www.destatis.de/presse/deutsch/pk/2003/wbdz.pdf (Stand: 12.12.2008)
40. Meyer I (2001) Zeitstrukturen und soziale Zeitbindung in Privathaushalten – Abbildung und Erfassung in ausgewählten Zeitbudgetdaten. Schneider Verlag, Hohengehren
41. Döhner H, Kohler S, Lüdecke D (2007) Pflege durch Angehörige. Ergebnisse und Schlussfolgerungen aus der europäischen Untersuchung EUROFAMCARE. informationsdienst altersfragen 3 (Mai/Juni 2007): S 9–14
42. Schneekloth U, Wahl HW (2005) Möglichkeiten und Grenzen selbständiger Lebensführung in privaten Haushalten (MuG III). Repräsentativbefunde und Vertiefungsstudien zu häuslichen Pflegearrangements, Demenz und professionellen Versorgungsangeboten. Integrierter Abschlussbericht im Auftrag des Bundesministeriums für Familie, Senioren, Frauen und Jugend. München
43. Schupp J, Künemund H (2004) Private Versorgung und Betreuung von Pflegebedürftigen in Deutschland. Überraschend hohes Pflegeengagement älterer Männer www.diw.de/deutsch/wb_20/04_private_versorgung_und_betreuung_von_pflegebeduerftigen_in_deutschland/31173.html (Stand: 18.03.2008)
44. Statistisches Bundesamt (2005) Zeitbudgeterhebung 2001/02 – Aktivitäten und Aktivitätsbereiche – Zeitverwendung in Deutschland. Wiesbaden www.destatis.de/jetspeed/portal/cms/Sites/destatis/Internet/DE/Content/Publikationen/Qualitaetsberichte/WirtschaftsrechnungenZeitbudget/WirtschaftrechnZeitbudget,property=file.pdf (Stand: 16.01.2009)
45. Ehling M, Holz E, Kahle I (2001) Erhebungsdesign der Zeitbudgeterhebung 2001/02. Wirtschaft und Statistik 6/2001: S 427–436
46. Bundesministerium für Gesundheit (2006) Pflegeversicherung – Schutz für die ganze Familie. Berlin
47. Döhner H, Kofahl C, Lüdecke D et al. (2007) The National Survey Report for Germany. No 18. EUROFAMCARE, Hamburg
48. Bundesministerium für Familie, Senioren, Frauen und Jugend (2005) Möglichkeiten und Grenzen selbstständiger Lebensführung (MuG III). Ausgewählte Repräsentativergebnisse. Berlin www.bmfsfj.de/bmfsfj/generator/Publikationen/mug/01-Redaktion/PDF-Anlagen/gesamtdokument,property=pdf,bereich=mug,sprache=de,rwb=true.pdf (Stand: 16.01.2009)
49. Schneekloth U, Wahl HW (2006) Selbständigkeit und Hilfebedarf bei älteren Menschen in Privathaushalten – Pflegearrangements, Demenz, Versorgungsangebote. Verlag W. Kohlhammer, Stuttgart

50. Engstler H, Menning S, Hoffmann E et al. (2004) Die Zeitverwendung älterer Menschen. In: Statistisches Bundesamt (Hrsg) Alltag in Deutschland. Analysen zur Zeitverwendung. (Beiträge zur Ergebniskonferenz der Zeitbudgeterhebung 2001/02 am 16./17. Februar 2004 in Wiesbaden. Forum der Bundesstatistik) Band 43. Wiesbaden, S 216–246
51. Menning S (2006) Die Zeitverwendung älterer Menschen und die Nutzung von Zeitpotenzialen für informelle Hilfeleistungen und bürgerschaftliches Engagement. In: Deutsches Zentrum für Altersfragen (Hrsg) Gesellschaftliches und familiäres Engagement älterer Menschen als Potenzial. (Expertisen zum Fünften Altenbericht der Bundesregierung) Band 5. LIT Verlag Berlin, S 433–525
52. Bundesministerium für Gesundheit (2008) Zahlen und Fakten zur Pflegeversicherung (05/08)
53. Schneekloth U (2003) Hilfe- und Pflegebedürftige in Privathaushalten in Deutschland 2002 – Schnellbericht, Erste Ergebnisse der Repräsentativerhebung im Rahmen des Forschungsprojekts »Möglichkeiten und Grenzen einer selbständigen Lebensführung hilfe- und pflegebedürftiger Menschen in privaten Haushalten« (MuG III). Infratest Sozialforschung, München
54. Stegmann M, Mika T (2007) Ehrenamtliche Pflege in den Versicherungsbiografien. In: Deutsche Rentenversicherung Bund (Zeitschrift seit 1929). Deutsche Rentenversicherung Bund, Berlin, S 771–789
55. Bundesministerium für Gesundheit (2008) Geschäfts- und Rechnungsergebnisse der sozialen Pflegeversicherung
www.gbe-bund.de (Stand: 28.05.2008)

5.5 Demografie und Fortschritt: Bleibt Gesundheit bezahlbar?

Karin Böhm, Silke Mardorf

Kernaussagen

1. Das Gesundheitssystem und damit der Kampf gegen Leiden, Schmerzen und Behinderung werden von Natur aus kostspielig bleiben.
2. In der Stärkung des gesellschaftlichen und individuellen Bewusstseins für die eigene Gesundheit und gesundheitswirksame Faktoren innerhalb und außerhalb des Gesundheitswesens dürfte ein Schlüssel für die Gesundheit der Bevölkerung auch im Hinblick auf ihre künftige Finanzierbarkeit liegen.
3. Mit der Entscheidung über die Höhe des Ressourceneinsatzes für das Gesundheitswesen wird auch über die Bedeutung entschieden, die dem Gesundheitswesen als Teilbereich der Volkswirtschaft im Hinblick auf Wachstum und Beschäftigung zukommt.
4. Durch das alleinige Abstellen auf die deutlich höheren Gesundheitsausgaben für ältere Menschen pro Kopf im Vergleich zu den jüngeren können die möglichen Folgen des Alterungsprozesses auf das Ausgabengeschehen im Gesundheitswesen nur unzureichend erklärt werden.
5. Die ökonomischen Chancen und Herausforderungen einer alternden Gesellschaft können nicht in der Weise bilanziert werden, die ein klares Bild über die künftige Entwicklung des Ausgabengeschehens im Gesundheitswesen ergeben würde.

Auf die Frage nach der künftigen Finanzierbarkeit der Gesundheitsversorgung sind verschiedene Antworten im Umlauf, je nachdem, ob sie eher ethisch, sozialpolitisch oder ökonomisch motiviert sind. Unter der Prämisse, dass Gesundheit einen hohen persönlichen und gesellschaftlichen Wert darstellt und es faktisch keine Lebensbereiche gibt, auf die sich eine gute Gesundheit nicht positiv auswirken würde, ist Gesundheit um nahezu jeden Preis zu finanzieren. Dieser eher ethisch geprägten Argumentation zufolge ist es eine gesellschaftliche Pflicht, auch künftig eine Gesundheitsversorgung zu gewährleisten, unabhängig davon, wie gesund oder krank die Bevölkerung altert, wie sich Gesundheitsansprüche verändern und welche weiteren Fortschritte in der Medizin stattfinden. Sozialpolitisch geprägte Antworten verweisen auf die begrenzten finanziellen Ressourcen der Versichertengemeinschaft, die nicht jede Gesundheitsleistung jederzeit und für alle bezahlbar machen.

Aus ökonomischer Sicht ist in der Frage der Finanzierbarkeit der Gesundheitsversorgung ein Umdenken zu beobachten: Weniger »Was können wir tun, um uns weiterhin alles leisten zu können?« steht im Mittelpunkt als vielmehr »Welches Gesundheitssystem können und wollen wir uns leisten, und zu welchem Preis?« [1]. Die alternde Gesellschaft stellt dabei eine feste Größe dar, die die Einnahmenseite der Krankenversicherung aufgrund der sinkenden Zahl von Beitragszahlern begrenzt, durch die aber steigende Gesundheitsausgaben erwartet werden. Außer Frage scheint auch zu stehen, dass das Gesundheitssystem und damit der Kampf gegen Leiden, Schmerzen und Behinderung von Natur aus kostspielig bleiben werden [2]. Gleichwohl bietet dies – rein ökonomisch betrachtet – für das Gesundheitswesen, insbesondere für den so genannten zweiten Gesundheitsmarkt der individuellen Gesundheitsleistungen, Fitnessprogramme und Wellness-Angebote etc. außerhalb der versicherten Regelversorgung auch Wachstumspotentiale. Der gesellschaftliche Aushandlungsprozess über die grundsätzlichen Ausgestaltungsmöglichkeiten eines Versorgungssystems, die entsprechenden Finanzierungserfordernisse und die gesundheitlichen wie finanziellen Potentiale einer Gesellschaft wird sich insofern intensivieren müssen. Interessengegensätze der unterschiedlichen Akteure im Gesundheitswesen werden dabei nicht zu verhindern sein. Selbst ein und dieselben Akteure können grundsätzlich andere gesundheitsbezogene Ziele haben: Versicherte wünschen sich einerseits niedrige Beiträge, haben andererseits aber auch den Wunsch, als Patientinnen und Patienten optimal versorgt zu werden.

Die Finanzierbarkeit der Gesundheitsversorgung hatte in Deutschland bereits in den Gesundheitsreformen seit Ende der 1970er-Jahre Priorität. Unter finanzierbar wurden dabei vor allem möglichst niedrige Kassenbeiträge verstanden, um die Lohnnebenkosten der Arbeitgeberinnen und Arbeitgeber zu begrenzen [3]. Auch in der laufenden Legislaturperiode hat sich die Politik die Aufgabe einer hochwertigen und finanzierbaren Gesundheitsversorgung gestellt. Neben die geringere Belastung des Faktors Arbeit durch Senkung der Lohnnebenkosten ist dabei die Zielsetzung einer größeren Finanzierungsgerechtigkeit zwischen Bevölkerungsgruppen und Generationen getreten [4]. Grundlegende Veränderungen in den Finanzierungsmechanismen wurden dabei mit dem Gesetz zur Stärkung des Wettbewerbs in der gesetzlichen Krankenversicherung (GKV) eingeleitet, das am 1. April 2007 in Kraft getreten ist. Im finanziellen Mittelpunkt des Gesetzes stehen der neue Gesundheitsfonds und der morbiditätsorientierte Risikostrukturausgleich. Vom 1. Januar 2009 an werden die Krankenkassen ihre Finanzmittel aus dem Gesundheitsfonds in Form von Pauschalen, die nach Alter und Geschlecht sowie erstmals nach bestimmten Krankheiten differenziert sind, für jede und jeden ihrer Versicherten erhalten. Damit sollen unterschiedliche Ausgaberisiken einer Krankenkasse ausgeglichen werden, die nicht von ihr zu verantworten sind, weil sie aus unterschiedlichen Risikostrukturen der Versichertengemeinschaft resultieren. Der Fonds wird sich aus Beiträgen der Arbeitnehmerinnen und Arbeitnehmer, Arbeitgeberinnen und Arbeitgeber sowie aus Steuergeldern speisen [5]. Der morbiditätsorientierte Risikostrukturausgleich in der GKV soll seit 1. Januar 2009 zusätzlich dafür sorgen, dass eine Krankenkasse für Versicherte mit bestimmten schweren Erkrankungen höhere Pauschalen aus dem Gesundheitsfonds erhält, weil die Behandlung teurer und aufwändiger ist. Welche Erkrankungen dies sein werden, soll bis Juli 2008 festgelegt werden [6]. Mit dem Gesundheitsfonds ist auch ein Einstieg in die schrittweise Finanzierung gesamtgesellschaftlicher Aufgaben wie die beitragsfreie Mitfinanzierung von Kindern durch Steuern verbunden. Die Steuerfinanzierung der GKV soll nach 2009 weiter ausgebaut werden [5]. Andere Länder wie Frankreich, Dänemark, die Niederlande, die Schweiz und das Vereinigte Königreich versuchen ebenfalls durch einen Mix von verschiedenen Maßnahmen den Anstieg der öffentlichen Gesundheitsausgaben zu begrenzen [7].

Auch die Tatsache, dass Gesundheit das Ergebnis einer Vielzahl von Einflussfaktoren ist, soll stärkere Berücksichtigung bei politischen Entscheidungen finden. Das Bundeskabinett hat im April 2005 beschlossen, das koordinierte und übergreifende Handeln im Bereich der gesundheitlichen Prävention zu stärken [8]. Da viele Krankheiten im Alter mitalternde Krankheiten sind, werden gerade von der Prävention neben einer verbesserten Lebensqualität, gewonnenen gesunden Lebensjahren, erhöhter Leistungsfähigkeit und Produktivität auch deutliche finanzielle Einsparpotentiale erwartet, die die entsprechenden Aufwendungen der Krankenversicherung mehr als kompensieren sollen [9]. Der Sachverständigenrat für die Konzertierte Aktion im Gesundheitswesen (seit Anfang 2004: Sachverständigenrat zur Begutachtung der Entwicklung im Gesundheitswesen) hat im Jahr 2000 davon gesprochen, dass sich durch langfristige Prävention rund 25% bis 30% der Gesundheitsausgaben theoretisch vermeiden lassen [10]. Im Jahr 2006 wurden in Deutschland rund 9 Milliarden Euro für Prävention und Gesundheitsschutz ausgegeben, das entsprach 4% der laufenden Gesundheitsausgaben. Große unausgeschöpfte Präventionspotentiale werden auch bei älteren Menschen gesehen. Ziel eines ressortübergreifenden Ansatzes ist es hier beispielsweise, Krankheiten und Pflegebedürftigkeit bei noch nicht pflegebedürftigen über 70-jährigen Menschen zu verhindern [11]. Den Krankenkassen wurde bereits im GKV-Modernisierungsgesetz 2004 die Möglichkeit eröffnet, in ihren Satzungen Anreize für gesundheitsbewusstes Verhalten zu schaffen. Versicherten, die regelmäßig Leistungen zur Früherkennung von Krankheiten oder zur primären Prävention in Anspruch nehmen, kann ein Bonus gewährt werden, wenn dieser aus Einsparungen und Effizienzsteigerungen entsprechender Maßnahmen finanziert wird [11]. Im Entwurf eines Gesetzes zur Stärkung der Gesundheitsförderung und gesundheitlichen Prävention ist vorgesehen, Gesundheitsförderung und Prävention zu einer eigenständigen Säule im Gesundheitswesen auszubauen [12].

Präventive Leistungen setzen dabei an den Krankheitsrisiken an und resultieren – wenn sie erfolgreich sind – in einem sinkenden Behandlungsbedarf. Folglich werden weniger Gesundheitsleistungen nachgefragt, was – gemessen daran und bei unveränderter Beschäftigung im Gesundheitswesen – den Produktionswert des Gesundheitssystems sinken lässt. Dagegen haben kurative Leistungen zum Ziel, Patientinnen und Patienten zu behandeln und die Konsequenzen von Krankheiten zu verringern. Sie lassen den Produktionswert im Gesundheitssystem entsprechend steigen. In der Abwägung von Prävention und Kuration ist ohne Frage eine Verbesserung der Gesundheit der Bevölkerung wünschenswert. Zudem können präventive Maßnahmen in Abhängigkeit vom Aufwand die Finanzierungslast im Gesundheitswesen reduzieren [7].

Auch von europäischer Seite sind alle Politikbereiche gefordert, ihre Entscheidungen auf Gesundheitsverträglichkeit zu überprüfen und auf mehr Gesundheit auszurichten [13, 14]. Bereits im Jahr 2006 wurde deshalb durch die damalige finnische EU-Ratspräsidentschaft mit »Health in all Policies« ein Konzept in die europäische Debatte eingebracht, das unter besonderer Berücksichtigung eben jener gesundheitswirksamen Faktoren eine gesundheitsförderliche Gesamtpolitik verfolgt [13]. Sie ist auch für die Finanzierung des Gesundheitswesens in einer älter werdenden Gesellschaft bedeutsam. Fachleute sehen deshalb auch eine Erhöhung der Beschäftigung im erwerbsfähigen Alter und eine Steigerung der Produktivität im Gesundheitswesen als Voraussetzung für eine nachhaltige Finanzierung eines wachsenden Gesundheitswesens in einer wachsenden Wirtschaft an [7].

In der Stärkung des gesellschaftlichen und individuellen Bewusstseins für die eigene Gesundheit und gesundheitswirksame Faktoren innerhalb und außerhalb des Gesundheitswesens dürfte ein Schlüssel für die Gesundheit der Bevölkerung auch im Hinblick auf ihre künftige Finanzierbarkeit liegen. Denn vor allem von der Gesundheit hängt der finanzielle Bedarf für die Gesundheitsversorgung ab. Die Förderung und der Erhalt der Gesundheit erfordert dabei in der Regel geringe finanzielle Mittel, vergleichsweise teuer ist dagegen der Versuch, Gesundheit wiederherzustellen. Eine Mitverantwortung für ihre Gesundheit wird den Versicherten bereits in § 1 Sozialgesetzbuch, Fünftes Buch (SGB V) auferlegt. Sie sollen durch eine gesundheitsbewusste Lebensführung, durch frühzeitige Beteiligung an gesundheitlichen Vorsorgemaßnahmen sowie durch die aktive Mitwirkung an Krankenbehandlung und Rehabilitation dazu beitragen, den Eintritt von Krankheit und Behinderung zu vermeiden oder ihre Folgen zu überwinden. Diese Verpflichtung geht in der Diskussion um die Rechte der Versicherten häufig unter [15]. Allerdings müssen die Menschen ihren Bedürfnissen entsprechend auch zum Produzenten von Gesundheit [16] befähigt bzw. angeleitet werden [11], denn ohne wesentlichen Leistungsbeitrag der Patientin oder des Patienten können Gesundheitsleistungen nur eingeschränkt wirken. Es muss jedoch davon ausgegangen werden, dass Eigenverantwortung, Prophylaxe und eine gesundheitsbewusste Lebensführung für unterschiedliche Individuen mit verschiedenen Schwierigkeitsgraden verbunden sein können [2].

Eine indirekte Sensibilisierung für einen bewussten Umgang mit den gesundheitsbezogenen Ressourcen hat über die Regelungen im Zuge des GKV-Modernisierungsgesetzes 2004 stattgefunden. Seit 1. Januar 2004 müssen Patientinnen und Patienten grundsätzlich zu allen Leistungen Zuzahlungen von 10 % der Kosten erbringen, höchstens aber 10 Euro und mindestens 5 Euro. Vorsorgeuntersuchungen bleiben von Zuzahlungen befreit. Die finanziellen Eigenleistungen der Bevölkerung für Gesundheit (ohne Beiträge zur Krankenversicherung) beliefen sich im Jahr 2005 (neuere Angaben liegen nicht vor) in Deutschland auf 34 Milliarden Euro, ein Plus von rund 8 Milliarden Euro im Vergleich zum Jahr 2000. Der Anteil der Eigenleistungen an den laufenden Gesundheitsausgaben lag im Jahr 2005 bei 15 %, ein Wert der etwa dem europäischen Durchschnitt der Eigenleistungen für Gesundheit entspricht [17]. Empirische Untersuchungen deuten darauf hin, dass die Praxisgebühr dazu beigetragen hat, die Zahl nicht notwendiger Arztbesuche oder Mehrfachuntersuchungen zu verringern [18]. Die finanzielle Sensibilisierung für einen bewussten Umgang mit den gesundheitsbezogenen Ressourcen hat aber auch ihre Grenzen. Sie sind dann erreicht, wenn z. B. Geringverdiener oder chronisch Kranke an rechtzeitiger Therapie sparen. Dies kann die Gesellschaft später viel teurer kommen.

Anhaltspunkte über die Angemessenheit der für Gesundheit verausgabten Mittel werden national wie international vorrangig aus Kennziffern abgeleitet, die ökonomisch motiviert sind. Dies trifft auf den Anteil der Gesundheitsausgaben am Bruttoinlandsprodukt (BIP) ebenso zu wie auf die Höhe der Beitragsätze zur GKV. Mit der Annäherung dieser Größen an bestimmte Schwellenwerte nimmt in der Regel auch der Handlungsdruck auf die politischen Akteure zu, Möglichkeiten der Ausgabenbegrenzung im Gesundheitswesen zu ergreifen. Mit Hilfe ökonomischer Kennziffern kann aber auch die Bedeutung des Gesundheitswesens für eine Volkswirtschaft deutlich gemacht werden, wie sie beispielsweise über den Anteil der Beschäftigten im Gesundheitswesen an allen Beschäftigten zum Ausdruck kommt. Damit geht ein entscheidender Wandel in der Perspektive einher: Der lange Zeit vorherrschende, fast ausschließliche Blick auf die Ausgabenseite des Gesundheitswesens wird auf Wachstum und Beschäftigung im Gesundheitswesen gelenkt, was auch für ein positives Verständnis der erwarteten Wirkungen des demografischen Wandels auf das Gesundheitswesen wichtig erscheint. Dies trifft insbesondere auf den Bereich zu, der über die klassische Erhaltung und Wiederherstellung der Gesundheit im Rahmen der gesetzlich vorgeschriebenen Regelversorgung hinaus geht. Für ihn wird erwartet, dass sich die individuellen Wünsche und Bedürfnisse der Bürgerinnen und Bürger u. a. in Bezug auf die Steigerung der individuellen Lebensqualität stärker als bisher durchsetzen werden [19]. Von vielen Ökonomen wird das Gesundheitswesen deshalb auch als eine der wenigen gesamtwirtschaftlich relevanten Wachstumsbranchen angesehen [19]. Mit der Entscheidung über die Höhe des Ressourceneinsatzes für das Gesundheitswesen wird insofern auch über die Bedeutung entschieden, die dem Gesundheitswesen als Teilbereich der Volkswirtschaft im Hinblick auf Wachstum und Beschäftigung zukommt.

Der Entscheidungsspielraum der Verantwortlichen in Politik und Gesellschaft in Bezug auf die Ressourcen für die Gesundheitsversorgung der Bevölkerung unterliegt gleichwohl gewissen Restriktionen. Die dem Erhalt und der Wiederherstellung von Gesundheit zugeführten Ressourcen (u. a. Personal, Know-how, Finanzmittel) stehen alternativen Verwendungszwecken nicht mehr zur Verfügung. Die Gesundheit konkurriert in der Ressourcenfrage daher unmittelbar mit anderen Zweigen der Sozialen Sicherung und anderen Bereichen der Volkswirtschaft wie beispielsweise Bildung oder Verkehr. Da sich Gesundheitschancen ohnehin nicht nur über die Mittel und Instrumente der Gesundheitspolitik eröffnen – der Medizin werden maximal ein Drittel am Zugewinn an Lebenserwartung und -qualität zugeschrieben, der Rest wird durch verbesserte Lebensverhältnisse, bessere Bildung, gewachsene Handlungsspielräume und gesundheitsfreundlicheres Verhalten erklärt [20] – sind die Wirkungen der Entscheidungen über die Verteilung von Gesundheitschancen u. a. in der Bildungspolitik umso bedeutsamer. Eine Förderung des Gesundheitswesens um jeden Preis wäre ohnehin mit den sozialpolitischen Prinzipien Qualität, Sicherheit und Wirtschaftlichkeit der Versorgung nicht vereinbar [21], dennoch gilt auch im Gesundheitswesen der generelle Zusammenhang, dass die Ausgaben von Individuen und Versicherungen gleichermaßen Einnahmen für Individuen und Institutionen bedeuten. Wie der gesamtwirtschaftliche Effekt bei demografischer Alterung ausfällt, hängt auch von der Entwicklung des Wirtschaftsvolumens insgesamt und von dem Anteil ab, der von diesem Wirtschaftsvolumen für das Gesundheitswesen abgezweigt wird [22]. Allerdings stoßen die Mechanismen des Marktes im Gesundheitswesen an Grenzen, wo Akteure im öffentlichen Auftrag der Daseinsvorsorge stehen.

Aus den Ausführungen der vorausgehenden Kapitel des Teils 5 lassen sich folgende Zusammenhänge in Bezug auf die Gesundheitsausgaben ableiten: Durch das alleinige Abstellen auf die deutlich höheren Gesundheitsausgaben für ältere Menschen pro Kopf im Vergleich zu den jüngeren können die möglichen Folgen des Alterungsprozesses auf das Ausgabengeschehen im Gesundheitswesen nur unzureichend erklärt werden. Wie die Ausführungen zeigen, unterliegt die Höhe der finanziellen Aufwendungen für das Gesundheitswesen neben dem Alter weiteren vielfältigen Einflüssen: Soziale Faktoren und persönliche Verhaltensweisen spielen dabei ebenso eine Rolle wie Versorgungsangebote, Behandlungsmöglichkeiten, Organisationsstrukturen oder Finanzierungssysteme. Die individuelle Gesundheit selbst ist wiederum maßgeblich dafür, inwieweit Einkommen und Vermögen in eigenes Wohlergehen umgewandelt werden können [23]. Gesundheitsgüter und -leistungen werden bei weitem auch nicht von der gesamten Bevölkerung in Anspruch genommen. Darunter sind die Gesunden, die keinen gesundheitlichen Versorgungsbedarf haben und Menschen mit gesundheitlichen Beeinträchtigungen, die diese u. a. durch familiäre oder ehrenamtliche Selbsthilfe bewältigen. Darunter sind aber auch Menschen, die aufgrund der erforderlichen Zuzahlungen die Inanspruchnahme ärztlicher Leistungen vermeiden. Darüber hinaus werden Gesundheitsleistungen nicht nur von den Beschäftigten im Gesundheitswesen erbracht, sondern auch von den privaten Haushalten, wie am Beispiel häuslicher Pflegeleistungen deutlich gemacht werden konnte. Auch ein sich wandelndes Krankheitsspektrum und Gesundheitsverhalten tragen gerade in einer älter werdenden Gesellschaft zum Ausgabengeschehen bei. Der Anstieg der Gesundheitsausgaben pro Kopf mit dem Lebensalter ist zudem durch einen höheren Anteil an bald Versterbenden bedingt [9], deren Gesundheitsausgaben deutlich höher liegen als die der gleichaltrigen Überlebenden. Die Altersabhängigkeit der künftigen Gesundheitsausgaben ist je nach Annahme über den Gesundheitszustand, mit dem die alternde Gesellschaft ihre gewonnenen Lebensjahre verbringt, unterschiedlich stark ausgeprägt. Demografie und Fortschritt werden die Gesundheitspolitik deshalb über die bisherigen Reformen hinaus auch künftig mit Herausforderungen konfrontieren, die Weichenstellungen für neue Finanzierungsmechanismen verlangen [4]. Hierfür gibt es eine Reihe von Konzepten und Diskussionsbeiträgen. Sie schließen auch die Frage nach der Höhe des Krankenversicherungsbeitrags auf Alterseinkünfte gesetzlicher, betrieblicher und privater Art ein [24]. Als ein Vorschlag zur stärkeren Beteiligung u. a. der älteren Generation an den Folgen des demografischen Wandels wird beispielsweise eine verbreiterte Bemessungsgrundlage für die Beiträge zur GKV diskutiert [25]. Dadurch sollen alle Einkommensarten, also auch Gewinneinkünfte wie Zinsen und Dividenden oder Mieten und Pachten in die Bemessungsgrundlage einbezogen werden, die insbesondere bei Haushalten älterer Menschen einen relevanten Teil des Einkommens ausmachen [26].

Insgesamt können die ökonomischen Chancen und Herausforderungen jedoch nicht in der Weise bilanziert werden, die ein klares Bild über die künftige Entwicklung des Ausgabengeschehens im Gesundheitswesen ergeben würde. Dazu sind die Einflussmöglichkeiten zu vielfältig sowie in ihren Abhängigkeiten und Wechselwirkungen nur schwer berechenbar bzw. unzureichend absehbar. Auch gewinnt der eigentliche Versorgungsbedarf der Bevölkerung in der Diskussion über ein mögliches Zuviel oder Zuwenig an Geldern im Gesundheitswesen erst in jüngerer Zeit an Bedeutung. Dazu beigetragen haben Disziplinen wie die Versorgungsforschung, die sich u. a. mit den Zusammenhängen zwischen Zugang, Qualität und Kosten der Gesundheitsversorgung befasst [27]. Nur aus den Ergebnissen übergreifender Analysen können Indikatoren abgeleitet werden, die die Qualität der gesundheitlichen Versorgung bzw. den gesundheitlichen Outcome, d. h. die Gesundheitsverbesserung durch eine Maßnahme, belastbar messen. Die Gewinnung der dafür benötigten u. a. längsschnittlichen Daten erweist sich noch als unbefriedigend. Entsprechend steht auch die Erprobung der Indikatoren derzeit noch aus [27].

Die Kriterien für die Finanzierung der Gesundheitsversorgung werden als ein Produkt sozialer Auseinandersetzungen verstanden [28]. Dennoch spielt der gesellschaftliche Aushandlungsprozess über die Finanzierung des Gesundheitswesens in der öffentlichen Diskussion über die Gesundheitsausgaben in Deutschland eine eher untergeordnete Rolle. Durch diesen werden aber sowohl die Beiträge zur Krankenversicherung als auch die Höhe der Steuergelder für das Gesundheitswesen und damit ein Großteil der Mittel festgelegt, die letztlich für die Gesundheitsversorgung der Bevölkerung zur Verfügung stehen. Dabei werden die Anforderungen an die Bürgerinnen und Bürger zum verantwortungsvollen Umgang mit ihrer Gesundheit immer größer. Über Zuzahlungen und Praxisgebühren werden sie an den Kosten für ihre Behandlung beteiligt. Als Alternative zum Sachleistungsprinzip können sie sich für die Kostenerstattung entscheiden oder einen Selbstbehalt wählen [29]. Risiken infolge einer Erkrankung müssen sie vermehrt eigenverantwortlich tragen, wenn sie beispielsweise nicht regelmäßig an Früherkennungsuntersuchungen teilnehmen [30].

Damit halten die ökonomischen Grundsätze im medizinischen Kernbereich des Gesundheitswesens Einzug in den Alltag. Für die Angebote des so genannten zweiten Gesundheitsmarkts außerhalb der versicherten Regelversorgung gelten sie von Anfang an. In ihm bildet sich als Reaktion auf die alternde Bevölkerung bereits ein Seniorenmarkt heraus. Insgesamt stellt sich die Frage, wie diese Entwicklung den Gesundheitsbegriff in der Gesellschaft verändern wird. War früher eher die Meinung verbreitet »Alles was gesund ist, macht keinen Spaß«, gilt Gesundheit heute als Ausdruck und Teil der modernen Lebensqualität und des Wohlbefindens. Nun geht es darum, Gesundheit als positive Lebensressource in den Lebensalltag zu integrieren und dort zu verankern [31]. In eine positive Ressource lohnt es sich zu investieren, da sie individuellen Nutzen (z. B. Wohlbefinden, Lebensqualität) und gesamtgesellschaftlichen Nutzen (z. B. Lebenserwartung, Arbeitskraft) bringt. An den Beispielen nährwert- und gesundheitsbezogene Angaben zu Lebensmitteln sowie Bekämpfung des Rauchens wird deutlich, dass es der Gesellschaft ernst mit der Verankerung von Gesundheit im Alltag ist. Dadurch ändert sich nicht nur der Blick auf die Gesundheit, sondern auch auf die Krankheit und das Alter. Der Gegensatz zwischen gesund und krank sowie jung und alt wird auf positive Weise verwischt [31]. Die Ausbildung eines positiven Ressourcenverständnisses setzt aber auch eine Diskussion der kritischen Punkte im Verständnis von Gesundheit vor allem als Produkt voraus. Dies betrifft beispielsweise die als Medikalisierung des Lebens bezeichnete Beobachtung, wonach immer mehr Probleme einer medizinischen Lösung zugeführt werden, oder die mit Perfektionierung des Körpers zu umschreibende Beobachtung, dass immer neue Verbesserungen des menschlichen Körpers angeboten und auch angestrebt werden [31].

Der Wert der Gesundheit hängt entscheidend von den verschiedenen individuellen und gesellschaftlichen Faktoren und Zielvorstellungen ab. Die einzelne Bürgerin und der einzelne Bürger werden im Falle einer Erkrankung bereit sein, alle verfügbaren Ressourcen für die Heilung zu mobilisieren. Für ihn stehen die individuellen Ansprüche an die medizinische Versorgung und die Übernahme der Kosten durch die Krankenversicherung oder die Gesellschaft im Vordergrund.

Von den Gesunden wird der Wert der Gesundheit im normalen Alltag womöglich eher gering geschätzt. Hinzu kommt, dass Nutzen und Kosten von Gesundheitsleistungen bei den Konsumentscheidungen stärker auseinander fallen als im normalen Wirtschaftsleben [32]. Aus volkswirtschaftlicher Sicht gibt es auch keine praktikable wissenschaftlich ableitbare optimale Gesundheitsquote weder für die Ausgaben- noch für die Einnahmenseite [33]. Ökonomische Kennziffern wie der Anteil der Gesundheitsausgaben am BIP (ausgabenseitig) oder die Höhe des Beitragssatzes (einnahmenseitig) bieten Anhaltspunkte für die monetäre Größenordnung des Gesundheitswesens, einen entscheidenden Beitrag zur Konsensfindung über den Wert der Gesundheit können sie aber nicht leisten. Gleiches gilt für den Vergleich von Ausgabenpotentialen, beispielsweise des Anteils der Gesundheitsausgaben am BIP im Vergleich zum Anteil spezifischer Konsumausgaben am BIP. Die Konsumausgaben der privaten Haushalte für alkoholische Getränke, Tabakwaren, Freizeit, Unterhaltung, Kultur sowie Beherbergungs- und Gaststättendienstleistungen beliefen sich im Jahr 2006 zusammen auf 10 % des BIP, der Anteil der Gesundheitsausgaben lag bei 11 %. Ruggeri, der entsprechende Vergleiche für das kanadische Gesundheitssystem vorgeschlagen hat, hinterfragt damit die Diskussionen über die angebliche Nicht-Finanzierbarkeit des Gesundheitssystems [34].

Über die gesellschaftliche Bereitschaft hinaus, Mittel für die Gesundheitsversorgung zur Verfügung zu stellen, hängt die Finanzierbarkeit der Gesundheitsversorgung in einem Sozialversicherungssystem entscheidend auch vom verantwortungsvollen Umgang der Akteure im Gesundheitssystem mit diesen Mitteln ab. Die Verantwortung der politischen Akteure liegt dabei u. a. in einer Ausgestaltung der institutionellen Rahmenbedingungen für das Gesundheitswesen, die einem zeitgemäßen und von der Gesellschaft getragenen Verständnis von Gesundheitsversorgung entspricht. Insgesamt soll der Staat die Gesundheit schützen und fördern und Gesundheitsrisiken verringern. Die Krankenkassen verantworten eine das Wirtschaftlichkeitsgebot beachtende Bereitstellung der benötigten Leistungen. In der Verantwortung der Leistungserbringerinnen und -erbringer liegt eine bedarfsgerechte, qualitätsgesicherte und wirtschaftliche

Erbringung der gesundheitlichen Versorgungsleistungen, womit sie auch ein angemessenes Honorar und ein gesichertes Einkommen zu erzielen suchen. Die Bürgerinnen und Bürger verantworten einen sorgsamen Umgang mit ihrer Gesundheit und den zur Verfügung stehenden Gesundheitsgütern und -leistungen sowie eine Reduzierung ihrer gesundheitlichen Risiken.

Durch das Verständnis von Gesundheit als positive individuelle und gesellschaftliche Ressource können Investitionen in Gesundheit, deren Bedarf sich vor dem Hintergrund der demografischen Veränderungen und der sich wandelnden Krankheitsbilder abzeichnet, an Überzeugungskraft gewinnen. Ein positives Verständnis von Gesundheit kann auch für die Lösung der finanziellen Herausforderungen in Bezug auf das Gesundheitswesen insgesamt unterstützend wirken. Darüber hinaus sollten die Gesundheitsausgaben nicht nur nach ihrer gegenwärtigen Höhe als vielmehr unter Berücksichtigung ihres langfristigen Nutzens und vermiedener Folgekosten bewertet werden, was insbesondere auch im Bereich der medizinisch-pharmazeutischen Innovationen eine Rolle spielen dürfte [35]. Ökonomische Kriterien allein reichen deshalb für die Steuerung der Ressourcenverteilung im Gesundheitswesen als einem der elementarsten Bereiche der Daseinsfürsorge nicht aus [36]. Im Empfinden vieler Menschen mögen sie sogar eine marginale Rolle spielen. Auch bleibt bei aller Wertschätzung des Fortschritts im Gesundheitswesen ein Unterton, steigende Gesundheitsausgaben seien per se verwerflich und Gewinne im Gesundheitswesen unethisch [32]. Hingegen wird die historisch eigentlich junge Fürsorgepflicht eines staatlich gelenkten Gesundheitssystems von vielen als eine Art Grundrecht gewertet [2]. Ein gesellschaftlicher Konsens über den Wert der Gesundheit ist daher in Deutschland bislang nicht in Sicht [32]. Umso wichtiger wäre es für die Konsensfindung auszuloten, ob u. a. das Gesundheitssystem nicht mit Ansprüchen überfordert wird und ob die Erwartungen aller Akteure – so unterschiedlich sie sein mögen – zu hoch sind bzw. der Staat diesen Erwartungen möglicherweise auch zu weit entgegenkommt [16].

An dieser Stelle bedanken sich die Verfasserinnen des Teils 5 »Ökonomische Chancen und Herausforderungen einer alternden Gesellschaft« bei allen Mitarbeiterinnen und Mitarbeitern sowie Kolleginnen und Kollegen des Statistischen Bundesamtes für die fachlich-inhaltliche und redaktionelle Unterstützung, insbesondere bei Frau Meike Kaspari, Frau Dorothee Dedenbach und Frau Diana Dinslage für Literaturbearbeitung und Datenprüfung.

Literatur

1. Groß D (2007) Rationierung im Gesundheitswesen aus der Sicht der medizinischen Ethik. In: Schumpelick V, Vogel B (Hrsg) Was ist uns die Gesundheit wert? Gerechte Verteilung knapper Ressourcen. Verlag Herder, Freiburg im Breisgau, S 335–353
2. Bergdolt K (2007) Billige Krankheit – Teure Gesundheit? In: Schumpelick V, Vogel B (Hrsg) Was ist uns die Gesundheit wert? Gerechte Verteilung knapper Ressourcen. Verlag Herder, Freiburg im Breisgau, S 34–48
3. AOK Bundesverband (2007) Geschichte der GKV-Reformen www.aok-bv.de/politik/reformwerkstatt/reformgeschichte/index.html (Stand: 24.10.2007)
4. Bundesministerium für Gesundheit (2007) Nachhaltige Finanzierung der Gesetzlichen Krankenversicherung gewährleisten www.bmg.bund.de/cln_041/nn_604238/DE/Themenschwerpunkte/Gesundheit/gesundheit-node,param=Links.html__nnn=true#doc616706bodyText6 (Stand: 24.10.2007)
5. Bundeszentrale für politische Bildung (2007) Die Finanzierung des Gesundheitswesens www.bpb.de/themen/WZDR7I,0,Gesundheitspolitik_Lernobjekt.html?lt=AAA530&guid=AAA873 (Stand: 25.10.2007)
6. Rabbata S (2008) Risikostrukturausgleich: 80 Krankheiten sollen berücksichtigt werden. Dtsch Ärztebl PP 2008 (7): 52
7. Schneider M (2006) Nachhaltige Finanzierung des Gesundheitswesens. Augsburg
8. Bundesministerium für Gesundheit (2005) Gesund in die Zukunft – Auf dem Weg zu einem Gesamtkonzept zur gesundheitlichen Prävention. Bonn
9. Kruse A (2006) Alterspolitik und Gesundheit. Bundesgesundheitsbl – Gesundheitsforsch – Gesundheitsschutz 49 (6): 513–522
10. Sachverständigenrat für die Konzertierte Aktion im Gesundheitswesen (2000) Bedarfsgerechtigkeit und Wirtschaftlichkeit, Band I Zielbildung, Prävention, Nutzerorientierung und Partizipation, Band II Qualitätsentwicklung in Medizin und Pflege. Gutachten 2000/2001, Kurzfassung
11. Apitz R, Winter SF (2004) Potenziale und Ansätze der Prävention – aktuelle Entwicklungen in Deutschland. Der Internist 45 (2)

12. Bundesministerium für Gesundheit (2007) Prävention www.bmg.bund.de/cln_040/nn_1170698/DE/Themenschwerpunkte/Praevention/praevention-node,param=.html__nnn=true (Stand: 16.12.2008)
13. Stahl T, Wismar M, Ollila E et al. (2006) Health in All Policies – Prospects and potentials. Ministry of Social Affairs and Health Finland, Finland
14. Commission of the European Communities (2007) Principle 3: Health in all Plicies (HIAP). In: White Paper – Together for Health: A Strategic Approach for the EU 2008–2013, Brussels
15. Müller RD (2007) Recht auf Gesundheit – Perspektive einer gesetzlichen Krankenkasse. Bundesgesundheitsbl – Gesundheitsforsch – Gesundheitsschutz 50 (9): 1119–1127
16. Kossow KD (2007) Gerechte Verteilung knapper Gesundheitsressourcen aus der Sicht des Hausarztes. In: Schumpelick V, Vogel B (Hrsg) Was ist uns die Gesundheit wert? Gerechte Verteilung knapper Ressourcen. Verlag Herder, Freiburg im Breisgau, S 110–153
17. Bundesministerium für Gesundheit (2007) Neuer Bericht vergleicht Europas Gesundheitssysteme. Pressemitteilung vom 23.10.2007
18. Grabka MM, Schreyögg J, Busse R (2005) Die Einführung der Praxisgebühr und ihre Wirkung auf die Zahl der Arztkontakte und die Kontaktfrequenz – eine empirische Analyse. DIW Discussion Papers 506, Berlin
19. Oberender P, Hebborn A, Zerth J (2006) Wachstumsmarkt Gesundheit. 2. Auflage. Lucius & Lucius Verlagsgesellschaft mbH, Stuttgart
20. Rosenbrock R (2007) Gesundheit und Gerechtigkeit in Deutschland – Health and Justice in Germany. Das Gesundheitswesen 69 (12): 647–652
21. Schmacke N (2006) Die Innovationsfalle. Versicherungsmedizin – Prognose Therapie Begutachtung 58 (3): 113–115
22. Miegel M (2007) Folgen des demografischen Wandels für das Gesundheitssystem. In: Schumpelick V, Vogel B (Hrsg) Was ist uns die Gesundheit wert? Gerechte Verteilung knapper Ressourcen. Verlag Herder, Freiburg im Breisgau, S 50–64
23. Volkert J (2008) Armut und Reichtum in Deutschland – Eine kritische Betrachtung der »Einkommensarmut«. Statistisches Monatsheft Baden-Württemberg 2008 (1): 41–44
24. Bundesministerium für Familie, Senioren, Frauen und Jugend (Hrsg) (2005) Fünfter Bericht zur Lage der älteren Generation in der Bundesrepublik Deutschland. Potenziale des Alters in Wirtschaft und Gesellschaft – Der Beitrag älterer Menschen zum Zusammenhalt der Generationen. Bericht der Sachverständigenkommission an das Bundesministerium für Familie, Senioren, Frauen und Jugend www.bmfsfj.de/RedaktionBMFS FJ/Abteilung3/PdF-Anlagen/fuenfter-altenbericht,property=pdf,bereich=, rwb=true.pdf (Stand: 21.07.2006)
25. Kostorz P, Schnapp FE (2006) Der Bevölkerungswandel in Deutschland und seine Auswirkungen auf die sozialen Sicherungssysteme. Gesundheits- und Sozialpolitik 60 (9/10): 18–33
26. Hajen L, Paetow H, Schumacher H (2004) 11 Gesundheitsreformpolitik in Deutschland. In: Hajen L, Paetow H, Schumacher H (Hrsg) Gesundheitsökonomie Strukturen – Methoden – Praxisbeispiele. Verlag W. Kohlhammer, Stuttgart, S 264–311
27. Schmacke N (2007) Versorgungsforschung: Hoffnungsträger und Modernismus? Gesundheit und Gesellschaft. Das Wissenschaftsforum in G+G 2007 (1): 7–13
28. Rosenbrock R, Gerlinger T (2004) Gesundheitspolitik – Eine systematische Einführung. Verlag Hans Huber, Bern Göttingen Toronto Seattle
29. Schnee M (2007) Neue Versorgungs- und Versicherungsformen in der GKV: Wer kennt sie und wer nutzt sie? gesundheitsmonitor – Ein Newsletter der Bertelsmann Stiftung 2007 (2): 1–9
30. Böcken J, Braun B, Amhof R et al. (2006) Fazit und Ausblick. In: Böcken J, Braun B, Amhof R et al. (Hrsg) Gesundheitsmonitor 2006 – Gesundheitsversorgung und Gestaltungsoptionen aus der Perspektive von Bevölkerung und Ärzten. Verlag Bertelsmann Stiftung, Gütersloh, S 304–306
31. Kickbusch I (2006) Die Gesundheitsgesellschaft www.ilonakickbusch.com/news/2006lueneburg.pot (Stand: 25.04.2008)
32. Henke KD (2004) Was ist unsere Gesundheit wert? Probleme der nächsten Gesundheitsreformen und ihre Lösungsansätze. 21. Februar 2004. TU Berlin
33. Henke KD (2007) Einsparpotenziale im Gesundheitswesen – 10 Thesen. In: Schumpelick V, Vogel B (Hrsg) Was ist uns die Gesundheit wert? Gerechte Verteilung knapper Ressourcen. Verlag Herder, Freiburg im Breisgau, S 269–272
34. Ruggeri J (2002) Population Aging, Health Care Spending and Sustainability: Do we really have a crisis?
35. Köbele W (2007) Medizinisch-pharmazeutische Innovationen und ihre Auswirkungen auf die Gesundheitsausgaben. In: Schumpelick V, Vogel B (Hrsg) Was ist uns die Gesundheit wert? Gerechte Verteilung knapper Ressourcen. Verlag Herder, Freiburg im Breisgau, S 84–96
36. Landau H (2007) Verfassungs- und ärztrechtliche Grenzen und Leitlinien bei der Verteilung knapper Ressourcen im Gesundheitswesen. In: Schumpelick V, Vogel B (Hrsg) Was ist uns die Gesundheit wert? Gerechte Verteilung knapper Ressourcen. Verlag Herder, Freiburg im Breisgau, S 273–283

Verwendete Datengrundlagen

Abrechnungsdatenträger-Panel (ADT-Panel)

Datenhalter: Zentralinstitut für die kassenärztliche Versorgung in der Bundesrepublik Deutschland

Das Panel ist eine geschichtete Zufallsstichprobe von 450 elektronisch abrechnenden Praxen niedergelassener Ärztinnen und Ärzte aus 14 Arztgruppen. Beteiligt sind die Kassenärztlichen Vereinigungen Nordrhein und Brandenburg, die pro Quartal Daten von jeweils ca. 600.000 Patientinnen und Patienten zur Verfügung stellen. In die im Kapitel 2.1 verwendete Auswertung gingen die Abrechnungsdaten von den rund 60 hausärztlichen Praxen ein (ca. 75.000 Patientinnen und Patienten).

Link: http://www.zi-berlin.de/

Arzneimittelmarkt in Deutschland in Zahlen

Datenhalter: Bundesverband der Arzneimittel-Hersteller e.V. (BAH)

In der Erhebung werden alle marktrelevanten Entwicklungen in allen Segmenten des Arzneimittelmarktes hinsichtlich der Umsatz- und Absatzzahlen sowie Marktstrukturen erfasst. Im Unterschied zum GKV-Arzneimittelindex sind hier auch rezeptfreie Arzneimittel (Selbstmedikation) inbegriffen. Die Daten werden jährlich (teilweise Vollerhebung, sonst repräsentativ für Deutschland) vom Bundesverband der Arzneimittel-Hersteller und dem Institut für Medizinische Statistik erhoben.

Link: http://www.bah-bonn.de

Arzneimittelsurvey 1998

Datenhalter: Robert Koch-Institut (RKI)

Der Arzneimittelsurvey 1998 fand im Rahmen des Bundes-Gesundheitssurvey 1998 statt. Er liefert als Querschnittsstudie repräsentative Daten zum Arzneimittelgebrauch der 18- bis 79-jährigen Wohnbevölkerung in Deutschland (n=7.099). Die Datenerhebung erfolgte mit Hilfe ärztlicher Interviews.

Link: http://www.rki.de

Arzneiverordnungsreport

Datenhalter: Wissenschaftliches Institut der Ortskrankenkassen (WIdO)

Der Arzneiverordnungsreport basiert auf den Leistungsdaten der Gesetzlichen Krankenversicherung (GKV). Ausgewiesen werden alle Arzneimittel, die in öffentlichen Apotheken zu Lasten der GKV abgegeben wurden.

Link: http://wido.de/arzneiverordnungs-rep.html

Begutachtungsstatistik nach Begutachtungsanlässen (Pflegeversicherung)

Datenhalter: Medizinischer Dienst der Spitzenverbände der Krankenkassen e.V. (MDS)

Grundlage der Statistik sind die vom Medizinischen Dienst der Krankenversicherung (MDK) durchgeführten Erstbegutachtungen und Begutachtungsempfehlungen aller Pflegebedürftigen im Sinne des Pflegeversicherungsgesetzes, die ambulant oder stationär gepflegt werden. Es handelt sich um eine vierteljährliche Vollerhebung seit 1998 auf der Grundlage von Pflegegutachten.

Link: http://www.mds-ev.de

Berliner Altersstudie (BASE)

Datenhalter: Interdisziplinäre Arbeitsgruppe »Altern und gesellschaftliche Entwicklung« (AGE) der Berlin-Brandenburgischen Akademie der Wissenschaften sowie weitere Berliner Institutionen

Die Berliner Altersstudie ist eine multidisziplinäre Untersuchung alter Menschen im Alter von 70 bis über 100 Jahren, die im ehemaligen Westteil Berlins leben. In der Hauptstudie (1990 bis 1993) wurden 516 Personen in 14 Sitzungen hinsichtlich ihrer geistigen und körperlichen Gesundheit, ihrer intellektuellen Leistungsfähigkeit und psychischen Befindlichkeit untersucht sowie nach ihrer sozialen und ökonomischen Situation befragt. Seitdem ist die Studie als Längsschnittstudie weitergeführt worden, indem überlebende Teilnehmer sechsmal nachuntersucht wurden.

Link: http://www.base-berlin.mpg.de

Beteiligung an den Krebsfrüherkennungsmaßnahmen und der Gesundheitsuntersuchung Check-up

Datenhalter: Zentralinstitut für die kassenärztliche Versorgung

Das Zentralinstitut für die kassenärztliche Versorgung in der Bundesrepublik Deutschland veröffentlicht Schätzungen zur Beteiligung an den Krebsfrüherkennungsmaßnahmen und der Gesundheitsuntersuchung Check-up. Die Schätzung basiert auf Daten der Kassenärztlichen Vereinigungen über alle, von niedergelassenen Vertragsärzten in Deutschland abgerechneten Früherkennungsuntersuchungen.

Link: http://www.zi-berlin.de

Bevölkerungsfortschreibung

Datenhalter: Statistisches Bundesamt

Die jährliche Fortschreibung des Bevölkerungsstandes nach Geschlecht, Familienstand sowie Geburts- und Altersjahren erfolgt auf Gemeindeebene mit Hilfe der Ergebnisse der Statistik der natürlichen Bevölkerungsbewegung über die Geburten und Sterbefälle, Eheschließungen und Ehelösungen sowie der Wanderungsstatistik über die Zu- und Fortzüge (räumliche Bevölkerungsbewegung). Ferner werden die Ergebnisse des Staatsangehörigkeitswechsels und der festgestellten Bestandsveränderungen berücksichtigt. Die Bevölkerungsfortschreibung stellt somit die gemeindeweise Bilanzierung der einzelnen Bevölkerungsbewegungen dar.

Link: http://www.destatis.de

Bevölkerungsvorausberechnung

Datenhalter: Statistisches Bundesamt

Die (11. koordinierte) Bevölkerungsvorausberechnung zeigt, wie sich die Bevölkerungszahl und der Altersaufbau der Bevölkerung unter bestimmten Annahmen innerhalb eines festgelegten Zeithorizonts (z.B. bis 2050) verändern. Die Vorausberechnung geht von der tatsächlichen Bevölkerung eines Stichtags aus (Bevölkerungsfortschreibung) und basiert auf Annahmen zur Entwicklung der Geburtenhäufigkeit, der Lebenserwartung und der Wanderungen. Es werden verschiedene Annahmen zum Verlauf der einzelnen Komponenten getroffen, die in der Kombination mehrere Szenarien der Bevölkerungsvorausberechnung ergeben. Die Vorausberechnung erfolgt »koordiniert«, weil methodische Fragen, z.B. zur Binnenwanderung, zwischen Statistischem Bundesamt und den Statistischen Ämtern der Länder abgestimmt werden.

Link: http://www.destatis.de

Bundes-Gesundheitssurvey 1998 (BGS98)

Datenhalter: Robert Koch-Institut (RKI)

Der Bundes-Gesundheitssurvey 1998 liefert als Querschnittsstudie umfassende, repräsentative Daten zu Gesundheitsstatus, Gesundheitsverhalten und Gesundheitsversorgung der 18- bis 79-jährigen Wohnbevölkerung in Deutschland (n=7.124). Die Datenerhebung umfasste neben einem Fragebogen auch ein ärztliches Interview, eine körperliche Untersuchung und Laboruntersuchungen.

Link: http://www.rki.de

Deutscher Alterssurvey

Datenhalter: Deutsches Zentrum für Altersfragen (DZA)

Der Deutsche Alterssurvey (DEAS) ist eine für Deutschland bundesweit repräsentative Untersuchung der »zweiten Lebenshälfte«, also des mittleren und höheren Erwachsenenalters und wurde bislang in den Jahren 1996 und 2002 durchgeführt. Ziel des Alterssurveys ist es, die Lebensbedingungen von älter werdenden und alten Menschen in umfassender Weise zu betrachten und ihre Lebensveränderungen im Rahmen des sich stetig vollziehenden sozialen Wandels zu verfolgen. Untersucht werden soziale Netzwerke und gesellschaftliche Teilhabe, Erwerbstätigkeit und Ruhestand, materielle Lebensbedingungen, Gesundheit und Gesundheitsversorgung, Pflegebedürftigkeit sowie psychische Befindlichkeit. Im Jahr 1996 wurden in einer repräsentativen Auswahl 4.838 in Privathaushalten lebende Deutsche im Alter von 40 bis 85 Jahren interviewt. Die Stichprobe war nach Alter, Geschlecht und Region geschichtet. Im Jahre 2002 wurden alle Teilneh-

merinnen und Teilnehmer der Ersterhebung, die bereit und in der Lage waren, an einer zweiten Befragung teilzunehmen, erneut aufgesucht. An dieser Zweiterhebung (Panelstichprobe) nahmen 1.524 Personen im Alter von nunmehr 46 bis 91 Jahren teil. Ergänzend wurden im Jahr 2002 erneut Personen im Alter von 40 bis 85 Jahren befragt (n=3.084 Personen). Im Jahr 2002 wurden erstmals auch 584 ausländische Personen mit Wohnsitz in Deutschland befragt. Die wiederholte Befragung macht es möglich, individuelle Veränderungen und Kohortenvergleiche zu analysieren.
Link: http://www.dza.de

4. Deutsche Mundgesundheitsstudie (DMS IV)

Datenhalter: Institut der Deutschen Zahnärzte (IDZ)

Die 4. Deutsche Mundgesundheitsstudie ist eine bevölkerungsrepräsentative Querschnittsstudie zu Aspekten der Mundgesundheit und des Mundgesundheitsverhaltens in vier ausgewählten Alterskohorten. Sie gliedert sich in einen klinisch-zahnmedizinischen Befundungsteil und einen sozialwissenschaftlichen Befragungsteil. Insgesamt nahmen 4.631 Personen an der im Jahr 2005 durchgeführten Studie teil (Seniorenkohorte: 65 – 74 Jahre, n=1.040).
Link: http://www.idz-koeln.de/

DRV Statistik Rentenbestand

Datenhalter: Deutsche Rentenversicherung Bund

Die Statistik liefert Faustdaten zur Rentenversicherung und Informationen zu den Bereichen Versicherte, Rentenzugang, Rentenbestand und Rehabilitation. Grundlage der »DRV Statistik Rentenbestand« sind die Verwaltungsvorgänge zu den laufenden Renten bei allen 19 Rentenversicherungsträgern (17 Regionalträger der Deutschen Rentenversicherung Bund und der Deutschen Rentenversicherung Knappschaft-Bahn-See).
Links: http://www.deutsche-rentenversicherung-bund.de

Einkommens- und Verbrauchsstichprobe (EVS)

Datenhalter: Statistisches Bundesamt

Die Einkommens- und Verbrauchsstichprobe ist eine repräsentative Quotenstichprobe privater Haushalte mit freiwilliger Auskunftserteilung. Zentrales Instrumentarium der Erhebung sind Interviews und von den Haushalten detailliert zu führende Haushaltsbücher u.a. über ihre Einnahmequellen und Ausgaben für den privaten Konsum, ihre Ausstattung mit langlebigen Gebrauchsgütern, die Vermögensformen und -bestände sowie die Schuldenarten. Die Stichprobe ist u.a. Datengrundlage der Armuts- und Reichtumsberichterstattung und Basis für die Berechnungsgrundlage (Wegungsschema) des Verbraucherpreisindex. Die Erhebung wird seit 1962/1963 (ab 1993 auch neue Länder und Berlin-Ost) in der Regel alle fünf Jahre durchgeführt und umfasst etwa 0,2% der privaten Haushalte, d.h. jeden fünfhundertsten Haushalt.
Link: http://www.destatis.de

GEK-Daten

Datenhalter: Gmünder Ersatzkasse (GEK)

Die Gmünder Ersatzkasse (GEK) stellt auf der Basis von Kooperationsvereinbarungen Daten für wissenschaftliche Zwecke zur Verfügung. Der vom Zentrum für Sozialpolitik (ZeS) in Bremen gepflegte Datensatz erstreckt sich gegenwärtig über den Zeitraum 1990 bis 2004 und beinhaltet Informationen zu insgesamt 2,8 Millionen Versicherten oder mitversicherten Familienangehörigen. Für wissenschaftliche Auswertungen sind in erster Linie Informationen zu vorliegenden Krankheiten und in Anspruch genommenen medizinischen Leistungen, z.B. stationäre Behandlungen, Arzneimittelverordnungen oder Leistungen der Pflegeversicherung, interessant. Darüber hinaus stehen Informationen zu Arbeitsunfähigkeitszeiten und Sterbedaten zur Verfügung.
Link: http://www.zes.uni-bremen.de

GEK-Report

Datenhalter: Gmünder Ersatzkasse (GEK)

Die Gmünder Ersatzkasse veröffentlicht regelmäßig themenbezogen die Leistungsdaten ihrer Versicherten. Da sie nur die Versichertenpopulation der GEK einbeziehen, sind sie nicht repräsentativ. Sie wurden als Quellen dennoch dann herangezogen, wenn repräsentative Daten zu bestimmten Aspekten fehlten. Dies trifft beispielsweise auf Details des Arzneimittelkonsums älterer und sehr alter Menschen zu, die im GEK-Arzneimittel-Report dargestellt wurden. Daneben wurden Daten zur Versorgung älterer Personen mit Heil- und Hilfsmitteln dem GEK-Heil- und Hilfsmittel-Report sowie mit psychotherapeutischen Leistungen dem GEK-Report ambulant-ärztliche Versorgung entnommen.

Link: https://www.gek.de/service/publikationen/gekstudien/index.html

Geschäfts- und Rechnungsergebnisse der sozialen Pflegeversicherung

Datenhalter: Bundesministerium für Gesundheit (BMG)

Hierbei handelt es sich um eine seit 1995 jährlich durchgeführte Sekundärerhebung aus der Geschäftstätigkeit der Pflegekassen zur Erfassung der Einnahmen und Ausgaben(arten) der sozialen Pflegeversicherung. Ziel der Statistik ist die Gewinnung von Leistungs- und Finanzdaten der Pflegeversicherung für Planungszecke des Gesetzgebers.

Link: http://www.bmg.bund.de

Gesundheitsausgabenrechnung (GAR)

Datenhalter: Statistisches Bundesamt

Die Gesundheitsausgabenrechnung ist ein sekundärstatistisches Rechenwerk, das verfügbare Datenquellen im Bereich des Gesundheitswesens zur Ermittlung der Gesundheitsausgaben zusammenfasst. Erfasst werden die Ausgaben für den letzten Verbrauch von Gütern, Dienstleistungen und Investitionen. Die GAR liefert seit 1992 jährlich differenzierte Daten zu den Trägern der Ausgaben sowie zur Verwendung der Mittel nach Leistungen und Leistung erbringenden Einrichtungen. Sie ist methodisch und inhaltlich eng verzahnt mit der Krankheitskostenrechnung und der Gesundheitspersonalrechnung (gesundheitsbezogene Rechensysteme des Statistischen Bundesamts).

Links: http://www.destatis.de, http://www.gbe-bund.de

Gesundheitspersonalrechnung (GPR)

Datenhalter: Statistisches Bundesamt

Die Gesundheitspersonalrechnung führt systematisch die im Bereich des Gesundheitswesens verfügbaren Datenquellen zur Ermittlung der Beschäftigten zusammen. Sie stellt detaillierte Informationen über Anzahl und Struktur der Beschäftigten im Gesundheitswesen nach Alter, Geschlecht, Beruf, Einrichtung und Art der Beschäftigung bereit. Die Daten liegen seit 1997 als jährliche Zeitreihe vor, jeweils zum Stichtag 31.12. des jeweiligen Berichtsjahres. Die Gliederung der Einrichtungen des Gesundheitswesens erfolgt entsprechend der Systematik der Gesundheitsausgaben- und Krankheitskostenrechnung.

Links: http://www.destatis.de, http://www.gbe-bund.de

GKV-Arzneimittelindex

Datenhalter: Wissenschaftliches Institut der AOK (WIdO)

Datengrundlage sind die Verordnungen zu Lasten der gesetzlichen Krankenversicherung die über öffentliche Apotheken in Deutschland abgegeben werden. Nicht erfasst sind Verordnungen zu Lasten der privaten Krankenversicherung, Arzneimittelabgaben in Krankenhäusern und ohne Rezept privat erworbene Medikamente (sogenanntes »over the counter« (OTC)-Geschäft). Ziel des GKV-Arzneimittelindexes ist es, den deutschen Arzneimittelmarkt transparent zu machen und Daten für die Forschung und Politik zur Verfügung zu stellen. Es handelt sich um eine monatliche bis quartalsweise Rezeptstichprobenziehung bzw. Vollerhebung seit 1981.

Link: http://www.wido.de

KM1-Statistik der gesetzlichen Krankenversicherung

Datenhalter: Bundesministerium für Gesundheit (BMG)

Die Statistik gibt einen Überblick über die Monatswerte zu den Mitgliedern, Beitragssätzen und Kranken der gesetzlichen Krankenversicherung.
Link: http://www.bmg.bund.de

KJ 1-Statistik der gesetzlichen Krankenversicherung

Datenhalter: Bundesministerium für Gesundheit (BMG)

Die Statistik gibt einen Überblick über die Einnahmen, Ausgaben und Vermögen der gesetzlichen Krankenkassen nach Region, Einnahmen-, Ausgaben- bzw. Vermögensart, Kassenart sowie für die Einnahmen und Ausgaben nach Versichertengruppe.
Link: http://www.bmg.bund.de

KM 6-Statistik der gesetzlichen Krankenversicherung

Datenhalter: Bundesministerium für Gesundheit (BMG)

Die Statistik erfasst jährlich seit 1993 zu einem bestimmten Stichtag alle Mitglieder und mitversicherte Familienangehörige der gesetzlichen Krankenversicherung nach Alter, Geschlecht und Kassenart.
Link: http://www.bmg.bund.de

Krankenhausstatistik

Datenhalter: Statistisches Bundesamt

Seit 1991 stehen für alle Bundesländer vergleichbare Daten für die Krankenhäuser und Vorsorge- oder Rehabilitationseinrichtungen zur Verfügung. Die Grunddaten weisen im Wesentlichen die personelle und sachliche Ausstattung der Krankenhäuser und Vorsorge- oder Rehabilitationseinrichtungen am 31.12. jeden Jahres sowie die Patientenbewegungen als Zu- und Abgänge während des Berichtsjahres nach. Ab dem Berichtsjahr 1993 werden jährlich Daten zu den Krankenhausaufenthalten der vollstationären Patientinnen und Patienten erhoben. Diese Daten umfassen u.a. die Hauptdiagnose der vollstationär Behandelten, Geburtsmonat und -jahr, Geschlecht, Zugangs- und Abgangsdatum, Behandlungs- und Wohnort sowie die Angabe, ob im Zusammenhang mit der Hauptdiagnose eine Operation durchgeführt wurde. Diagnosedaten der Patientinnen und Patienten in Vorsorge- oder Rehabilitationseinrichtungen mit mehr als 100 Betten werden seit dem Berichtsjahr 2003 erhoben.

Ab dem Berichtsjahr 2005 stehen basierend auf Daten, die zu Abrechnungszwecken dokumentiert wurden (so genannte Fallpauschalen bezogene Krankenhausstatistik) Angaben u.a. zu den Operationen und Prozeduren sowie den Haupt- und Nebendiagnosen der Krankenhauspatientinnen und -patienten zur Verfügung. In einem weiteren Themenkomplex dieser Statistik – dem Kostennachweis – werden die Selbstkosten der Akut-Krankenhäuser nach Hauptkostenarten erhoben.
Links: http://www.destatis.de, http://www.gbe-bund.de

Krankheitskostenrechnung (KKR)

Datenhalter: Statistisches Bundesamt

Die Krankheitskostenrechnung ist ein gesundheitsbezogenes Rechensystem, das die ökonomischen Konsequenzen von Krankheit für die deutsche Volkswirtschaft bemisst. Sie gibt einen mehrdimensionalen Überblick über das krankheitsbedingte Kostengeschehen in Deutschland nach Diagnosen, Alter und Geschlecht der Bevölkerung für die jeweilige Einrichtung des Gesundheitswesens. Als reine Sekundärstatistik verwertet die Krankheitskostenrechnung eine Vielzahl bereits vorhandener Datenquellen, führt diese nach einer einheitlichen Methodik zusammen und ergänzt sie in ausgewählten Fällen um weitere Schätzungen. Die Krankheitskostenrechnung wird vom Statistischen Bundesamt seit 2002 im zweijährigen Rhythmus durchgeführt.
Links: http://www.destatis.de, http://www.gbe-bund.de

Mikrozensus

Datenhalter: Statistisches Bundesamt
Der Mikrozensus ist die amtliche Repräsentativstatistik über die Bevölkerung und den Arbeitsmarkt in Deutschland. Dazu werden einmal im Jahr rund 830.000 Personen in 390.000 Haushalten befragt; das entspricht etwa 1% der Bevölkerung Deutschlands. Der Mikrozensus liefert grundlegende Informationen u.a. über die wirtschaftliche und soziale Lage der Bevölkerung, die Familien- und Lebensformen, die Haushalte, die Erwerbstätigkeit, die Pflegeversicherung und im vierjährigen Rhythmus über die Gesundheit. Er wurde im früheren Bundesgebiet erstmalig 1957, in den neuen Ländern (einschl. Berlin-Ost) 1991 durchgeführt. Seit 1968 ist das Frageprogramm der Europäischen Arbeitskräfteerhebung (AKE) in den Mikrozensus integriert.
Link: http://www.destatis.de

Möglichkeiten und Grenzen selbstständiger Lebensführung in Privathaushalten (MuG III, 2002) und in Einrichtungen (MuG IV, 2005)

Datenhalter: Bundesministerium für Familie, Senioren, Frauen und Jugend (BMFSFJ)
Die Studie »Möglichkeiten und Grenzen selbstständiger Lebensführung in Privathaushalten« (MuG III) untersucht die Situation der häuslichen Pflege vor und nach Einführung der Pflegeversicherung. Grundlage der vom Bundesministerium für Familie, Senioren, Frauen und Jugend geförderten Studie ist eine Repräsentativbefragung von 3.622 hilfe- und pflegebedürftigen Personen durch Infratest Sozialforschung München. Weitere Beteiligte im Forschungsverbund sind: Zentralinstitut für seelische Gesundheit (ZI), Heinemann & Partnerinnen (c/o IGF Berlin), ISG Institut für Sozialforschung und Gesellschaftspolitik sowie JSB GmbH. Die Erhebung MuG IV befragt Pflegerinnen und Pfleger von insgesamt 4.229 Bewohnerinnen und Bewohnern in 609 Alteneinrichtungen Deutschlands. Gegenstand der Studie sind die Lebenssituation sowie der Bedarf an Hilfe und Pflege bei den Personen, die in vollstationären Einrichtungen der Altenhilfe leben.
Link: http://www.bmfsfj.de

Pflegestatistik

Datenhalter: Statistisches Bundesamt
Die Pflegestatistik wird von den Statistischen Ämtern des Bundes und der Länder seit Dezember 1999 im zweijährigen Turnus durchgeführt. Ziel der Statistik ist es, Daten zum Angebot und zur Nachfrage pflegerischer Leistungen zu gewinnen. Dazu setzt sich die Statistik aus zwei Erhebungen zusammen: Zum einen werden die ambulanten und stationären Pflegeeinrichtungen befragt, zum anderen liefern die Spitzenverbände der Pflegekassen und der Verband der privaten Krankenversicherung Informationen über die Empfänger von Pflegegeldleistungen.
Link: http://www.destatis.de

Schwerbehindertenstatistik

Datenhalter: Statistisches Bundesamt
Die Statistik basiert auf einer Vollerhebung aller als schwerbehindert geltenden Personen, denen von den Versorgungsämtern ein Grad der Behinderung von 50 oder mehr zuerkannt worden ist. Ausgewiesen werden seit 1979 zweijährlich schwerbehinderte Menschen u.a. nach Alter, Geschlecht, Staatsangehörigkeit, Wohnort sowie Art, Ursache und Grad der Behinderung.
Link: http://www.destatis.de

SHARE-Studie

Datenhalter: Mannheimer Forschungsinstitut Ökonomie und Demographischer Wandel (MEA)
SHARE ist ein EU-finanziertes Projekt, das einen Survey über Gesundheit (Health), Alterung (Aging) und Pensionierung (Retirement) in Europa aufbaut. Es wird ein europaweiter interdisziplinärer Paneldatensatz von Personen im Alter von 50 Jahren und darüber erzeugt. Die erste Welle wurde 2004 als internationales Kooperationsprojekt in 11 europäischen Ländern erhoben. Eine zweite Befragungswelle folgte in den Jahren 2006/2007. Die dritte Befragungswelle zu retrospektiven Lebensgeschichten (SCHARELIFE) findet seit Herbst 2008 in 15 europäischen Ländern statt. SHARE wird koordiniert vom Mannheimer Forschungsinstitut Ökonomie und Demographischer Wandel

(MEA). In der hier verwendeten ersten Welle aus dem Jahr 2004 wurden über 22.000 Personen befragt.
Link: www.share-project.org

Sozio-oekonomische Panel (SOEP)

Datenhalter: Deutsches Institut für Wirtschaftsforschung (DIW) Berlin

Das SOEP ist eine repräsentative Befragung privater Haushalte in Deutschland, die seit 1984 im jährlichen Rhythmus im Paneldesign durchgeführt wird. Die Befragung wird durch das Deutschen Institut für Wirtschaftsforschung (DIW) Berlin realisiert. Themenschwerpunkte sind unter anderem Haushaltszusammensetzung, Erwerbs- und Familienbiographie, Erwerbsbeteiligung und berufliche Mobilität, Einkommensverläufe, Gesundheit und Lebenszufriedenheit. Das SOEP zeichnet sich durch eine hohe Stabilität aus. 1984 beteiligten sich im SOEP-West 5.921 Haushalte mit 12.290 erfolgreich befragten Personen an der Erhebung; nach 23 Wellen im Jahre 2006 sind es noch 3.476 Haushalte mit 6.203 Personen. Im SOEP-Ost wurden 1990 2.179 Haushalte mit 4.453 Personen befragt; 2006 gaben 3.476 Personen in 1.717 Haushalten Auskunft über ihre Lebenssituation.

Die Stärken des SOEP bestehen vor allem in seinen besonderen Analysemöglichkeiten durch: das Längsschnittdesign (Panelcharakter), den Haushaltskontext (Befragung aller erwachsenen Haushaltsmitglieder); der Möglichkeit innerdeutscher Vergleiche und tiefgegliederter geografischer Klassifikationen; einer überproportionalen Ausländerstichprobe; der Erhebung von Zuwanderung sowie der überproportionalen Berücksichtigung einkommensstarker Haushalte (seit 2002).
Link: http://www.diw.de/deutsch/sop/index.html

Telefonischer Gesundheitssurvey 2003 (GSTel03)

Datenhalter: Robert Koch-Institut (RKI)

Der telefonische Gesundheitssurvey 2003 (GSTel03) liefert als Querschnittsstudie repräsentative Daten zu Gesundheitsstatus, Gesundheitsverhalten und Gesundheitsversorgung der 18-jährigen und älteren Wohnbevölkerung in Deutschland (n=8.318). Die Datenerhebung erfolgte mit Hilfe computerassistierter Telefoninterviews.
Link: http://www.rki.de

Todesursachenstatistik

Datenhalter: Statistisches Bundesamt

Die Todesursachenstatistik ist die elementare Grundlage zur Ermittlung wichtiger Gesundheitsindikatoren wie Sterbeziffern, verlorene Lebensjahre und vermeidbare Sterbefälle. Datengrundlage sind die Todesbescheinigungen, die im Rahmen der Leichenschau ausgestellt werden. Es handelt sich um eine Sekundärstatistik. Ausgewertet werden die für die amtliche Statistik vorgesehenen Teile der Todesbescheinigungen. Die Todesursachenstatistik ist eine jährliche Vollerhebung; Daten liegen seit 1950 in schriftlicher und seit 1980 in elektronischer Form vor.
Links: http://www.destatis.de, http://www.gbe-bund.de

Volkswirtschaftliche Gesamtrechnung (VGR)

Datenhalter: Statistisches Bundesamt

Die amtlichen volkswirtschaftlichen Gesamtrechnungen geben ein umfassendes, tief gegliedertes, quantitatives Gesamtbild des wirtschaftlichen Geschehens. Einbezogen sind alle Wirtschaftseinheiten (Personen, Institutionen) und ihre wirtschaftlichen Tätigkeiten, differenziert nach Wirtschaftsbereichen und Sektoren. Die Inlandsproduktberechnung als Teil der VGR ermittelt Daten, die für die laufende Wirtschaftsbeobachtung und -analyse notwendig sind (z.B. das Bruttoinlandsprodukt). Die Ergebnisse werden in der gesamten Europäischen Union in gleicher Weise berechnet.
Link: http://www.destatis.de

Zahlenbericht

Datenhalter: Verband der privaten Krankenversicherung e.V. (PKV)

Der Zahlenbericht dokumentiert die Situation und die Entwicklung der privaten Krankenversicherung. Er liefert Informationen zum Versicherungsbestand, zu den Beitragseinnahmen und den

Leistungsausgaben sowie zu anderen Themengebieten. Der Zahlenbericht ist das Resultat mehrerer Erhebungen sowie weiterer Quellen.

Link: http://www.pkv.de

Zeitbudgeterhebung (ZBE) 2001/2002

Datenhalter: Statistisches Bundesamt

Die im Jahr 2001/2002 zum zweiten Mal (erstmals 1991/1992) durchgeführte repräsentative Erhebung zur Zeitverwendung privater Haushalte in Deutschland liefert u.a. Daten über Art und Umfang unbezahlter Arbeit, ehrenamtliche Tätigkeiten, Arbeitsteilung im Haushalt und Freizeitaktivitäten. Neben einem Personen- und einem Haushaltsfragebogen ist der Kern der Erhebung ein Tagebuch, das alle Haushaltsmitglieder (ab zehn Jahren) an drei Tagen in Zehn-Minuten-Schritten führen sollten. Die Quotenstichprobe umfasst 5.400 Haushalte mit 12.600 Personen, die 37.700 Tagebücher führten. Auf der Grundlage einer 230 Aktivitäten umfassenden Liste wird die Zeitverwendung nach Haupt- und Nebentätigkeiten nachgewiesen. Die Erhebung ist u.a. Grundlage des »Satellitensystems Haushaltsproduktion« der Volkswirtschaftlichen Gesamtrechnung.

Link: http://www.destatis.de

Glossar

altersspezifisches Sterberisiko	perioden- oder kohortenspezifische Wahrscheinlichkeit in einem spezifischen Lebensalter zu versterben; wird auf Basis von Sterbetafeln berechnet
Altersstandardisierung	Verfahren, bei dem Erkrankungs- oder Todesfallraten auf eine (fiktive) Vergleichsbevölkerung mit definierter Altersstruktur umgerechnet werden. Die Altersstandardisierung eliminiert die Effekte des gesellschaftlichen Alterungsprozesses, wodurch sich Veränderungen der Erkrankungsraten besser interpretieren lassen. Altersstandardisierte Daten erlauben auch den Vergleich von Ländern mit unterschiedlicher Altersstruktur.
Alterssterblichkeit, sinkende	Prozess der Verschiebung des Sterbezeitpunktes in ein höheres Lebensalter infolge der zunehmenden Lebenserwartung
Alzheimer Demenz	häufigste Form der Demenz; es gehen in bestimmten Bereichen des Gehirns durch Störungen des Gleichgewichts des Botenstoffs Glutamat Nervenzellen zugrunde (auch neurodegenerative Demenz)
Angina pectoris	klinische Ausprägungsform der koronaren Herzkrankheit; Symptome: Brustenge, Schmerzen
Äquivalenzeinkommen	Einkommen einer Person, das aus dem Gesamteinkommen des Haushalts sowie der Anzahl und dem Alter der von diesem Einkommen lebenden Personen bestimmt wird
Arteriosklerose	Erkrankung, bei der Blutfluss in den Gefäßen durch Kalkablagerungen behindert wird, in der Folge kann ein Herzinfarkt auftreten
Arthritis	Gelenkerkrankung, hervorgerufen durch eine Entzündung
Arthrose	Gelenkerkrankung, hervorgerufen durch Verschleiß
Assessment	Messen, Bewerten und Einschätzen von Situationen, Entwicklungen und Bedarfen mittels Instrumenten
ausgabefähige (auch: verfügbare) Einkommen	Haushaltsnettoeinkommen (Haushaltsbruttoeinkommen abzüglich Einkommens- und Vermögenssteuer, Sozialbeiträgen und sonstigen laufenden Transfers) ergänzt um Einnahmen des Haushalts durch monetäre Sozialleistungen und andere laufende Transfers
Bemessungsgrundlage	Betrag, auf den der Beitragssatz zur gesetzlichen Krankenversicherung angewendet wird; für versicherungspflichtige Arbeitnehmerinnen und Arbeitnehmer das Arbeitsentgelt aus der Beschäftigung; Höchstgrenze für die Beitragspflicht ist die Beitragsbemessungsgrenze (Jahreswert 2007: 43.200 Euro)
Billetermaß	Maß zur Quantifizierung demografischer Alterung; Verhältnis der Differenz zwischen noch nicht reproduktiver Bevölkerung (Kinder unter 15 Jahren) und nicht mehr reproduktiver Bevölkerung (Personen ab 50 Jahren) zur Bevölkerung im aktiven generativen Alter (Personen zwischen 15 und 50 Jahren); eine Bevölkerung altert, wenn sich das Maß in negativer Richtung bewegt
Body-Mass-Index (BMI)	häufig verwendetes Maß dafür, ob eine Person unter-, normal- oder übergewichtig ist: Verhältnis von Körpergewicht in Kilogramm zum Quadrat der Körpergröße in Metern
Bruttoinlandsprodukt	Produktionsindikator, der in zusammengefasster Form ein Bild der wirtschaftlichen Leistung einer Volkswirtschaft in einer Periode gibt; misst die Produktion von Waren und Dienstleistungen im Inland nach Abzug der Vorleistungen (z. B. Rohstoffe)
Bruttowertschöpfung (BWS)	Maß für den Wert der volkswirtschaftlichen Leistung innerhalb eines Landes; BWS im Gesundheitswesen entspricht der Summe der produzierten Gesundheitsgüter und -dienstleistungen abzüglich der von anderen Wirtschaftsbereichen bezogenen Vorleistungen (z. B. Rohstoffe)
Cataracta senilis	Erkrankung des Auges, Altersstar
Chronifizierung	Prozess der Entstehung einer sich langsam entwickelnden oder lang andauernden Erkrankung (chronischen Erkrankung)
Coxarthrose	am Hüftgelenk auftretende Arthrose
definierte Tagesdosis (DDD)	angenommene mittlere tägliche Dosis eines Medikaments; berücksichtigt wird hierbei nicht die tatsächlich verordnete Arzneimitteldosis
Demenz	Erkrankung des Nervensystems, krankhafte Abnahme der geistigen Leistung
Diabetes mellitus Typ 2	Stoffwechselkrankheit, Zuckerkrankheit

Disease Management Programme (DMP)	strukturierte Behandlungsprogramme für chronisch kranke Menschen; sie sollen die Qualität der medizinischen Versorgung nachhaltig verbessern (wissenschaftlich geprüfte Behandlungsmethoden) und Behandlungsabläufe besser aufeinander abstimmen
Disposition, genetische	Veranlagung
Dorsopathie	Erkrankungen des Rückens, Rückenbeschwerden
drittes Lebensalter	innerhalb der Phase des Alters (65 Jahre und älter) werden zwei Altersphasen unterschieden, nämlich das »dritte Lebensalter« (65 Jahre bis 84 Jahre) und das »vierte Lebensalter« (85 Jahre und älter)
Eigenleistungen, finanzielle	Zuzahlungen der Patientin bzw. des Patienten zu einer von der Krankenversicherung zur Verfügung gestellten Leistung oder selbst getätigte direkte Käufe von Gesundheitsgütern und -dienstleistungen
Entwicklungspsychologie	Teilgebiet der Psychologie, das sich mit der Beschreibung, Erklärung, Vorhersage und Beeinflussung menschlichen Erlebens und Verhaltens unter dem Aspekt der Veränderung über die gesamte Lebensspanne beschäftigt
epidemiologischer Übergang	Wandel der Bedeutung von Infektionskrankheiten und chronisch-degenerativen Erkrankungen für das Sterbegeschehen im 20. Jahrhundert; so nahm in vielen Ländern der Anteil von Infektionskrankheiten an den Todesursachen ab, während der Anteil der chronischen Erkrankungen angestiegen ist
Ersatzniveau	Kinderzahl, die im Durchschnitt je Frau in einer Bevölkerung geboren werden müsste, um unter gegebenen Sterbeverhältnissen den Ersatz der Elterngeneration zu gewährleisten und somit die Bevölkerungsgröße stabil zu halten: in industrialisierten Gesellschaften durchschnittlich 210 Kinder je 100 Frauen
Evidenz	vorliegen wissenschaftlicher Belege, wissenschaftliche Absicherung
Familienzyklus	idealtypische Entwicklung einer Familie durch verschiedene Phasen, die durch unterschiedliche Funktionen und Auseinandersetzung mit Aufgaben geprägt sind, etwa Partnersuche und Heirat, Familie mit Kindern, Familie ohne Kinder und Familie im Alter (nicht alle Familien durchlaufen diesen Zyklus)
Geriatrie	Altersmedizin
geriatrische Rehabilitation	rehabilitative Leistungen speziell für ältere Menschen mit dem Ziel, möglichen Behinderungen oder Pflegebedürftigkeit vorzubeugen, sie zu beseitigen oder Verschlimmerungen zu verhüten; seit 2007 besteht ein Rechtsanspruch auf geriatrische Rehabilitation
gesellschaftliche Partizipation	Teilhabe von Individuen an gesellschaftlichen Entscheidungsprozessen und Aktivitäten
gesunde Lebenserwartung	misst die Zahl der Lebensjahre, die eine Person wahrscheinlich ohne gesundheitliche Beeinträchtigung zu leben hat (auch als behinderungsfreie oder aktive Lebenserwartung bezeichnet); sie wird zumeist ab der Geburt berichtet und auf Basis verschiedener Methoden berechnet (vgl. HALE, Healthy Life Years)
gesundheitlicher Outcome	resultierende Wirkung medizinischer Leistungen, gemessen z. B. als Anzahl geheilter Patientinnen und Patienten, Komplikationsraten, Verhaltensänderungen
Gesundheitsfonds	Konzept zur Finanzierung der gesetzlichen Krankenversicherung in Deutschland ab 2009: Arbeitnehmerinnen/Arbeitnehmer, Arbeitgeberinnen/Arbeitgeber sowie der Bund zahlen in den Fonds, die Krankenkassen erhalten aus dem Fonds pro Versicherte/Versicherten eine pauschale Zuweisung sowie ergänzende Zu- und Abschläge je nach Alter, Geschlecht und Krankheit ihrer Versicherten
Gonarthrose	am Kniegelenk auftretende Arthrose
HALE (Health-Adjusted Life Expectancy)	verbreitetes Maß für die gesunde Lebenserwartung, das im World Health Report der Weltgesundheitsorganisation Anwendung findet; es wird auf Basis von Aggregatdaten zu altersspezifischen Prävalenzen ausgewählter Erkrankungen und Sterbetafeln berechnet
Harninkontinenz	vollkommene oder teilweise Unmöglichkeit Zeit und Ort der Harnausscheidung zu kontrollieren
Hauptpflegepersonen	Person, die über einen Zeitraum von mindestens einem Jahr den überwiegenden Teil der Betreuung und Pflege eines pflegebedürftigen Menschen erbringt
Haushaltsproduktion	umfasst im Unterschied zum Produktionsbegriff in den Volkswirtschaftlichen Gesamtrechnungen auch die Produktion von Waren und Dienstleistungen für eigene Zwecke, soweit diese von Dritten erbracht werden könnten (Dritt-Personen-Kriterium)
Healthy Life Years (HLY)	Maß für die gesunde Lebenserwartung und EU-Strukturindikator zur Gesundheit; Anzahl der Lebensjahre ohne funktionale Beeinträchtigungen durch den eigenen Gesundheitszustand; sie wird anhand der Sullivan-Methode auf Basis der Gemeinschaftsstatistik über Einkommen und Lebensbedingungen und nationaler Sterbetafeln berechnet

Herzinfarkt, akuter	Verschluss einer Herzkranzarterie; klinische Ausprägungsform der koronaren Herzkrankheit
Herzinsuffizienz	Herzmuskelschwäche; klinische Ausprägungsform der koronaren Herzkrankheit
Hilfebedarf	Notwendigkeit der Unterstützung bei den gewöhnlichen und regelmäßig wiederkehrenden Verrichtungen im Ablauf des täglichen Lebens, im Bereich der Grundpflege und der hauswirtschaftlichen Versorgung
Hyperlipidämie	Fettstoffwechselstörung
Hypertonie, arterielle	Bluthochdruck
ICD-10	Internationale Klassifikation der Krankheiten und verwandter Gesundheitsprobleme, 10. Revision, sie enthält 21 Klassen
instrumentelle Aktivitäten	Aktivitäten, die Voraussetzung für selbstständiges Leben sind, z. B. Einkaufen, Telefonieren
integrierte Versorgung	Möglichkeit, Verträge zwischen Krankenkassen, Haus- und Fachärzten, ärztlichen und nichtärztlichen Leistungserbringern, ambulanten und stationären Versorgungsbereichen sowie Apotheken abzuschließen, um eine aufeinander abgestimmte, koordinierte Versorgung anzubieten; die Integrierte Versorgung ist im Jahr 2000 in §140a ff. Fünftes Sozialgesetzbuch eingeführt worden
Inzidenz	Häufigkeit neu auftretender Krankheitsfälle innerhalb eines Zeitabschnittes (i. d. R. in einem Jahr)
ischämische Herzkrankheit	Erkrankung der Herzkranzarterien, durch Arteriosklerose kommt es zu Sauerstoffmangel im Herzmuskelgewebe
Kaufkraft	das verfügbare Einkommen (Einkommen ohne Steuern und Sozialversicherungsbeiträge, inkl. empfangener Transferleistungen) der Bevölkerung; identisch mit dem ausgabefähigen Einkommen
Konsumausgaben	umfassen bei privaten Haushalten den Kauf von Gütern und Dienstleistungen sowie unterstellte Käufe (z. B. selbstgenutztes Wohneigentum); nicht zu den Konsumausgaben zählen z. B. Einkommensteuern oder Kredittilgungen
Konsumquote	Anteil der Konsumausgaben am ausgabefähigen Einkommen in Prozent
Letalität	Sterblichkeit bei einer bestimmten Erkrankung; Verhältnis der Todesfälle zur Zahl der Erkrankten
maligner Tumor	bösartige Gewebsneubildung, z. B. Krebs
Medianalter	Alter einer Bevölkerung, in dem sich diese in zwei gleich große Teile gliedert – 50 Prozent sind jünger und 50 Prozent sind älter
Medizinischer Dienst der Krankenversicherung (MDK)	medizinischer, zahnmedizinischer und pflegerischer Beratungs- und Begutachtungsdienst der gesetzlichen Kranken- und Pflegeversicherung in einem Bundesland
Mehrzustandssterbetafel	Methode zur Berechnung der gesunden Lebenserwartung auf Basis von Sterbetafeln und Inzidenzen für gesundheitliche Beeinträchtigungen, die sehr hohe Anforderungen an die vorhandenen Datengrundlagen stellt
Metaanalyse	wissenschaftliche Forschungsmethode, Zusammenführung zahlreicher wissenschaftlicher Studien
Migrationshintergrund	eine im Mikrozensus aus mehreren personenbezogenen Eigenschaften abgeleitete Variable, die für folgende Personen zutrifft: alle nach 1949 auf das heutige Gebiet der Bundesrepublik Deutschland Zugewanderten, alle in Deutschland geborenen Ausländer und alle in Deutschland als Deutsche Geborenen mit zumindest einem zugewanderten oder als Ausländer in Deutschland geborenen Elternteil
Morbidität	Krankheitslast, Krankheitshäufigkeit bezogen auf eine bestimmte Bevölkerungsgruppe
morbiditätsorientierter Risikostrukturausgleich (Morbi-RSA)	Finanztransfer zwischen den gesetzlichen Krankenkassen, um finanzielle Risiken, die durch unterschiedliche Versichertenstrukturen entstehen, auszugleichen; bisher wurden dabei nur demografische Merkmale berücksichtigt, beim Morbi-RSA wird seit 2009 der Gesundheitszustand direkt berücksichtigt
Mortalität	Sterblichkeit wird von biologischen, medizinischen und sozioökonomischen Determinanten sowie von der individuellen Lebensweise beeinflusst; als Maß für die Mortalität wird unter anderem die Sterberate verwendet
multilokaler Familienverband	Familie, die aus mehreren Generationen besteht und deren Mitglieder in verschiedenen, räumlich getrennten Haushalten leben
Multimorbidität	gleichzeitiges Bestehen von mehreren Krankheiten, die sich zudem gegenseitig beeinflussen; Kennzeichen von Krankheit im Alter

Müttersterblichkeit	ein Müttersterbefall ist nach Definition der Weltgesundheitsorganisation ein Sterbefall einer Frau während oder bis zu sechs Wochen nach Beendigung der Schwangerschaft (außer Tod durch Ereignisse, die nicht mit der Schwangerschaft in Verbindung standen); Bezugsgröße ist die Zahl der Lebendgeborenen
nosokomiale Infektionen	im Krankenhaus erworbene Infektionen
Osteoporose	Skeletterkrankung, Knochenschwund
Pflegebedarf	mit Pflegebedarf wird im Sozialgesetzbuch XI (Pflegeversicherung) die Summe der Tätigkeiten in Minuten pro Tag beschrieben, bei denen eine teilweise oder vollständige Unterstützung einer Person durch Dritte erforderlich ist, und zwar bei den gewöhnlichen und regelmäßig wiederkehrenden Verrichtungen im Ablauf des täglichen Lebens, im Bereich der Grundpflege und der hauswirtschaftlichen Versorgung
Pflegegeld	Sozialleistung für pflegebedürftige Personen, die bei Vorliegen einer Pflegebedürftigkeit im Rahmen des Sozialgesetzbuch XI (Pflegeversicherung) gezahlt wird
Pflegekasse	Mitglieder der gesetzlichen Krankenversicherung sind automatisch Mitglied der Pflegekasse ihrer Krankenversicherung, die aus ihren Beitragseinnahmen die Leistungen bei Pflegebedürftigkeit übernimmt; privat Krankenversicherte müssen eine Pflegeversicherung mit ihrer Krankenkasse abschließen
Pflegepflichteinsätze	im Sozialgesetzbuch XI (Pflegeversicherung) festgelegter regelmäßiger Besuch durch Pflegefachkräfte bei Empfängerinnen und Empfängern von Pflegegeld
Polyarthritis	gleichzeitig an fünf oder mehr Gelenken auftretende Arthritis
Prävalenz	Krankheitsverbreitung; Häufigkeit von Krankheitsfällen zu einem bestimmten Zeitpunkt
Psychopharmaka	Arzneistoff, der auf die Psyche des Menschen einwirkt und der Behandlung psychischer Störungen und neurologischer Krankheiten dient
Raumordnungsprognose	des Bundesamtes für Bauwesen und Raumordnung (BBR); Abschätzung von Eckwerten zukünftiger räumlicher Entwicklung der Demografie (Bevölkerung, private Haushalte), des Arbeitsmarktes (Erwerbspersonen) und des Wohnungsmarktes; erfolgt regelmäßig in mehrjährigen Abständen (aktuell für den Zeitraum 2002 bis 2020, teilweise bis 2050)
Rekonvaleszenzzeit	Genesungszeit
rezidivierend	wiederholt auftretend
Sachverständigenrat zur Begutachtung der Entwicklung im Gesundheitswesen	interdisziplinär besetztes beratendes Gremium (sieben Mitglieder); erstellt zweijährlich Gutachten über die Entwicklung der gesundheitlichen Versorgung mit ihren medizinischen und wirtschaftlichen Auswirkungen
Screeningmethode	Testverfahren für Reihenuntersuchung
Selbstbehalt	Finanzierungsprinzip; Kosten der Inanspruchnahme einer Leistung werden von den versicherten Personen bis zu einem festgesetzten Betrag selbst bezahlt, oberhalb der Grenze beginnt die Erstattungspflicht der Krankenkasse, im Gegenzug gibt es Beitragsermäßigungen
Selbstwirksamkeit	Selbstwirksamkeit oder Selbstwirksamkeitserwartung beschreibt die Überzeugung, aufgrund eigener Kompetenzen und Fähigkeiten zukünftige Handlungen erfolgreich ausführen zu können
somatische Gesundheit	körperliche Gesundheit
Sterberaten	Sterblichkeitsmaß; man unterscheidet zwischen rohen und standardisierten Sterberaten; die rohe (allgemeine) Sterblichkeit errechnet sich aus der Anzahl der Gestorbenen dividiert durch die mittlere Bevölkerung und wird i. d. R. noch mit 100.000 multipliziert, so dass sich als Maßeinheit »Gestorbene pro 100.000 der Bevölkerung« ergibt
Sterbetafeln	komplexes Zahlensystem von Sterblichkeitsmaßen und Lebensdauermaßen, das die Sterblichkeitsverhältnisse aller Altersgruppen einer Bevölkerung in einem bestimmten Zeitraum (Periodensterbetafel) oder die eines Geburtsjahrganges (Kohorte) für die Kohortenlebensjahre (Kohortensterbetafel) abbildet; Grundlage sind die alters- und geschlechtsspezifischen Sterbewahrscheinlichkeiten; diese werden aus den Sterberaten empirisch ermittelt und anhand von theoretischen Modellrechnungen korrigiert, um statistische Schwankungen zu kompensieren
Sterbeziffer	Anzahl der innerhalb eines bestimmten Zeitraumes Verstorbenen je 1.000 Personen der Bevölkerung

Sterblichkeit	Mortalität
Strukturverträge	organisatorische Versorgungs- und Kooperationsformen zwischen Krankenkassen sowie Ärztinnen und Ärzten gemäß §73 a SGB V, z. B. Arztnetzwerke, vernetzte Praxen; besondere Vergütungsformen sind möglich, z. B. Vergütungspauschalen, finanzielle Anreizregelungen
subdiagnostische Symptomatik	gering ausgeprägte Krankheitszeichen, die diagnostisch nicht erfasst werden, Betroffene aber beeinträchtigen
subjektives Wohlbefinden	individuelle Komponente von Wohlfahrt und Lebensqualität, die durch kognitive Aspekte (Lebenszufriedenheit) und emotionale Aspekte (Glück, Niedergeschlagenheit) definiert wird
Sullivan-Methode	Methode zur Berechnung der gesunden Lebenserwartung auf Basis von Sterbetafeln und Prävalenzen von gesundheitlichen Beeinträchtigungen, die geringe Anforderungen an die vorhandenen Datengrundlagen stellt
Transition, demografische	demografischer Übergang
Varikosis	Erkrankung der Blutgefäße: Krampfadern
vaskuläre Demenz	Demenz, die auf Durchblutungsstörungen des Gehirns beruht; es kann zu plötzlichen Verschlechterungen der Hirnleistung und zur schlaganfallartigen Symptomatik kommen
viertes Lebensalter	innerhalb der Phase des Alters (65 Jahre und älter) werden zwei Altersphasen unterschieden, nämlich das »dritte Lebensalter« (65 Jahre bis 84 Jahre) und das »vierte Lebensalter« (85 Jahre und älter)
Volkseinkommen	Summe aller Erwerbs- und Vermögenseinkommen, die Inländerinnen und Inländern zugeflossen sind; umfasst Arbeitnehmerentgelt sowie die Unternehmens- und Vermögenseinkommen
Volkswirtschaftliche Gesamtrechnungen (VGR)	zahlenmäßige Zusammenfassung des wirtschaftlichen Geschehens in einem Zeitraum; wichtigste Kennziffern der VGR sind das Bruttoinlandsprodukt (BIP) und die Bruttowertschöpfung (BWS)
vollstationäre Pflegeeinrichtung	auf Dauer angelegte, räumlich-organisatorische Zusammenfassung von Pflegefachkräften und Sachmitteln, die umfassende Pflege und Versorgung von hilfe- und pflegebedürftigen Bewohnerinnen und Bewohnern gewährleistet
Vollzeitäquivalente	Anzahl der Beschäftigten, wenn alle Beschäftigten die volle tarifliche Arbeitszeit leisten würden (Rechengröße); ein Vollzeitäquivalent entspricht einer/einem Vollzeitbeschäftigten
Zerebralarteriosklerose	Arteriosklerose im Gehirn

Tabellenverzeichnis

Tabelle 1.1.1.1	Drittes und Viertes Lebensalter	11
Tabelle 1.2.2.1	Geschlechterverteilung der Bevölkerung Deutschlands 1950, 2006 und 2050	28
Tabelle 2.1.3.1	Herzinfarktraten je 100.000 Einwohner und Letalität (in Prozent) nach Alter und Geschlecht in der Region Augsburg und altersstandardisierte Raten (Standard: Alte Europabevölkerung)	37
Tabelle 2.3.2.1	Rangfolge der vier wichtigsten Themenbereiche nach Alter 2002	82
Tabelle 2.4.1.1	Lebenserwartung bei Geburt sowie im Alter von 65 und 85 Jahren nach Geschlecht, Deutschland für den Zeitraum 1871/1881 bis 2004/2006* (Angabe in Jahren)	93
Tabelle 2.4.1.2	Veränderung der Lebenserwartung bei Geburt sowie im Alter von 65 und 85 Jahren nach Geschlecht, Deutschland* im Zeitvergleich 1871/1881 bis 2004/2006 (Anstieg in %)	94
Tabelle 2.4.2.1	Altersstandardisierte Sterbefälle je 100.000 Einwohner nach Alter und Geschlecht Deutschland 1980 und 2006	102
Tabelle 2.4.2.2	Häufigste Todesursachen nach Alter und Geschlecht in Deutschland 2006 (in Klammern: Anteil der Todesursache an allen Sterbefällen der Altersgruppe)	103
Tabelle 2.5.3.1	Entwicklung des Anteils der krankheitsfreien Lebensjahre im Vergleich der Kohorten 1907 bis 1919	110
Tabelle 2.5.3.2	Entwicklung des Anteils Lebensjahre mit funktionellen Einschränkungen im Vergleich der Kohorten 1917 bis 1927	111
Tabelle 2.5.3.3	Entwicklung der Lebensjahre bei guter Gesundheit und ohne gesundheitliche Beschwerden im Vergleich der Perioden 1984 bis 1986 und 1998	111
Tabelle 3.1.1.1	Armutsrisikoquoten* für verschiedene Bevölkerungsgruppen 1998 und 2003	114
Tabelle 3.1.2.1	Bevölkerung in Haushalten nach Generationenfolge* 2005	116
Tabelle 3.1.4.1	Beteiligung am bürgerschaftlichen Engagement in verschiedenen Studien	118
Tabelle 3.2.5.1	Aktuelles Rauchen, sportliche Inaktivität und Adipositas nach sozialem Status, Alter und Geschlecht	127
Tabelle 3.2.6.1	Beeinträchtigungen der gesundheitsbezogene Lebensqualität (»stark« oder »ziemlich stark«) in den letzten 4 Wochen nach sozialem Status, Alter und Geschlecht	129
Tabelle 3.2.7.1	Lebenserwartung von Männern bei Geburt und ab einem Alter von 65 Jahren nach Einkommen (Angaben in Jahren)	130
Tabelle 3.2.7.2	Lebenserwartung von Frauen bei Geburt und ab einem Alter von 65 Jahren nach Einkommen (Angaben in Jahren)	131

Gesundheit und Krankheit im Alter 311

Tabelle 3.3.1.1   Durchschnittliche Anzahl der Hausarztkontakte in den letzten 12 Monaten nach Alter und Geschlecht 2003 136
Tabelle 3.3.2.1   Hauptdiagnosen der Krankenhauspatientinnen und -patienten (einschl. Sterbe- und Stundenfälle) – altersspezifische Rate je 100.000 Einwohner nach Alter und Geschlecht 2006 140
Tabelle 3.3.3.1   Hauptdiagnosen der Patientinnen und Patienten in Vorsorge- und Rehabilitationseinrichtungen (einschl. Sterbe- und Stundenfälle) – altersspezifische Rate je 100.000 Einwohner nach Alter und Geschlecht 2006 .. 143
Tabelle 3.3.4.1   Pflegebedürftige in der jeweiligen Altersgruppe nach Geschlecht 2005 146
Tabelle 3.3.4.2   Art der Betreuung der Pflegebedürftigen nach Alter und Geschlecht 2005, Anteile an allen Pflegebedürftigen der entsprechenden Altersgruppe in % 147
Tabelle 3.3.5.1   Versicherte der Gmünder ErsatzKasse mit Arzneiverordnungen nach Alter und Geschlecht 2007 ... 149
Tabelle 3.3.5.2   Arzneiverordnung je Versicherter der GKV nach Alter (definierte Tagesdosen, DDD) 2006 149
Tabelle 3.3.5.3   Arzneimittelanwendung in den letzten sieben Tagen nach Alter und Geschlecht 1998 152
Tabelle 3.3.6.1   Inanspruchnahme der Gesundheitsuntersuchung (Check-up) nach Alter und Geschlecht (auf Vorjahresteilnahme adjustiert) 2006 154
Tabelle 3.4.3.1   Beispiel für das Vorgehen bei der Entwicklung einer präventiven Maßnahme für die Senkung der Inzidenz kardiovaskulärer Erkrankungen bei älteren Menschen ... 163
Tabelle 4.1.1.1   Zahl ambulant tätiger Ärztinnen und Ärzte ausgewählter Fachgebiete bzw. Zusatzqualifikationen 2000 und 2007 168
Tabelle 4.1.1.2   Anzahl der geriatrisch weitergebildeten Ärztinnen und Ärzte nach Bundesland (alle Tätigkeitsbereiche, Stand: Sommer 2007) 170
Tabelle 4.1.1.3   Zahl der in Deutschland tätigen Personen mit Bezug zur Heil- und Hilfsmittelerbringung 2000 und 2006 171
Tabelle 4.1.1.4   Anzahl zugelassener DMP nach Indikation und Anzahl der Teilnehmerinnen und Teilnehmer* 177
Tabelle 4.1.1.5   Entwicklung der ambulanten Pflegedienste nach Träger und Anzahl der versorgten pflegebedürftigen Frauen und Männer 1999 und 2005 178
Tabelle 4.1.1.6   Berufsabschlüsse der bei ambulanten Pflegediensten beschäftigten Personen 1999 und 2005 179
Tabelle 4.1.2.1   Anteil der 65 Jahre und älteren Patientinnen und Patienten im Akut-Krankenhaus nach Abteilungen 2006* 181
Tabelle 4.1.2.2   Personal in Krankenhäusern nach Funktion 2006 185
Tabelle 4.1.2.3   Zahl der stationär tätigen Ärztinnen und Ärzte nach Qualifikation 2000 und 2007 186
Tabelle 4.1.2.4   Ausgewählte Merkmale der Pflegestatistiken der Jahre 2003 und 2005 191

Tabelle 4.2.1.1	Merkmale von privaten Hauptpflegepersonen hilfe- und pflegebedürftiger Menschen in Privathaushalten, Jahresende 1991 und 2002	197
Tabelle 4.2.1.2	Wohnentfernung zum nächstwohnenden Kind ab 16 Jahren nach Altersgruppen, 1996 und 2002	198
Tabelle 5.2.1.1	Bevölkerung und Krankheitskosten nach Alter und Geschlecht 2002 und 2004	230
Tabelle 5.2.4.1	Krankheitskosten in ambulanten und (teil-)stationären Pflegeeinrichtungen nach Alter und Geschlecht 2004	240
Tabelle 5.3.3.1	Bestand an medizinisch-technischen Großgeräten in Krankenhäusern und Vorsorge- oder Rehabilitationseinrichtungen 2003 bis 2006	256
Tabelle 5.3.3.2	Entwicklung des Anteils öffentlicher Gesundheitsausgaben am BIP im Bereich Akutversorgung in ausgewählten EU-Mitgliedsländern, Szenario I Basis (Pure ageing)	259
Tabelle 5.4.1.1	Gesundheitswesen und Gesundheitswirtschaft: Zwei Blickrichtungen	268
Tabelle 5.4.2.1	Arzneiverordnungen 2004 und Selbstmedikation 2005 je GKV-Versicherten nach Altersgruppen (Schätzung)	270
Tabelle 5.4.4.1	Durchschnittliche wöchentliche Zeitverwendung ausgewählter Aktivitäten nach Alter und Geschlecht in Stunden:Minuten 2001/2002	281
Tabelle 5.4.4.2	Ausübungsgrad ausgewählter Aktivitäten nach Alter und Geschlecht 2001/2002	281
Tabelle 5.4.4.3	Zeitverwendung für Pflege. Selbstauskunft auf Basis verschiedener Datenquellen	282
Tabelle 5.4.4.4	Angehörigenpflege: Empfängerinnen und Empfänger von Pflegegeldleistungen im Alter von 65 Jahren und älter nach Pflegestufen 2005	283

Abbildungsverzeichnis

Abbildung 1.1.1.1	Zwei-Prozess-Modell der Intelligenzentwicklung über die Lebensspanne	9
Abbildung 1.1.2.1	Ebenen von Gesundheit und Folgen von Gesundheitseinbußen	14
Abbildung 1.2.1.1	Durchschnittliches Alter der Bevölkerung in Weltregionen (in Jahren)	22
Abbildung 1.2.1.2	Billetermaß in ausgewählten Ländern Europas 1956 bis 2025*	23
Abbildung 1.2.1.3	Regionale Altersstrukturen, Deutschland 2002	24
Abbildung 1.2.1.4	Tempo der regionalen Alterung, Deutschland 2002 bis 2020	25
Abbildung 1.2.2.1	Entwicklung des Anteils der älteren Bevölkerung in Deutschland 1952 bis 2050	27
Abbildung 1.2.2.2	Lebensformen der 65-Jährigen und Älteren in Privathaushalten nach Geschlecht 2006	29
Abbildung 2.1.1.1	Erkrankte/Unfallverletzte in den letzten 4 Wochen nach Alter und Geschlecht 2005	32
Abbildung 2.1.2.1	Häufigste Diagnosen der aus dem Krankenhaus entlassenen vollstationären Patienten im Alter von 65 Jahren und älter (einschl. Sterbe- und Stundenfälle) in 1.000 nach Geschlecht 2006	34
Abbildung 2.1.3.1	Sterblichkeit an ischämischen Herzkrankheiten (ICD-10: I20 – 25) je 100.000 Einwohner nach Alter und Geschlecht 1990 und 2006	37
Abbildung 2.1.3.2	Sterblichkeit an zerebrovaskulären Krankheiten nach Alter und Geschlecht 1990 und 2006	38
Abbildung 2.1.3.3	Anzahl der aus dem Krankenhaus entlassenen vollstationären Patienten mit zerebrovaskulären Krankheiten (ICD-10: I60 – 69) nach Alter und Geschlecht 2006	39
Abbildung 2.1.3.4	Krankenhausbehandlungen aufgrund von muskuloskelettaler Erkrankungen (MSK; M00 – 99) und Verletzungen (S00 – T98) nach Alter und Geschlecht 2006	42
Abbildung 2.1.3.5	Schätzung der Krebsinzidenz, Neuerkrankungen pro 100.000 nach Alter und Geschlecht 2004	47
Abbildung 2.1.3.6	Prozentualer Anteil ausgewählter Tumorlokalisationen an allen Krebsneuerkrankungen ohne nicht-melanotischen Hautkrebs für 65-Jährige und Ältere, 10 wichtigste Diagnosen 2004	48
Abbildung 2.1.4.1	Schätzung der jährlichen Anzahl von Neuerkrankungen an Demenz nach Alter und Geschlecht	50
Abbildung 2.1.4.2	Schätzung der Anzahl Demenzkranker in Deutschland zum Ende des Jahres 2002 nach Alter und Geschlecht	50

Abbildung 2.1.6.1	Anteile der Personen, die von mehreren Erkrankungen gleichzeitig betroffen sind, nach Alter 2002	57
Abbildung 2.2.2.1	Aktivitätsbeschränkungen (GALI) nach Alter und Geschlecht 2004	63
Abbildung 2.2.2.2	Anteil von Befragten mit sensorische Beeinträchtigungen (Hören, Sehen)* nach Alter 2002	65
Abbildung 2.2.2.3	Anteil von Befragten mit Beeinträchtigungen der Mobilität* nach Alter 2002	66
Abbildung 2.2.3.1	Hilfebedürftigkeit bei ADL-Aktivitäten (Anteil an allen Haushaltsmitgliedern in %) nach Alter 1985, 1998 und 2005	67
Abbildung 2.2.3.2	Hilfebedürftigkeit bei IADL-Aktivitäten (Anteil an allen Haushaltsmitgliedern in %) nach Alter 1985, 1998 und 2005	68
Abbildung 2.2.4.1	Pflegebedürftige ab 65 Jahren nach Versorgungsart und Pflegestufe, Deutschland 2005	69
Abbildung 2.2.4.2	Ausgewählte Einschränkungen bei körperbezogenen alltäglichen Verrichtungen – Leistungsbezieher der Pflegeversicherung und sonstige Hilfebedürftige in Privathaushalten zum Jahresende 2002	71
Abbildung 2.2.4.3	Bewohnerinnen und Bewohner von Alteneinrichtungen in Deutschland nach Einschränkungen bei typischen alltäglichen Verrichtungen 2005	72
Abbildung 2.2.5.1	Prävalenz von Krankheiten/Störungen und Pflegebedarf bei in Haushalten lebenden 75-Jährigen und Älteren, USA 1998	74
Abbildung 2.2.6.1	Anteil Befragter mit starker Behinderung im Alltag durch Gesundheitszustand* nach Alter 1984, 1992 und 2001	76
Abbildung 2.3.3.1	Selbsteinschätzung des allgemeinen Gesundheitszustandes nach Alter und Geschlecht (sehr gute oder gute Gesundheit)	83
Abbildung 2.3.4.1	Anteil der Frauen und Männer verschiedener Altersgruppen, die aufgrund von ziemlich starken oder sehr starken Schmerzen eingeschränkt sind 2003	84
Abbildung 2.3.4.2	Anteil der Frauen und Männer verschiedener Altersgruppen, die über ziemlich starke oder sehr starke Einschränkungen in ihrem psychischen Wohlbefinden berichten 2003	84
Abbildung 2.3.5.1	Anteil der Männer und Frauen verschiedener Altersgruppen mit sehr guter oder guter Selbsteinschätzung des allgemeinen Gesundheitszustandes 1994 bis 2006	87
Abbildung 2.3.5.2	Bewertung der eigenen Gesundheit: Vergleich verschiedener Geburtskohorten im gleichen Alter 1996 und 2002	88
Abbildung 2.3.5.3	Bewertung der eigenen Gesundheit: Individuelle Veränderungen der subjektiven Gesundheit im Sechs-Jahresvergleich 1996 bis 2002	89

Abbildung 2.4.1.1	Entwicklung der Sterbewahrscheinlichkeiten in Deutschland* seit 1871/1881 bis 2004/2006 nach Geschlecht	95
Abbildung 2.4.1.2	Differenz der Lebenserwartung im Alter von 60 Jahren zwischen Frauen und Männern in Deutschland 1961/1963 bis 2004/2006* (positiver Saldo der Frauen in Jahren)	96
Abbildung 2.4.1.3	Lebenserwartung bei der Geburt in Ost- und Westdeutschland nach Geschlecht 1956 bis 2005	97
Abbildung 2.4.1.4	Trend der Rekordlebenserwartung weltweit und der Lebenserwartung in Deutschland, Frauen 1840 bis 2006	99
Abbildung 2.4.1.5	Fernere Lebenserwartung von Frauen und Männern im Alter von 65 Jahren, OECD-Länder 2004*	100
Abbildung 2.5.2.1	Überlebensraten als Basis zusammenfassender Maßzahlen der Gesundheit von Populationen (fiktives Beispiel)	107
Abbildung 2.5.2.2	Berechnung der gesunden Lebenserwartung nach CDC Definition	108
Abbildung 2.5.3.1	Anteil der Personen mit einem guten oder sehr guten Gesundheitszustand im Alter von 60 bis 69 Jahren	109
Abbildung 3.1.2.1	Veränderung des Anteils der Einpersonenhaushalte (in Prozent) sowie der Haushaltsgröße zwischen 1991 und 2006	116
Abbildung 3.1.5.1	Bewertung einzelner Lebensbereiche im Altersgruppenvergleich	119
Abbildung 3.2.4.1	Kumulierte Morbiditätsrate für Herzinfarkt bei 60- bis 69-jährigen GEK-Mitgliedern des Jahres 1990 nach Versicherungsstatus und Geschlecht	125
Abbildung 3.2.4.2	Auftreten starker oder sehr starker Schmerzen in den letzten vier Wochen nach sozialem Status, Alter und Geschlecht	126
Abbildung 3.2.6.1	Sehr guter oder guter allgemeiner Gesundheitszustand nach sozialem Status, Alter und Geschlecht	128
Abbildung 3.2.7.1	Vorzeitige Sterblichkeit von Männern und Frauen vor einem Alter von 65 Jahren nach Einkommen	130
Abbildung 3.3.1.1	Inanspruchnahme von Fachärzten in den letzten 12 Monaten (mind. einmal) nach Alter 2002	138
Abbildung 3.3.2.1	Altersstruktur der Krankenhauspatientinnen und -patienten (einschl. Sterbe- und Stundenfälle) – altersspezifische Rate je 100.000 Einwohner nach Geschlecht 2006	139
Abbildung 3.3.3.1	Altersstruktur der Patientinnen und Patienten in Vorsorge- und Rehabilitationseinrichtungen – altersspezifische Rate je 100.000 Einwohner nach Geschlecht 2006	142
Abbildung 3.3.5.1	Verordnung von Fertigarzneimitteln zu Lasten der gesetzlichen Krankenversicherung nach Alter 2007	

	(definierte Tagesdosen (DDD) je GKV-Versicherten, Arzneimittelgruppen 2. ATC-Ebene) 150
Abbildung 3.3.6.1	Teilnahme an der Krebsfrüherkennung nach Alter und Geschlecht 2006 155
Abbildung 3.3.6.2	Teilnahme an der Darmkrebsfrüherkennung (Darmspiegelungen) nach Alter und Geschlecht 2003 bis 2006 156
Abbildung 3.4.1.1	Faktoren in der Entstehung von Krankheit im Alter ... 161
Abbildung 4.1.1.1	Erwachsene GEK-Versicherte (ab 50 Jahre) mit mindestens einer Heil-, Hilfs- oder Pflegehilfsmittelverordnung im Jahr 2006* 172
Abbildung 4.1.1.2	Erwachsene GEK-Versicherte (ab 50 Jahre) mit mindestens einer Heilmittelverordnung für Physiotherapie, Logopädie, Ergotherapie oder Podologie* im Jahr 2006 173
Abbildung 4.1.1.3	Abgestufte rehabilitative geriatrische Versorgung 175
Abbildung 4.1.1.4	Ausgaben der GKV für Vorsorge- und Rehabilitationsmaßnahmen nach Leistungsbereichen 1996 bis 2007 176
Abbildung 4.1.1.5	Altersverteilung der Teilnehmerinnen und Teilnehmer an mindestens einem Disease Management Programm in Prozent von allen GKV-Versicherten der jeweiligen Altersgruppe 2006.. 177
Abbildung 4.1.1.6	Tätigkeitsbereich der Beschäftigten in der ambulanten Versorgung (Angaben in Prozent aller Beschäftigten) 179
Abbildung 4.1.2.1	Entwicklung wichtiger Kennzahlen der stationären Krankenhausversorgung 1991 bis 2006 182
Abbildung 4.1.2.2	Anzahl der akutstationären Krankenhausbetten pro 100.000 Einwohner (Bettendichte) im regionalen Vergleich 2006 184
Abbildung 4.1.2.3	Struktur der geriatrischen Versorgungskapazitäten nach Bundesländern 2006 (Betten bzw. Plätze pro 10.000 Einwohner ab 65 Jahren) 188
Abbildung 4.1.2.4	Akutstationäre Behandlungsfälle mit geriatrisch-frührehabilitativer, Stroke Unit, neurologisch-frührehabilitativer oder palliativmedizinischer Intervention (OPS 8.550, 8-981, 8-552 bzw. 8-982) nach Alter 2006 189
Abbildung 4.2.1.1	Pflege im Rahmen der Pflegeversicherung 2005 195
Abbildung 4.2.1.2	Leistungsempfangende der sozialen Pflegeversicherung im Jahresdurchschnitt nach Leistungsarten 1996 bis 2005 196
Abbildung 5.1.2.1	Bevölkerung im Jahr 2007 nach Krankenversicherungsschutz und Alter 220
Abbildung 5.1.2.2	Entwicklung der Versichertenzahlen in der gesetzlichen Krankenversicherung 1994 bis 2007 221
Abbildung 5.1.3.1	Generationensolidarität in der gesetzlichen Krankenversicherung 2006 223

Abbildung 5.2.1.1	Bevölkerung und Krankheitskosten nach Alter 2002 und 2004	229
Abbildung 5.2.1.2	Krankheitskosten nach Alter 2002 und 2004	231
Abbildung 5.2.2.1	Bevölkerung und Krankheitskosten nach Alter und Geschlecht 2004	232
Abbildung 5.2.2.2	Krankheitskosten nach Alter und Geschlecht 2004	233
Abbildung 5.2.2.3	Tatsächliche und erwartete Krankheitskosten nach Alter und Geschlecht 2004	234
Abbildung 5.2.3.1	Die fünf Diagnosen mit den höchsten Krankheitskosten nach Alter 2004	236
Abbildung 5.2.3.2	Krankheitskosten ausgewählter chronischer Erkrankungen* nach Alter 2004	237
Abbildung 5.2.3.3	Krankheitskosten ausgewählter Krankheiten nach Alter 2004	238
Abbildung 5.2.5.1	Entwicklung der Bevölkerung und der Krankheitskosten nach Alter 2002/2004	242
Abbildung 5.2.5.2	Tatsächliche und erwartete Entwicklung der Krankheitskosten nach Alter 2002/2004	244
Abbildung 5.3.1.1	Ausgewählte nachfrageseitige, angebotsseitige und systemimmanente Einflussfaktoren auf das Ausgabengeschehen im Gesundheitswesen	249
Abbildung 5.3.2.1	Entwicklung der Gesundheitsausgaben und des BIP gegenüber dem Vorjahr in Prozent	251
Abbildung 5.3.3.1	Zentrale Thesen zum Einfluss der demografischen Alterung auf die Entwicklung der Gesundheitsausgaben	252
Abbildung 5.3.3.2	Prognoseszenarien 2004 bis 2050 der öffentlichen Gesundheitsausgaben für die Akutversorgung für Deutschland (Anteil in Prozent am BIP)	259
Abbildung 5.4.2.1	Senioren- und Gesundheitswirtschaft	268
Abbildung 5.4.2.2	Definierte Tagesdosen je GKV-Versicherten 2006 nach Altersgruppen*	270
Abbildung 5.4.2.3	Ausgabefähige Einkommen und Einnahmen, Konsumausgaben und Konsumquoten privater Haushalte nach Alter der Haupteinkommensbezieherin/des Haupteinkommensbeziehers 2003	272
Abbildung 5.4.2.4	Monatliche Differenz der Konsumausgaben privater Haushalte 2003 nach Konsumbereichen und Alter der Haupteinkommensbezieherin/des Haupteinkommensbeziehers im Vergleich zu den Haushalten insgesamt	273
Abbildung 5.4.2.5	Konsumausgaben privater Haushalte im Bereich Gesundheitspflege nach Alter der Haupteinkommensbezieherin/des Haupteinkommensbeziehers 2003	274
Abbildung 5.4.2.6	Struktur der Konsumausgaben privater Haushalte mit Haupteinkommensbezieherinnen und Haupt-	

	einkommensbeziehern im Alter von 70 Jahren und älter für den Bereich Gesundheitspflege 1993, 1998 und 2003 275
Abbildung 5.4.3.1	Beschäftigungsverhältnisse und Vollzeitäquivalente im Gesundheitswesen 1997 bis 2006 277
Abbildung 5.4.4.1	Bevölkerung und Jahresvolumen der Haushaltsproduktion nach Alter 2001 279

Bibliografische Information Der Deutschen Bibliothek
Die Deutsche Bibliothek verzeichnet diese Publikation
in der Deutschen Nationalbibliografie.

Herausgeber
Karin Böhm
Prof. Dr. Clemens Tesch-Römer
Dr. Thomas Ziese

Redaktion
Dr. Christine Hagen
unter Mitarbeit von
Franziska Bading, Kerstin Möllerke
Gesundheitsberichterstattung
Robert Koch-Institut

Autoren
Karin Böhm, Dr. Silke Mardorf
Manuela Nöthen, Torsten Schelhase
Statistisches Bundesamt

Dr. Elke Hoffmann, Anna Hokema, Sonja Menning
Dr. Benjamin Schüz, Daniela Sulmann
Prof. Dr. Clemens Tesch-Römer, Dr. Susanne Wurm
Deutsches Zentrum für Altersfragen

Adressen
Statistisches Bundesamt, Zweigstelle Bonn
Gruppe VIII A Gesundheit
Graurheindorfer Straße 198
53117 Bonn
Tel.: 0228-99/643-8121
Fax: 0228-99/643-8996
E-Mail: gbe-bund@destatis.de
www.gbe-bund.de

Deutsches Zentrum für Altersfragen (DZA)
Manfred-von-Richthofen-Straße 2
12101 Berlin
Tel.: 030-260740-0
Fax: 030-7854350
www.dza.de

Robert Koch-Institut
Nordufer 20
13353 Berlin
Tel.: 030-18754-3400
Fax: 030-18754-3513
E-Mail: gbe@rki.de
www.rki.de/gbe/

Lars Eric Kroll, Thomas Lampert,
Dr. Sabine Maria List
Dr. Livia Ryl, Dr. Anke-Christine Saß,
Dr. Thomas Ziese
Gesundheitsberichterstattung
Robert Koch-Institut

Redaktionsschluss
30. Juni 2008

Abonnentenservice
Der Beitrag kann kostenlos bezogen werden.
E-Mail: gbe@rki.de

Grafik/Satz
Fotosatz Voigt, Berlin

Druck
Oktoberdruck AG, Berlin

ISBN
978-3-89606-196-6
ISSN
1437-5478